《针刀医学临床诊疗与操作规范》是临证经验、科研成果与集体智慧的结晶，是提高临床疗效与安全性的保障，是针刀临床工作者的良师益友！

世界中联副主席兼秘书长

国家中药管理局原副局长

2011 年 6 月 18 日

针刀医学
临床诊疗与操作规范

中国针灸学会微创针刀专业委员会　制订

中国中医药出版社
·北　京·

图书在版编目（CIP）数据

针刀医学临床诊疗与操作规范/中国针灸学会微创针刀专业委员会制订．—北京：中国中医药出版社，2012.4（2024.9 重印）

ISBN 978－7－5132－0756－0

Ⅰ.①针…　Ⅱ.①中…　Ⅲ.①针刀疗法－技术操作规程　Ⅳ.①R245.31－65

中国版本图书馆 CIP 数据核字（2012）第 006839 号

中国中医药出版社出版
北京经济技术开发区科创十三街 31号院二区 8 号楼
邮政编码　100176
传真　010 64405721
北京盛通印刷股份有限公司印刷
各地新华书店经销
*
开本 880×1230　1/16　印张 14.5　字数 451 千字
2012 年 4 月第 1 版　2024 年 9 月第 7 次印刷
书　号　ISBN 978－7－5132－0756－0
*
定价　48.00 元
网址　www.cptcm.com

如有印装质量问题请与本社出版部调换（010 64405510）

服务热线　010 64405510
购书热线　010 89535836
书店网址　csln.net/qksd/

《针刀医学临床诊疗与操作规范》
编写人员名单

主　审　王　华

主　编　吴绪平　张天民

副主编　吴汉卿　张秀芬　郭长青
　　　　章汉平　李石良　张红星
　　　　陈秀华　金泽明　王俊华

编　委（以姓氏笔画为序）

朱其彬　刘叶飞　孙建强
杨光锋　何国兵　周　爽
周　琪　项咏梅　袁　浩
黄贵伟　崔清国　彭勋超
裴久国

序

自针刀诞生之日起，经过30余年的发展，已从初期的小针刀疗法发展成为具有比较完整的理论体系和临床实践的新兴医学学科——针刀医学。针刀医学继承了中医学整体宏观的诊疗思路，又结合了人体解剖结构以及生物力学等西医学知识，是中西医结合的典范。

由于汉章教授英年早逝，在针刀诊疗方面，临床医生产生了一定分歧，直接影响了针刀疗效和针刀治疗的安全性。这对针刀医学的发展十分不利。因此，采集新的信息，取各家之长，编写一部简明扼要、实用性强的针刀诊疗规范来指导和规范临床针刀医师的行为成为刻不容缓的一项战略性任务。

由中国针灸学会微创针刀专业委员会组织全国针刀医学专家编写的《针刀医学临床诊疗与操作规范》，除了在文字上力求精练明确外，在内容上体现了“全面、实用、安全”三大特点。所谓“全面”是指内容涵盖了现有的针刀诊疗的常见疾病；所谓“实用”是指从方便临床针刀医师的实际需要出发，着重阐述了针刀医学对疾病的诊断依据、针刀治疗原则以及每一支针刀治疗疾病的全过程；所谓“安全”是指将针刀治疗与人体解剖结构相结合，从源头上避免了针刀盲目操作所引起的针刀并发症及后遗症。

最后，我衷心希望从事针刀医学的医务工作者脚踏实地，应用针刀为广大患者解除病痛，造福人类。

中国工程院院士

天津中医药大学

2011年6月12日

编写说明

20世纪70年代，朱汉章教授结合现代解剖学知识，将针灸针与外科手术刀的长处融为一体发明了小针刀，经过30多年的发展，在临床上，其适应证已从慢性软组织损伤、骨质增生等骨伤科疾病扩展到内、外、妇、儿、皮肤、五官等多科疾病，临床疗效也在不断提高。在教材建设上，2004年，朱汉章教授主编创新教材《针刀医学》上、下册由中国中医药出版社出版；2007年，由朱汉章教授任总主编，吴绪平教授、石现教授任副总主编的全国高等中医药院校规划教材（针刀医学系列）由中国中医药出版社出版；2008年，吴绪平教授主编创新教材《针刀医学》由中国中医药出版社出版；2009年，由吴绪平教授、张天民副教授编著的《中国针刀医学大型系列视听教材》一套20集正式出版；2011年，由吴绪平教授、张天民副教授主编的针刀专业研究生教材《针刀医学临床研究》，由中国中医药出版社出版。在学历教育上，湖北中医药大学于2006年在全国率先举办针灸推拿专业针刀方向5年制本科教育。在科学研究上，2005年，“针刀松解法的基础研究”被正式列为国家重点基础研究发展计划“973计划”中医理论专项课题。针刀疗法在国外逐步开展，亚洲、美洲、欧洲、非洲均有医务人员来我国学习针刀疗法，约有20多个国家和地区的医务人员应用针刀疗法治疗疾病。

针刀的疗效已获得了国家中医药管理局的认可，但由于对慢性软组织损伤、骨质增生及慢性内脏疾病的病因病理认识与人体解剖结构之间缺乏内在联系，所以针刀治疗多以压痛点治疗为主，无法控制针刀手术的危险性，严重影响了针刀的疗效，医疗事故偶有发生。

随着针刀医学的纵深发展，迫切需要对针刀诊疗疾病提供临床操作规范性标准。有鉴于此，我们编写了这部《针刀医学临床诊疗与操作规范》，希望为针刀临床医师提供一本科学、规范、权威而且临床实用性强的工具书。

本书共15章，计104个病种。每一病种按范围、术语和定义、诊断、针刀治疗和针刀术后手法治疗等体例编写。其核心内容在于对每种疾病的诊断和针刀治疗操作进行规范。全书以人体弓弦力学系统及慢性软组织损伤病理构架为基础，从点、线、面的立体病理构架分析疾病的发生发展规律，制定临床常见病多发病的针刀基础术式，如“T”形针刀整体松解术治疗颈椎病，“C”形针刀整体松解术治疗肩周炎，“回”字形针刀整体松解术治疗腰椎间盘突出症以及“五指定位法”治疗膝关节骨性关节炎等。将针刀治疗从“以痛为输”的病变点治疗提升到对疾病病理构架整体治疗的高度上来，对规范针刀治疗部位有重要意义。同时，以人体解剖结构的力学改变为依据，阐述了每一支针刀治疗的全过程，包括定点、定向、针刀手术入路、针刀刀法，规范每一次针刀的治疗点、针刀治疗范围及其疗程，使针刀从盲视手术变为非直视手术，可从源头上杜绝针刀医疗事故的发生。

本书的阅读对象为各级医院的临床针刀医师。中青年医师用于掌握疾病规范化诊疗以及针刀治疗的方法；高年资医师在查房以及临床病例讨论中可将本书内容作为依据，使疾病的临床诊疗更加规范。本书所涉及的内容很广，但由于时间紧、任务重，不足和疏漏之处在所难免，敬请同道和广大读者提出宝贵意见，以利再版时修订提高。

《针刀医学临床诊疗与操作规范》编写组

2012 年 1 月

目录
CONTENTS

第一章　软组织损伤疾病 …… 1
第一节　头颈躯干部软组织损伤 …… 1
一、帽状腱膜挛缩 …… 1
二、斜方肌损伤 …… 2
三、胸锁乳突肌肌腱炎 …… 4
四、头夹肌劳损 …… 6
五、肩胛提肌损伤 …… 7
六、菱形肌损伤 …… 9
七、竖脊肌下段损伤 …… 12
八、棘上韧带损伤 …… 13
九、棘间韧带损伤 …… 14
十、下后锯肌损伤 …… 15
十一、第3腰椎横突综合征 …… 16
十二、腹外斜肌损伤 …… 17
十三、髂腰韧带损伤 …… 19
第二节　上肢部软组织损伤 …… 20
一、肩周炎 …… 20
二、冈上肌损伤 …… 22
三、冈下肌损伤 …… 23
四、三角肌滑囊炎 …… 24
五、肱二头肌短头肌腱炎 …… 25
六、肱二头肌长头腱鞘炎 …… 27
七、肱骨外上髁炎 …… 28
八、肱桡关节滑囊炎 …… 29
九、肱骨内上髁炎 …… 30
十、尺骨鹰嘴滑囊炎 …… 31
十一、桡骨茎突狭窄性腱鞘炎 …… 32
十二、屈指肌腱鞘炎 …… 33
十三、腕背侧腱鞘囊肿 …… 35
第三节　下肢部软组织损伤 …… 36
一、弹响髋 …… 36
二、臀中肌损伤 …… 38
三、膝关节内侧副韧带损伤 …… 39
四、髌韧带损伤 …… 40
五、鹅足滑囊炎 …… 41
六、踝关节陈旧性损伤 …… 42

七、慢性跟腱炎 …… 46
八、跟痛症 …… 48

第二章 骨关节疾病 …… 50
一、颈椎病 …… 50
二、腰椎间盘突出症 …… 55
三、膝关节骨性关节炎 …… 62
四、髌骨软化症 …… 64
五、膝关节创伤性滑膜炎 …… 66

第三章 类风湿性关节炎 …… 68
一、概述 …… 68
二、腕手关节病变的针刀治疗 …… 70
三、肘关节病变的针刀治疗 …… 77
四、肩关节病变的针刀治疗 …… 79
五、踝足关节病变的针刀治疗 …… 82
六、膝关节病变的针刀治疗 …… 84

第四章 强直性脊柱炎 …… 86

第五章 股骨头坏死 …… 99

第六章 关节强直 …… 107
一、肘关节强直 …… 107
二、桡腕关节强直 …… 108
三、指间关节强直 …… 112
四、膝关节强直 …… 117
五、踝关节强直 …… 119

第七章 关节内骨折 …… 122
第一节 上肢 …… 122
一、尺骨鹰嘴骨折 …… 122
二、桡骨茎突骨折 …… 123
第二节 下肢 …… 124
踝部骨折 …… 124

第八章 常见内科疾病 …… 126
第一节 中风后遗症 …… 126
第二节 慢性支气管炎 …… 130
第三节 阵发性心动过速 …… 133
第四节 贲门失弛缓症 …… 135
第五节 慢性胃炎 …… 137
第六节 慢性溃疡性结肠炎 …… 139

第九章 常见妇科疾病 …… 141

第一节　痛经……141
第二节　原发性闭经……142
第三节　慢性盆腔炎……143
第四节　乳腺囊性增生症……144

第十章　常见儿科疾病……147
第一节　小儿先天性斜颈……147
第二节　小儿膝内翻……148
第三节　小儿膝外翻……150
第四节　小儿股骨头骨骺炎……151
第五节　痉挛性脑瘫……153

第十一章　常见五官科疾病……163
第一节　颈性失明……163
第二节　眉棱骨痛……164
第三节　过敏性鼻炎……165
第四节　慢性咽炎……167
第五节　颞下颌关节紊乱……169

第十二章　常见肛肠疾病……173
第一节　痔疮……173
第二节　肛裂……174

第十三章　常见周围神经疾病……176
第一节　面肌痉挛……176
第二节　带状疱疹性后遗症……178
第三节　神经卡压综合征……179
一、枕大神经卡压综合征……179
二、肩胛上神经卡压综合征……180
三、肩胛背神经卡压综合征……182
四、肋间神经卡压综合征……183
五、四边孔综合征……184
六、旋前圆肌综合征……185
七、肘管综合征……187
八、桡管综合征……188
九、腕管综合征……190
十、正中神经返支卡压综合征……192
十一、臀上皮神经卡压综合征……193
十二、梨状肌综合征……194
十三、股神经卡压综合征……195
十四、股前外侧皮神经卡压综合征……196
十五、腓总神经卡压综合征……197
十六、腓浅神经卡压综合征……198
十七、跖管综合征……199

第十四章　常见美容与整形外科疾病……201
第一节　黄褐斑……201
第二节　乳头内陷……203
第三节　足踇外翻……204

第十五章　常见皮肤科疾病……208
第一节　痤疮……208
第二节　斑秃……209
第三节　酒糟鼻……211
第四节　腋臭……212
第五节　寻常疣……213
第六节　胼胝……214
第七节　鸡眼……215
第八节　条索状瘢痕挛缩……216

第一章　软组织损伤疾病

第一节　头颈躯干部软组织损伤

一、帽状腱膜挛缩

1 范围

本《规范》规定了帽状腱膜挛缩的诊断和治疗。

本《规范》适用于帽状腱膜挛缩的诊断和治疗。

2 术语和定义

下列术语和定义适用于本规范。

帽状腱膜挛缩（galeal contracture）

本病是头部浅表软组织慢性损伤后，在组织修复过程中帽状腱膜与周围组织发生的瘢痕化挛缩，卡压血管神经所引起的一组临床症候群。

3 诊断

3.1　临床表现

头部不适、紧箍感，通常为顶枕部胀痛发麻甚至放射至颞部，持续性钝痛，当受寒或挤压病损处时痛感加剧，可为针刺状。挛缩严重者可压迫枕大神经，引起相应症状。

3.2　诊断要点

（1）头部区域性胀痛发麻并有紧箍感。

（2）头部浅表有外伤或感染性疾病发作史。

（3）病损处有压痛点，受寒冷刺激或挤压损伤区痛感加剧。

（4）排除其他引起头痛的内外科疾病。

4 针刀治疗

4.1　治疗原则

依据人体弓弦力学系统解剖结构及疾病病理构架的网眼理论，应用针刀整体松解帽状腱膜的粘连瘢痕与挛缩，针刀术后手法进一步松解残余的粘连瘢痕。

4.2　操作方法

（1）体位　坐位。

（2）体表定位

①用手触压头皮，在额、顶部寻找到 4 个病灶处的条索、结节状物，即为进针刀点（图 1－1）。

②后枕部枕外隆凸旁开 3cm 处（图 1－2）。

（3）消毒　在施术部位，用活力碘消毒 2 遍，然后铺无菌洞巾，使治疗点正对洞巾中间。

（4）麻醉　用 1% 利多卡因局部浸润麻醉，每个治疗点注药 1ml。

（5）刀具　Ⅰ型 4 号直形针刀。

（6）针刀操作

①第 1 支针刀松解头右侧前顶部帽状腱膜的粘连和瘢痕　针刀体与进针处颅骨骨面垂直，刀口线与帽

状腱膜纤维走行方向一致，严格按照四步操作规程进针刀，刺入皮肤到达骨面后，纵疏横剥3刀，范围0.5cm。其他3支针刀操作方法参照第1支针刀操作方法（图1-3）。

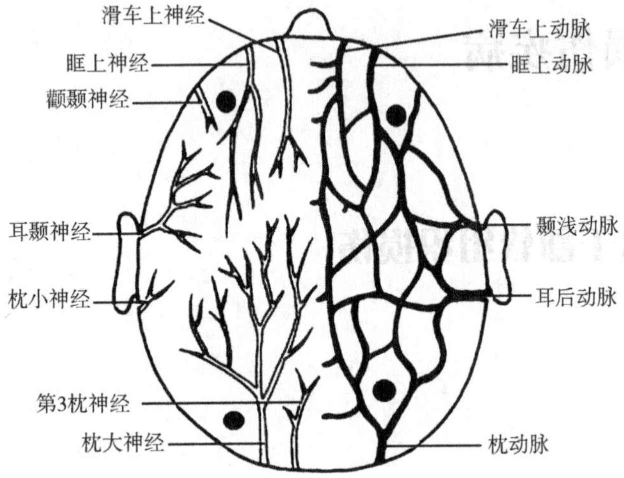

图1-1 帽状腱膜挛缩针刀松解体表定位（1）

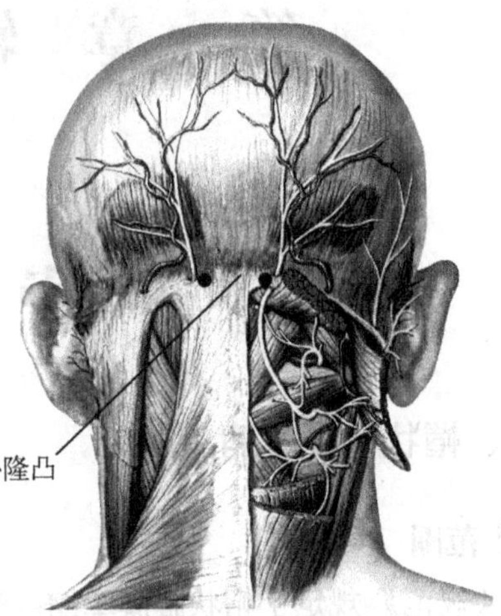

图1-2 帽状腱膜挛缩针刀松解体表定位（2）

②合并卡压枕大神经时，第5支针刀松解右侧枕大神经的卡压 在枕外隆凸右侧平行旁开3cm处作为进针刀点。刀口线与人体纵轴一致，针刀体向脚侧倾斜90°角，严格按照四步操作规程进针刀，针刀经皮肤，皮下组织，直达骨面，先纵疏横剥3刀，范围0.5cm，然后调转刀口线90°，针刀在枕骨面上铲剥3刀，范围0.5cm。第6支针刀松解左侧枕大神经的卡压，针刀松解方法与右侧相同（图1-4）。

术毕，拔出针刀，局部压迫止血3分钟后，创可贴覆盖针眼。

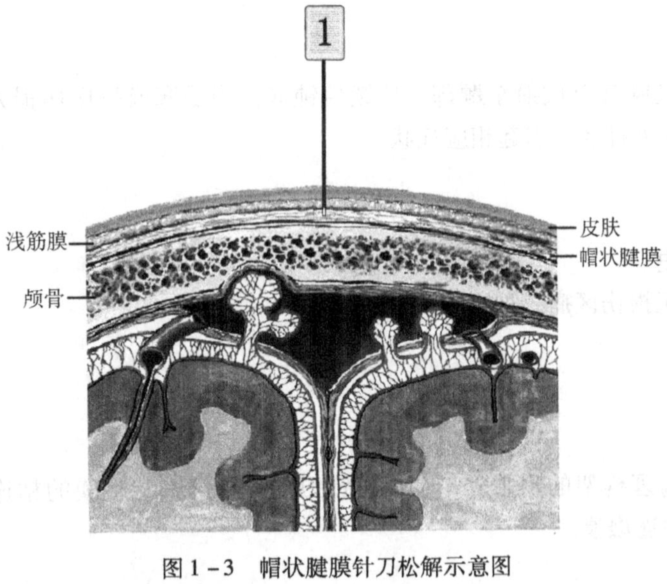

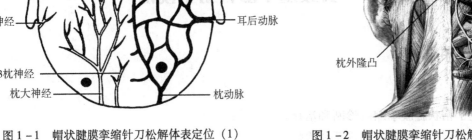

图1-3 帽状腱膜针刀松解示意图

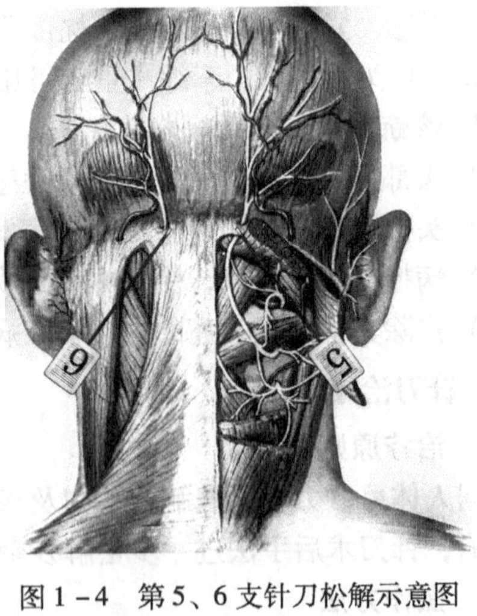

图1-4 第5、6支针刀松解示意图

5 针刀术后手法治疗

拇指在痛点将头皮向周围推拉2次。

二、斜方肌损伤

1 范围

本《规范》规定了斜方肌损伤的诊断和治疗。

本《规范》适用于斜方肌损伤的诊断和治疗。

2 术语和定义

下列术语和定义适用于本规范。

斜方肌损伤（trapezius injury）

本病临床表现以颈肩部疼痛为主，斜方肌覆盖了颈肩后部，因颈部活动幅度较大，频率较高，故斜方肌上段损伤较多。

3 诊断

3.1 临床表现

多为缓慢发病，以单侧损伤多见。患侧颈、肩、背部酸痛沉紧，活动颈部时患处有牵拉感。颈项上部酸痛、僵硬，喜向患侧做后仰活动，甚至伴有头痛。按压、捶打患处有舒服感并可缓解症状。重者，低头、旋颈等活动障碍。有些患者只有肩背痛，如背负重物感。

3.2 诊断要点

（1）颈肩背部酸胀不适，沉重感，患者头部略向患侧偏歪。

（2）枕外隆凸下稍外部肌肉隆起处压痛，肌纤维变性，弹性减退。颈根部和肩峰之间及肩胛冈上、下缘可触及条索状物，压之酸胀或疼痛，可牵及患肩和患侧头枕部。

（3）固定患肩向健侧旋转患者头颈部，可引起疼痛。

（4）X线片一般无明显变化，病程长者，枕后肌肉在骨面附着处可有骨赘生成。

4 针刀治疗

4.1 治疗原则

依据针刀医学关于人体弓弦力学系统的理论和网眼理论，斜方肌损伤部位位于斜方肌枕外隆凸、第7颈椎棘突、第12胸椎棘突处的起点部以及斜方肌肩胛冈止点部及肩峰止点部等弓弦结合部，由于斜方肌与背阔肌走行方向不一致，故斜方肌损伤后，斜方肌与背阔肌交界处发生摩擦，导致局部粘连瘢痕形成。运用针刀对损伤部位进行整体松解。

4.2 操作方法

4.2.1　第1次针刀松解斜方肌起点处的粘连瘢痕

（1）体位　俯卧位。

（2）体表定位　枕外隆凸、第7颈椎棘突、第12胸椎棘突。

（3）消毒　在施术部位，用活力碘消毒2遍，然后铺无菌洞巾，使治疗点正对洞巾中间。

（4）麻醉　用1%利多卡因局部浸润麻醉，每个治疗点注药1ml。

（5）刀具　Ⅰ型4号直形针刀。

（6）针刀操作（图1－5）

①第1支针刀松解斜方肌枕外隆凸部起点处的粘连瘢痕　在枕外隆凸上项线上定位，刀口线与人体纵轴方向一致，针刀体向脚侧倾斜30°，按四步操作规程进针刀，针刀刺入皮肤，经皮下组织，达枕外隆凸骨面，调转刀口线90°，向下铲剥3刀，范围0.5cm。

②第2支针刀松解斜方肌第7颈椎起点处的粘连瘢痕　在第7颈椎棘突处定位，刀口线与人体纵轴方向一致，针刀体与皮肤垂直，按四步操作规程进针刀，针刀刺入皮肤，经皮下组织，达第7颈椎棘突顶点骨面，纵疏横剥3刀，范围0.5cm。

③第3支针刀松解斜方肌第12胸椎起点处的粘连瘢痕　在第12胸椎棘突处定位，刀口线与人体纵轴方向一致，针刀体与皮肤垂直，按四步操作规程进针刀，针刀刺入皮肤，经皮下组织，达第12胸椎棘突顶点骨面，纵疏横剥3刀，范围0.5cm。

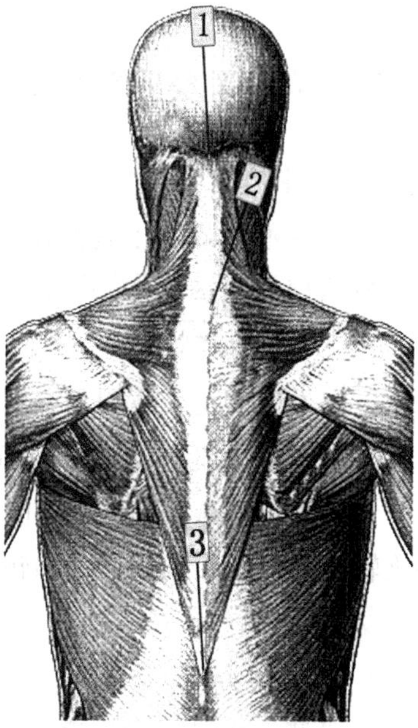

图1－5　斜方肌起点处针刀松解示意图

4.2.2 第2次针刀松解斜方肌止点及斜方肌与背阔肌交界处的粘连瘢痕

（1）体位 俯卧位。

（2）体表定位 肩胛冈，肩峰压痛点，第6胸椎旁开5cm压痛点。

（3）消毒 在施术部位，用活力碘消毒2遍，然后铺无菌洞巾，使治疗点正对洞巾中间。

（4）麻醉 用1%利多卡因局部浸润麻醉，每个治疗点注药1ml。

（5）刀具 Ⅰ型4号直形针刀。

（6）针刀操作（图1-6）

①第1支针刀松解斜方肌肩胛冈上缘止点的粘连瘢痕 在肩胛冈上缘定位，刀口线与斜方肌肌纤维方向一致，针刀体与皮肤垂直，按四步操作规程进针刀，针刀刺入皮肤，经皮下组织，达肩胛冈上缘骨面，纵疏横剥3刀，范围0.5cm。

②第2支针刀松解斜方肌肩胛冈下缘止点的粘连瘢痕 在肩胛冈下缘定位，刀口线与斜方肌肌纤维方向一致，针刀体与皮肤垂直，按四步操作规程进针刀，针刀刺入皮肤，经皮下组织，达肩胛冈下缘骨面，纵疏横剥3刀，范围0.5cm。

③第3支针刀松解斜方肌与背阔肌交界处的粘连瘢痕 在第6胸椎旁开5cm处定位，刀口线与斜方肌肌纤维方向一致，针刀体与皮肤垂直，按四步操作规程进针刀，针刀刺入皮肤，经皮下组织，当刀下有韧性感或者酸胀感时，即到达斜方肌与背阔肌交界瘢痕处，纵疏横剥3刀，范围0.5cm。

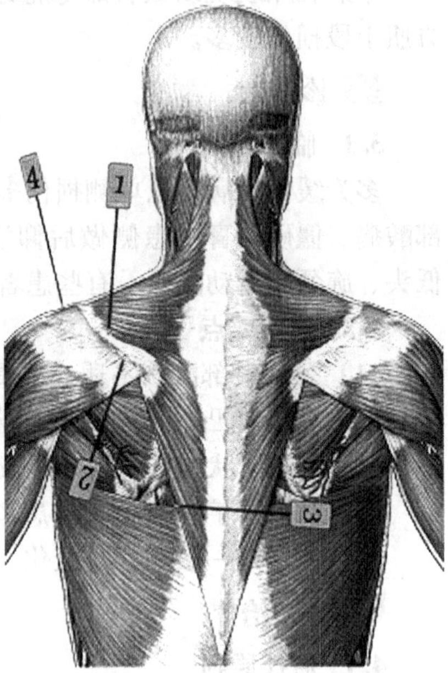

图1-6 斜方肌止点及与背阔肌交界处针刀松解示意图

④第4支针刀松解斜方肌肩峰止点的粘连瘢痕 在肩峰处定位，刀口线与斜方肌肌纤维方向一致，针刀体与皮肤垂直，按四步操作规程进针刀，针刀刺入皮肤，经皮下组织，达肩峰骨面，纵疏横剥3刀，范围0.5cm。

术毕，拔出针刀，局部压迫止血3分钟后，创可贴覆盖针眼。

5 针刀术后手法治疗

每次针刀术后，患者正坐位，助手单膝顶在患者背部中间，术者站在患者前面，双手放在肩关节上方，固定肩关节，嘱患者抬头挺胸，在患者挺胸到最大位置时，术者双手突然放开，使斜方肌强力收缩1次即可。

三、胸锁乳突肌肌腱炎

1 范围

本《规范》规定了胸锁乳突肌肌腱炎的诊断和治疗。

本《规范》适用于胸锁乳突肌肌腱炎的诊断和治疗。

2 术语和定义

下列术语和定义适用于本规范。

胸锁乳突肌肌腱炎（sternocleidomastoid myotenositis）

本病大多发生于睡眠起身时，常被笼统地诊断为落枕。其原因是劳损引起肌腱的慢性损伤，患者颈部旋转活动受限，僵硬，勉强转颈会引起患侧颈部痉挛性疼痛。

3 诊断

3.1 临床表现

一般都于睡眠起身后突然发作，患者颈部旋转活动受限，僵硬，勉强转颈会引起患侧颈部痉挛性疼痛。

3.2　诊断要点

（1）无明显外伤史，但有经常转颈、突然过度转头、睡眠姿势不良和颈部扭转斜置等劳损史。

（2）转颈受限，颈部僵硬。

（3）被动转颈或后伸颈部可引起胸锁乳突肌肌腱疼痛和胸锁乳突肌痉挛。

（4）胸锁乳突肌附着处有明显压痛。

4 针刀治疗

4.1　治疗原则

依据针刀医学关于人体弓弦力学系统及疾病病理构架的网眼理论，胸锁乳突肌受到异常应力刺激造成损伤后，人体在代偿过程中，在肌肉起止点及肌肉行经途中形成粘连、瘢痕和挛缩，造成颈部的力学平衡失调，而产生上述临床表现。胸锁乳突肌损伤的部位在胸骨体、锁骨胸骨端、乳突及枕骨上项线肌肉的起止点以及肌腹部。用针刀将其关键点的粘连松解、切开瘢痕，恢复颈部的力学平衡。

4.2　操作方法

（1）体位　卧位，头偏向对侧。

（2）体表定位　胸锁乳突肌起止点，肌腹部压痛点。

（3）消毒　在施术部位，用活力碘消毒2遍，然后铺无菌洞巾，使治疗点正对洞巾中间。

（4）麻醉　用1%利多卡因局部浸润麻醉，每个治疗点注药1ml。

（5）刀具　Ⅰ型4号直形针刀。

（6）针刀操作（图1-7）

①第1支针刀松解胸锁乳突肌胸骨头起点　触压到肌肉起点的压痛点，针刀线与胸锁乳突肌肌纤维方向一致，针刀体与皮肤呈60°角刺入，达胸骨肌肉起点处，调转刀口线90°，与胸锁乳突肌肌纤维方向垂直，在骨面上向内铲剥3刀，范围0.5cm。

②第2支针刀松解胸锁乳突肌锁骨部起点　触压到肌肉锁骨头起点的压痛点，刀口线与胸锁乳突肌肌纤维方向一致，针刀体与皮肤呈90°角刺入，达胸锁乳突肌锁骨起点处，调转刀口线90°，与胸锁乳突肌肌纤维方向垂直，在骨面上向内铲剥3刀，范围0.5cm。

③第3支针刀松解胸锁乳突肌止点　针刀体与枕骨面呈90°角刺入达乳突骨面后，调转刀口线90°，在乳突骨面上向乳突尖方向铲剥3刀，范围0.5cm。

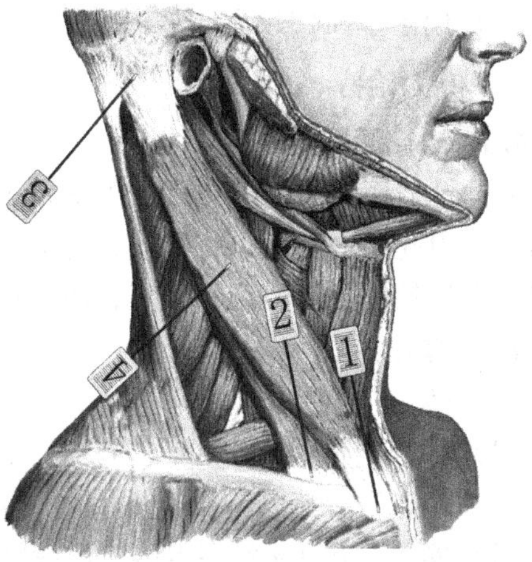

图1-7　胸锁乳突肌肌腱炎针刀松解示意图

④第4支针刀松解肌腹部压痛点　在胸锁乳突肌肌腹部，刀口线与胸锁乳突肌肌纤维方向一致，针刀体与皮肤呈90°角刺入，有一落空感，再刺入肌肉内，纵疏横剥3刀，范围0.5cm。

术毕，拔出针刀，局部压迫止血3分钟后，创可贴覆盖针眼。

如果两侧胸锁乳突肌损伤同时出现症状，患者能够承受手术，可以在一侧手术完成后，将头转向对侧，再做另一侧手术。

（7）注意事项

①胸锁乳突肌胸骨头及锁骨部起点处松解时，针刀松解在骨面上进行，针刀不可偏离骨面，应严格松解范围，否则可能引起创伤性气胸。

②肌腹部松解时，针刀在肌腹内部寻找病变点，不可穿过肌肉，否则易引起出血。

5 针刀术后手法治疗

针刀术毕，一手前臂尺侧压住患侧下颌，另一手掌托住对侧枕部，将颈部转向对侧，用力牵拉下弹压数次，颈托固定7天。

四、头夹肌劳损

1 范围

本《规范》规定了头夹肌劳损的诊断和治疗。

本《规范》适用于头夹肌劳损的诊断和治疗。

2 术语和定义

下列术语和定义适用于本规范。

头夹肌劳损（splenius capitis strain）

本病常见于经常挑担子者。头夹肌在第7颈椎处和枕骨上项线处极易受损。第7颈椎的附着点处损伤后，因机化、增生形成瘢痕，造成第7颈椎处圆形隆起，俗称“扁担疙瘩”。

3 诊断

3.1 临床表现

患侧枕骨缘的上项线或第7颈椎棘突处疼痛，转头或仰头受限，颈项部有僵硬感。热敷可使颈项松弛，但附着处疼痛始终存在。气候变化时，不适感加重。

3.2 诊断要点

（1）有外伤史或劳损史。

（2）在第7颈椎棘突处，或枕骨上项线单侧或双侧有压痛。

（3）用手掌压住颈后部，将颈部下压使其低头，再令患者努力抬头伸颈，可使疼痛加剧。

4 针刀治疗

4.1 治疗原则

依据针刀医学关于人体弓弦力学系统及疾病病理构架的网眼理论，头夹肌在下位颈椎和枕骨上项线损伤后，引起粘连、瘢痕和挛缩，造成枕项部的力学平衡失调，而产生上述临床表现。运用针刀将头夹肌起止点的粘连松解，切开瘢痕，使枕项部的力学平衡得到恢复。

4.2 操作方法

（1）体位　俯卧低头位。

（2）体表定位　肌肉起点：C_3至T_3棘突顶点；肌肉止点：上项线外侧端及乳突后缘压痛点。

（3）消毒　在施术部位，用活力碘消毒2遍，然后铺无菌洞巾，使治疗点正对洞巾中间。

（4）麻醉　用1%利多卡因局部浸润麻醉，每个治疗点注药1ml。

（5）刀具　Ⅰ型4号直形针刀。

（6）针刀操作（图1-8）

①第1支针刀松解头夹肌起点：触压到肌肉起点的压痛点，刀口线与人体纵轴一致，针刀体与皮肤呈90°角刺入，达肌肉起点的颈椎棘突顶点及两侧，不可超过棘突根部，以免损伤神经或脊髓。紧贴棘突顶点及两侧纵疏横剥3刀，范围0.5cm。

②第2支针刀松解头夹肌止点：如疼痛、压痛点在肌肉止点，在患侧压痛点处进针刀，针刀体与枕骨面呈90°角刺入，进针刀时应注意避开神经和血管，达骨面后，纵疏横剥3刀，范围0.5cm。

③对于病情较重，松解头夹肌起止点后，患者症状仍然存在的，需要做头夹肌行经路线中的针刀松解（图1-9），一般松解2刀。刀口线与肌纤维方向一致，针刀体与皮肤呈90°角刺入，达肌肉时，有韧性感，做纵疏横剥3刀，范围0.5cm。

术毕，拔出针刀，局部压迫止血3分钟后，创可贴覆盖针眼。

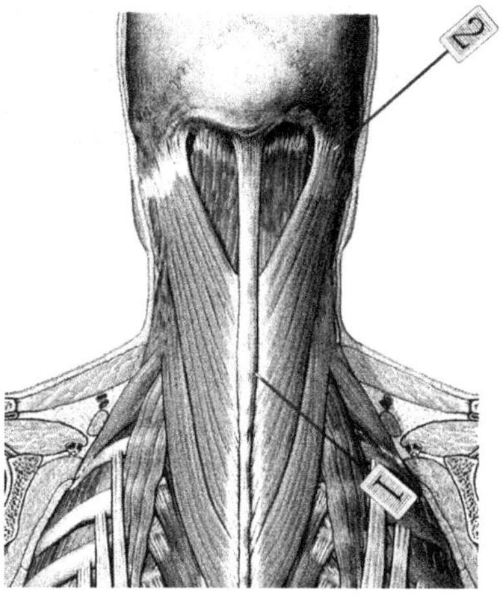

图 1-8　头夹肌起止点针刀松解示意图

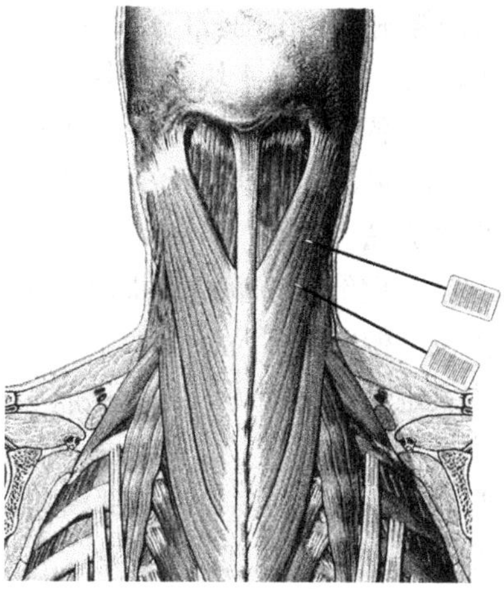
图 1-9　头夹肌行经路线中的针刀松解

5 针刀术后手法治疗

针刀术毕，一手前臂尺侧压住患侧下颌，另一手掌托住对侧枕部，将颈部转向对侧，用力牵拉下弹压 2 次，颈托固定 7 天。

五、肩胛提肌损伤

1 范围

本《规范》规定了肩胛提肌损伤的诊断和治疗。

本《规范》适用于肩胛提肌损伤的诊断和治疗。

2 术语和定义

下列术语和定义适用于本规范。

肩胛提肌损伤（levator scapular injury）

本病多由突然性动作造成损伤，上肢突然过度后伸，使肩胛骨上提和向内上方旋转，肩胛提肌突然强烈收缩，由于肩胛骨周围软组织的影响，使肩胛骨与肩胛提肌不能同步运动，而造成肩胛骨脊柱缘内上角的肩胛提肌附着处的损伤。多发于上 4 个颈椎横突处（肩胛提肌的起点处），且损伤处瘢痕变性较明显。

3 诊断

3.1　临床表现

该病多累及单侧，双侧受累较少见。转为慢性后，迁延难愈。患侧上肢后伸受限，不能伸到背部搔痒。患侧肩胛骨脊柱缘内侧上端和颈上段疼痛，不敢舒展躯干上段。睡眠时健侧向下，翻身困难，白日常有患侧抬肩畸形。

3.2　诊断要点

（1）有突发性损伤史或劳损史。

（2）颈肩背部疼痛。

（3）在肩胛骨内上角或上 4 个颈椎横突处有压痛点。

（4）上肢后伸，并将肩胛骨上提或内旋，可引起疼痛加剧，或不能完成此动作。

（5）X 线摄片排除颈椎及肩胛骨器质性病变。

4 针刀治疗

4.1　治疗原则

依据针刀医学关于人体弓弦力学系统理论，肩胛提肌损伤后引起粘连、瘢痕和挛缩，造成颈背部的力学平衡失调，而产生上述临床表现。依据网眼理论，由于大、小菱形肌与肩胛提肌、前锯肌止点均位于肩胛骨内侧缘附近，范围较广泛，4 块肌肉中的某些肌纤维或纤维束可折皱或伸展至肩胛骨靠近内侧缘的背面和肋骨面，故当这 4 块肌肉中的 1 块肌肉损伤时，会导致附近其他肌肉的代偿性损伤，在修复过程中 4 块肌肉止点都会形成粘连瘢痕。针刀整体治疗就是通过对患侧肩胛提肌起止点以及附近的肌肉的粘连进行松解，才能使颈背部的力学平衡得到恢复。

4.2 操作方法

4.2.1 第 1 次针刀松解肩胛提肌起止点的粘连瘢痕

(1) 体位 俯卧低头位。

(2) 体表定位 肩胛提肌起止点。

(3) 消毒 在施术部位，用活力碘消毒 2 遍，然后铺无菌洞巾，使治疗点正对洞巾中间。

(4) 麻醉 用 1% 利多卡因局部浸润麻醉，每个治疗点注药 1ml。

(5) 刀具 Ⅰ型 4 号直形针刀。

(6) 针刀操作（图 1－10）

①第 1 支针刀松解肩胛提肌止点 在肩胛骨内上角的边缘，刀口线方向和肩胛提肌肌纤维方向平行，针刀体和背部皮肤呈 90°角，按照四步操作规程进针刀，针刀经皮肤、皮下组织，达肩胛骨内上角边缘骨面，调转刀口线 90°，向肩胛骨内上角边缘骨面铲剥 3 刀，范围 0.5cm。

②第 2 支针刀松解肩胛提肌起点 在肩胛提肌的起点处，在颈椎横突部进针刀，刀口线方向和颈椎纵轴平行，针刀体和颈部皮肤呈 90°角，按照四步操作规程进针刀，针刀经皮肤、皮下组织、筋膜达横突尖部时，先做纵行疏通，再做横行剥离（刀刃始终在横突尖部骨面上活动），范围 0.5cm。

术毕，拔出针刀，局部压迫止血 3 分钟后，创可贴覆盖针眼。

(7) 注意事项

①止点松解 对肥胖患者，确定肩胛骨内上角困难时，让患者上下活动肩关节，医生用拇指先摸到肩胛冈，然后向上寻找到肩胛骨的内上角。如不能确定解剖位置，不能盲目做针刀松解，否则会造成创伤性气胸等严重后果。针刀操作时，铲剥应在骨面上进行，不能脱离骨面。

②起点松解 必须熟悉颈部的精细解剖和立体解剖，掌握局部神经血管的走向，否则会造成椎动脉损伤或者神经根损伤等严重并发症。

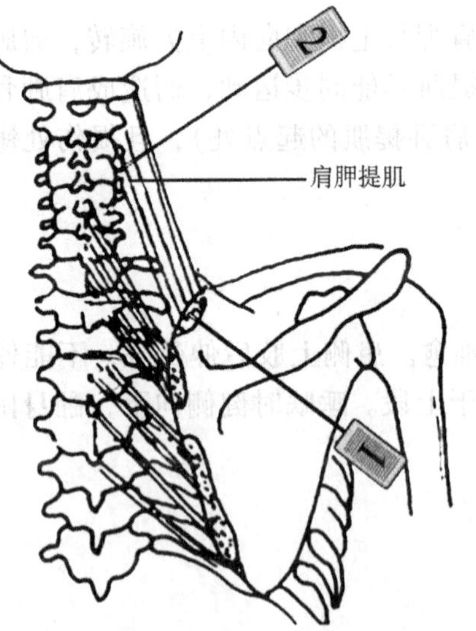

图 1－10 肩胛提肌起止点针刀松解示意图

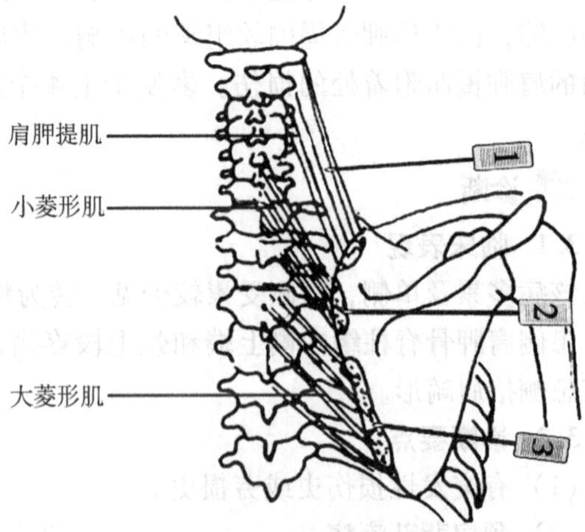

图 1－11 针刀松解肩胛提肌肌腹部及大、小菱形肌止点示意图

4.2.2 第 2 次针刀松解肩胛提肌肌腹部、大菱形肌与小菱形肌止点的粘连瘢痕

(1) 体位 俯卧低头位。

(2) 体表定位 肩胛提肌肌腹部、大菱形肌与小菱形肌止点。

(3) 消毒 在施术部位，用活力碘消毒 2 遍，然后铺无菌洞巾，使治疗点正对洞巾中间。

(4) 麻醉 用 1% 利多卡因局部浸润麻醉，每个治疗点注药 1ml。

（5）刀具　Ⅰ型4号直形针刀。

（6）针刀操作（图1－11）

①第1支针刀松解肩胛提肌肌腹部的粘连、瘢痕　在肩胛提肌走行路线上寻找压痛点，刀口线和肩胛提肌肌纤维走行方向平行，针刀体和背部皮肤呈90°角刺入，按照四步操作规程进针刀，针刀经皮肤、皮下组织，达肩胛提肌肌腹，纵疏横剥3刀，范围0.5cm。

②第2支针刀松解小菱形肌止点粘连瘢痕　在肩胛提肌止点内下方，摸准肩胛骨脊柱缘，寻找压痛点定位。刀口线和小菱形肌肌纤维走行方向平行，针刀体和背部皮肤呈90°角刺入，按照四步操作规程进针刀，针刀经皮肤、皮下组织，达肩胛骨内侧骨面，然后针刀小心向内寻找肩胛骨内侧缘，当刀下有落空感时，即达小菱形肌止点骨面，调转刀口线90°，向内铲剥3刀，范围0.5cm。

③第3支针刀松解大菱形肌止点粘连瘢痕　在小菱形肌止点内下方，摸准肩胛骨脊柱缘，寻找压痛点定位。刀口线和大菱形肌肌纤维走行方向平行，针刀体和背部皮肤呈90°角刺入，按照四步操作规程进针刀，针刀经皮肤、皮下组织，达肩胛骨内侧骨面，然后针刀小心向内寻找肩胛骨内侧缘，当刀下有落空感时，即达大菱形肌止点骨面，调转刀口线90°，向内铲剥3刀，范围0.5cm。

术毕，拔出针刀，局部压迫止血3分钟后，创可贴覆盖针眼。

5 针刀术后手法治疗

采用阻抗耸肩手法。针刀术毕，患者坐位，医生站在患者后面，双前臂压住患者的肩部，嘱患者向上耸肩，当患者耸肩到最大位置时，在不通知患者的情况下，医生突然放开双前臂，使肩胛提肌全力收缩，以拉开残余粘连，1次即可。

六、菱形肌损伤

1 范围

本《规范》规定了菱形肌损伤的诊断和治疗。

本《规范》适用于菱形肌损伤的诊断和治疗。

2 术语和定义

下列术语和定义适用于本规范。

菱形肌损伤（rhomboideus injury）

本病以青壮年多见，是一种常见病、多发病。病变部位多位于肌肉的起止点以及肌肉的行经路线上。

3 诊断

3.1　临床表现

本病在菱形肌急性损伤症状缓和很长一段时间后才发病。急性发作时，在上背脊柱和肩胛骨缘之间都有一突出的痛点，有时局部肿胀，感到上背沉重，背上如负重物，严重者不能入睡，翻身困难。走路时患侧肩部下降，不敢持物和自由活动，以免加剧疼痛。

3.2　诊断要点

（1）患者多有菱形肌损伤史。

（2）将患侧上肢被动向前上方上举，引起疼痛加剧。

（3）痛点和压痛点在第5胸椎和肩胛下端的连线以上，大多数靠近肩胛骨的内侧缘。

4 针刀治疗

4.1　治疗原则

针刀整体松解菱形肌起止点粘连、瘢痕及附近软组织的粘连、瘢痕。

4.2　操作方法

4.2.1　第1次针刀松解大菱形肌、小菱形肌起止点的粘连、瘢痕

（1）体位　俯卧位。

（2）体表定位　大菱形肌、小菱形肌起止点的压痛点。

（3）消毒　在施术部位，用活力碘消毒2遍，然后铺无菌洞巾，使治疗点正对洞巾中间。

（4）麻醉　用1%利多卡因局部浸润麻醉，每个治疗点注药1ml。

（5）刀具　Ⅰ型4号直形针刀。

（6）针刀操作（图1－12）

①第1支针刀松解小菱形肌起点的粘连瘢痕　摸准小菱形肌起点处的颈椎棘突，在棘突顶部定位，刀口线与脊柱纵轴方向一致，针刀体与皮肤呈90°角，按四步操作规程进针刀，针刀经皮肤、皮下组织、筋膜达颈椎棘突顶点骨面，纵疏横剥3刀，范围0.5cm，然后分别沿棘突两侧向棘突根部提插切割3刀，范围0.5cm。

②第2支针刀松解大菱形肌起点上部的粘连瘢痕　摸准大菱形肌起点上部的胸椎棘突，在棘突顶部定位，刀口线与脊柱纵轴方向一致，针刀体与皮肤呈90°角，按四步操作规程进针刀，针刀经皮肤、皮下组织、筋膜达胸椎棘突顶点骨面，纵疏横剥3刀，范围0.5cm，然后分别沿胸椎棘突两侧向棘突根部提插切割3刀，范围0.5cm。

③第3支针刀松解大菱形肌起点中部的粘连瘢痕　摸准大菱形肌起点中部的胸椎棘突，在棘突顶部定位，刀口线与脊柱纵轴方向一致，针刀体与皮肤呈90°角，按四步操作规程进针刀，针刀经皮肤、皮下组织、筋膜达胸椎棘突顶点骨面，纵疏横剥3刀，范围0.5cm，然后分别沿胸椎棘突两侧向棘突根部提插切割3刀，范围0.5cm。

④第4支针刀松解大菱形肌起点下部的粘连瘢痕　摸准大菱形肌起点下部的胸椎棘突，在棘突顶部定位，刀口线与脊柱纵轴方向一致，针刀体与皮肤呈90°角，按四步操作规程进针刀，针刀经皮肤、皮下组织、筋膜达胸椎棘突顶点骨面，纵疏横剥3刀，范围0.5cm，然后分别沿胸椎棘突两侧向棘突根部提插切割3刀，范围0.5cm。

⑤第5支针刀松解小菱形肌止点的粘连瘢痕　在肩胛骨内上角，肩胛提肌止点内下方，摸准肩胛骨脊柱缘，寻找压痛点定位。刀口线和小菱形肌肌纤维方向平行，针刀体和背部皮肤呈90°角刺入，按四步操作规程进针刀，针刀经皮肤、皮下组织，达肩胛骨内侧骨面，然后针刀小心向内寻找肩胛骨内侧缘，当刀下有落空感时，即到达小菱形肌止点骨面，调转刀口线90°，向内铲剥3刀，范围0.5cm。

⑥第6支针刀松解大菱形肌止点的粘连瘢痕　在小菱形肌止点下方，摸准肩胛骨脊柱缘，寻找压痛点定位。刀口线和大菱形肌肌纤维方向平行，针刀体和背部皮肤呈90°角刺入，按四步操作规程进针刀，针刀经皮肤、皮下组织，达肩胛骨内侧骨面，然后针刀小心向内寻找肩胛骨内侧缘，当刀下有落空感时，即到达大菱形肌止点骨面，调转刀口线90°，向内铲剥3刀，范围0.5cm。

术毕，拔出针刀，局部压迫止血3分钟后，创可贴覆盖针眼。

（7）注意事项　做肌肉起止点松解时，必须先确定骨性标志，尤其是肩胛骨脊柱缘的确定非常重要，方法是让患者上下活动肩胛骨，医生用拇指触摸到肩胛骨脊柱缘。切不可盲目做针刀松解，否则，可能因为解剖位置不清，造成创伤性气胸等严重后果。针刀操作时，铲剥一定在骨面上进行，不能脱离骨面。

4.2.2　第2次针刀松解大菱形肌、小菱形肌肌腹部的粘连瘢痕

（1）体位　俯卧位。

（2）体表定位　大菱形肌、小菱形肌肌腹部压痛点。

（3）消毒　在施术部位，用活力碘消毒2遍，然后铺无菌洞巾，使治疗点正对洞巾中间。

（4）麻醉　用1%利多卡因局部浸润麻醉，每个治疗点注药1ml。

（5）刀具　Ⅰ型4号直形针刀。

（6）针刀操作（图1－13）

①第1支针刀松解左侧小菱形肌肌腹部　根据压痛点定位或寻找痛性结节处定位。刀口线和小菱形肌肌纤维方向平行，针刀体和背部皮肤呈90°角刺入，按四步操作规程进针刀，针刀经皮肤、皮下组织、筋膜，患者有酸、麻、胀感，或者针刀刺到硬结时，即到达小菱形肌病变部位，纵疏横剥3刀，范围0.5cm。

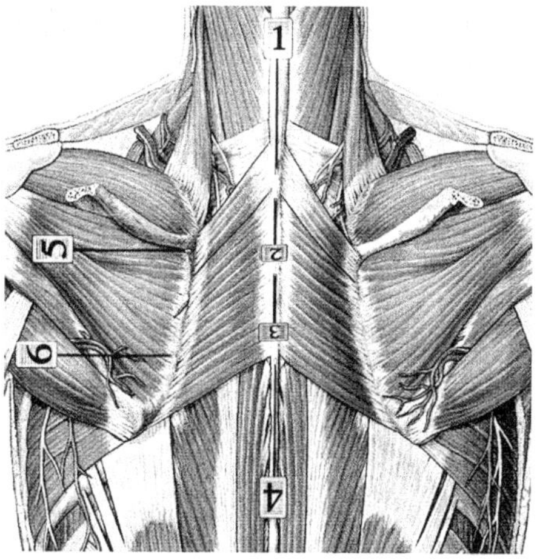

图 1－12　大、小菱形肌起止点针刀松解示意图

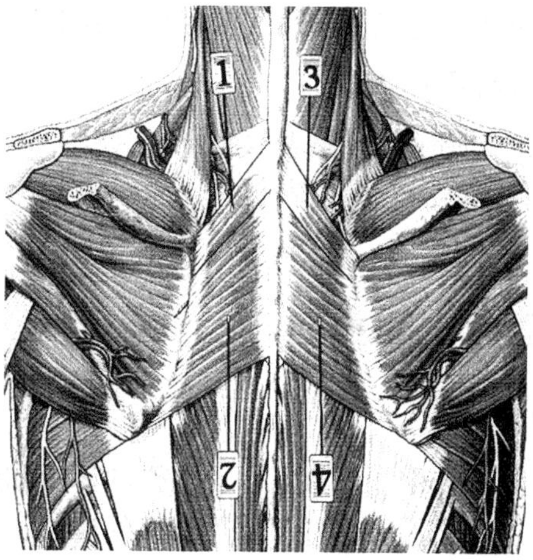

图 1－13　大小菱形肌肌腹部粘连瘢痕针刀松解示意图

②第 2 支针刀松解左侧大菱形肌肌腹部　根据压痛点定位或寻找痛性结节处定位。刀口线和大菱形肌肌纤维方向平行，针刀体和背部皮肤呈 90°角刺入，按四步操作规程进针刀，针刀经皮肤、皮下组织、筋膜，患者有酸、麻、胀感，或者针刀刺到硬结时，即到达大菱形肌病变部位，纵疏横剥 3 刀，范围 0.5cm。

③第 3、4 支针刀松解右侧大菱形肌、小菱形肌肌腹部的粘连瘢痕　针刀操作方法与左侧松解方法相同。

术毕，拔出针刀，局部压迫止血 3 分钟后，创可贴覆盖针眼。

（7）注意事项　做肌腹部松解时，针刀在肌腹内操作，对损伤严重或者菱形肌发达的患者，针刀可以松解菱形肌与肋骨骨面的粘连，但针刀只能在肋骨面上操作，切不可深入肋间，否则可引起创伤性气胸等严重并发症。

4.2.3　第 3 次针刀松解肩胛提肌止点的粘连瘢痕

对病情严重，针刀松解大菱形肌、小菱形肌起止点及肌腹部后仍不能恢复的患者，应松解双侧肩胛提肌止点的粘连瘢痕。

（1）体位　俯卧位。

（2）体表定位　肩胛骨内上角压痛点。

（3）消毒　在施术部位，用活力碘消毒 2 遍，然后铺无菌洞巾，使治疗点正对洞巾中间。

（4）麻醉　用 1% 利多卡因局部浸润麻醉，每个治疗点注药 1ml。

（5）刀具　Ⅰ型 4 号直形针刀。

（6）针刀操作（图 1－14）

①第 1 支针刀松解左侧肩胛提肌止点的粘连瘢痕　在肩胛骨内上角的边缘，刀口线方向和肩胛提肌肌纤维方向平行，针刀体和背部皮肤呈 90°角，按四步操作规程进针刀，针刀经皮肤、皮下组织，达肩胛骨内上角边缘骨面，调转刀口线 90°，向肩胛骨内上角边缘方向铲剥 3 刀，范围 0.5cm。

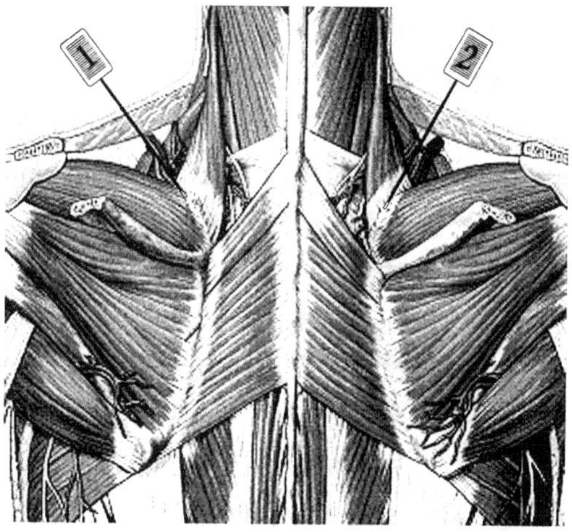

图 1－14　肩胛提肌止点处粘连瘢痕针刀松解示意图

②第 2 支针刀松解右侧肩胛提肌止点的粘连瘢痕　针刀松解方法与左侧相同。

术毕，拔出针刀，局部压迫止血 3 分钟后，创可贴覆盖针眼。

（7）注意事项　做起止点松解时，必须先确定骨性标志，尤其是肩胛骨脊柱缘的确定非常重要，方法是让患者上下活动肩胛骨，医生用拇指触摸到肩胛骨脊柱缘。切不可盲目做针刀松解，否则，可能因为解剖位置不清，造成创伤性气胸等严重后果。针刀操作时，铲剥一定在骨面上进行，不能脱离骨面。

5 针刀术后手法治疗

采用阻抗扩胸手法，患者取坐位，双肩关节外展90°，做好扩胸姿势，医生站在患者后面，双手推住患者的双肘关节后方，嘱患者扩胸，当扩胸到最大位置时，医生突然放开双手，使菱形肌全力收缩，以松解残余粘连。

七、竖脊肌下段损伤

1 范围

本《规范》规定了竖脊肌下段损伤的诊断和治疗。

本《规范》适用于竖脊肌下段损伤的诊断和治疗。

2 术语和定义

下列术语和定义适用于本规范。

竖脊肌下段损伤（lower erector spinae injury）

本病以积累性劳损和突然的暴力引起的牵拉伤两种情况多见。竖脊肌下段处于人体腰骶部位，是脊柱做伸屈、侧弯活动最频繁的部位，也是做这些运动时应力最集中的部位，临床表现为腰骶部疼痛，弯腰困难，不能久坐和久立，不能持续做脊柱微屈体位的工作。

3 诊断

3.1 临床表现

腰骶部疼痛，弯腰困难，不能久坐和久立，不能持续做脊柱微屈体位的工作。患者喜欢用手或桌子的一角顶压腰骶部的疼痛部位。严重者上下床均感困难，生活不能自理。

3.2 诊断要点

（1）腰骶部有劳损史或暴力损伤史。

（2）骶骨或髂骨背部竖脊肌附着点处疼痛，且有压痛点。

（3）腰椎横突尖部或棘突下缘有疼痛和压痛。

（4）拾物试验阳性。

（5）让患者主动弯腰会使上述一些痛点疼痛明显加剧。

4 针刀治疗

4.1 治疗原则

依据针刀医学关于人体弓弦力学系统及疾病病理构架的网眼理论，竖脊肌下段损伤后，引起粘连、瘢痕和挛缩，造成腰骶部的力学平衡失调，同时，竖脊肌损伤常合并棘上韧带和棘间韧带的损伤，故松解应以整体松解为主，才能使腰骶部的力学平衡得到恢复。

4.2 操作方法

（1）体位　让患者俯卧于治疗床上，肌肉放松。

（2）体表定位　竖脊肌起点、骶髂部压痛点。

（3）消毒　在施术部位，用活力碘消毒2遍，然后铺无菌洞巾，使治疗点正对洞巾中间。

（4）麻醉　用1%利多卡因局部浸润麻醉，每个治疗点注药1ml。

（5）刀具　Ⅰ型4号直形针刀。

（6）针刀操作（图1－15）

①第1支针刀松解竖脊肌骶骨第3棘突结节　刀口线与脊柱纵轴平行，针刀经皮肤、皮下组织，直达骶正中嵴骨面，在骨面上纵疏横剥3刀，范围0.5cm。然后，贴骨面向两侧分别用提插刀法切割3刀，深度0.5cm。

②第2支针刀松解竖脊肌骶骨背面左侧起点　在第1支针刀向左侧旁开3cm，在此定位，从骶骨背面进针刀，刀口线与脊柱纵轴平行，针刀经皮肤、皮下组织，直达骶骨骨面，在骨面上纵疏横剥3刀，范

围 0.5cm。

③第 3 支针刀松解竖脊肌骶骨背面右侧起点　在第 1 支针刀向右侧旁开 3cm，在此定位，针刀操作方法参照第 2 支针刀。

④第 4 支针刀松解竖脊肌髂嵴背左内侧和左骶外侧嵴起点（骶髂部压痛点）　在第 1 支针刀松解竖脊肌骶正中嵴起点的基础上，从骶正中嵴左侧旁开 4cm，在此定位，从骶骨背面进针刀，刀口线与脊柱纵轴平行，针刀经皮肤、皮下组织，直达骶骨骨面，在骨面上纵疏横剥 3 刀，范围 0.5cm。

⑤第 5 支针刀松解竖脊肌髂嵴背右内侧和右骶外侧嵴起点（骶髂部压痛点）　在第 1 支针刀松解竖脊肌骶正中嵴起点的基础上，从骶正中嵴右侧旁开 4cm，在此定位，从骶骨背面进针刀，刀口线与脊柱纵轴平行，针刀经皮肤、皮下组织，直达骶骨骨面，在骨面上纵疏横剥 3 刀，范围 0.5cm。

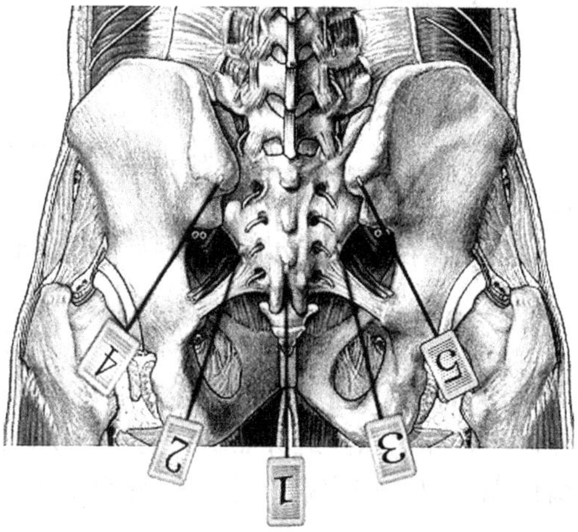

图 1－15　竖脊肌起点松解示意图

术毕，拔出针刀，局部压迫止血 3 分钟后，创可贴覆盖针眼。

5　针刀术后手法治疗

针刀术后进行手法治疗，嘱患者腰部过度屈曲 2 次。

八、棘上韧带损伤

1　范围

本《规范》规定了棘上韧带损伤的诊断和治疗。

本《规范》适用于棘上韧带损伤的诊断和治疗。

2　术语和定义

下列术语和定义适用于本规范。

棘上韧带损伤（supraspinal ligament injury）

本病常见于脊柱做弯曲活动时，使其劳损或损伤，腰段的棘上韧带最易受损。突然受外伤也常使棘上韧带损伤。

3　诊断

3.1　临床表现

腰背部有损伤或劳损史，腰椎棘突处疼痛，弯腰加重。在腰椎棘突上有明显压痛点，且都在棘突顶部的上下缘，其痛点浅在皮下。

3.2　诊断要点

（1）腰背部有损伤史和劳损史。

（2）腰棘突疼痛，弯腰加重。

（3）病变棘突可触及硬结局部钝厚和压痛。

（4）拾物试验阳性。

（5）X 线检查无异常。

4　针刀治疗

4.1　治疗原则

依据针刀医学关于人体弓弦力学系统及疾病病理构架的网眼理论，棘上韧带损伤后，引起粘连、瘢痕和挛缩，造成腰部的力学平衡失调，棘上韧带损伤的部位主要是棘突的上下缘，沿棘突的矢状面，用针刀将粘连松解，切开瘢痕，使腰部的力学平衡得到恢复。

4.2 操作方法

（1）体位 让患者俯卧于治疗床上，肌肉放松。

（2）体表定位 棘突顶点。

（3）消毒 在施术部位，用活力碘消毒2遍，然后铺无菌洞巾，使治疗点正对洞巾中间。

（4）麻醉 用1%利多卡因局部浸润麻醉，每个治疗点注药1ml。

（5）刀具 Ⅰ型4号直形针刀。

（6）针刀操作（图1－16） 在患椎棘突顶点进针刀，刀口线和脊柱纵轴平行，针刀体和背面呈90°角，达棘突顶部骨面。将针刀体倾斜，如痛点在进针点棘突上缘，使针刀体向脚侧倾斜45°角，纵疏横剥3刀，如疼痛在进针点棘突下缘，使针刀体向头侧倾斜45°角，纵疏横剥3刀。

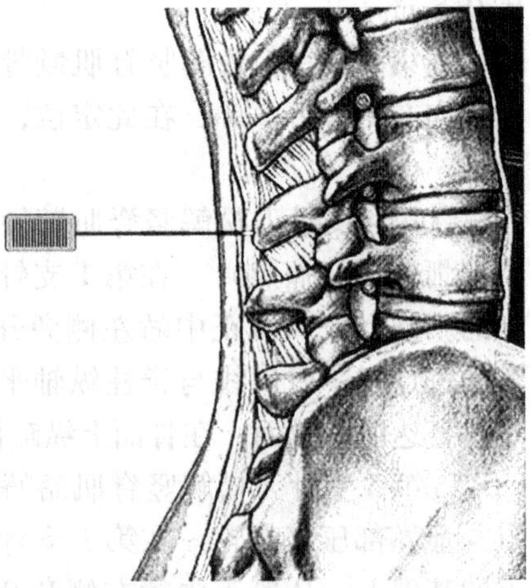

图1－16 棘上韧带松解示意图

术毕，拔出针刀，局部压迫止血3分钟后，创可贴覆盖针眼。

5 针刀术后手法治疗

嘱患者腰部过度屈曲2次。

九、棘间韧带损伤

1 范围

本《规范》规定了棘间韧带损伤的诊断和治疗。

本《规范》适用于棘间韧带损伤的诊断和治疗。

2 术语和定义

下列术语和定义适用于本规范。

棘间韧带损伤（interspinal ligament injury）

本病少于棘上韧带的损伤。棘间韧带对脊柱扭转起保护作用，在脊柱发生突然过度扭转时易损伤。

3 诊断

3.1 临床表现

脊柱棘突间有深在性胀痛，患者不敢做脊柱旋转动作，卧床时多取脊柱伸直位侧卧。行走时，脊柱呈僵硬态。

3.2 诊断要点

（1）有腰扭伤史或劳损史，不正确的弯腰劳作、长时间的不良体位和腰部受风寒史。

（2）腰痛剧烈或明显，活动受限，翻身坐立和行走困难，常保持一定强迫姿势。

（3）腰肌和臀肌紧张痉挛，可有压痛，脊柱生理弧度改变。

（4）下腰段棘突间有明显或剧烈压痛。

（5）无下肢放射痛，腰韧带张力试验（+），直腿抬高试验（－），下肢神经系统检查无异常。

（6）疑有腰椎骨折、腰椎间盘突出症、腰椎滑脱、结核或占位性病变等，经X线、CT或MRI检查排除。

4 针刀治疗

4.1 治疗原则

依据针刀医学关于人体弓弦力学系统及疾病病理构架的网眼理论，棘间韧带损伤后，引起粘连、瘢痕和挛缩，造成腰部的力学平衡失调，用针刀将粘连松解、切开瘢痕，使腰部的力学平衡得到恢复。

4.2 操作方法

（1）体位 让患者俯卧于治疗床上，肌肉放松。

（2）体表定位 棘突。

（3）消毒 在施术部位，用活力碘消毒2遍，然后铺无菌洞巾，使治疗点正对洞巾中间。

（4）麻醉　用1%利多卡因局部浸润麻醉，每个治疗点注药1ml。

（5）刀具　Ⅰ型4号直形针刀。

（6）针刀操作（图1-17）　在患者自诉疼痛的棘突间隙进针刀。刀口线和脊柱纵轴平行，针刀体与进针刀平面垂直刺入1cm左右，当刀下有坚韧感，患者诉有酸胀感时，即为病变部位，先纵疏横剥3刀，再将针刀体倾斜，与脊柱纵轴呈90°角，在上一椎骨棘突的下缘和下一椎骨棘突的上缘，沿棘突矢状面纵疏横剥3刀。

术毕，拔出针刀，局部压迫止血3分钟后，创可贴覆盖针眼。

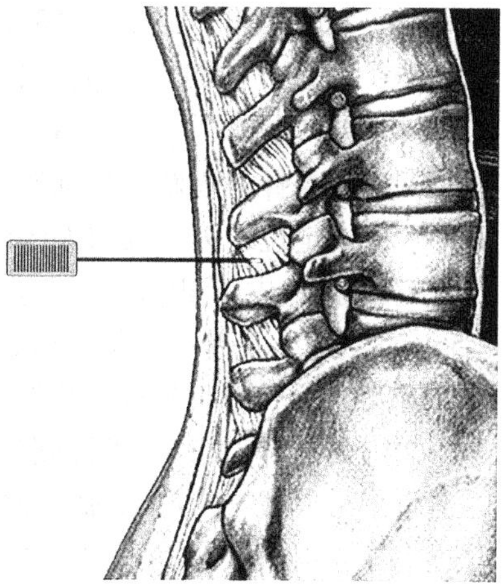

图1-17　棘间韧带松解示意图

5　针刀术后手法治疗

采用手法按揉松解。

十、下后锯肌损伤

1　范围

本《规范》规定了下后锯肌损伤的诊断和治疗。

本《规范》适用于下后锯肌损伤的诊断和治疗。

2　术语和定义

下列术语和定义适用于本规范。

下后锯肌损伤（serratus posterior inferior injury）

本病多由剧烈运动，突然转身、弯腰，或遇到其他不协调的活动，使呼吸节律突然打乱所致。损伤后都是肋部疼痛，呼吸受限，俗称“岔气”。

3　诊断

3.1　临床表现

急性损伤时，肋部疼痛剧烈者不敢深呼吸，强迫性气短，上半身向患侧侧弯后伸。卧床时不敢翻身，慢性期患侧肋外侧部疼痛。第1种是肌腱撕裂型，其疼痛点多在下后锯肌止点、下4条肋骨的外侧部，慢性期疼痛时发时止，不敢做肺活量大的工作和运动。第2种是屈曲卷折移位型，慢性期痛点多在下后锯肌中段4条肌束带上，如起初未得到正确治疗，症状多较严重，正常呼吸活动均受到影响，只是时重时轻，严重时呼吸均感困难，出现强迫性气短，痛点处常可触及索状肿物。

3.2　诊断要点

（1）有突发性肋外侧疼痛的病史。

（2）在下2个胸椎、上2个腰椎至下4条肋骨的外侧面区域内有疼痛和明显压痛。

（3）呼气时疼痛明显加重。

（4）少数患者局部可触及条索状肿块。

（5）X线及实验室检查无异常。

4　针刀治疗

4.1　治疗原则

依据针刀医学关于人体弓弦力学系统及疾病病理构架的网眼理论，下后锯肌损伤引起粘连、瘢痕和挛缩，造成下胸上腰部的力学平衡失调，而产生上述临床表现。在慢性期急性发作时，病变组织有水肿渗出刺激神经末梢使症状加剧。用针刀将其肌肉起止点的粘连瘢痕松解，使下胸上腰的力学平衡得到恢复。

4.2　操作方法

（1）体位　健侧卧位。

（2）体表定位　下2位胸椎和上2位腰椎棘突压痛点，下4位肋骨外面压痛点。

（3）消毒　在施术部位，用活力碘消毒2遍，然后铺无菌洞巾，使治疗点正对洞巾中间。

（4）麻醉　用1%利多卡因局部浸润麻醉，每个治疗点注药1ml。

（5）刀具　Ⅰ型4号直形针刀。

（6）针刀操作（图1－18）

①第1支针刀松解下后锯肌起点　在下2位胸椎和上2位腰椎棘突压痛点定位，刀口线与人体纵轴一致，针刀体与皮肤呈90°角，针刀经皮肤、皮下组织，直达棘突顶点，纵疏横剥3刀，范围0.5cm，然后，在棘突两侧贴骨面上下提插切割3刀，深度0.5cm，以松解两侧下后锯肌起点。其他起点的松解方法与此相同。

②第2支针刀松解下后锯肌肋骨止点　在下4位肋骨外面压痛点定位，刀口线与人体纵轴一致，针刀体与皮肤呈90°角，针刀经皮肤、皮下组织，直达肋骨，调转刀口线45°，使之与肋骨走行方向一致，在肋骨骨面上向左右前后方向铲剥3刀，范围0.5cm。其他肋骨止点的松解方法与此相同。

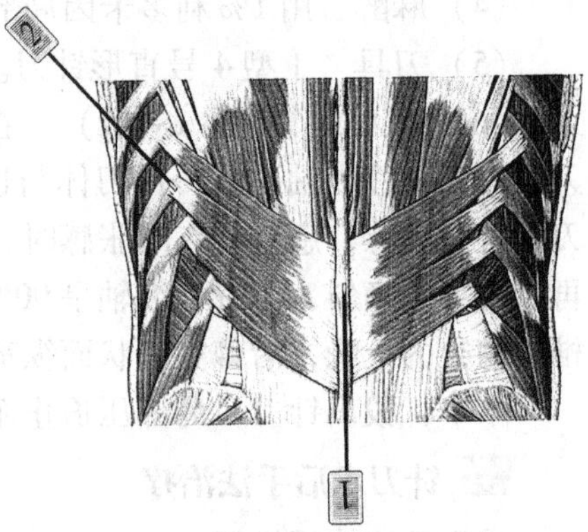

图1－18　下后锯肌松解示意图

术毕，拔出针刀，局部压迫止血3分钟后，创可贴覆盖针眼。

5 针刀术后手法治疗

患者正坐，若患侧在右，医生以右前臂自前向后插于其腋下，以右前臂向上提拉（即拔伸）肩部，将移位的关节和痉挛的肌肉理顺。随后嘱患者用力吸气，医生以左手掌根叩击右胸背侧患处1次。再令患者做深呼吸，则疼痛即可消失。

十一、第3腰椎横突综合征

1 范围

本《规范》规定了第3腰椎横突综合征的诊断和治疗。

本《规范》适用于第3腰椎横突综合征的诊断和治疗。

2 术语和定义

下列术语和定义适用于本规范。

第3腰椎横突综合征（the third lumbar transverse process syndrome）

本病是难治愈的腰痛病之一。附着在L_3横突上的软组织发生急慢性损伤后，病人会产生腰部中段单侧或双侧疼痛，腰僵硬不能弯，久坐或久立使疼痛加重。严重者行走和翻身困难，站立时常以手扶持腰部。

3 诊断

3.1 临床表现

腰部中段单侧或双侧疼痛。腰背强直，不能弯腰和久坐、久立，严重者行走困难，站立时，常以双手扶持腰部，休息后可缓解。一旦腰部做过多活动，疼痛又加重，重者生活不能自理，在床上翻身都感到困难，不能弯腰工作，站立工作不能持久，有时也受气候影响而加重。

3.2 诊断要点

（1）有突然弯腰扭伤、长期慢性劳损或腰部受凉史。

（2）多见于从事体力劳动的青壮年。

（3）一侧慢性腰痛，早起或弯腰疼痛加重，久坐直起困难，有时可向下肢放射至膝部。

（4）第3腰椎横突处压痛明显，并可触及条索状硬结。

（5）X线摄片可示有第3腰椎横突过长或左右不对称。

4 针刀治疗

4.1 治疗原则

依据针刀医学关于人体弓弦力学系统及疾病病理构架的网眼理论，L_3横突损伤后，引起粘连、瘢痕和挛缩，造成L_3横突的力学平衡失调，而产生上述临床表现。L_3横突损伤主要在L_3横突末端，用针刀将其粘连松解、切开瘢痕，使L_3横突末端的力学平衡得到恢复。

4.2　操作方法

（1）体位　俯卧位。

（2）体表定位　第3腰椎横突尖。

（3）消毒　在施术部位，用活力碘消毒2遍，然后铺无菌洞巾，使治疗点正对洞巾中间。

（4）麻醉　用1%利多卡因局部浸润麻醉，每个治疗点注药1ml。

（5）刀具　Ⅰ型4号直形针刀。

（6）针刀操作（图1-19、图1-20）　从L_3棘突上缘旁开3cm，在此定位。刀口线与脊柱纵轴平行，针刀经皮肤、皮下组织，直达横突骨面，针刀体向外移动，当有落空感时，即达L_3横突尖，在此用提插刀法切割横突尖的粘连、瘢痕3刀，深度0.5cm，以松解腰肋韧带在横突尖部的粘连和瘢痕，然后，调转刀口线90°，沿L_3横突上下缘用提插刀法切割3刀，深度0.5cm，以切开横突间韧带。

术毕，拔出针刀，局部压迫止血3分钟后，创可贴覆盖针眼。

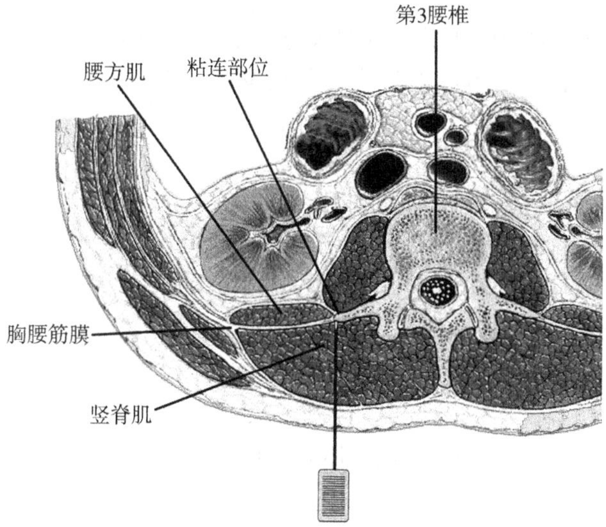

图1-19　L_3横突松解横断面观示意图

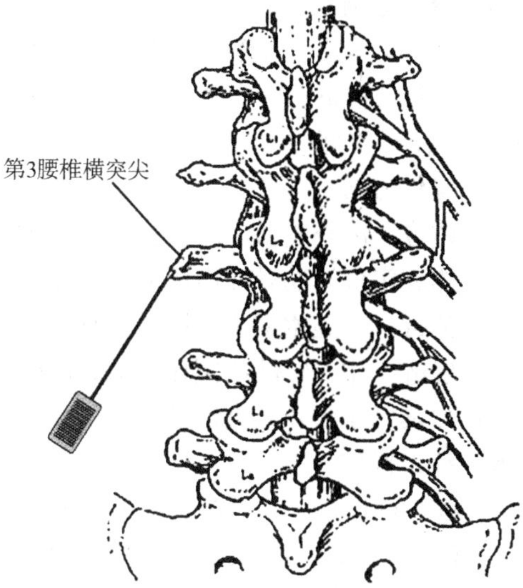

图1-20　腰椎横突松解后面观示意图

（7）注意事项　在第3腰椎横突尖及横突中部有诸多软组织附着，如胸腰筋膜中层起始部、腰大肌起点、横突间肌等。由于第3腰椎横突是腰椎横突中最长的，所以受伤机会多，根据网眼理论，一侧的横突受损伤，对侧必然代偿，也有粘连和瘢痕，故针刀还要松解对侧第3腰椎横突，否则，易出现针刀治疗见效快、复发率高的现象。

5 针刀术后手法治疗

患者立于墙边，背部靠墙，医生一手托住患侧腹部令其弯腰，另一手压住患者背部。当患者弯腰至最大限度时，突然用力压背部1次，然后让患者做腰部过伸。

针刀术后应先平卧15分钟后再做手法，尤其是中老年患者，对针刀手术有恐惧感，心情紧张，如做完针刀，即叫患者下床做手法，可引起体位性低血压、摔倒，导致不良意外事故。

十二、腹外斜肌损伤

1 范围

本《规范》规定了腹外斜肌损伤的诊断和治疗。

本《规范》适用于腹外斜肌损伤的诊断和治疗。

2 术语和定义

下列术语和定义适用于本规范。

腹外斜肌损伤（obliquus externus abdominis injury）

本病部位多在止点髂嵴前部，在人体屈曲并回旋脊柱时，由于突然或过度的回旋动作引起损伤。损伤在起点多诊断为肋痛，在止点多笼统诊断为腰肌劳损。在临床上分为急、慢性损伤两种。

3 诊断

3.1 临床表现

起点损伤者多诉肋痛，止点损伤者多诉腰肌疼痛，腰部活动不便。单侧腹外斜肌损伤患者多是侧屈稍后伸姿势；双侧损伤，患者肋骨多下降，腰部呈稍前凸位姿势。

3.2 诊断要点

（1）在腰部屈曲位，有脊柱旋转性损伤史。

（2）下8肋腹外斜肌起点处有疼痛、压痛，或在髂嵴前部止点处有疼痛、压痛。

（3）侧屈位，嘱患者做脊柱旋转运动，疼痛加重。

4 针刀治疗

4.1 治疗原则

依据针刀医学关于人体弓弦力学系统及疾病病理构架的网眼理论，腹外斜肌损伤后，引起粘连、瘢痕和挛缩，造成髂嵴的力学平衡失调，而产生上述临床表现。用针刀将腹外斜肌髂嵴前部的粘连松解、切开瘢痕，使腰腹部的力学平衡得到恢复。

4.2 操作方法

（1）体位　腹外斜肌起点损伤，健侧侧卧位；腹外斜肌止点损伤，仰卧位。

（2）体表定位　肋骨外面压痛点，髂嵴前、中部压痛点。

（3）消毒　在施术部位，用活力碘消毒2遍，然后铺无菌洞巾，使治疗点正对洞巾中间。

（4）麻醉　用1%利多卡因局部浸润麻醉，每个治疗点注药1ml。

（5）刀具　Ⅰ型4号直形针刀。

（6）针刀操作

①松解起点损伤　在压痛点附近的肋骨面上进针刀，刀口线和腹外斜肌纤维走向平行，针刀体与皮肤呈90°角，经皮肤、皮下组织，达肋骨面，纵疏横剥3刀，出针刀（图1－21）。

②松解止点损伤（图1－22）

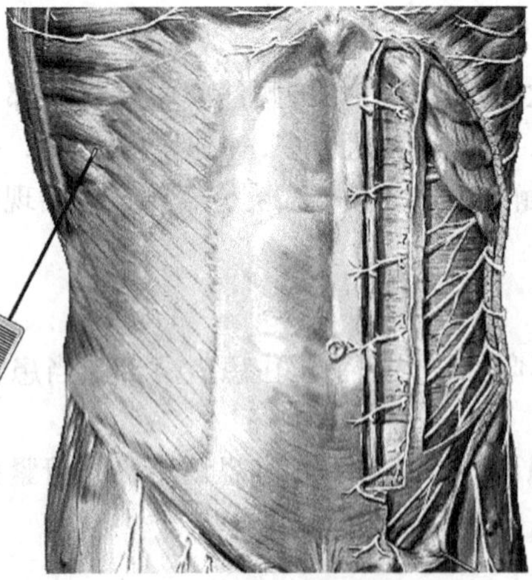

图1－21　腹外斜肌起点损伤松解示意图

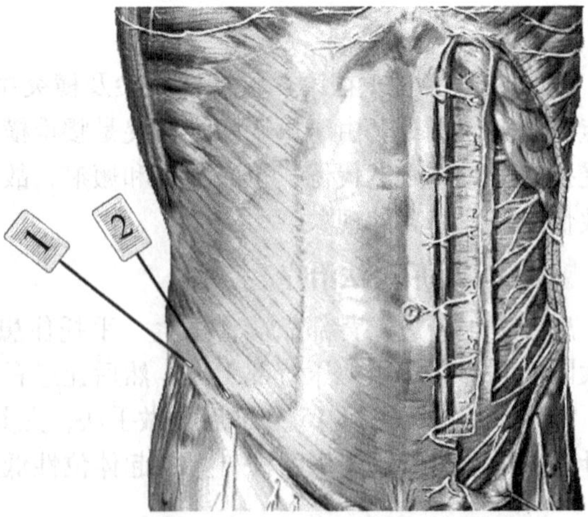

图1－22　腹外斜肌止点损伤松解示意图

a. 第1支针刀松解腹外斜肌髂嵴中份止点损伤　在髂嵴中份压痛点定位，刀口线与腹外斜肌走行一致，针刀经皮肤、皮下组织，直达髂嵴骨面，在骨面上向左右前后铲剥3刀，范围0.5cm。然后贴骨面向髂嵴内缘进针刀0.5cm，调转刀口线90°，在骨面上向左右前后铲剥3刀，范围0.5cm，以松解相邻腹内斜肌的粘连。

b. 第2支针刀松解腹外斜肌髂嵴前份止点损伤　在髂嵴前份压痛点定位，刀口线与腹外斜肌走行一致，针刀经皮肤、皮下组织，直达髂嵴前部骨面，在骨面上向左右前后铲剥3刀，范围0.5cm。

术毕，拔出针刀，局部压迫止血3分钟后，创可贴覆盖针眼。

（7）注意事项

①松解起点时，针刀一定要在肋骨面上操作，如果进入肋间隙，可引起胸腹腔重要器官的损伤。

②松解止点时，由于腹外斜肌和腹内斜肌止点很近，腹外斜肌损伤时，常引起附近的腹内斜肌止点也有损伤，故针刀在髂嵴上操作，松开腹外斜肌粘连以后，针刀贴骨面向髂嵴内缘进针刀0.5cm，调转刀口线90°，在骨面上向左右前后铲剥3刀，范围0.5cm，以松解相邻腹内斜肌的粘连。

5 针刀术后手法治疗

嘱患者垂直站立，两腿分开，弯腰并向健侧旋转2次。

十三、髂腰韧带损伤

1 范围

本《规范》规定了髂腰韧带损伤的诊断和治疗。

本《规范》适用于髂腰韧带损伤的诊断和治疗。

2 术语和定义

下列术语和定义适用于本规范。

髂腰韧带损伤（iliolumbar ligament injury）

本病可分为急性损伤和劳损性病变。韧带损伤后，腰部屈伸、侧屈旋转活动受限，搬抬重物时引起剧痛。在第5腰椎外侧缘和髂骨嵴之间有深在压痛。

3 诊断

3.1 临床表现

第5腰椎两侧或一侧深在性疼痛，患者只能指出疼痛部位，而指不出明显的痛点。腰部屈伸、侧屈、旋转活动受限。搬重物时容易引起剧痛。

3.2 诊断要点

（1）腰部扭伤病史。

（2）腰部一侧或两侧剧烈疼痛，活动受限，不能翻身、坐立或行走。

（3）第5腰椎旁至髂嵴之间有明显的深压痛，腰部前屈、侧弯及旋转运动时疼痛加剧。

（4）直腿抬高试验及加强试验阴性。

4 针刀治疗

4.1 治疗原则

依据针刀医学关于人体弓弦力学系统及疾病病理构架的网眼理论，髂腰韧带损伤后，引起粘连、瘢痕和挛缩，造成髂腰部的力学平衡失调，而产生上述临床表现。在慢性期急性发作时，病变组织有水肿渗出刺激神经末梢使症状加剧。髂腰韧带损伤的部位主要是髂腰韧带的起点和止点，用针刀将其粘连松解、切开瘢痕，使髂腰部的力学平衡得到恢复。

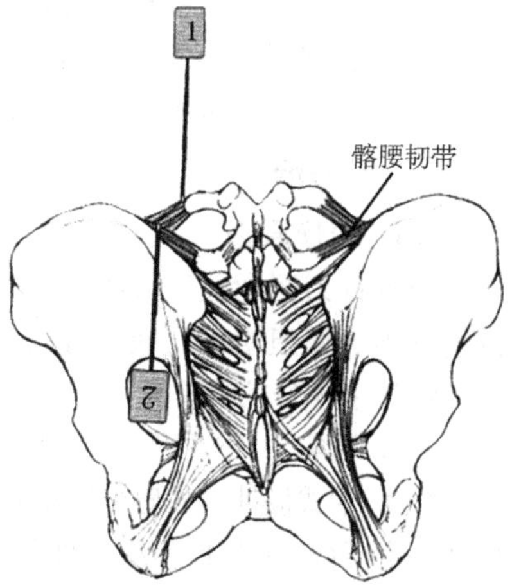

图1-23　髂腰韧带针刀松解示意图

4.2 操作方法

（1）体位　俯卧位。

（2）体表定位　L_4、L_5横突，髂嵴后份。

（3）消毒　在施术部位，用活力碘消毒2遍，然后铺无菌洞巾，使治疗点正对洞巾中间。

（4）麻醉　用1%利多卡因局部浸润麻醉，每个治疗点注药1ml。

（5）刀具　Ⅰ型4号直形针刀。

（6）针刀操作（图1-23）

①第 1 支针刀松解髂腰韧带起点　以 L_4横突为例。在 L_4棘突中点旁开 3cm 处定位。刀口线与脊柱纵轴平行，针刀经皮肤、皮下组织，直达横突骨面，针刀体向外移动，当有落空感时，即达 L_4横突尖，在此用提插刀法切割横突尖的粘连、瘢痕 3 刀，深度 0.5cm，以松解髂腰韧带起点、竖脊肌、腰方肌及胸腰筋膜。

②第 2 支针刀松解髂腰韧带止点　在髂后上棘定位，刀口线与脊柱纵轴平行，针刀经皮肤、皮下组织，直达髂后上棘骨面，贴髂骨骨板进针刀 2cm，然后用提插刀法切割髂腰韧带的粘连、瘢痕 3 刀，深度 0.5cm。

术毕，拔出针刀，局部压迫止血 3 分钟后，创可贴覆盖针眼。

5 针刀术后手法治疗

用拇指按压第 5 腰椎患侧，嘱患者向对侧过度弯腰 3 次即可。

第二节　上肢部软组织损伤

一、肩周炎

1 范围

本《规范》规定了肩关节周围炎的诊断和治疗。

本《规范》适用于肩关节周围炎的诊断和治疗。

2 术语和定义

下列术语和定义适用于本规范。

肩关节周围炎（periarthritis humeroscapularis）

本病简称肩周炎，俗称肩凝症、五十肩、漏肩风。好发于 50 岁左右的人群，女性多于男性，多见于体力劳动者。肩关节活动时疼痛、功能受限为其主要临床表现。其基本病因是肩关节周围软组织的广泛粘连和瘢痕所致。

3 诊断

3.1　临床表现

患者主诉肩部疼痛，活动时疼痛加剧，严重者肩关节的任何活动都受限制。某些患者的疼痛在夜间会加重，影响睡眠。肩关节肱二头肌短头的附着点喙突处、肩胛下肌在小结节止点处、肱二头肌长头经过结节间沟处、小圆肌的止点有明显压痛。

3.2　诊断要点

（1）慢性劳损，外伤筋骨，气血不足复感受风寒湿邪所致。

（2）好发年龄在 50 岁左右，女性发病率高于男性，右肩多于左肩，多见于体力劳动者，多为慢性发病。

（3）肩周疼痛，以夜间为甚，常因天气变化及劳累而诱发，肩关节活动功能障碍。

（4）肩部肌肉萎缩，肩前、后、外侧均有压痛，外展功能受限明显，出现典型的“扛肩”现象。

（5）X 线检查多为阴性，病程久者可见骨质疏松。

4 针刀治疗

4.1　治疗原则

依据针刀医学关于人体弓弦力学系统及疾病病理构架的网眼理论，针刀整体松解肩关节周围关键部位的粘连、瘢痕组织，恢复肩关节的力学平衡。

4.2　操作方法

4.2.1　第 1 次“C”形针刀整体松解术

（1）术式设计　从肩胛骨喙突中点横行向外经肱骨结节间沟，再向后最终到达腋窝皱折上方 5cm 的连线，恰似一个横行“C”形，从前到后，“C”形线上分布有肱二头肌短头起点——喙突点、肩胛下肌止点——小结节点、肱二头肌长头腱结节间沟的骨纤维管道部——肱骨结节间沟点、小圆肌止点——肱骨大结节下面。

（2）体位　端坐位。

（3）体表定位　喙突点，肱骨小结节点，肱骨结节间沟点，肱骨大结节后面。将选定的治疗点用记号笔标明（图1－24）。

（4）消毒　在施术部位，用活力碘消毒2遍，然后铺无菌洞巾，使治疗点正对洞巾中间。

（5）麻醉　用1%利多卡因局部浸润麻醉，每个治疗点注药1ml。

（6）刀具　Ⅰ型4号直形针刀。

（7）针刀操作（图1－25、图1－26）

①第1支针刀松解肱二头肌短头起点——喙突顶点的外1/3处　针刀体与皮肤垂直，刀口线与肱骨长轴一致，按四步操作规程进针刀，直达喙突顶点外1/3骨面，纵疏横剥3刀，范围0.5cm。

②第2支针刀松解肩胛下肌止点——肱骨小结节点　针刀体与皮肤垂直，刀口线与肱骨长轴一致，按四步操作规程进针刀，直达肱骨小结节骨面，纵疏横剥3刀，范围0.5cm。

③第3支针刀松解肱二头肌长头在结节间沟处的粘连　针刀体与皮肤垂直，刀口线与肱骨长轴一致，按四步操作规程进针刀，直达肱骨结节间沟前面的骨面，先用提插刀法松解3刀，切开肱横韧带，然后顺结节间沟前壁，向后做弧形铲剥3刀。

④第4支针刀松解小圆肌止点——肱骨大结节后下方　针刀体与皮肤垂直，刀口线与肱骨长轴一致，按四步操作规程进针刀，达肱骨大结节后下方的小圆肌止点，用提插刀法松解3刀。

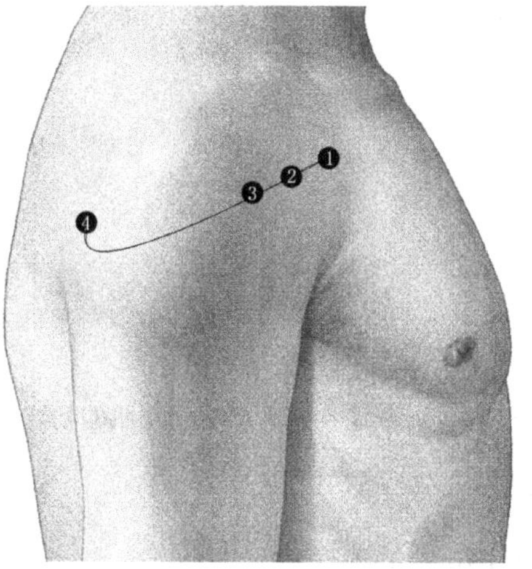

图1－24　肩关节"C"形针刀松解术体表定位示意图

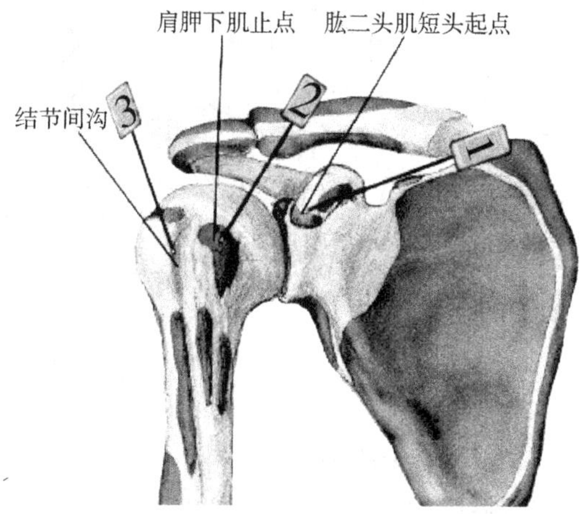

图1－25　肩关节"C"形针刀松解部位示意图（一）

术毕，拔出针刀，局部压迫止血3分钟后，创可贴覆盖针眼。

（8）注意事项

①喙突处松解　喙突顶点范围只有0.8cm左右，但却有5个肌肉、韧带的起止点，针刀对肩周炎的喙突松解部位位于喙突的外1/3处，以松解到肱二头肌短头起点。如果在中1/3或者内1/3松解，则难以起效，还可能损伤其他组织。

②防止头静脉损伤　头静脉起于手背静脉网的桡侧，沿前臂桡侧上行至肘窝，在肱二头肌外侧沟内继续上行，经过三角肌胸大肌间沟，再穿锁胸筋膜汇入腋静脉或者锁骨下静脉。在做肱骨小结节处肩胛下肌止点松解及肱骨结节间沟处肱二头肌长头起点松解时，表面是头静脉的走行路线。预防头静脉损伤的方法是先摸清楚三角肌胸大肌间沟，旁开0.5cm进针刀，严格按照四步操作规程进针刀，即可避免损伤头静脉。

4.2.2　第2次针刀松解三角肌的粘连和瘢痕

对肩关节外展功能明显受限的患者可松解三角肌的粘连和瘢痕。第1次针刀术后3天进行第2次针刀治疗。

（1）体位　端坐位。

（2）体表定位　三角肌前、中、后三束肌腹部及三角肌的止点。将选定的治疗点用记号笔标明。

（3）消毒　在施术部位，用活力碘消毒2遍，然后铺无菌洞巾，使治疗点正对洞巾中间。

（4）麻醉　用1%利多卡因局部浸润麻醉，每个治疗点注药1ml。

（5）刀具　Ⅰ型4号直形针刀。

（6）针刀操作（图1－27）

①第1支针刀松解三角肌后束肌腹　针刀体与皮肤垂直，刀口线与肱骨长轴一致，按四步操作规程进针刀，针刀经皮肤、皮下组织、筋膜达三角肌肌腹的后束，纵疏横剥3刀，范围0.5cm。

②第2支针刀松解三角肌中束肌腹　针刀体与皮肤垂直，刀口线与肱骨长轴一致，按四步操作规程进针刀，针刀经皮肤、皮下组织、筋膜达三角肌肌腹的中束，纵疏横剥3刀，范围0.5cm。

③第3支针刀松解三角肌前束肌腹　针刀体与皮肤垂直，刀口线与肱骨长轴一致，按四步操作规程进针刀，针刀经皮肤、皮下组织、筋膜达三角肌肌腹的前束，纵疏横剥3刀，范围0.5cm。

④第4支针刀松解三角肌止点　针刀体与皮肤垂直，刀口线与肱骨长轴一致，按四步操作规程进针刀，针刀经皮肤、皮下组织、筋膜，直达肱骨面三角肌的止点，纵疏横剥3刀，范围0.5cm，刀下有紧涩感时，调转刀口线90°，铲剥3刀，范围0.5cm。

术毕，拔出针刀，局部压迫止血3分钟后，创可贴覆盖针眼。

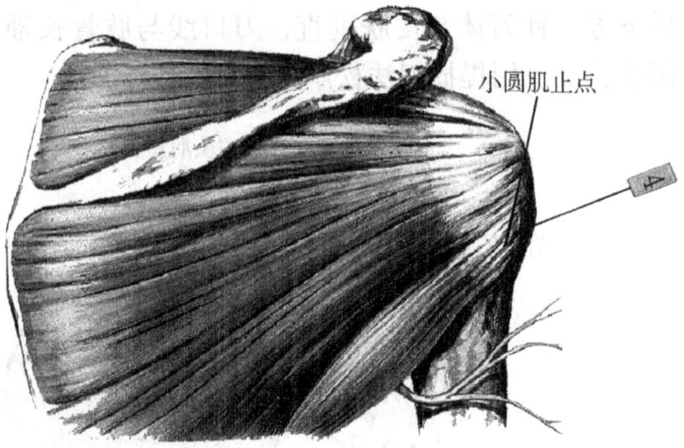

图1－26　肩关节“C”形针刀松解部位示意图（2）

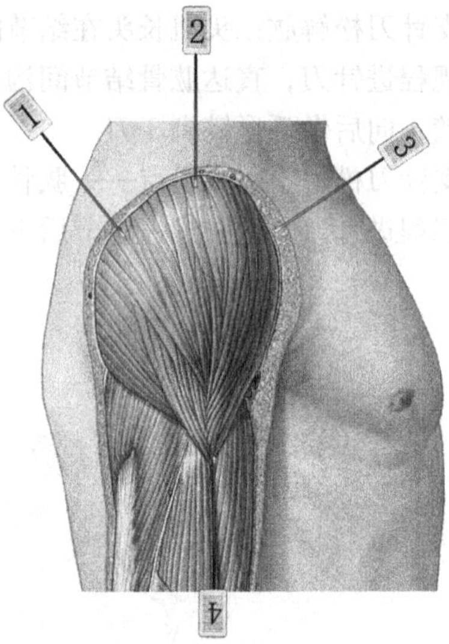

图1－27　第2次针刀松解三角肌的粘连和瘢痕

5 针刀术后手法治疗

针刀术后应配合适当的手法治疗以增加疗效。以下2种手法可供选择：

（1）上举外展手法　在仰卧位进行。医者站于患侧，患者应充分放松，左手按住患肩关节上端，右手托扶患肢肘关节，嘱患者尽量外展上举患肢，当达到最大限度，不能再上举时，右手迅速向上提拉肘关节，可听到患肩关节有“喀叭”的撕裂声。推弹速度必须要快，待患者反应过来时，手法已结束。

（2）后伸内收手法　在坐位进行。医生站在患者背后，单膝顶在患者的脊背中央，双手握住患者的双肘关节，向后牵引到最大位置时，再向肩关节后内方弹压1次。

6 针刀术后用药

抗生素预防感染3日。

二、冈上肌损伤

1 范围

本《规范》规定了冈上肌损伤的诊断和治疗。

本《规范》适用于冈上肌损伤的诊断和治疗。

2 术语和定义

下列术语和定义适用于本规范。

冈上肌损伤（supraspinatus injury）

本病的部位多在此肌起止点。冈上肌位于肩关节囊中，是肩部应力集中的交叉点，故此肌常发生损伤。摔跤、抬重物，或其他体力劳动均可成为病因。

3 诊断

3.1 临床表现

外伤后，冈上肌发生肌腱断裂，有剧烈疼痛，肩关节外展受限（仅能达到70°）。急慢性均有此临床表现。慢性期，有持续性疼痛，受凉加重，甚至影响睡眠。

3.2 诊断要点

（1）起病较慢，主诉有肩胛骨不适或酸痛，以冈上窝部较为明显，有肩背部沉重感，部分患者肩外侧渐进性疼痛，多为钝痛，疼痛可放射至三角肌止点、前臂，甚至手指。

（2）肩外展时疼痛较明显，出现“疼痛弧”现象，即肩外展60°~120°。

（3）肱骨大结节处或肩峰下压痛。

4 针刀治疗

4.1 治疗原则

依据针刀医学关于人体弓弦力学系统及疾病病理构架的网眼理论，运用针刀将其在骨面附着点处的粘连松解、切开瘢痕，使冈上肌的力学平衡得到恢复。

4.2 操作方法

（1）体位　端坐位。

（2）体表定位　冈上肌起止点。

（3）消毒　在施术部位，用活力碘消毒2遍，然后铺无菌洞巾，使治疗点正对洞巾中间。

（4）麻醉　用1%利多卡因局部浸润麻醉，每个治疗点注药1ml。

（5）刀具　Ⅰ型4号直形针刀。

（6）针刀操作（图1-28）

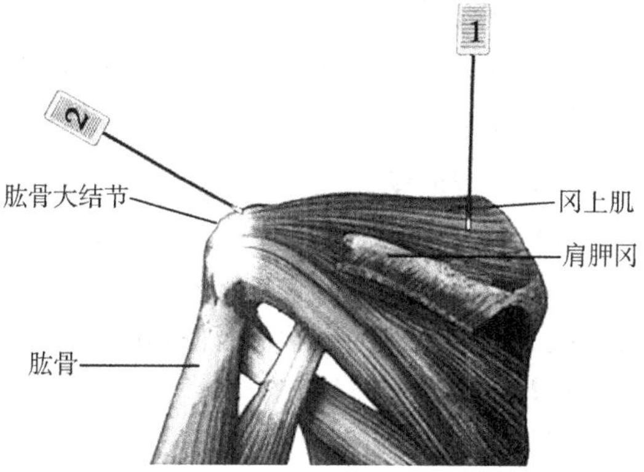

图1-28　冈上肌损伤针刀松解示意图

①第1支针刀松解冈上肌起点　在冈上肌起点定位，刀口线与冈上肌肌纤维走行方向一致，针刀体与皮肤呈90°角，按四步操作规程进针刀，经皮肤、皮下组织，达冈上窝骨面，纵疏横剥3刀。

②第2支针刀松解冈上肌止点　在肱骨大结节冈上肌止点处定位，刀口线与冈上肌肌纤维方向走行一致，针刀体与皮肤呈90°角，按四步操作规程进针刀，直达骨面，纵疏横剥3刀。

术毕，拔出针刀，局部压迫止血3分钟后，创可贴覆盖针眼。

5 针刀术后手法治疗

（1）针刀术后，患者正坐位，在肩关节下垂并稍内收的姿势下，稍外展肩关节，医生一手托肘上部，一手在冈上肌处用大拇指按压2次，并过度内收患侧上肢1次，以牵拉冈上肌。

（2）患者正坐位，医生立于患者患侧与患者并排，面向前。医生以左手前臂自后侧插于患者腋下，右手持患者手腕，两手做对抗牵引。牵引时，将前臂向前旋转，徐徐下落。医生两膝分开屈曲，将患侧腕部夹于两膝之间。同时，医生用插于腋下的左前臂将患者上臂向外侧牵拉，使肱骨大结节突出。用右手拇指掌面压于肱骨大结节前下方，用力向后上部按揉、弹拨冈上肌肌腱。与此同时，两腿松开夹住的手腕，医生两手握住患者手腕向上拔伸，分别向前、后活动其肩关节3次。

三、冈下肌损伤

1 范围

本《规范》规定了冈下肌损伤的诊断和治疗。

本《规范》适用于冈下肌损伤的诊断和治疗。

2 术语和定义

下列术语和定义适用于本规范。

冈下肌损伤（infraspinatus injury）

本病在临床较为常见，且损伤多位于该肌起点。慢性期疼痛非常剧烈，患者常诉在肩胛冈下有钻心样疼痛。

3 诊断

3.1 临床表现

损伤初期，在冈下窝及肱骨大结节处多有明显胀痛，若冈下肌起始部损伤，冈下窝处常发作钻心样疼痛。上肢活动受限，若被动活动患侧上肢，有时会引起冈下肌痉挛性疼痛。

3.2 诊断要点

（1）多有劳损或受凉史。

（2）肩背部和上臂酸胀不适，逐渐发展为疼痛、剧痛。

（3）肩关节收展与旋转活动受限，渐加重。

（4）有的病人有肩背部沉重或背部、上臂凉麻及蚁行感，也有些病人上臂内侧有麻木感。

（5）冈下窝触及块状或条索状物，压痛明显。

（6）肩外展，内旋牵拉冈下肌而疼痛加重，内收、外旋阻抗力试验阳性，冈下窝处有压痛点，相当于肩胛冈中点下3~4cm处，即天宗穴处。

4 针刀治疗

4.1 治疗原则

冈下肌损伤的部位主要是冈下窝、该肌在肱骨大结节上的止点。用针刀将其附着处的粘连松解、切开瘢痕，使冈下肌的力学平衡得到恢复。

4.2 操作方法

（1）体位　端坐位。

（2）体表定位　冈下肌起止点。

（3）消毒　在施术部位，用活力碘消毒2遍，然后铺无菌洞巾，使治疗点正对洞巾中间。

（4）麻醉　用1%利多卡因局部浸润麻醉，每个治疗点注药1ml。

（5）刀具　Ⅰ型4号直形针刀。

（6）针刀操作（图1-29）

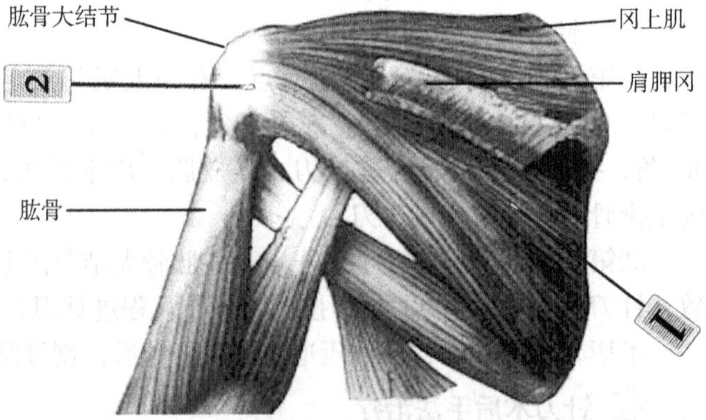

图1-29　冈下肌损伤针刀松解示意图

①第1支针刀松解冈下肌起点　刀口线和冈下肌肌纤维平行，针刀体和肩胛骨平面呈90°角，按四步操作规程进针刀，达骨面后，纵疏横剥3刀，范围0.5cm。

②第2支针刀松解冈下肌止点　刀口线与冈下肌肌纤维方向一致，针刀体与皮肤呈90°角，按四步操作规程进针刀，直达肱骨大结节后面骨面，纵疏横剥3刀，范围0.5cm。

术毕，拔出针刀，局部压迫止血3分钟后，创可贴覆盖针眼。

5 针刀术后手法治疗

应用阻抗抬肩手法。患者端坐位，医生用手掌压住患侧肘关节，嘱患者用力抬肩，当抬到最大位置时，医生突然放开按压的手掌，使冈下肌最大限度地收缩，1次即可。

四、三角肌滑囊炎

1 范围

本《规范》规定了三角肌滑囊炎的诊断和治疗。

本《规范》适用于三角肌滑囊炎的诊断和治疗。

2 术语和定义

下列术语和定义适用于本规范。

三角肌滑囊炎（deltoid bursitis）

本病可由外伤和劳损引起，因该滑液囊位于三角肌深面，痛点较深，患者主诉含糊，触诊不清楚，临床也常将三角肌滑囊炎误诊为肩周炎。

3 诊断

3.1 临床表现

患侧肩部酸痛不适，上肢上举、外展困难。慢性期，患者活动上肢时，肩部有摩擦音和弹响声。

3.2 诊断要点

（1）有外伤史和劳损史。

（2）在肩峰下滑囊下缘、肩关节下缘有摩擦音或弹响声。

（3）肩关节下缘三角肌中上部有轻度高起，皮肤发亮。

（4）让患侧上肢主动外展上举，可使患者肩部疼痛加重而拒绝做此动作。

（5）X线检查可协助诊断该病，并排除其他肩部病变。

4 针刀治疗

4.1 治疗原则

依据针刀医学关于人体弓弦力学系统及疾病病理构架的网眼理论，三角肌滑囊属于人体弓弦力学系统的辅助结构，滑囊损伤后，形成瘢痕堵塞滑囊，造成关节囊代谢障碍而产生上述临床表现。用针刀将滑囊切开，排出囊内液体，即可疏通堵塞。

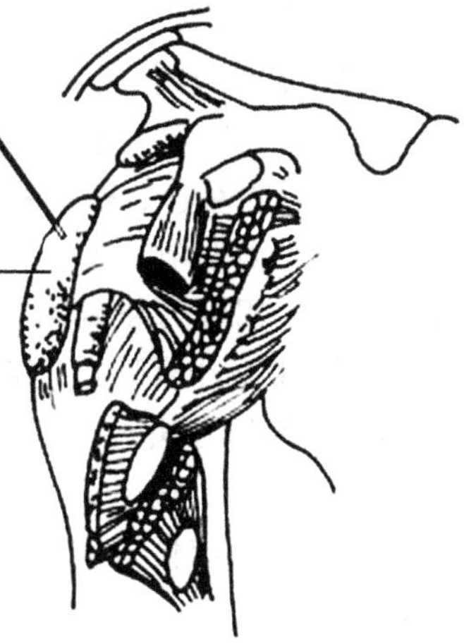

图1－30　三角肌滑囊炎针刀松解示意图

4.2 操作方法

（1）体位　端坐位。

（2）体表定位　肩关节外侧明显隆起处、三角肌腹部的压痛点。

（3）消毒　在施术部位，用活力碘消毒2遍，然后铺无菌洞巾，使治疗点正对洞巾中间。

（4）麻醉　用1%利多卡因局部浸润麻醉，每个治疗点注药1ml。

（5）刀具　Ⅰ型4号直形针刀。

（6）针刀操作（图1－30）　在定位处进针刀。针刀体与皮肤呈90°角，刀口线和三角肌纤维走向平行，按四步操作规程进针刀，当穿过三角肌时，有较明显的落空感，即到达三角肌滑囊，在此纵疏横剥3刀，范围0.5cm。

术毕，拔出针刀，局部压迫止血3分钟后，创可贴覆盖针眼。

（7）注意事项　针刀在滑囊处剥离，不能到达骨面，否则影响疗效。

5 针刀术后手法治疗

用手指垂直下压滑囊，使囊内的滑液向四周扩散。

五、肱二头肌短头肌腱炎

1 范围

本《规范》规定了肱二头肌短头肌腱炎的诊断和治疗。

本《规范》适用于肱二头肌短头肌腱炎的诊断和治疗。

2 术语和定义

下列术语和定义适用于本规范。

肱二头肌短头肌腱炎（myotenositis of short head of biceps brachii）

本病是肩周组织病变的一种。如果病始局限于肱二头肌短头，压痛点只局限在喙突一处，即可命名为肱二头肌短头肌腱炎。

3 诊断

3.1 临床表现

患者多表现为肩部喙突处疼痛，也可蔓延到全肩部疼痛，肩关节外展后伸活动时疼痛加剧，内收、内旋位时疼痛可以缓解。随着疼痛的发展，肩关节逐渐僵硬，活动功能障碍，肩臂上举、外展、后伸及旋后摸背功能受限。

3.2 诊断要点

（1）肩部有急慢性损伤史。

（2）在喙突处有明显疼痛和压痛。

（3）上肢后伸、摸背和上举受限。

（4）注意和肩周炎及肩部其他软组织损伤疾患相鉴别。

（5）X 线检查排除肩部其他病变。

4 针刀治疗

4.1 治疗原则

依据针刀医学关于人体弓弦力学系统及疾病病理构架的网眼理论，肱二头肌短头肌腱起点损伤后导致起点处发生粘连、瘢痕和挛缩，同时造成喙突部位相邻组织如喙肱肌、胸小肌的粘连瘢痕，引起肩关节的力学平衡失调，产生上述临床表现。在慢性期急性发作时，有水肿渗出刺激神经末梢，使上述临床表现加剧。用针刀将其附着点处的粘连松解、切开瘢痕，使局部的力学平衡得到恢复。

4.2 操作方法

（1）体位　端坐位。

（2）体表定位　肱二头肌短头起点的压痛点——喙突点。

（3）消毒　在施术部位，用活力碘消毒 2 遍，然后铺无菌洞巾，使治疗点正对洞巾中间。

（4）麻醉　用 1% 利多卡因局部浸润麻醉，每个治疗点注药 1ml。

（5）刀具　Ⅰ型 4 号直形针刀。

（6）针刀操作（图 1－31）　针刀松解肱二头肌短头的起点即喙突顶点的外 1/3：指压喙突压痛点，针刀体与皮肤垂直，刀口线与肱骨长轴一致，按四步操作规程进针刀，直达喙突顶点外 1/3 骨面，纵疏横剥 2 刀，范围 0.5cm，然后针刀再向内下方提插 3 刀，以松解肱二头肌短头与喙肱肌的粘连瘢痕。

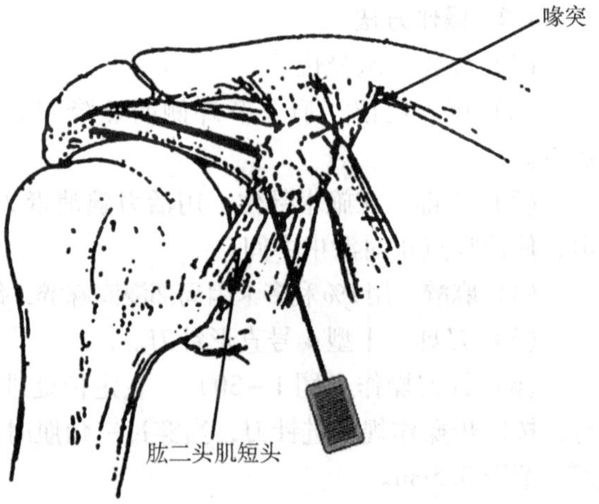

图 1－31　针刀松解示意图

术毕，拔出针刀，局部压迫止血 3 分钟后，创可贴覆盖针眼。

5 针刀术后手法治疗

针刀术后，将肘关节屈曲，肩关节外展、后伸、略外旋，在肱二头肌短头肌腱拉紧的情况下，用另一手拇指在喙突部用弹拨理筋法。接着在局部按压 5 分钟，再摇动肩关节。治疗后，应鼓励患者做肩关节功能锻炼。

六、肱二头肌长头腱鞘炎

1 范围

本《规范》规定了肱二头肌长头腱鞘炎的诊断和治疗。

本《规范》适用于肱二头肌长头腱鞘炎的诊断和治疗。

2 术语和定义

下列术语和定义适用于本规范。

肱二头肌长头腱鞘炎（myotenositis of long head of biceps brachii）

肱二头肌长头在肱骨结节间沟处由于肩部外伤或者长期反复活动，使该处的肌腱与腱鞘摩擦增加，造成腱鞘粘连、瘢痕和挛缩，腱鞘管壁增厚、腱鞘间隙变窄，从而导致肌腱在腱鞘内的活动受限而出现临床症状。又称为肱二头肌长头肌腱炎。

3 诊断

3.1 临床表现

患病初期患肢活动时，在肩前内下方，约肩峰下3cm处，相当于肱骨结节间沟处疼痛不适。随病程的延长，症状逐渐加剧，疼痛明显，上肢活动受限，患肢携物、外展、内旋时，症状加剧，有时局部尚有轻度肿胀。

3.2 诊断要点

（1）肩关节疼痛和关节活动受限。

（2）结节间沟及其上方的肱二头肌长头肌腱压痛。

（3）Yergason征阳性（抗阻力屈肘及前臂旋后时在肱二头肌长头肌腱处出现剧烈疼痛）。

（4）X线肩部前后位片无异常。

4 针刀治疗

4.1 治疗原则

依据针刀医学关于人体弓弦力学系统及疾病病理构架的网眼理论，肱二头肌长头狭长的腱在上肢活动时，在骨纤维管道内上下滑动，当异常应力引起肱二头肌的运动状态改变时，就可以引起肌腱在腱鞘内活动受限，产生临床表现。用针刀切开部分肱横韧带处的粘连瘢痕，使肱二头肌长头的力学平衡得到恢复。

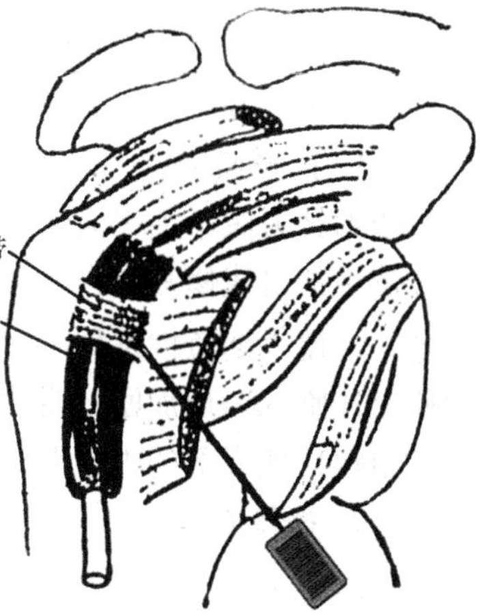

图1-32　肱横韧带针刀松解示意图

4.2 操作方法

（1）体位　端坐位。

（2）体表定位　肩关节肱骨结节间沟处的压痛点。

（3）消毒　在施术部位，用活力碘消毒2遍，然后铺无菌洞巾，使治疗点正对洞巾中间。

（4）麻醉　用1%利多卡因局部浸润麻醉，每个治疗点注药1ml。

（5）刀具　Ⅰ型4号直形针刀。

（6）针刀操作（图1-32）　以结节间沟的压痛点为进针刀点，刀口线方向和肱二头肌长头方向平行，针刀体与皮肤呈90°垂直，按四步操作规程进针刀，达结节间沟骨面，沿结节间沟前、后壁向后、向前分别铲剥3刀，以切开部分肱横韧带的粘连和挛缩。术毕，拔出针刀，局部压迫止血3分钟后，创可贴覆盖针眼。

5 针刀术后手法治疗

针刀术后，用推、按、擦法作用于肩前部肱二头肌长头肌腱处，或于局部轻轻弹拨。令患者屈曲肘关节，医生握住患肢腕上部做对抗牵拉，将患肢拉至伸直位。

七、肱骨外上髁炎

1 范围

本《规范》规定了肱骨外上髁炎的诊断和治疗。

本《规范》适用于肱骨外上髁炎的诊断和治疗。

2 术语和定义

下列术语和定义适用于本规范。

肱骨外上髁炎（external humeral epicondylitis）

本病的主要原因是伸肌总腱起始部（即肱骨外上髁部）的损伤或撕裂所产生的无菌性炎症。也有学者认为，该病是肱骨外上髁部伸肌总腱起始处的慢性肌筋膜炎，还有学者通过开放性手术观察到穿出伸肌总腱处的血管、神经束受到卡压是本病的病因。

3 诊断

3.1 临床表现

一般起病缓慢，因急性损伤而发病者较为少见。发病后疼痛涉及肩前部和前臂，局部有时会出现轻度的肿胀，活动前臂后疼痛加重，不能做握拳、旋转前臂动作，握物无力，严重者握在手中的东西会自行掉落。

3.2 诊断要点

（1）肱骨外上髁处疼痛。

（2）肱骨外上髁处压痛。

（3）密耳（Mill）征阳性。

（4）前臂伸肌紧张试验阳性。

（5）X线片检查阴性。

有上述五项中四项者即可确诊为肱骨外上髁炎。

4 针刀治疗

4.1 治疗原则

依据针刀医学关于人体弓弦力学系统及疾病病理构架的网眼理论，肱骨外上髁附着的肌腱损伤后引起代偿性的自我修复和自我调节，形成局部的粘连、瘢痕和挛缩，造成局部的力学平衡失调，产生临床表现。在慢性期急性发作时，有水肿渗出刺激神经末梢，而使上述临床表现加剧，用针刀将损伤的肌腱粘连松解、切开瘢痕，使局部的力学平衡得到恢复。

4.2 操作方法

（1）体位　坐位，将肘关节屈曲90°平放于治疗桌面上。

（2）体表定位　肱骨外上髁顶点，肱骨外上髁远端2cm做伸指伸腕动作，找到桡侧腕长、短伸肌间隙定第2点，桡侧腕短伸肌与指总伸肌肌间隙定第3点。

（3）消毒　在施术部位，用活力碘消毒2遍，然后铺无菌洞巾，使治疗点正对洞巾中间。

（4）麻醉　用1%利多卡因局部浸润麻醉，每个治疗点注药1ml。

（5）刀具　Ⅰ型4号直形针刀。

（6）针刀操作（图1-33）

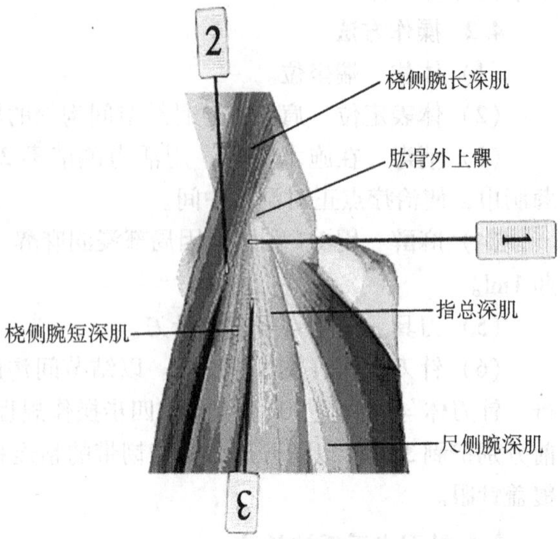

图1-33　肱骨外上髁炎针刀松解示意图

①第 1 支针刀松解伸指伸腕肌总起点的粘连和瘢痕　在肱骨外上髁压痛明显处定点，针刀刀口线和前臂纵轴方向一致，针刀体与皮肤呈 90°垂直，严格按四步操作规程进针刀，针刀经皮肤、皮下组织，至肱骨外上髁顶点，先纵疏横剥 3 刀，然后向前沿肱骨外上髁前面的骨面紧贴骨面铲剥 3 刀，范围 0.5cm。

②第 2 支针刀松解桡侧腕长、短伸肌之间的粘连和瘢痕　在第 2 定点处进针刀，针刀刀口线和前臂纵轴方向一致，针刀体与皮肤呈 90°垂直，严格按四步操作规程进针刀，针刀经皮肤、皮下组织，达桡侧腕长、短伸肌肌间隙，纵疏横剥 3 刀，范围 0.5cm。

③第 3 支针刀松解桡侧腕短伸肌与指总伸肌之间的粘连和瘢痕　在第 3 定点处进针刀，针刀刀口线和前臂纵轴方向一致，针刀体与皮肤呈 90°垂直，严格按四步操作规程进针刀，针刀经皮肤、皮下组织，达桡侧腕短伸肌与指总伸肌肌间隙，纵疏横剥 3 刀，范围 0.5cm。

术毕，拔出针刀，局部压迫止血 3 分钟后，创可贴覆盖针眼。

（7）注意事项　肱骨外上髁炎 3 次针刀治疗可痊愈，若 3 次针刀治疗后无明显疗效，就应考虑是否合并颈椎病，再仔细询问病史，检查患侧上肢有无感觉过敏或感觉迟钝，如有颈椎病等其他表现，应按颈椎病进行针刀治疗。

5 针刀术后手法治疗

患者正坐，医生坐于患者患侧，右手持患侧腕部使患者前臂处于旋后位，左手用屈曲的拇指端压于肱骨外上前方，其他四指放于肘关节内侧，医生以右手逐渐屈曲患者肘关节至最大限度，左手拇指用力按压患者肱骨外上前方，然后再伸直肘关节，同时医生左手拇指推至患肢桡骨头前面，沿桡骨头前外缘向后弹拨腕伸肌起点，术后患者有桡侧 3 指麻木感及疼痛减轻的现象。弹拨方法很多，亦可将患肢前臂旋后、屈肘，安置桌上，肘下垫以软物。医生以双手食指和中指将肱桡肌与伸腕肌向外扳，然后嘱患者将患侧前臂旋前，用拇指向外方推邻近桡侧腕长伸肌和桡侧腕短伸肌，反复 3 次。

八、肱桡关节滑囊炎

1 范围

本《规范》规定了肱桡关节滑囊炎的诊断和治疗。

本《规范》适用于肱桡关节滑囊炎的诊断和治疗。

2 术语和定义

下列术语和定义适用于本规范。

肱桡关节滑囊炎（articulatio humeroradialis bursitis）

本病大多由肱桡关节滑液囊闭锁而成，因表现为肘部疼痛，常被误诊为肱骨外上髁炎。

3 诊断

3.1 临床表现

该病主要表现为肘关节酸胀不适，夜间或休息时加重，变动体位也不能缓解，常影响睡眠。

3.2 诊断要点

（1）在肘关节横纹，肱二头肌腱与肱桡肌之间、肱骨外上髁前内侧和桡骨小头的内侧有压痛点。

（2）将上肢伸直，在肘关节的掌侧，桡骨粗隆处有明显压痛。

（3）肘关节运动功能正常。

（4）X 线检查，以排除肘关节骨质方面的病变。

4 针刀治疗

4.1 治疗原则

依据针刀医学关于慢性软组织损伤的理论和慢性软组织损伤病理构架的网眼理论，当肘关节伸直，前臂旋后位时，肱二头肌止点的应力集中，导致附着于肌肉止点附近的肱桡关节滑囊压应力增高，引起肱二头肌止点与滑囊的粘连、瘢痕和挛缩，造成肘关节的力学平衡失调，从而出现一系列临床表现，针刀松解肱二头肌止点处的高应力点及与滑囊的粘连。

4.2 操作方法

(1) 体位 俯卧位，肩关节前屈90°，肘关节保持伸直位并旋后。

(2) 体表定位 肘关节平面，肱桡肌内侧深压痛点。

(3) 消毒 在施术部位，用活力碘消毒2遍，然后铺无菌洞巾，使治疗点正对洞巾中间。

(4) 麻醉 用1%利多卡因局部浸润麻醉，每个治疗点注药1ml。

(5) 刀具 Ⅰ型4号直形针刀。

(6) 针刀操作（图1-34） 常规消毒铺巾，在定位点找到压痛最明显处，针刀刀口线和前臂纵轴方向一致，针刀体与皮肤呈90°，按照四步操作规程进针刀，针刀经皮肤、皮下组织，顺肌间隙，当刀下有韧性感时，即到达粘连点，先纵疏横剥3刀，范围0.5cm，然后针刀达桡骨粗隆骨面肱二头肌止点处，纵疏横剥3刀，范围0.5cm。5天后还未愈，再做1次治疗。

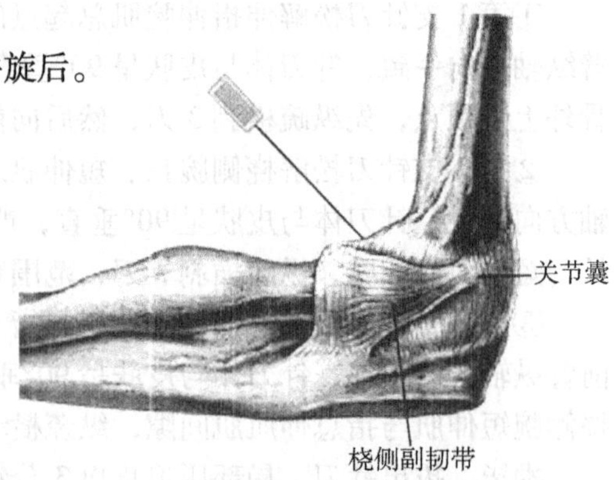

图1-34 肱桡关节滑囊炎针刀松解示意图

术毕，拔出针刀，局部压迫止血3分钟后，创可贴覆盖针眼。

5 针刀术后手法治疗

过度伸肘关节2次。

九、肱骨内上髁炎

1 范围

本《规范》规定了肱骨内上髁炎的诊断和治疗。

本《规范》适用于肱骨内上髁炎的诊断和治疗。

2 术语和定义

下列术语和定义适用于本规范。

肱骨内上髁炎（internal humeral epicondylitis）

本病常由损伤或劳损引起，表现为肱骨内上髁处及周围软组织疼痛。传统观念认为本病多见于学生，又称学生肘。

3 诊断

3.1 临床表现

患者肘内侧疼痛，病情时轻时重。急性发作时，患肢肘关节屈曲和前臂旋前时疼痛加重，使肘关节活动受限，严重影响日常生活。

3.2 诊断要点

(1) 疼痛，肘内侧无肿性酸胀疼痛，劳累、屈腕及前臂旋前时定位性疼痛加重，部分患者同时感到前臂酸困、乏力。

(2) 压痛，肱骨内上髁尖部或其前下方有明显压痛。

(3) 职业因素，多发病于前臂反复而持久地做伸屈旋转动作的工种，如纺织、刺绣等。

(4) 特殊运动试验，如屈肌紧张试验阳性，前臂旋前抗阻试验阳性。

4 针刀治疗

4.1 治疗原则

依据针刀医学关于人体弓弦力学系统及疾病病理构架的网眼理论，肱骨内上髁处附着的肌腱损伤后，引起粘连、瘢痕和挛缩，造成肘内侧端的力学平衡失调，产生上述临床表现。用针刀将其附着点处的粘连松解、切开瘢痕，使肘内侧端的力学平衡得到恢复。

4.2　操作方法

（1）体位　俯卧位，肩关节前屈90°，肘关节屈曲90°。

（2）体表定位　肱骨内上髁压痛明显处。

（3）消毒　在施术部位，用活力碘消毒2遍，然后铺无菌洞巾，使治疗点正对洞巾中间。

（4）麻醉　用1%利多卡因局部浸润麻醉，每个治疗点注药1ml。

（5）刀具　Ⅰ型4号直形针刀。

（6）针刀操作（图1-35）　常规消毒铺巾，在定位点找到压痛最明显处，针刀刀口线和前臂纵轴方向一致，针刀体与皮肤呈90°，按照四步操作规程进针刀，经皮肤、皮下组织，达肱骨内上髁顶点，先纵疏横剥3刀，然后调转刀口线，紧贴骨面铲剥3刀，范围0.5cm。

术毕，拔出针刀，局部压迫止血3分钟后，创可贴覆盖针眼。

（7）注意事项　治疗过程中注意勿伤及尺神经，如在施术过程中，患者前臂尺侧或者小指麻木，说明针刀碰到了尺神经，应将针刀退至皮下，稍调整角度后再进针刀（图1-36）。

5 针刀术后手法治疗

针刀术毕，做主动伸腕伸指活动3次。

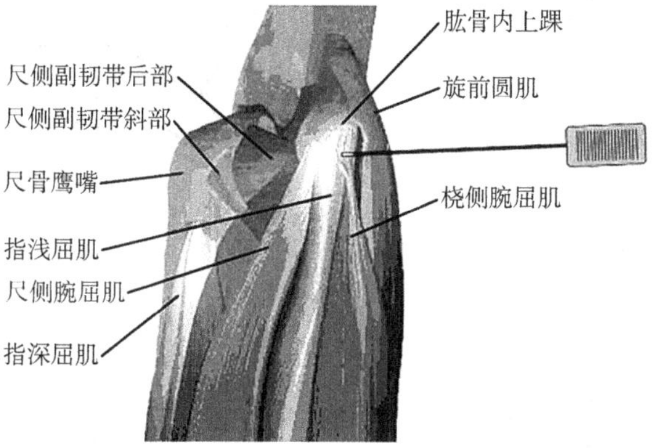

图1-35　肱骨内上髁炎针刀松解示意图

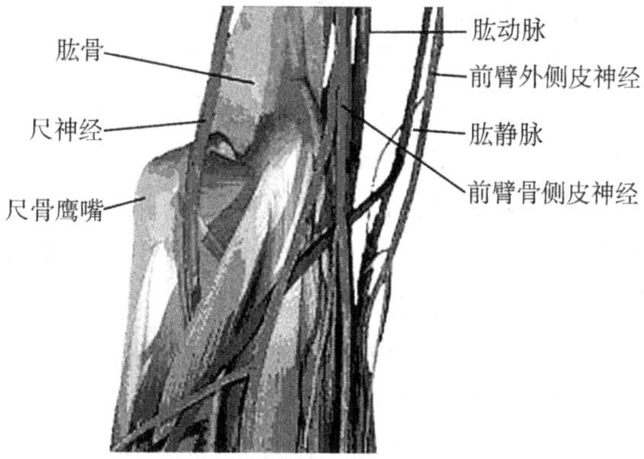

图1-36　肱骨内上髁周围的重要神经与血管结构

十、尺骨鹰嘴滑囊炎

1 范围

本《规范》规定了尺骨鹰嘴滑囊炎的诊断和治疗。

本《规范》适用于尺骨鹰嘴滑囊炎的诊断和治疗。

2 术语和定义

下列术语和定义适用于本规范。

尺骨鹰嘴滑囊炎（olecranon synovitis）

本病又称肘后滑囊炎，以前本病多发于矿工，故亦称为“矿工肘”。发病时，患肢肘关节功能严重受限，尤其是在做屈伸运动时，肘后的疼痛尤为明显。

3 诊断

3.1　临床表现

患侧肘关节背面胀痛，局部肿胀。肘关节呈半曲状态，伸肘时疼痛加剧。

3.2　诊断要点

（1）有外伤史或劳损史。

（2）肘关节背面疼痛，伸屈受限。

（3）可在肘关节背面扪及囊样肿物，质软，有轻度移动感、波动感，压痛轻微。

（4）注意与肱三头肌肌腱炎和尺骨鹰嘴骨折相鉴别。肱三头肌肌腱炎疼痛在肘关节背面，但无膨胀波动感，无囊样肿物，肱三头肌对抗阻力时疼痛加剧。尺骨鹰嘴骨折有明显外伤史，疼痛剧烈，压痛明显，可触及骨擦音，结合B超检查对该病的诊断有很大帮助。

4 针刀治疗

4.1 治疗原则

依据针刀医学关于人体弓弦力学系统及疾病病理构架的网眼理论，尺骨鹰嘴滑囊属于弓弦力学系统的辅助结构，滑囊损伤后，滑液囊由于瘢痕而闭锁，产生上述临床表现。肱三头肌及有关筋膜失去滑液囊的润滑而表现为肿痛，用针刀将囊壁粘连松解，使肘关节背面的力学平衡得到恢复。

4.2 操作方法

（1）体位　坐位，患肢屈曲45°角。

（2）体表定位　尺骨鹰嘴压痛明显处。

（3）消毒　在施术部位，用活力碘消毒2遍，然后铺无菌洞巾，使治疗点正对洞巾中间。

（4）麻醉　用1%利多卡因局部浸润麻醉，每个治疗点注药1ml。

（5）刀具　Ⅰ型4号直形针刀。

（6）针刀操作（图1-37）

①第1支针刀松解鹰嘴皮下囊　痛点如在肘关节背面皮下稍偏远侧者，为鹰嘴皮下囊，以痛点为进针点，针刀体与尺骨背面进针点的骨平面垂直，刀口线与肱三头肌走向平行，按照四步操作规程进针刀，经皮肤、皮下组织，达骨平面，切勿刺入肘关节囊，以免损伤尺神经，纵行切开3刀，再横行剥离后出针，覆盖好无菌纱布块后，以拇指腹按压进针点片刻，并将患肢过伸过屈2次即可。

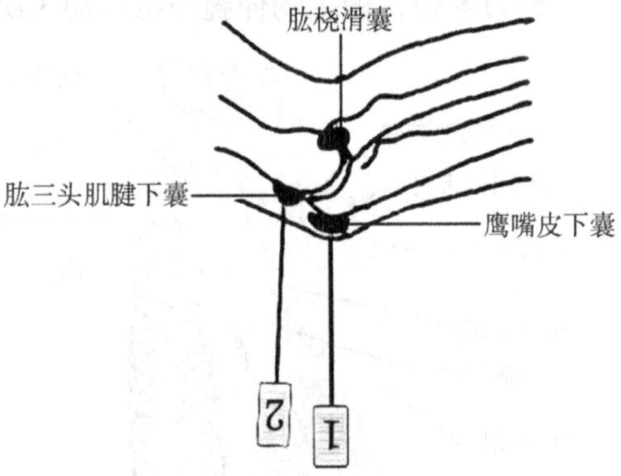

图1-37　尺骨鹰嘴滑囊炎针刀松解示意图

②第2支针刀松解肱三头肌腱下囊或者鹰嘴腱内囊　痛点如在鹰嘴尖部的关节间隙处，即是鹰嘴腱内囊或肱三头肌腱下囊，较浅的为前者，较深的为后者。在痛点处进针刀，针刀体与进针处皮肤平面约呈90°角，略向近侧倾斜，刀口线和肱三头肌走向平行，按照四步操作规程进针刀，经皮肤、皮下组织，达鹰嘴尖部骨平面，切勿刺入肘关节囊，以免损伤尺神经，做切开剥离3刀后出针，覆盖好无菌纱布块，以拇指腹按压进针点片刻，并将患肢过伸过屈2次即可。

术毕，拔出针刀，局部压迫止血3分钟后，创可贴覆盖针眼。

5 针刀术后手法治疗

术后用力垂直下压滑囊，以排出囊内液体。

十一、桡骨茎突狭窄性腱鞘炎

1 范围

本《规范》规定了桡骨茎突狭窄性腱鞘炎的诊断和治疗。

本《规范》适用于桡骨茎突狭窄性腱鞘炎的诊断和治疗。

2 术语和定义

下列术语和定义适用于本规范。

桡骨茎突狭窄性腱鞘炎（stenosing tenovaginitis of radial styloid）

本病是指发生于桡骨茎突部骨-纤维管道的损伤性炎症，以该部位疼痛为主要表现，疼痛可放射到手指和前臂，多发生于新产妇及照顾婴幼儿的中老年妇女。

3 诊断

3.1 临床表现

一般发病缓慢，桡骨茎突周围疼痛，疼痛可放射到手指和前臂。常见腕部有肿胀或肿块，拇指和腕部活动受限。

3.2　诊断要点

（1）有劳损史，好发于家庭妇女及长期从事腕部操作者。

（2）桡骨茎突部疼痛、肿胀隆起、压痛，腕部劳累后、寒冷刺激后疼痛加剧，局部腱鞘增厚，握物无力，活动受限。

（3）握拳尺偏试验阳性。

4 针刀治疗

4.1　治疗原则

依据针刀医学关于人体弓弦力学系统及疾病病理构架的网眼理论，桡骨茎突部腱鞘损伤后，引起粘连和挛缩，造成鞘内外的力学平衡失调，而产生上述临床表现。在慢性期急性发作时，有水肿渗出刺激神经末梢，使上述临床表现加剧。用针刀切开部分腱鞘，使桡骨茎突部的力学平衡得到恢复。

4.2　操作方法

（1）体位　坐位，患者握拳，将患侧腕部放于治疗桌面上。

（2）体表定位　桡骨茎突压痛明显处。

（3）消毒　在施术部位，用活力碘消毒2遍，然后铺无菌洞巾，使治疗点正对洞巾中间。

（4）麻醉　用1%利多卡因局部浸润麻醉，每个治疗点注药1ml。

（5）刀具　Ⅰ型4号直形针刀。

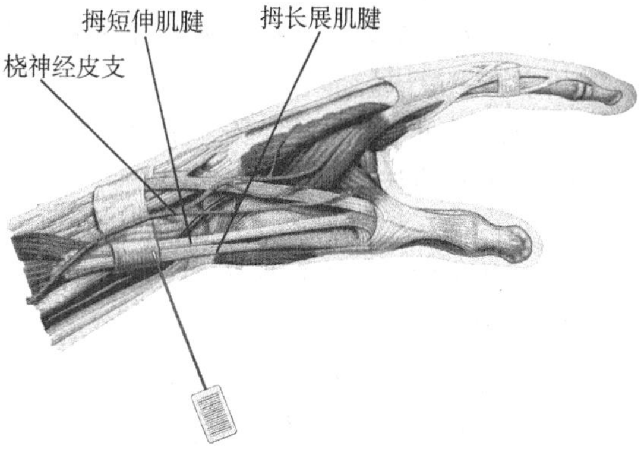

图1-38　桡骨茎突狭窄性腱鞘炎针刀松解示意图

（6）针刀操作（图1-38）　常规消毒后，针刀刀口线和桡动脉平行，针刀体与皮肤垂直刺入，感觉刀下有韧性感，用提插刀法在纤维鞘管上切3刀，然后针刀达骨面，在腱鞘内纵疏横剥3刀。术毕，拔出针刀，局部压迫止血3分钟后，创可贴覆盖针眼。

（7）注意事项

①找准解剖位置，勿伤及桡动脉。

②如肿胀粘连严重，应注意勿损伤桡神经皮支，方法是进针刀速度不可太快，只要按四步进针刀规范操作，在进针过程中，完全可以避开桡神经皮支。

针刀治疗1次后，未治愈者，5天后再做1次，一般不超过3次。

5 针刀术后手法治疗

先用拇指重点揉按桡骨茎突部及其上下方，达到舒筋活血的目的。然后一手握住患侧腕部，另一手食指及中指夹持拇指，其余手指紧握患者其他四指进行对抗牵引，并使患者腕部向尺侧和掌侧屈曲，同时，缓缓旋转推按桡骨茎突，重复操作4次。

十二、屈指肌腱鞘炎

1 范围

本《规范》规定了屈指肌腱鞘炎的诊断和治疗。

本《规范》适用于屈指肌腱鞘炎的诊断和治疗。

2 术语和定义

下列术语和定义适用于本规范。

屈指肌腱鞘炎（flexor digitorum tenosynovitis）

本病以拇指和食指腱鞘炎最为常见。由于手指伸屈频繁，屈指肌腱和腱鞘因摩擦劳损而发病。

3 诊断

3.1 临床表现

患指伸屈受限，多在指掌侧，指横纹处疼痛或有肿胀，严重者不能执筷和扣纽扣，病程日久者，患者多诉指关节处有弹响声。在压痛点处多可触及条索状、块状硬结。

3.2 诊断要点

（1）有手部劳损病史，多见于妇女及手工劳动者，好发于拇指、中指、无名指。

（2）手指活动不灵活，局限性酸痛，晨起或劳累后症状明显。

（3）掌指关节掌侧压痛，可触及结节，指伸屈活动困难，有弹响现象。

4 针刀治疗

4.1 治疗原则

依据针刀医学关于人体弓弦力学系统及疾病病理构架的网眼理论，屈指肌腱鞘损伤后，引起粘连、瘢痕和挛缩，造成局部力学平衡失调，产生上述临床表现。该病的病理构架是一个半环状腱鞘卡压屈指肌腱，用针刀切开腱鞘纤维环，手指部的力学平衡就得到恢复。

4.2 操作方法

（1）体位　坐位，拇指外展位，掌心向上平放于治疗台上。

（2）体表定位　在拇指及2～5指掌指关节掌侧触到串珠状硬结处。

（3）消毒　在施术部位，用活力碘消毒2遍，然后铺无菌洞巾，使治疗点正对洞巾中间。

（4）麻醉　用1%利多卡因局部浸润麻醉，每个治疗点注药1ml。

（5）刀具　Ⅱ型4号斜刃针刀。

（6）针刀操作（图1－39、图1－40）

①第1支针刀松解拇指屈指肌腱鞘　摸清楚增厚的串珠状腱鞘，从串珠的近端进针刀，斜面刀刃向上，刀口线与拇指屈指肌腱走行方向一致，针刀体与皮肤呈90°角刺入。通过皮肤达皮下组织即有一落空感，此时，将针刀体向拇指近端倾斜，使针刀体与拇指皮肤面呈0°角，刀下寻找到环状卡压腱鞘近侧后，将针刀推入腱鞘，边推边切，直到有落空感为止。

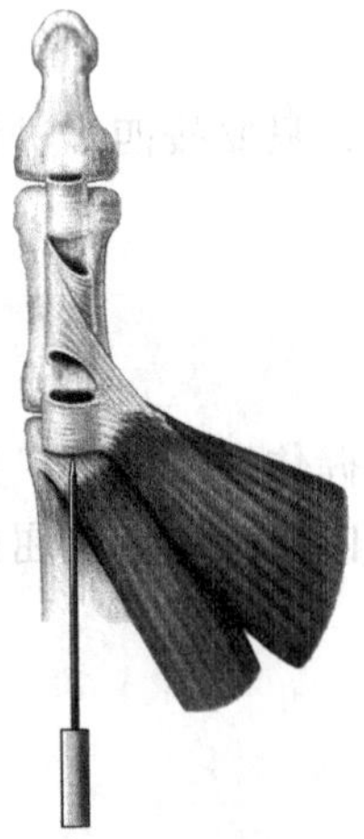

图1－39　拇指屈指肌腱鞘炎针刀松解示意图

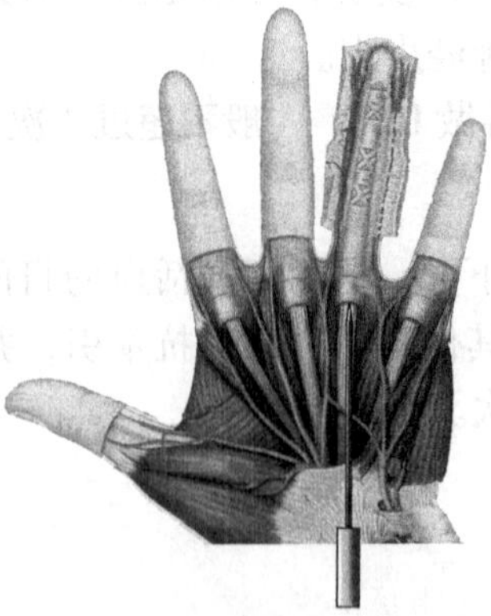

图1－40　示指、环指的屈指肌腱鞘炎针刀松解示意图

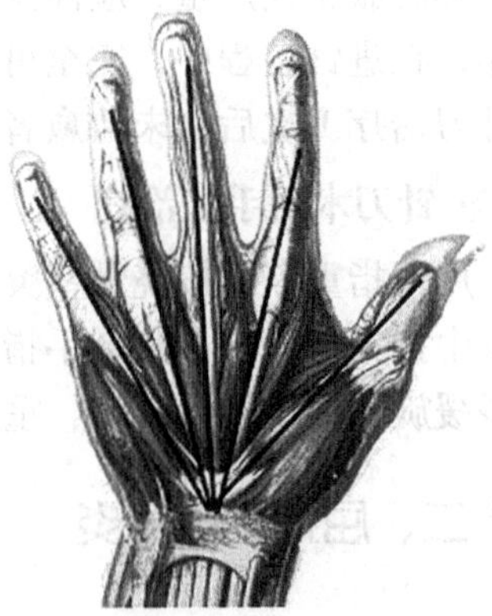

图1－41　各屈指肌腱走行方向示意图

②第2支针刀分别松解示指的屈指肌腱鞘　摸清楚增厚的串珠状腱鞘，从串珠的近端进针刀，斜面刀刃向上，刀口线与示指屈指肌腱、环指屈指肌腱走行方向一致，针刀体与皮肤呈90°角刺入。通过皮肤达皮下组织即有一落空感，此时，将针刀体向手指近端倾斜，使针刀体与手指皮肤面呈0°角，刀下寻找到环状卡压腱鞘近侧后，将针刀推入腱鞘，边推边切，直到有落空感为止。

术毕，拔出针刀，局部压迫止血3分钟后，创可贴覆盖针眼。

（7）注意事项

①针刀松解拇指的纤维鞘时，由于拇指处于外展位，故拇指肌腱的走行方向与其他4指肌腱的走行方

向是不一致的。所以，针刀体要与拇指的肌腱走行一致，而不能与其他4指的肌腱走行方向一致。反之，在做其他4指的纤维鞘切开时，针刀体要与4指的肌腱走行方向一致，而不能与拇指肌腱的走行方向一致，否则容易切断肌腱，导致针刀手术失败，引起医疗事故的发生（图1-41）。

②针刀不穿过肌腱到骨面进行切割，因为环状卡压纤维鞘较厚，如想通过在骨面上的纵疏横剥将卡压环铲开，针刀必然要经过肌腱到骨面，纵疏横剥对肌腱的损伤就会明显加大，造成术后反应加重，功能恢复的时间明显延长。

5 针刀术后手法治疗

嘱患者过度掌屈背屈手指3下。

十三、腕背侧腱鞘囊肿

1 范围

本《规范》规定了腕背侧腱鞘囊肿的诊断和治疗。

本《规范》适用于腕背侧腱鞘囊肿的诊断和治疗。

2 术语和定义

下列术语和定义适用于本规范。

腕背侧腱鞘囊肿（thecal cyst of dorsal wrist）

本病是指关节囊或腱鞘附近某些组织的黏液变性所形成的囊肿，有单房性和多房性之分。

3 诊断

3.1 临床表现

囊肿生长缓慢，患者自觉局部酸痛或疼痛，发生于皮下，呈圆形或椭圆形，大小不一，发生于腕部背侧的一般在2~3cm。手握物或按压时疼痛。

3.2 诊断要点

（1）多见于青年和中年，女性多于男性。

（2）囊肿突起于皮面，质软而伴有张力感，呈圆形或椭圆形，大小不一，手握物或按压时疼痛。

4 针刀治疗

4.1 治疗原则

依据针刀医学关于人体弓弦力学系统及疾病病理构架的网眼理论，腕背侧腱鞘损伤后，引起粘连和挛缩，造成鞘内外的力学平衡失调，而产生上述临床表现。针刀切开部分腱鞘，并挤压囊肿，使囊肿内容物进入组织间隙，人体将其吞噬吸收。

4.2 操作方法

（1）体位　坐位，患肢屈腕位。

（2）体表定位　在手腕背侧肿块突出处定位。

（3）消毒　在施术部位，用活力碘消毒2遍，然后铺无菌洞巾，使治疗点正对洞巾中间。

（4）麻醉　用1%利多卡因局部浸润麻醉，每个治疗点注药1ml。

（5）刀具　Ⅰ型4号直形针刀。

（6）针刀操作（图1-42、图1-43）　于定位点进针刀，刀口线与伸指伸腕肌腱走行方向一致，针刀体与皮肤呈90°角刺入。通过皮肤达皮下组织，刺破囊壁，即有一落空感，此时，缓慢进针刀，感觉刀下有轻微阻塞感时，即达腱鞘囊肿的基底部，也是囊肿的生发组织层，纵疏横剥3刀，范围0.5cm，以破坏囊肿的生发细胞层，然后稍提针刀，按“十”字形分别穿破囊壁四周后出针刀。术毕，拔出针刀，局部压迫止血3分钟后，创可贴覆盖针眼。

5 针刀术后手法治疗

针刀术后于屈腕位，医生用拇指强力按压囊肿2次，用纱布团压在囊肿表面，加压包扎5天后再松开。

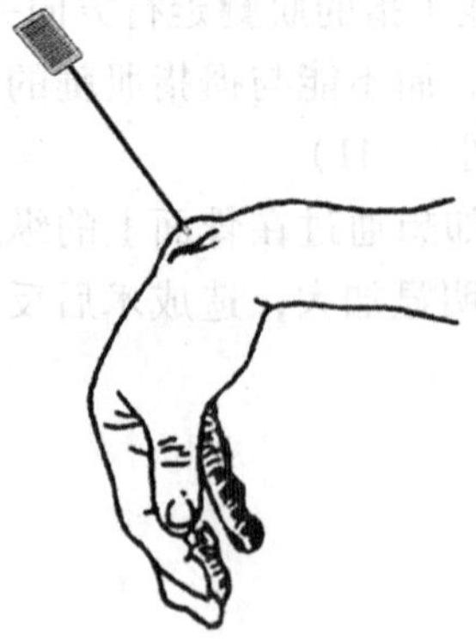

图 1－42　针刀进针示意图

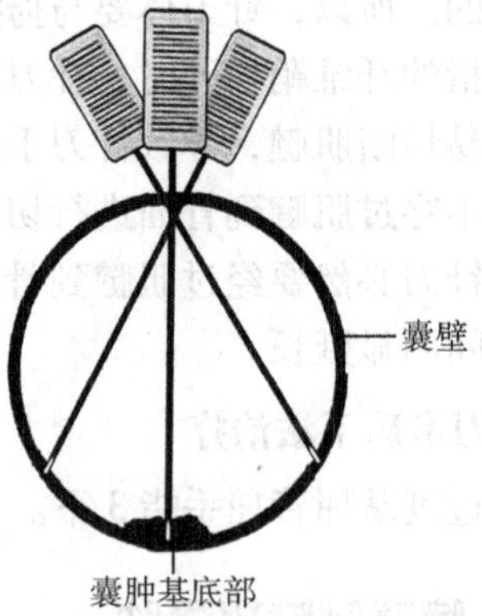

图 1－43　针刀松解示意图

第三节　下肢部软组织损伤

一、弹响髋

1 范围

本《规范》规定了弹响髋的诊断和治疗。

本《规范》适用于弹响髋的诊断和治疗。

2 术语和定义

下列术语和定义适用于本规范。

弹响髋（snapping hip）

本病是指髋关节在做屈曲、内收或内旋等动作时，紧张的筋膜束在大粗隆的隆凸上滑动，在髋的外侧可听到甚至可触到弹响。临床上以后者多见，故在习惯上一般将关节外原因引起者称为弹响髋或阔筋膜紧张症。

3 诊断

3.1 临床表现

本病临床一般无特殊症状，只是活动时髋部有弹响。有时伴轻度酸胀感，患者常常感到精神紧张。弹响的产生可成随意性或习惯性，后者常出现疼痛。患者主动屈曲、内收或内旋髋关节时，可以触觉到大转子部有肥厚腱性组织的弹跳感。绝大多数患者没有自觉症状，少数患者在发出声响时有轻微钝痛。部分合并大粗隆滑囊炎患者，局部可有压痛。

3.2 诊断要点

（1）患者在屈伸髋关节时于转子后常有弹响发生。

（2）患侧下肢酸、胀、痛，有时向外下方放射，转体、伸髋等活动时尤为明显。

（3）臀部及转子后有压痛，压痛点皮下可触及条索状硬结。

（4）严重者髂胫束挛缩时，髂胫束挛缩试验为阳性（患者侧卧屈膝，使患腿外展背伸，内收大腿，不能并拢膝关节者为阳性）。

（5）X 线片一般为阴性。

4 针刀治疗

4.1 治疗原则

依据针刀医学关于人体弓弦力学系统及疾病病理构架的网眼理论，该病是由髋部软组织的慢性劳损引起髂胫束的后缘或臀大肌肌腱的前缘增厚挛缩，引起临床表现，应用改造型弹响髋专用针刀，切断增厚及挛缩的部分肌腱及纤维结缔组织，从而恢复髋关节的力学平衡。

4.2 操作方法

4.2.1 第1次针刀松解臀大肌与髂胫束之间的粘连和瘢痕

（1）体位　健侧卧位。

（2）体表定位　股骨大转子。

（3）消毒　在施术部位，用活力碘消毒2遍，然后铺无菌洞巾，使治疗点正对洞巾中间。

（4）麻醉　用1%利多卡因局部浸润麻醉，每个治疗点注药1ml。

（5）刀具　弹响髋专用针刀。

（6）针刀操作（图1-44）

①第1支针刀松解臀大肌与髂胫束的结合部前部的瘢痕挛缩点　将髋关节置于最大内收位，在股骨大粗隆上后方找到圆形的粘连、挛缩点的前部。刀口线与髂胫束走行方向一致，针刀经皮肤、皮下组织，刀下有坚韧感时，即到达臀大肌与髂胫束结合部挛缩点的前部，此时，调转刀口线90°，向后用提插刀法切割粘连挛缩部，直到刀下有松动感。一般切割范围为3cm，这是病变最关键的粘连瘢痕点，必须在第1次手术时完全松解。

②第2支针刀松解臀大肌与髂胫束的结合部后部的瘢痕挛缩点　将髋关节置于最大内收位，在股骨大粗隆上后方找到圆形的粘连、挛缩点的后部。刀口线与髂胫束走行方向一致，针刀经皮肤、皮下组织，刀下有坚韧感时，即到达臀大肌与髂胫束结合部挛缩点的后部，此时，调转刀口线90°，向前用提插刀法切割粘连挛缩部，直到刀下有松动感。一般切割范围为3cm，这是病变最关键的粘连瘢痕点，必须在第1次手术时完全松解。

③第3支针刀松解臀大肌止点的挛缩点　在股骨的臀肌粗隆部定位。刀口线与髂胫束走行方向一致，针刀经皮肤、皮下组织、髂胫束，到达股骨骨面，纵疏横剥3刀，范围2cm。

术毕，拔出针刀，局部压迫止血3分钟后，创可贴覆盖针眼。

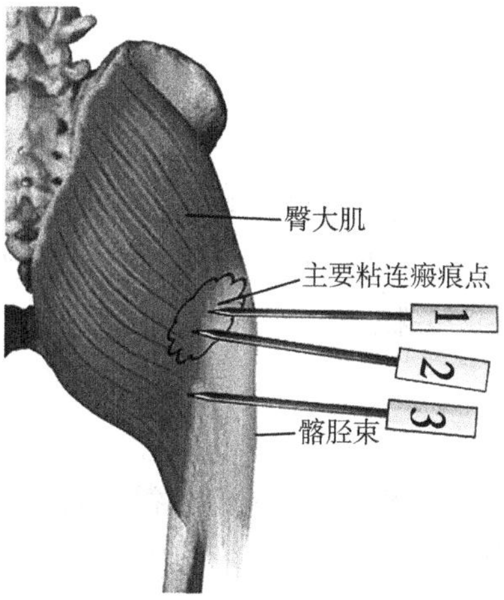

图1-44　臀大肌与髂胫束之间粘连和瘢痕针刀松解示意图

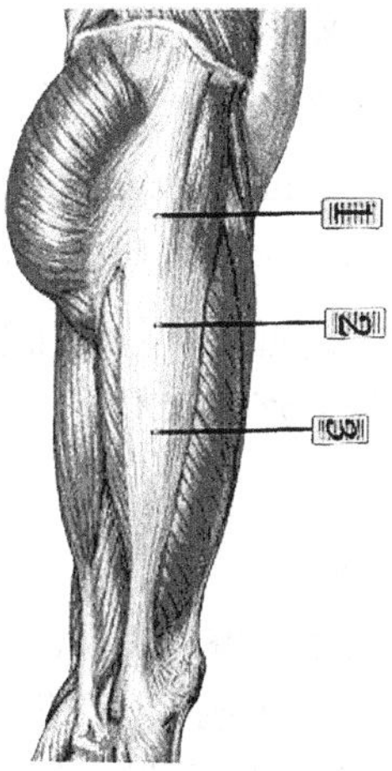

图1-45　髂胫束的粘连和瘢痕

4.2.2 第2次针刀松解髂胫束的粘连和瘢痕

（1）体位　健侧卧位。

（2）体表定位　髂胫束行经路线。

（3）消毒　在施术部位，用活力碘消毒2遍，然后铺无菌洞巾，使治疗点正对洞巾中间。

（4）麻醉　用1%利多卡因局部浸润麻醉，每个治疗点注药1ml。

（5）刀具　Ⅰ型3号直形针刀。

（6）针刀操作（图1-45）

①第1支针刀松解髂胫束在股骨大转子部的粘连和瘢痕　在股骨大转子尖部定位。刀口线与髂胫束走行方向一致，针刀体与皮肤垂直，针刀经皮肤、皮下组织，当刀下有韧性感时，即到达髂胫束，再向内

刺入1cm，纵疏横剥3刀，范围0.5cm。

②第2支针刀松解髂胫束中上段的粘连和瘢痕　在大腿外侧中上段定位。刀口线与髂胫束走行方向一致，针刀体与皮肤垂直，针刀经皮肤、皮下组织，当刀下有韧性感时，即到达髂胫束，再向内刺入1cm，纵疏横剥3刀，范围0.5cm。

③第3支针刀松解髂胫束中段的粘连和瘢痕　在大腿外侧中段定位。刀口线与髂胫束走行方向一致，针刀体与皮肤垂直，针刀经皮肤、皮下组织，当刀下有韧性感时，即到达髂胫束，再向内刺入1cm，纵疏横剥3刀，范围0.5cm。

术毕，拔出针刀，局部压迫止血3分钟后，创可贴覆盖针眼。

（7）注意事项

①第1次针刀手术必须松解到位，判断是否彻底松解臀大肌延续为髂胫束时的挛缩点的标志是针刀松解后髋关节的内收和屈髋功能几乎恢复正常，弹响声消失。未达到功能角度，则需在硬膜外麻醉下继续松解，否则，第2次及以后的针刀松解都在局部麻醉下进行，很难达到预期松解效果。

②熟悉局部解剖，准确掌握髂胫束及臀大肌的起止点及行经路线是手术成功的基础。

5 针刀术后手法治疗

针刀治疗后，手法拔伸牵引髋关节并旋转髋关节3次，当髋关节在最大内收内旋位时，术者再向相同方向弹压2次。在病床上进行间断下肢牵引1周，牵引重量30kg，以进一步拉开残余的粘连和瘢痕。

二、臀中肌损伤

1 范围

本《规范》规定了臀中肌损伤的诊断和治疗。

本《规范》适用于臀中肌损伤的诊断和治疗。

2 术语和定义

下列术语和定义适用于本规范。

臀中肌损伤（gluteus medius injury）

本病有急、慢性两种。急性损伤者，局部肿痛显著，无复杂的临床症状，极少数病例因损伤较重，内出血太多，影响附近的神经和血管，出现臀部麻木、发凉等症状。慢性者，肿胀不显著，但出现的症状较为复杂，除局部疼痛麻木外，还常常引起坐骨神经疼痛，行走受限。

3 诊断

3.1 临床表现

臀中肌损伤可根据臀中肌损伤所波及的范围和病理变化，分为两型，即单纯型和臀梨综合型。

（1）单纯型　臀中肌本身受损，并未波及其他软组织，臀中肌有1～2个单纯的压痛点，多不引起牵涉痛。患者疼痛较局限，下肢有轻微的疼痛和麻木感。

（2）臀梨综合型　臀中肌本身有痛点，压痛波及梨状肌，做梨状肌牵拉试验，引起臀中肌疼痛加重，梨状肌上有压痛点，但都较轻微，且疼痛范围不清楚，或有下肢疼痛。

3.2 诊断要点

（1）臀中肌有损伤史。

（2）臀中肌前外侧即髂前上棘的后缘处疼痛、压痛，疼痛部位局限，下肢可有轻微痛麻感，下肢主动外展引起症状加重，局部扪及条索状物。

（3）梨状肌紧张试验阳性。

（4）X线片排除骨盆诸骨之病变。

4 针刀治疗

4.1 治疗原则

依据针刀医学关于人体弓弦力学系统及疾病病理构架的网眼理论，臀中肌损伤后，引起臀中肌起止点的粘连、瘢痕和挛缩，造成臀部的力学平衡失调，而产生上述临床表现。用针刀将其粘连松解、切开瘢痕，使臀中肌的力学平衡得到恢复。

4.2　操作方法

（1）体位　侧俯卧位，患侧在上。

（2）体表定位　臀中肌起止点。

（3）消毒　在施术部位，用活力碘消毒2遍，然后铺无菌洞巾，使治疗点正对洞巾中间。

（4）麻醉　用1%利多卡因局部浸润麻醉，每个治疗点注药1ml。

（5）刀具　Ⅰ型3号直形针刀。

（6）针刀操作（图1－46）

①第1支针刀松解臀中肌止点　在大粗隆尖臀中肌止点定位。刀口线与髂胫束走行方向一致，针刀体与皮肤垂直，针刀经皮肤、皮下组织、髂胫束，到达股骨大粗隆尖骨面，调转刀口线90°，在骨面上铲剥3刀，范围0.5cm。

②第2支针刀松解臀中肌前中部起点　在髂嵴中点定位。刀口线与臀中肌走行方向一致，针刀体与皮肤垂直，针刀经皮肤、皮下组织、髂嵴骨面，调转刀口线90°，在髂骨外板的骨面上向下外铲剥3刀，范围0.5cm。

③第3支针刀松解臀中肌后中部起点　在髂嵴中后1/3定位。针刀操作与第2支针刀操作相同。

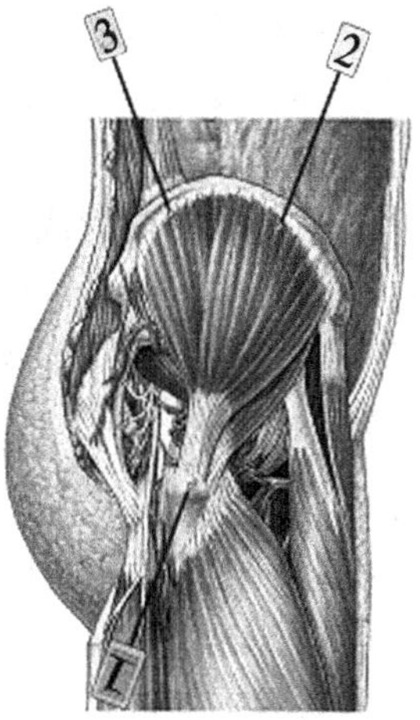

图1－46　臀中肌针刀松解示意图

术毕，拔出针刀，局部压迫止血3分钟后，创可贴覆盖针眼。

如合并梨状肌损伤，其针刀松解参照梨状肌综合征的针刀操作。

（7）注意事项

臀中肌损伤针刀术后血肿的防治　臀上动脉为髂内动脉第一大分支，发出后贴盆腔走行，经梨状肌上缘出坐骨大孔，进入臀部后分深浅两支，深支在臀中肌深面走行，支配臀中肌和臀小肌，浅支经梨状肌和臀中肌间穿出后分数支，呈扇形分布于臀大肌上半部。臀上动脉出坐骨大孔处的体表投影在髂后上棘与大粗隆连线的中上1/3交界处。臀下动脉为髂内动脉另一大分支，经梨状肌下缘出坐骨大孔，供养臀大肌下半部。臀上动脉与臀下动脉有丰富的吻合。另外，髂内动脉的各分支在盆腔内与盆腔外相互间均有丰富的吻合。

一般情况下，通过对臀中肌起止点的针刀松解，完全可以使肌肉的粘连和瘢痕的关键点得以松解，加上术后的手法，可将肌肉中间病变的粘连拉开。如对局部解剖结构不熟悉，常引起臀上动脉的损伤，出现针刀术后臀部的血肿，故尽量不要用针刀在臀中肌肌腹部松解，如果臀中肌肌腹部压痛明显，确有病变点存在，应避开臀上动脉的走行路线。

5　针刀术后手法治疗

患者仰卧位，患侧下肢屈髋屈膝，医生将手压在膝关节髌骨下缘，向对侧膝关节猛压一下即可。

三、膝关节内侧副韧带损伤

1　范围

本《规范》规定了膝关节内侧副韧带损伤的诊断和治疗。

本《规范》适用于膝关节内侧副韧带损伤的诊断和治疗。

2　术语和定义

下列术语和定义适用于本规范。

膝关节内侧副韧带损伤（injury of medial collateral ligament of knee joint）

本病是由于内侧副韧带受撞击、挤压、牵拉或其他各种外伤引起部分韧带撕裂所致，如没有得到正确及时的治疗，可转为慢性损伤。

3 诊断

3.1 临床表现

患者膝部内侧疼痛，活动后加重。患腿伸直受限，跛行，严重时不能行走，下蹲困难。在股骨内侧髁或胫骨内侧髁，有时可摸到小的皮下结节。

3.2 诊断要点

（1）患者有轻重不同的外伤史，常以小腿外翻扭伤多见。

（2）病程较长。

（3）在股骨内侧髁和胫骨内侧髁都可找到明显的压痛点。

（4）患腿伸直受限，跛行，严重时不能行走，下蹲困难。

（5）在股骨内侧髁或胫骨内侧髁，有时可摸到小的皮下结节。

（6）内侧副韧带分离试验阳性。

（7）X线检查可对本病进行辅助诊断，并排除膝关节其他病变。

4 针刀治疗

4.1 治疗原则

依据针刀医学关于人体弓弦力学系统及疾病病理构架的网眼理论，膝关节受到异常应力的刺激，引起内侧副韧带起止点及行经路线上形成粘连和瘢痕，用针刀松解韧带起止点及行经途中的粘连、瘢痕，使膝部的力学平衡得到恢复。

4.2 操作方法

（1）体位　仰卧位，膝关节屈曲60°。

（2）体表定位　膝内侧副韧带起止点。

（3）消毒　在施术部位，用活力碘消毒2遍，然后铺无菌洞巾，使治疗点正对洞巾中间。

（4）麻醉　用1%利多卡因局部浸润麻醉，每个治疗点注药1ml。

（5）刀具　Ⅰ型4号直形针刀。

（6）针刀操作（图1－47）

①第1支针刀松解鹅足囊　针刀体与皮肤垂直，刀口线与小腿纵轴平行，按四步操作规程进针刀，经皮肤、皮下组织达鹅足囊部骨面，调转刀口线90°，铲剥3刀，范围0.5cm。

②第2支针刀松解膝内侧副韧带起点　针刀体与皮肤垂直，刀口线与大腿纵轴平行，按四步操作规程进针刀，经皮肤、皮下组织到达韧带起点骨面，向上、向下各铲剥3刀，范围0.5cm。

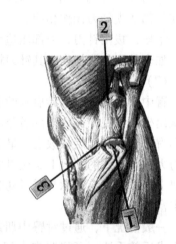

图1－47　膝关节内侧副韧带损伤针刀松解示意图

③第3支针刀松解膝内侧副韧带止点　针刀体与皮肤垂直，刀口线与大腿纵轴平行，按四步操作规程进针刀，经皮肤、皮下组织到达胫骨内侧髁内侧面该韧带止点的骨面上，铲剥3刀，范围0.5cm。

术毕，拔出针刀，局部压迫止血3分钟后，创可贴覆盖针眼。

（7）注意事项　膝内侧副韧带损伤时，位于韧带止点附近的鹅足滑囊也有粘连和瘢痕，故做膝内侧副韧带松解时，需同时松解鹅足滑囊。

5 针刀术后手法治疗

患者仰卧，患肢伸直并外旋。医生在损伤部位及其上、下方施揉、摩、擦等手法。

四、髌韧带损伤

1 范围

本《规范》规定了髌韧带损伤的诊断和治疗。

本《规范》适用于髌韧带损伤的诊断和治疗。

2 术语和定义

下列术语和定义适用于本规范。

髌韧带损伤（patellar ligament injury）

本病在临床上较为多见，且多为慢性。开始为膝部酸胀不适，以后出现持续性钝痛，半蹲位时疼痛最为明显。

3 诊断

3.1 临床表现

髌韧带的附着点——胫骨粗隆处有明显疼痛。膝关节不易伸直，走路跛行。

3.2 诊断要点

（1）患者有外伤史。

（2）髌韧带附着点——胫骨粗隆处有疼痛或压痛。

（3）股四头肌收缩时，引起疼痛加剧。

（4）X 线检查可对本病辅助诊断，并排除膝关节其他病变。

4 针刀治疗

4.1 治疗原则

依据针刀医学关于人体弓弦力学系统及疾病病理构架的网眼理论，髌韧带损伤后，韧带起止点及行经路线上形成粘连、瘢痕。用针刀将其精确松解，恢复膝部软组织的力学平衡。

4.2 操作方法

（1）体位　仰卧位，膝关节屈曲 60°。

（2）体表定位　髌韧带。

（3）消毒　在施术部位，用活力碘消毒 2 遍，然后铺无菌洞巾，使治疗点正对洞巾中间。

（4）麻醉　用1%利多卡因局部浸润麻醉，每个治疗点注药 1ml。

（5）刀具　Ⅰ型 4 号直形针刀。

（6）针刀操作（图 1-48）

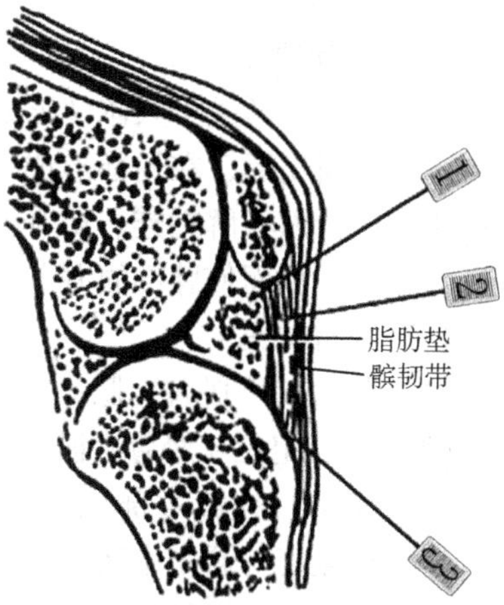

图 1-48　髌韧带损伤针刀松解示意图

①第 1 支针刀　在髌骨下缘髌韧带起点处定位，刀口线与下肢纵轴方向一致，按四步操作规程进针刀，经皮肤、皮下组织，当刀下有韧性感时即到达髌韧带起点，此时调转刀口线 90°，铲剥 3 刀，范围 0.5cm。

②第 2 支针刀　在髌骨下缘和胫骨粗隆之间的压痛点上定位，刀口线与下肢纵轴方向一致，按四步操作规程进针刀，经皮肤、皮下组织，当刀下有韧性感时即到达髌韧带，在此处再进针刀 0.5cm，纵疏横剥 3 刀，范围 0.5cm。

③第 3 支针刀　在胫骨粗隆中点定位，刀口线与下肢纵轴方向一致，按四步操作规程进针刀，经皮肤、皮下组织，当刀下有韧性感时即到达髌韧带止点，穿过髌韧带，达胫骨粗隆骨面，调转刀口线 90°，铲剥 3 刀，范围 0.5cm。

术毕，拔出针刀，局部压迫止血 3 分钟后，创可贴覆盖针眼。

5 针刀术后手法治疗

患者仰卧，术者双手握持小腿上部，嘱患者尽量屈膝，在屈膝至最大限度时，术者向相同方向弹压膝关节 2 次。

五、鹅足滑囊炎

1 范围

本《规范》规定了鹅足滑囊炎的诊断和治疗。

本《规范》适用于鹅足滑囊炎的诊断和治疗。

2 术语和定义

下列术语和定义适用于本规范。

鹅足滑囊炎（pes anserinus bursitis）

本病是膝关节内侧受到直接打击，或膝关节反复屈伸、扭转造成摩擦劳损，或肌肉的反复牵拉，造成的鹅足滑囊无菌性炎症。缝匠肌、股薄肌及半腱肌经膝关节内侧止于胫骨结节内侧，相当于内侧膝关节间隙下4cm后3cm处，其外形类似鹅足而因此得名。鹅足的深面与膝内侧副韧带之间有一恒定的滑液囊，即鹅足滑囊。

3 诊断

3.1 临床表现

在膝关节内侧，相当于胫骨结节水平处出现肿胀、疼痛。用力屈膝时，疼痛加重。严重者可出现跛行。被动伸直、外展及外旋膝关节时，局部疼痛加重，有时可有波动感。

3.2 诊断要点

（1）患者膝关节内侧相当于胫骨结节水平处有肿胀、疼痛，用力屈膝时疼痛加重。

（2）严重患者可出现跛行。

（3）被动伸直、外展及外旋膝关节时，局部疼痛加重，有时可有波动感。

（4）X线检查对本病可辅助诊断，并可排除其他膝关节病变。

4 针刀治疗

4.1 治疗原则

依据针刀医学关于人体弓弦力学系统及疾病病理构架的网眼理论，鹅足滑囊是弓弦力学系统的辅助结构，鹅足损伤后，在局部形成瘢痕，不能润滑肌肉止点，造成上述症状。用针刀松解粘连、切开瘢痕，通过人体的自我代偿，恢复滑囊的功能，从而使膝部的力学平衡得到恢复。

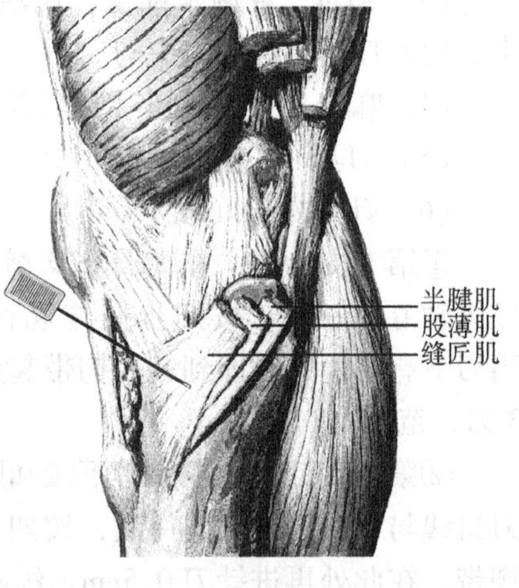

图1－49　鹅足滑囊炎针刀松解术

4.2 操作方法

（1）体位　仰卧位，膝关节屈曲60°。

（2）体表定位　胫骨上段内侧部。

（3）消毒　在施术部位，用活力碘消毒2遍，然后铺无菌洞巾，使治疗点正对洞巾中间。

（4）麻醉　用1%利多卡因局部浸润麻醉，每个治疗点注药1ml。

（5）刀具　Ⅰ型4号直形针刀。

（6）针刀操作（图1－49）　针刀松解鹅足的挛缩点，在胫骨上段内侧部定位。刀口线与下肢纵轴方向一致，针刀经皮肤、皮下组织，到达胫骨内侧骨面，先提插刀法切割3刀，然后贴骨面分别向上、中、下做扇形铲剥3刀，范围0.5cm。术毕，拔出针刀，局部压迫止血3分钟后，创可贴覆盖针眼。

5 针刀术后手法治疗

针刀术后，患者仰卧，膝关节取伸直位，一助手按住股骨下端外侧，医生一手握持踝部，一手弹压膝关节外侧3次。

六、踝关节陈旧性损伤

1 范围

本《规范》规定了踝关节陈旧性损伤的诊断和治疗。

本《规范》适用于踝关节陈旧性损伤的诊断和治疗。

2 术语和定义

下列术语和定义适用于本规范。

踝关节陈旧性损伤（obsolete injury of ankle joint）

本病是指踝关节韧带损伤或断裂的一种病证。可发生于任何年龄，尤以运动员发病较多，急性期足外翻时疼痛明显。如果是韧带撕裂，则可有内、外翻畸形。急性损伤后引起局部出血、水肿，通过人体的自我修复和自我调节，最终形成粘连瘢痕、韧带挛缩，严重者引起踝关节强直。

3 诊断

3.1 临床表现

（1）外侧韧带损伤　由足部强力内翻引起。因外踝较内踝长和外侧韧带薄弱，使足内翻活动度较大，临床上外侧韧带损伤较为常见。外侧韧带损伤多为部分撕裂伤，表现为踝外侧疼痛、肿胀、走路跛行；有时可见皮下瘀血；外侧韧带部位有压痛；使足内翻时，引起外侧韧带部位疼痛加剧。

（2）内侧韧带损伤　由足部强力外翻引起，发生较少。其临床表现与外侧韧带损伤相似，但位置和方向相反。表现为踝关节内侧及前侧疼痛、肿胀、压痛，足外翻时引起内侧韧带部位疼痛。X 线片也可发现有撕脱骨折。

3.2 诊断要点

（1）多有急性外伤史，踝关节反复扭伤史。

（2）踝关节内外侧疼痛、肿胀、压痛。

（3）X 线片排除骨折和脱位。

4 针刀治疗

4.1 治疗原则

依据针刀医学关于人体弓弦力学系统及疾病病理构架的网眼理论，踝关节陈旧性损伤是踝关节软组织受到异常应力刺激后，人体对踝关节损伤的不断修复和调节过程中所形成的粘连和瘢痕，破坏了踝关节的力学平衡，运用针刀整体松解、剥离粘连瘢痕及挛缩组织，配合手法治疗，恢复关节力平衡。

4.2 操作方法

4.2.1 第 1 次针刀松解趾长伸肌腱鞘和跗长伸肌腱鞘的粘连瘢痕

（1）体位　仰卧位。

（2）体表定位　踝关节前侧，趾长伸肌腱鞘和跗长伸肌腱鞘。

（3）消毒　在施术部位，用活力碘消毒 2 遍，然后铺无菌洞巾，使治疗点正对洞巾中间。

（4）麻醉　用 1% 利多卡因局部浸润麻醉，每个治疗点注药 1ml。

（5）刀具　Ⅰ型 4 号直形针刀。

（6）针刀操作（图 1－50）

①第 1 支针刀松解趾长伸肌腱鞘的粘连瘢痕　在踝关节平面、足背动脉外侧 1cm 处定位。刀口线与 2～5 趾长伸肌腱方向一致，针刀体与皮肤呈 90°角，按四步进针刀规程，从定位处刺入，针刀经皮肤、皮下组织，当刀下有阻力感时，即到达趾长伸肌腱鞘的粘连瘢痕，继续进针刀 1mm，纵疏横剥 3 刀，范围 0.5cm。

②第 2 支针刀松解跗长伸肌腱鞘上部的粘连瘢痕　在踝关节平面、足背动脉内侧 1cm 处定位。刀口线与跗长伸肌腱方向一致，针刀体与皮肤呈 90°角，按四步进针刀规程，从定位处刺入，针刀经皮肤、皮下组织，当刀下有阻力感时，即到达跗长伸肌腱鞘上部的粘连瘢痕，继续进针刀 1mm，纵疏横剥 3 刀，范围 0.5cm。

③第 3 支针刀松解跗长伸肌腱鞘下部的粘连瘢痕　在第 2 支针刀远端 2cm、足背动脉内侧 1cm 处定位。刀口线与跗长伸肌腱方向一致，针刀体与皮肤呈 90°角，按四步进针刀规程，从定位处刺入，针刀经皮肤、皮下组织，当刀下有阻力感时，即达跗长伸肌腱鞘下部的粘连瘢痕，继续进针刀 1mm，纵疏横剥 3 刀，范围 0.5cm。

术毕，拔出针刀，局部压迫止血 3 分钟后，创可贴覆盖针眼。

（7）注意事项　针刀术前必须先将足背动脉的走行路线标记出来，在动脉的内外侧各 1cm 处作为进针刀点。否则可能损伤足背动脉，造成严重的并发症。

4.2.2　第 2 次针刀松解伸肌下支持带的粘连瘢痕

（1）体位　仰卧位。

（2）体表定位　踝关节前侧，伸肌下支持带。

（3）消毒　在施术部位，用活力碘消毒 2 遍，然后铺无菌洞巾，使治疗点正对洞巾中间。

（4）麻醉　用 1% 利多卡因局部浸润麻醉，每个治疗点注药 1ml。

（5）刀具　Ⅰ型 4 号直形针刀。

（6）针刀操作（图 1－51）

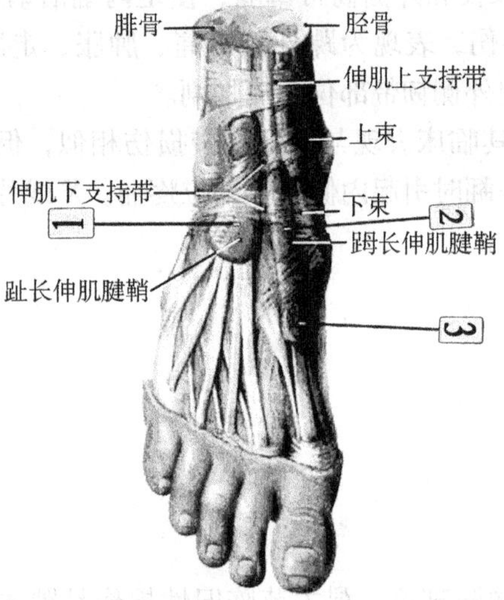

图 1－50　针刀松解趾长伸肌腱鞘和踇长伸肌腱鞘粘连瘢痕示意图

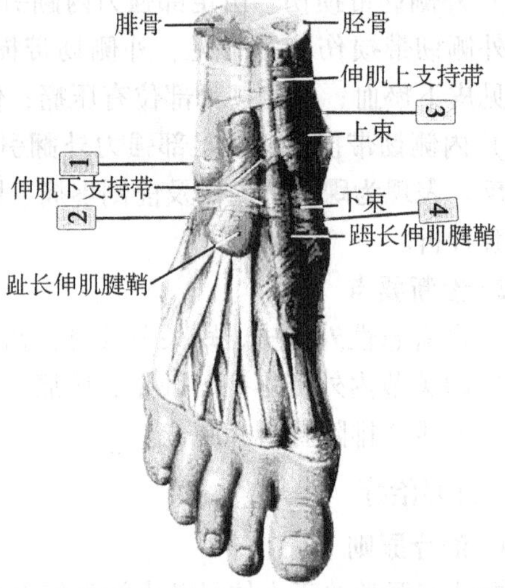

图 1－51　针刀松解伸肌下支持带粘连瘢痕示意图

①第 1 支针刀松解伸肌下支持带外侧上部的粘连瘢痕　在外踝尖定位。刀口线与小腿纵轴方向一致，针刀体与皮肤呈 90°角，按四步进针刀规程，从定位处刺入，针刀经皮肤、皮下组织，当刀下有阻力感时，即到达伸肌下支持带上部的粘连瘢痕，提插刀法切割 3 刀，深度达骨面，然后纵疏横剥 3 刀，范围 0.5cm。

②第 2 支针刀松解伸肌下支持带外侧下部的粘连瘢痕　在第 1 支针刀远端 1cm 处定位。刀口线与小腿纵轴方向一致，针刀体与皮肤呈 90°角，按四步进针刀规程，从定位处刺入，针刀经皮肤、皮下组织，当刀下有阻力感时，即到达伸肌下支持带下部的粘连瘢痕，提插刀法切割 3 刀，刀下有落空感即停止，然后纵疏横剥 3 刀，范围 0.5cm。

③第 3 支针刀松解伸肌下支持带上束的粘连瘢痕　在内踝尖上 2cm 处定位。刀口线与小腿纵轴方向一致，针刀体与皮肤呈 90°角，按四步进针刀规程，从定位处刺入，针刀经皮肤、皮下组织，当刀下有阻力感时，即到达伸肌下支持带上部的粘连瘢痕，提插刀法切割 3 刀，深度达骨面，然后纵疏横剥 3 刀，范围 0.5cm。

④第 4 支针刀松解伸肌下支持带下束的粘连瘢痕　在内踝尖下 2cm 处定位。刀口线与小腿纵轴方向一致，针刀体与皮肤呈 90°角，按四步进针刀规程，从定位处刺入，针刀经皮肤、皮下组织，当刀下有阻力感时，即到达伸肌下支持带下部的粘连瘢痕，提插刀法切割 3 刀，刀下有落空感即停止，然后纵疏横剥 3 刀，范围 0.5cm。

术毕，拔出针刀，局部压迫止血 3 分钟后，创可贴覆盖针眼。

4.2.3　第 3 次针刀松解踝关节内侧副韧带的粘连瘢痕

（1）体位　仰卧位。

（2）体表定位　踝关节内侧。

（3）消毒　在施术部位，用活力碘消毒 2 遍，然后铺无菌洞巾，使治疗点正对洞巾中间。

（4）麻醉　用 1% 利多卡因局部浸润麻醉，每个治疗点注药 1ml。

（5）刀具　Ⅰ型 4 号直形针刀。

（6）针刀操作（图 1－52）

①第 1 支针刀松解三角韧带的起点　从内踝尖部进针刀，刀口线与下肢纵轴平行，针刀体与皮肤呈 90°角，针刀经皮肤、皮下组织，到达内踝尖骨面，调转刀口线 90°，在骨面上向下铲剥 3 刀，范围 0.5cm。然后退针刀至皮下，针刀体分别向前向后至内踝尖前部及后部，再调转刀口线 90°，在骨面上向下铲剥 3 刀，范围 0.5cm。

②第 2 支针刀松解三角韧带的胫舟部止点　从内踝尖部前下方 2cm 处进针刀，刀口线与下肢纵轴平行，针刀体与皮肤呈 90°角，针刀经皮肤、皮下组织，到达舟骨骨面，调转刀口线 90°，在骨面上向下铲剥 3 刀，范围 0.5cm。

③第 3 支针刀松解三角韧带的胫跟部止点　从内踝尖部下方 2cm 处进针刀，刀口线与下肢纵轴平行，针刀体与皮肤呈 90°角，针刀经皮肤、皮下组织，到达跟骨骨面，调转刀口线 90°，在骨面上向下铲剥 3 刀，范围 0.5cm。

④第 4 支针刀松解三角韧带的胫距部止点　从内踝尖部后下方 2cm 处进针刀，刀口线与下肢纵轴平行，针刀体与皮肤呈 90°角，针刀经皮肤、皮下组织，到达距骨骨面，调转刀口线 90°，在骨面上向下铲剥 3 刀，范围 0.5cm。

术毕，拔出针刀，局部压迫止血 3 分钟后，创可贴覆盖针眼。

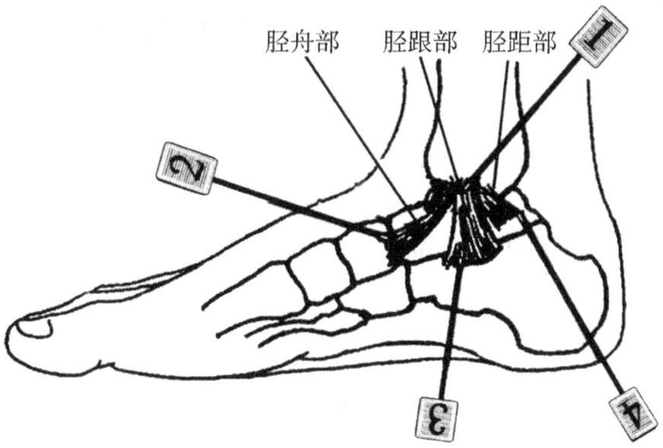

图 1－52　针刀松解踝关节内侧副韧带粘连瘢痕示意图

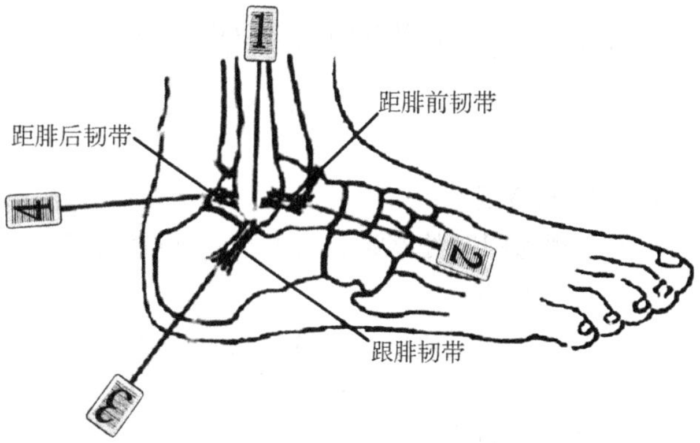

图 1－53　针刀松解踝关节外侧副韧带粘连瘢痕示意图

4.2.4　第 4 次针刀松解踝关节外侧副韧带的粘连瘢痕

（1）体位　仰卧位。

（2）体表定位　踝关节外侧。

（3）消毒　在施术部位，用活力碘消毒 2 遍，然后铺无菌洞巾，使治疗点正对洞巾中间。

（4）麻醉　用 1% 利多卡因局部浸润麻醉，每个治疗点注药 1ml。

（5）刀具　Ⅰ型 4 号直形针刀。

（6）针刀操作（图 1－53）

①第 1 支针刀松解外侧副韧带的起点　从外踝尖部进针刀，刀口线与下肢纵轴平行，针刀体与皮肤呈 90°角，针刀经皮肤、皮下组织，到达外踝尖骨面后，调转刀口线 90°，在骨面上向下铲剥 3 刀，范围 0.5cm，以松解跟腓韧带的起点；然后退针刀至皮下，针刀体分别向前、向后至外踝尖前部及后部，再调转刀口线 90°，在骨面上向下铲剥 3 刀，范围 0.5cm，以松解距腓前韧带的起点和距腓后韧带的起点。

②第 2 支针刀松解距腓前韧带的止点　从内外踝尖部前下方 2cm 处进针刀，刀口线与下肢纵轴平行，针刀体与皮肤呈 90°角，针刀经皮肤、皮下组织，到达距骨外侧骨面，调转刀口线 90°，在骨面上向下铲剥 3 刀，范围 0.5cm。

③第 3 支针刀松解跟腓韧带的止点　从外踝尖部下方 2cm 处进针刀，刀口线与下肢纵轴平行，针刀体与皮肤呈 90°角，针刀经皮肤、皮下组织，到达跟骨外侧骨面，调转刀口线 90°，在骨面上向下铲剥 3

刀，范围0.5cm。

④第4支针刀松解距腓后韧带的止点　从外踝尖部后下方2cm处进针刀，刀口线与下肢纵轴平行，针刀体与皮肤呈90°角，针刀经皮肤、皮下组织，到达跟骨后方骨面，调转刀口线90°，在骨面上向下铲剥3刀，范围0.5cm。

术毕，拔出针刀，局部压迫止血3分钟后，创可贴覆盖针眼。

(7) 注意事项　对于踝关节功能严重障碍者，参照踝关节强直的针刀松解方法松解。

5 针刀术后手法治疗

在助手的协助下行踝关节的对抗性牵引，使关节充分背屈、跖屈5次后，施关节弹压术以促使关节恢复到正常角度。

七、慢性跟腱炎

1 范围

本《规范》规定了慢性跟腱炎的诊断和治疗。

本《规范》适用于慢性跟腱炎的诊断和治疗。

2 术语和定义

下列术语和定义适用于本规范。

慢性跟腱炎（chronic achilles tendinitis）

本病是一种以跟腱及其周围部位疼痛为主要临床表现的疾病。多因外伤、劳损、感染或跟骨骨刺等刺激所致。

3 诊断

3.1 临床表现

主要表现为跟腱处疼痛。当走路或跑跳时跟腱紧张，可使疼痛明显加重。

3.2 诊断要点

(1) 跑跳时跟腱疼痛，重者走路时也会疼痛。

(2) 跟腱周围变粗，呈梭形变形。

(3) 跖屈抗阻痛。

(4) 跟腱周围压痛。

(5) 主动背伸或主动跖屈痛。

(6) 足尖蹬地痛。

4 针刀治疗

4.1 治疗原则

慢性跟腱炎是由于在跟腱损伤后的修复过程中，其起止点及周围形成粘连和瘢痕所致。运用针刀整体松解，剥离粘连、挛缩及瘢痕组织，以及术后配合手法将残余的粘连瘢痕拉开，恢复踝足关节的力平衡。

4.2 操作方法

4.2.1 第1次针刀松解跟腱周围的粘连、瘢痕及腓肠肌内外侧头起点的粘连、瘢痕及腓肠肌与比目鱼肌肌腹之间的粘连、瘢痕

(1) 体位　俯卧位。

(2) 体表定位　跟腱周围压痛点。

(3) 消毒　在施术部位，用活力碘消毒2遍，然后铺无菌洞巾，使治疗点正对洞巾中间。

(4) 麻醉　用1%利多卡因局部浸润麻醉，每个治疗点注药1ml。

(5) 刀具　Ⅰ型4号直形针刀。

(6) 针刀操作（图1-54）

①第 1 支针刀松解跟腱止点中部的粘连、瘢痕　在跟腱止点中部压痛点定位。刀口线与下肢纵轴平行，针刀体与皮肤呈 90°角，针刀经皮肤、皮下组织，当刀下有阻力感时即到达跟腱，继续进针刀 1cm，纵疏横剥 3 刀，范围 0.5cm，以松解跟腱内部的粘连和瘢痕，然后再进针刀达跟骨骨面，调转刀口线 90°，在骨面上向上铲剥 3 刀，范围 0.5cm，以松解跟腱止点的粘连和瘢痕。

②第 2 支针刀松解跟腱止点内侧的粘连、瘢痕　在第 1 支针刀内侧 0.5cm 处定位。刀口线与下肢纵轴平行，针刀体与皮肤呈 90°角，针刀经皮肤、皮下组织，当刀下有阻力感时即到达跟腱，继续进针刀 1cm，纵疏横剥 3 刀，范围 0.5cm，以松解跟腱内部的粘连和瘢痕，然后再进针刀达跟骨骨面，调转刀口线 90°，在骨面上向上铲剥 3 刀，范围 0.5cm，以松解跟腱止点内侧的粘连和瘢痕。

③第 3 支针刀松解跟腱止点外侧的粘连、瘢痕　在第 1 支针刀外侧 0.5cm 处定位。刀口线与下肢纵轴平行，针刀体与皮肤呈 90°角，针刀经皮肤、皮下组织，当刀下有阻力感时即到达跟腱，继续进针刀 1cm，纵疏横剥 3 刀，范围 0.5cm，以松解跟腱内部的粘连和瘢痕，然后再进针刀达跟骨骨面，调转刀口线 90°，在骨面上向上铲剥 3 刀，范围 0.5cm，以松解跟腱止点外侧的粘连和瘢痕。

④第 4 支针刀松解跟腱与内侧软组织之间的粘连、瘢痕　在第 2 支针刀上面 2cm 处定位。刀口线与下肢纵轴平行，针刀体与皮肤呈 90°角，针刀经皮肤、皮下组织，当刀下有阻力感时即到达跟腱，针刀沿跟腱内缘向外探寻，当刀下有落空感时，即到达跟腱与内侧软组织的粘连瘢痕处，提插刀法切割 3 刀，深度 1cm，然后纵疏横剥 3 刀，范围 0.5cm。

⑤第 5 支针刀松解跟腱与外侧软组织之间的粘连、瘢痕　在第 3 支针刀上面 2cm 处定位。刀口线与下肢纵轴平行，针刀体与皮肤呈 90°角，针刀经皮肤、皮下组织，当刀下有阻力感时即到达跟腱，针刀沿跟腱外缘向内探寻，当刀下有落空感时，即到达跟腱与外侧软组织的粘连瘢痕处，提插刀法切割 3 刀，深度 0.5cm，然后纵疏横剥 3 刀，范围 0.5cm。

⑥第 6 支针刀松解腓肠肌内侧头的粘连、瘢痕　在股骨内侧髁后部压痛点定位。刀口线与下肢纵轴平行，针刀体与皮肤呈 90°角，针刀经皮肤、皮下组织，直达骨面，纵疏横剥 3 刀，范围 0.5cm，然后调转刀口线 90°，在骨面上向下铲剥 3 刀，范围 0.5cm。

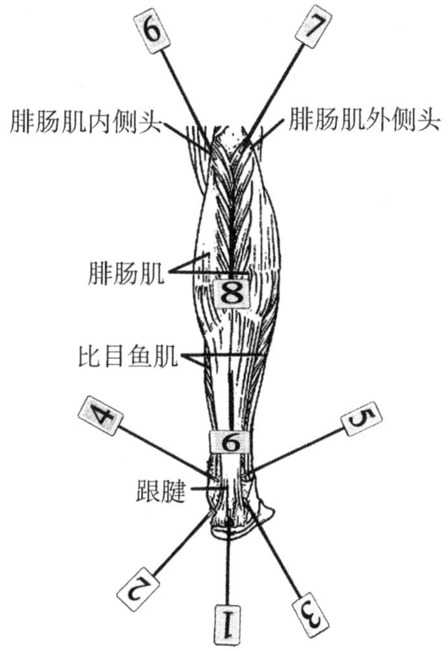

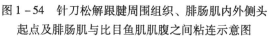

图 1－54　针刀松解跟腱周围组织、腓肠肌内外侧头起点及腓肠肌与比目鱼肌肌腹之间粘连示意图

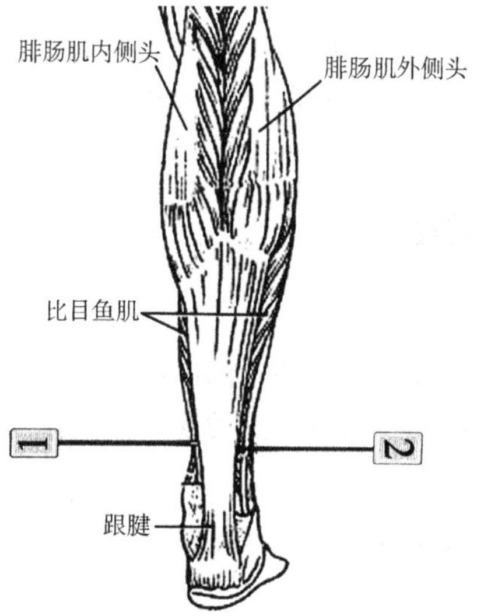

图 1－55　针刀松解腓肠肌与比目鱼肌内外侧缘之间粘连示意图

⑦第 7 支针刀松解腓肠肌外侧头的粘连、瘢痕　在股骨外侧髁后部压痛点定位。刀口线与下肢纵轴平行，针刀体与皮肤呈 90°角，针刀经皮肤、皮下组织，直达骨面，纵疏横剥 3 刀，范围 0.5cm，然后调转刀口线 90°，在骨面上向下铲剥 3 刀，范围 0.5cm。

⑧第 8 支针刀松解小腿中段腓肠肌与比目鱼肌肌腹之间的粘连、瘢痕　在小腿后侧中部寻找压痛点定

位。刀口线与下肢纵轴平行，针刀体与皮肤呈90°角，针刀经皮肤、皮下组织，当刀下有阻力感时，即到达腓肠肌，继续进针刀，当刀下有突破感时，即到达腓肠肌与比目鱼肌间隙，在此纵疏横剥3刀，范围0.5cm。

⑨第9支针刀松解小腿下段腓肠肌与比目鱼肌肌腹之间的粘连、瘢痕　在小腿后侧下段寻找压痛点定位。刀口线与下肢纵轴平行，针刀体与皮肤呈90°角，针刀经皮肤、皮下组织，当刀下有阻力感时，即到达腓肠肌，继续进针刀，当刀下有突破感时，即到达腓肠肌与比目鱼肌间隙，在此纵疏横剥3刀，范围0.5cm。

术毕，拔出针刀，局部压迫止血3分钟后，创可贴覆盖针眼。

4.2.2 第2次针刀松解腓肠肌与比目鱼肌内外侧缘之间的纵形粘连、瘢痕

（1）体位　俯卧位。

（2）体表定位　小腿后侧下段。

（3）消毒　在施术部位，用活力碘消毒2遍，然后铺无菌洞巾，使治疗点正对洞巾中间。

（4）麻醉　用1%利多卡因局部浸润麻醉，每个治疗点注药1ml。

（5）刀具　Ⅰ型4号直形针刀。

（6）针刀操作（图1－55）

①第1支针刀　在跟腱止点上方5cm、跟腱内侧定点。刀口线与下肢纵轴平行，针刀体与皮肤呈90°角，针刀经皮肤、皮下组织，当刀下有阻力感时即到达跟腱，针刀沿跟腱内缘向内下探寻，当刀下有落空感时，即到达跟腱内缘，向内侧转动针刀体，使针刀体与冠状面平行，针刀刃端从内向外，沿跟腱内侧前缘与比目鱼肌的肌间隙进针刀，一边进针刀，一边纵疏横剥，每次纵疏横剥范围0.5cm，直至小腿后正中线。

②第2支针刀　在跟腱止点上方5cm、跟腱外侧定点。刀口线与下肢纵轴平行，针刀体与皮肤呈90°角，针刀经皮肤、皮下组织，当刀下有阻力感时即到达跟腱，针刀沿跟腱外缘向外下探寻，当刀下有落空感时，即到达跟腱外缘，将针刀体与冠状面平行，针刀刃端从外向内，沿跟腱外侧前缘与比目鱼肌的肌间隙进针刀，一边进针刀，一边纵疏横剥，每次纵疏横剥范围0.5cm，直至小腿后正中线，与第1支针刀会合。

术毕，拔出针刀，局部压迫止血3分钟后，创可贴覆盖针眼。

5 针刀术后手法治疗

针刀术毕，嘱患者仰卧位，医生双手握足底前部，嘱患者踝关节尽量背伸，在背伸到最大位置时，术者用力将踝关节背伸1次。

八、跟痛症

1 范围

本《规范》规定了跟痛症的诊断和治疗。

本《规范》适用于跟痛症的诊断和治疗。

2 术语和定义

下列术语和定义适用于本规范。

跟痛症（calcanodynia）

本病主要是指患者在行走或站立时足底部疼痛。多由慢性损伤引起，常伴有跟骨结节部的前缘骨刺。本病多发生于中老年人。

3 诊断

3.1 临床表现

跟部局部疼痛、肿胀，走路时加重。足跟底前内侧压痛，有时可触及骨性隆起，跟骨侧位X线片可能有骨刺。

3.2　诊断要点

（1）本病起病缓慢，可有数月至数年的病史。

（2）每天晨起踏地行走时足跟跖面刺痛，行走片刻后疼痛缓解，行走过多时疼痛又加重。病程日久则呈持续性疼痛，甚至每走一步疼痛难忍，尤其是走在不平路面或踩在石头上疼痛更甚。

（3）查体见足跟着力部软组织坚韧，压痛以足跟跖面偏内侧最为明显。

（4）X 线摄片初期无异常改变，后期可有鸟嘴状骨刺形成。

4 针刀治疗

4.1　治疗原则

跟痛症是由于跖腱膜的劳损，引起跖腱膜起点的粘连、瘢痕，长期应力集中，导致跟骨结节骨质增生，根据软组织损伤病理构架的网眼理论，慢性软组织损伤是由病变关键点连接成线、由线网络成面的原理，分析跟痛症的病理基础，发现它的病变关键点有两个，即跖腱膜中央部和跖腱膜内侧部，要破坏它的病理构架，就应该松解跖腱膜中央部和内侧部。

4.2　操作方法

（1）体位　仰卧位。

（2）体表定位　跟骨结节前下缘和内缘。

（3）消毒　在施术部位，用活力碘消毒 2 遍，然后铺无菌洞巾，使治疗点正对洞巾中间。

（4）麻醉　用 1% 利多卡因局部浸润麻醉，每个治疗点注药 1ml。

（5）刀具　Ⅰ型 4 号直形针刀。

（6）针刀操作（图 1－56）

①第 1 支针刀松解跟骨结节前下缘跖腱膜的中央部　从跟骨结节前下缘进针刀，刀口线与跖腱膜方向一致，针刀体与皮肤呈 90°角，针刀经皮肤、皮下组织、脂肪垫，到达跟骨结节前下缘骨面，调转刀口线 90°，在骨面上向前下铲剥 3 刀，范围 0.5cm。

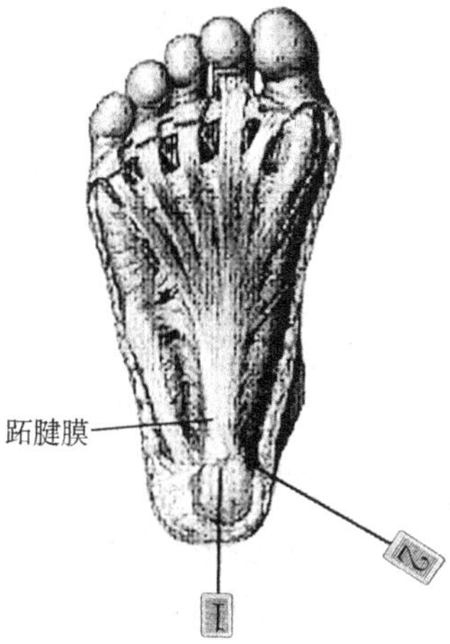

图 1－56　跖腱膜结构及针刀松解示意图

②第 2 支针刀松解跟骨结节内缘跖腱膜的内侧部　在第 1 支针刀内侧 2cm 的压痛点定位。针刀从跟骨结节内缘进针刀，刀口线与跖腱膜方向一致，针刀体与皮肤呈 90°角，针刀经皮肤、皮下组织、脂肪垫，到达跟骨结节内缘骨面，调转刀口线 90°，在骨面上向前下铲剥 3 刀，范围 0.5cm。

术毕，拔出针刀，局部压迫止血 3 分钟后，创可贴覆盖针眼。

（7）注意事项　针刀治疗跟痛症是对挛缩的跖腱膜进行松解，不是用针刀去刮除、切断骨质增生。骨质增生是人体对力平衡失调的自我修复和自我调节的结果，它本身不是引起疼痛的主要原因，跖腱膜的粘连瘢痕、起点处的应力集中才是引起疼痛的根本原因，故针刀松解跖腱膜的粘连和挛缩后，疼痛即可消失，骨质增生会逐渐变钝，不再影响患者的功能。

5 针刀术后手法治疗

针刀术毕，嘱患者仰卧位，医生双手握足底前部，嘱患者踝关节尽量背伸，在背伸到最大位置时，术者用力将踝关节背伸 1 次。

第二章 骨关节疾病

一、颈椎病

1 范围

本《规范》规定了颈椎病的诊断和治疗。

本《规范》适用于颈椎病的诊断和治疗。

2 术语和定义

下列术语和定义适用于本规范。

颈椎病（cervical spondylosis）

本病是由颈椎骨关节病变或（和）颈椎椎管内、外软组织病变引起的各种病症。颈椎病临床表现纷杂各异，从头部、躯干到四肢，从皮肤到某些内脏器官，都可出现异常表现。最常见的表现和主要症状为：头痛、头晕、颈项僵硬、肩痛、胸痛或胸部裹束感、肢体麻木疼痛、肌肉萎缩或痉挛、步态失稳、心悸多汗、大小便失禁、瘫痪等。

3 诊断

3.1 软组织损伤型

3.1.1 临床表现

（1）症状

①早期可有头颈、肩背部疼痛，有的疼痛剧烈，颈项部肌肉可有肿胀和痉挛。

②眩晕，多伴有复视、眼震、耳鸣、恶心呕吐等症状。

③头痛，呈间歇性，每次疼痛可持续数分钟或数小时。疼痛多位于枕部，呈跳痛，可向枕顶部放射。

④感觉障碍，可有面部、舌体、四肢或半身麻木，有的伴有针刺感、蚁行感。

（2）体征　枕外隆凸、枕骨上项线、颈椎棘突及棘旁有压痛，触诊检查颈项部肌肉痉挛或出现硬结条索。

3.1.2 辅助检查

脑血流图　显示流入时间延长，主峰角增大，形成平顶或三峰波，提示脑血流量减少。

3.1.3 诊断要点

（1）具有较典型的根型症状（麻木、疼痛），且范围与颈脊神经所支配的区域相一致。

（2）压颈试验或臂丛牵拉试验阳性。

（3）影像学所见与临床表现相符合。

（4）痛点封闭无显效（诊断明确者可不做此试验）。

（5）排除颈椎外病变（胸廓出口综合征、网球肘、腕管综合征、肘管综合征、肩周炎、肱二头肌腱鞘炎）所致以上肢疼痛为主的疾患。

3.2 骨关节移位型

3.2.1 临床表现

（1）症状

①椎动脉受压

a. 中重度眩晕　患者只能向一侧转头，向对侧转易导致发作，再转向对侧则又使症状减轻，总之，头颈部活动和姿势改变诱发或加重眩晕是本病的一个重要特点。严重者可发生晕厥或猝倒。

b. 眼部症状　如视力减退、一过性黑蒙、暂时性视野缺损、复视、幻视以及失明等。

②枕大神经受压　持续性头痛，往往在晨起、头部活动、乘车颠簸时出现或加重。持续数小时甚至数日。疼痛多位于枕部、枕顶部或颞部，呈跳痛（搏动性痛）、灼痛或胀痛，可向耳后、面部、牙部、枕顶部放射。发作时可有恶心、呕吐、出汗、流涎、心慌、憋气以及血压改变等植物神经功能紊乱的症状。

③臂丛神经根受压　颈项肩臂疼痛，颈部活动受限，病患上肢沉重无力，颈项神经窜痛，伴有针刺样或过电样麻痛，握力下降或持物落地。同时可伴有与臂丛神经分布区相一致的感觉、运动及反射障碍，如以前根受压为主者，肌力改变较明显；以后根受压为主者，则感觉障碍症状较重。感觉障碍与运动障碍两者往往同时出现，但由于感觉神经纤维的敏感性较高，因而更早地表现出症状。

④颈脊髓受压

a. 脊髓单侧受压　肌张力增强，肌力减弱，浅反射减弱，腱反射亢进，并出现病理反射；对侧肢体无运动障碍，但浅感觉减退。颈部和患侧肩部疼痛。

b. 脊髓双侧受压　主要表现为缓慢进行性双下肢麻木、发冷、疼痛和行走不稳、步态笨拙、发抖、无力，如踩棉花感，头重脚轻。症状可逐渐加剧并转为持续性。后期可引起偏瘫、三肢瘫、四肢瘫和交叉瘫等多种类型。

（2）体征

①软组织损伤的体征　斜方肌、菱形肌、冈上肌、冈下肌、肩胛提肌或大、小圆肌起止点及肌腹部位有压痛点。

②臂丛神经根压迫表现　如果以前根受压为主者，肌力改变较明显；以后根受压为主者，则感觉障碍症状较重。感觉障碍与运动障碍两者往往同时出现。

③脊髓受压表现

a. 脊髓单侧受压　为肌张力增强，肌力减弱，浅反射减弱，腱反射亢进，并出现病理反射；对侧肢体无运动障碍，但浅感觉减退。

b. 脊髓双侧受压　可有偏瘫、三肢瘫、四肢瘫和交叉瘫等多种类型。

3.2.2　辅助检查

（1）脑血流图　显示流入时间明显延长，主峰角增大，形成平顶或三峰波，提示脑血流量明显减少。

（2）影像学表现

①颈椎正位 X 线片显示颈椎生理曲度变直或者反弓，单一或者多个颈椎错位，钩椎关节骨质增生，椎间隙变窄。

②MRI 显示颈椎管狭窄或（和）颈椎间盘突出，压迫脊髓。

4 针刀治疗

依据针刀医学关于人体弓弦力学系统及疾病病理构架的网眼理论，颈椎病是由于颈段的弓弦力学系统受损后，颈部的软组织形成粘连瘢痕和挛缩，病情进一步发展引起颈段骨关节的移位，卡压神经血管，引发临床表现。应用针刀整体松解颈段软组织的粘连瘢痕挛缩，调节颈段的力学平衡，消除软组织对神经血管的卡压。

4.1　软组织损伤型

4.1.1　治疗原则

针刀整体松解枕部、项部软组织的粘连、瘢痕组织，恢复颈段软组织的力学平衡。

4.1.2　操作方法

（1）术式设计　“T”形针刀整体松解术，这种术式包括了枕部及颈后侧主要软组织损伤的松解，包括项韧带部分起点及止点的松解，同时松解头夹肌起点、斜方肌起点、部分椎枕肌起止点、颈夹肌起点以及项韧带。各松解点的排列与英文字母 T 相似，故称之为“T”形针刀整体松解术（图 2－1）。

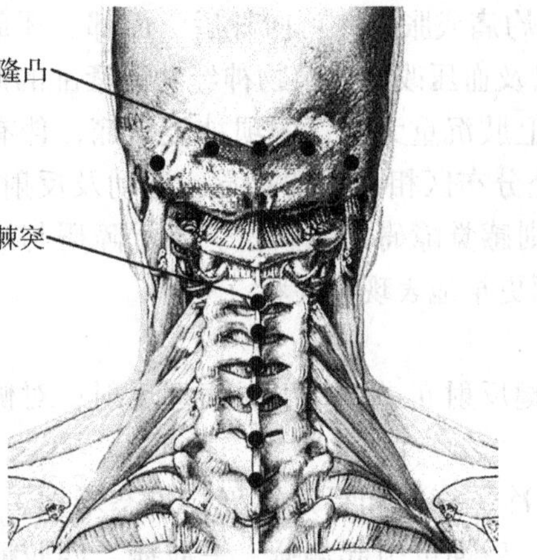

图2-1 "T"形针刀术体表定位示意图

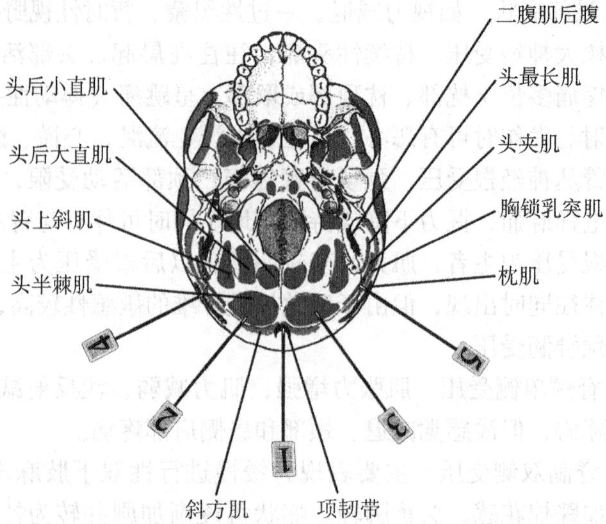

图2-2 "T"形针刀术横线松解示意图

（2）体位选择　俯卧低头位。

（3）体表定位

①横线为5个点，中点为枕外隆凸，在上项线上距离后正中线向两侧分别旁开2.5cm定两点，在上项线上距离后正中线向两侧分别旁开5cm定两点。

②竖线为6个点，分别为C_2～C_7棘突顶点。

将选定的治疗点用记号笔标明。

（4）消毒　在施术部位，用活力碘消毒2遍，然后铺无菌洞巾，使治疗点正对洞巾中间。

（5）麻醉　用1%利多卡因局部浸润麻醉，每个治疗点注药1ml。

（6）刀具　Ⅰ型4号直形针刀。

（7）针刀操作（图2-2、图2-3）

①第1支针刀在枕外隆凸定点，刀口线与人体纵轴一致，针刀体向脚侧倾斜45°，与枕骨垂直，严格按照四步操作规程进针刀。针刀经皮肤、皮下组织、项筋膜达枕骨骨面后，纵疏横剥3刀，然后调转刀口线90°，向下铲剥3刀，范围0.5cm。然后提针刀于皮下组织，向左右呈45°角贴枕骨向下铲剥3刀，范围0.5cm，以松解斜方肌起点和头半棘肌止点。

②第2、3支针刀在上项线上枕外隆凸左右各2.5cm处定点。以左侧为例加以介绍，刀口线与人体纵轴一致，针刀体向脚侧倾斜45°，与枕骨垂直，严格按照四步操作规程进针刀。针刀经皮肤、皮下组织、项筋膜达枕骨骨面后，纵疏横剥3刀，然后调转刀口线90°，向下铲剥3刀，范围0.5cm。右侧第3支针刀操作与左侧相同。

③第4、5支针刀在上项线上枕外隆凸左右各5cm处定点，刀口线与人体纵轴一致，针刀体向脚侧倾斜45°，与枕骨垂直，严格按照四步操作规程进针刀。针刀经皮肤、皮下组织、项筋膜达枕骨骨面后，纵疏横剥3刀，然后调转刀口线90°，向下铲剥3刀，范围0.5cm。右侧第5支针刀操作与左侧相同。

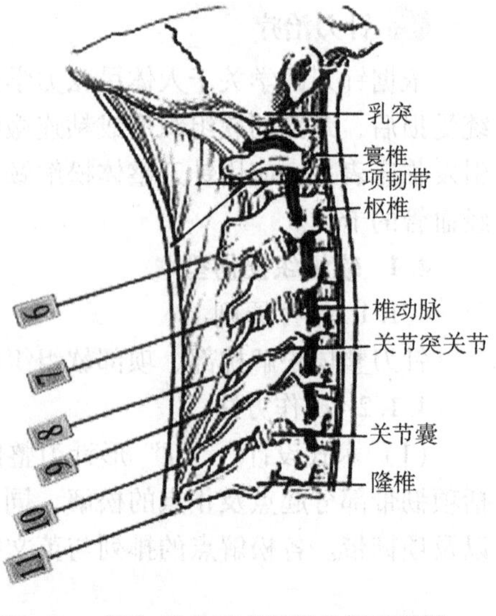

图2-3 "T"形针刀术竖线松解示意图

④"T"字形竖线即C_2～C_7棘突顶点。以第6支针刀松解C_2棘突顶点加以介绍，刀口线与人体纵轴一致，针刀体向头侧倾斜45°，与棘突呈60°角，严格按照四步操作规程进针刀。针刀经皮肤、皮下组织、项筋膜达C_2棘突顶点骨面后，纵疏横剥3刀，然后将针刀体逐渐向脚侧倾斜与C_2棘突走行方向一致，调转刀口线90°，沿棘突上缘向内切2刀，

范围0.5cm，以切开棘间韧带。第7～11支针刀操作方法与第6支针刀操作方法相同。

术毕，拔出针刀，局部压迫止血3分钟后，创可贴覆盖针眼。

（8）注意事项　初学针刀的医生，不宜做颈椎针刀松解，因为颈部神经血管多，结构复杂，由于对解剖关系不熟悉，勉强做针刀造成的严重并发症和后遗症在临床上时有发生。熟悉颈部的局部解剖，牢记神经、血管走行方向，针刀操作均在骨面上进行，针刀手术的安全性才有保证。

（9）针刀术后手法治疗　针刀术后，嘱患者俯卧位，一助手牵拉肩部，术者正对头项，右肘关节屈曲并托住患者下颌，左手前臂尺侧压在病人枕骨上，随颈部的活动施按揉法。用力不能过大，以免造成新的损伤。最后，提拿两侧肩部，并搓患者肩至前臂反复3次。

4.2　骨关节移位型

4.2.1　治疗原则

针刀整体松解枕部、项部软组织，关节突周围以及颈椎横突处软组织附着处的粘连、瘢痕组织，通过调节颈段软组织的力学平衡，恢复颈椎骨关节的移位从而解除颈部神经血管或脊髓的压迫。

4.2.2　操作方法

4.2.2.1　第1次“T”形针刀整体松解术（针刀操作方法参照软组织损伤型的针刀治疗）

4.2.2.2　第2次针刀松解两侧肩胛提肌止点及头夹肌起点的粘连和瘢痕

（1）体位选择　俯卧低头位。

（2）体表定位

①肩胛提肌止点——肩胛骨内上角。

②头夹肌起点——C_3至T_3棘突最明显压痛点。

将选定的治疗点用记号笔标明。

（3）消毒　在施术部位，用活力碘消毒2遍，然后铺无菌洞巾，使治疗点正对洞巾中间。

（4）麻醉　用1%利多卡因局部浸润麻醉，每个治疗点注药1ml。

（5）刀具　Ⅰ型4号直形针刀。

（6）针刀操作

①第1支针刀松解右侧肩胛提肌止点　刀口线方向与脊柱纵轴平行，针刀体和颈部皮肤垂直，严格按照四步操作规程进针刀，针刀经皮肤、皮下组织、筋膜肌肉达肩胛骨内上角骨面，调转刀口线90°，向肩胛骨内上角边缘铲剥3刀，范围0.5cm。右侧肩胛提肌止点的松解与左侧相同（图2-4）。

②第2支针刀松解左侧肩胛提肌止点　针刀松解方法与右侧相同。

③第3支针刀松解头夹肌起点　以C_3至T_3棘突最明显压痛点作为进针刀点，刀口线与人体纵轴一致，针刀体与皮肤垂直，严格按照四步操作规程进针刀，针刀经皮肤、皮下组织、筋膜达棘突顶点，纵疏横剥3刀，范围0.5cm（图2-5）。

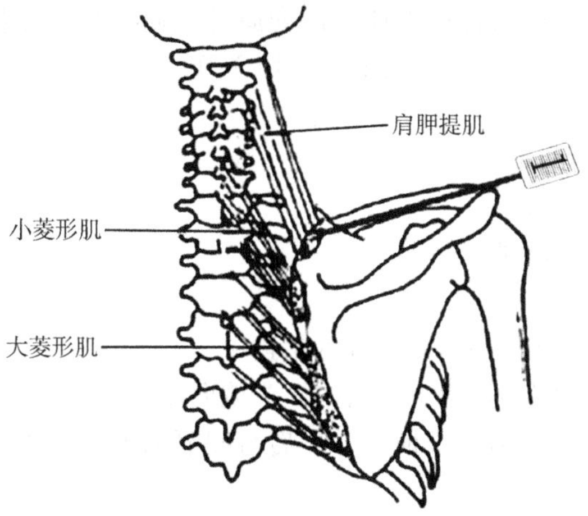

图2-4　肩胛提肌止点针刀松解示意图

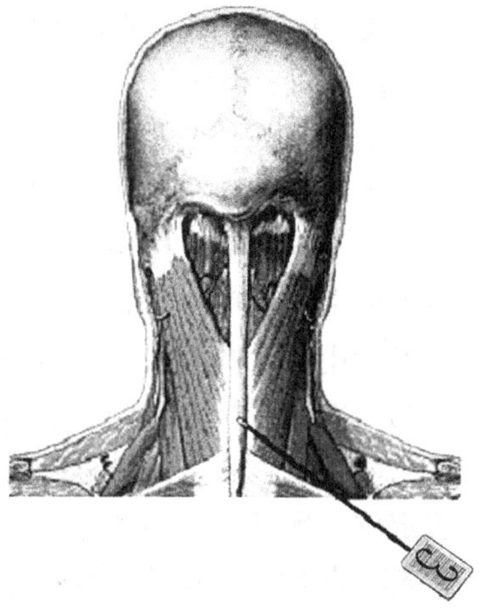

图2-5　头夹肌起点针刀松解示意图

术毕，拔出针刀，局部压迫止血3分钟后，创可贴覆盖针眼。

（7）注意事项　对肥胖患者，确定肩胛骨内上角困难时，让患者上下活动肩关节，医生用拇指先摸到肩胛冈，然后向上寻找到肩胛骨的内上角。如不能确定解剖位置，不能盲目做针刀松解，否则，可能因为解剖位置不清，造成创伤性气胸等严重后果。针刀操作时，铲剥一定要在骨面上进行，不能脱离骨面。

（8）针刀术后手法治疗　嘱患者俯卧位，一助手牵拉肩部，术者正对患者头项，右肘关节屈曲并托住患者下颌，左手前臂尺侧压在患者枕骨上，随颈部的活动施按揉法。用力不能过大，以免造成新的损伤。最后，提拿两侧肩部，并搓患者肩至前臂3次。

4.2.2.3　第3次针刀松解病变颈椎及上、下相邻关节突关节囊及关节突韧带

（1）体位选择　俯卧低头位。

（2）体表定位　根据颈椎正侧位X线片确定病变颈椎，在病变颈椎及上、下颈椎关节突部及横突后结节实施针刀松解。如 $C_4\sim C_5$ 钩椎关节移位，针刀松解 $C_3\sim C_4$、$C_4\sim C_5$、$C_5\sim C_6$ 关节突韧带。从颈椎棘突顶点向两侧分别旁开2cm，作为左右关节突关节囊及韧带体表定位点，共6个治疗点（图2－6）。

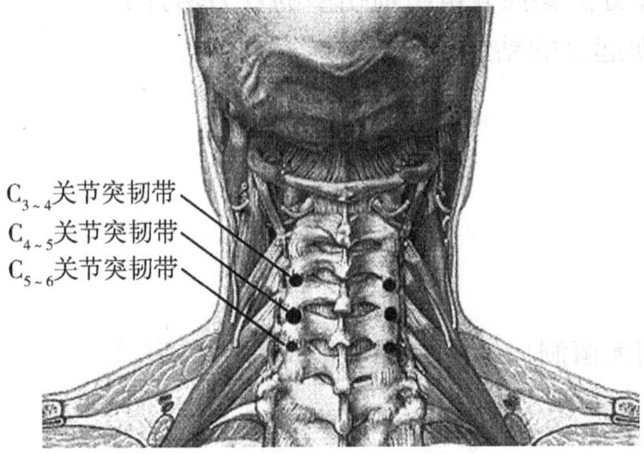

图2－6　关节突韧带体表定位示意图

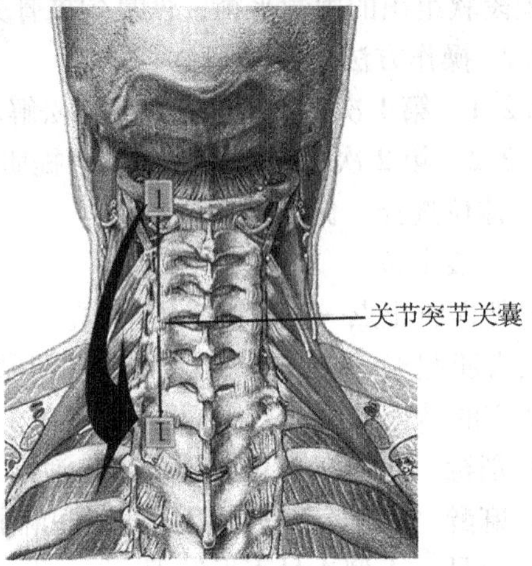

图2－7　关节突关节囊韧带针刀松解示意图

将选定的治疗点用记号笔标明。

（3）消毒　在施术部位，用活力碘消毒2遍，然后铺无菌洞巾，使治疗点正对洞巾中间。

（4）麻醉　用1%利多卡因局部浸润麻醉，每个治疗点注药1ml。

（5）刀具　Ⅰ型4号直形针刀。

（6）针刀操作（图2－7）

①第1支针刀松解病变颈椎左侧上、下关节突关节囊韧带　从病变颈椎关节突关节体表定位点进针刀，刀口线与人体纵轴一致，针刀体先向头侧倾斜45°，与颈椎棘突呈60°角，严格按照四步操作规程进针刀。针刀经皮肤、皮下组织、筋膜肌肉直达关节突骨面，然后将针刀体逐渐向脚侧倾斜，与颈椎棘突走行方向一致，在骨面上稍移位，寻找到落空感时，即为关节囊韧带，提插刀法切3刀，范围0.5cm。

②其他5支针刀的操作方法　与第1支针刀操作方法相同。

术毕，拔出针刀，局部压迫止血3分钟后，创可贴覆盖针眼。

（7）注意事项　与软组织损伤型针刀治疗的注意事项相同。

（8）针刀术后手法治疗　与软组织损伤型术后手法治疗相同。

（9）针刀术后用药　抗生素预防感染3日。

4.2.2.4　第4次针刀松解两侧颈椎横突后结节及结节间沟软组织附着处的粘连

（1）体位　仰卧位，做左侧横突松解时，头偏向右侧，做右侧横突松解时，头偏向左侧。

（2）体表定位　颞骨乳突与锁骨连线上。从乳突斜下2cm为寰椎横突，然后每间隔1.5cm为下一位颈椎横突。将选定的治疗点用记号笔标明。

（3）消毒　在施术部位，用活力碘消毒2遍，然后铺无菌洞巾，使治疗点正对洞巾中间。

（4）麻醉　用1%利多卡因局部浸润麻醉，每个治疗点注药1ml。

（5）刀具　Ⅰ型4号直形针刀。

（6）针刀操作（图2-8、图2-9）

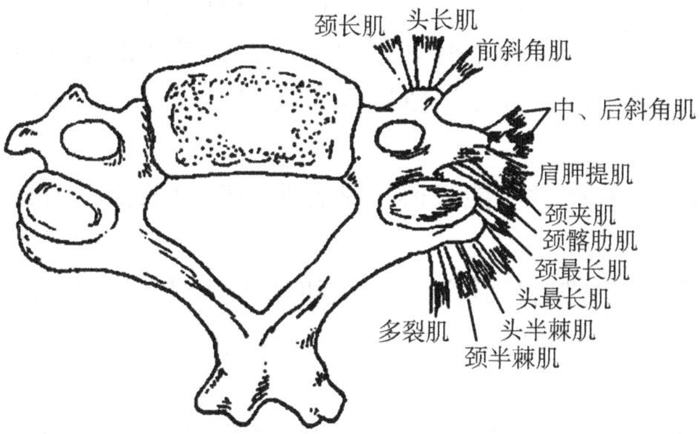

图2-8　颈椎横突及周围骨面附着的软组织示意图

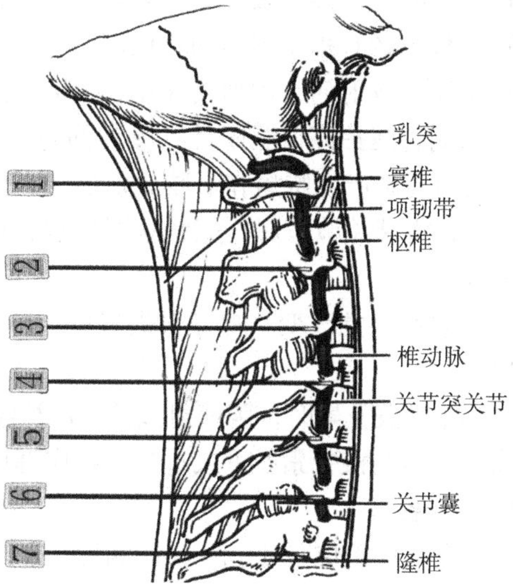

图2-9　横突后结节软组织松解示意图

①第1支针刀松解右侧寰椎横突处组织的粘连和瘢痕　刀口线与人体纵轴一致，严格按照四步操作规程进针刀，从左侧寰椎横突体表定位处进针刀。针刀经过皮肤、皮下组织、筋膜、肌层达寰椎横突骨面，然后沿骨面调转刀口线90°，分别沿横突上下缘骨面铲剥3刀，范围0.5cm。

②第2支针刀松解右侧枢椎横突处组织的粘连和瘢痕　刀口线与人体纵轴一致，严格按照四步操作规程进针刀，从右侧枢椎横突体表定位处进针刀。针刀经过皮肤、皮下组织、筋膜、肌层达枢椎横突结节间沟，贴骨面向前、后铲剥3刀，范围0.5cm。

③第3~7支针刀松解右侧第3~7颈椎横突处的软组织粘连和瘢痕　针刀操作方法与第2支针刀相同。

左侧颈椎横突松解方法与左侧相同。

术毕，拔出针刀，局部压迫止血3分钟后，创可贴覆盖针眼。

（7）注意事项　与软组织损伤型针刀治疗的注意事项相同。

（8）针刀术后手法治疗　与软组织损伤型术后手法治疗相同。

二、腰椎间盘突出症

1 范围

本《规范》规定了腰椎间盘突出症的诊断和治疗。

本《规范》适用于腰椎间盘突出症的诊断和治疗。

2 术语和定义

下列术语和定义适用于本规范。

腰椎间盘突出症（lumbar intervertebral disc protrusion）

本病是腰椎间盘外伤所致纤维环破裂，髓核从破裂处脱出，压迫脊神经或者马尾神经，而出现的以腰腿放射性疼痛、下肢及会阴区感觉障碍为主要症状的疾病，严重时可引起下肢瘫痪。

3 诊断

3.1 临床表现

（1）多发生于30~50岁的青壮年，男女无明显区别。患者多有反复腰痛发作史。

（2）腰痛伴坐骨神经痛是本病的主要症状。腰痛常局限于腰骶部附近，程度轻重不一。坐骨神经痛常为单侧。疼痛沿大腿后侧向下放射至小腿外侧、足跟部或足背外侧。行走时间长、久站或咳嗽、打喷嚏、排便等腹压增高时均可使症状加重，休息后可缓解。疼痛多为间歇性，少数为持续性。

（3）下肢麻木：多局限于小腿后外侧、足背、足外侧缘麻木或皮肤感觉减退。

（4）多数患者有程度不同的脊柱侧弯，侧弯多突向健侧。

（5）压痛伴放射痛，用拇指深压棘突旁，患部常有压痛，并向患侧下肢放射。

（6）患侧直腿抬高试验阳性：患者仰卧，两下肢放平，先抬高健侧，记录能抬高的最大度数；再抬高患侧，当抬高到产生腰痛和下肢放射痛时，记录其抬高度数，严重者抬腿在15°~30°。再降低患侧至疼痛消失时，将踝关节背屈，症状立即出现，此为加强试验阳性，可与其他疾病引起的直腿抬高试验阳性相鉴别。

（7）反射和感觉改变：神经根受累后，可发生运动功能和感觉功能障碍。腓肠肌肌张力减低，踇背伸肌力减弱。

L_2~L_3神经根受累时，膝反射减低；L_4神经根受累时，膝、跟腱反射减弱；L_5和S_1神经根受累时，跟腱反射减弱。神经根受累严重或过久，相应腱反射可消失。

3.2 辅助检查

X线检查　在正位平片上，腰椎侧弯是重要的X线表现，侧弯多数是由突出的间隙开始向健侧倾斜，患侧间隙较宽。侧位片可见腰椎生理前凸减小或消失，甚至向后凸，椎间盘突出的后方较宽，所谓前窄后宽表现。早期突出的椎间隙多无明显改变，晚期椎间隙可明显变窄，相邻椎体边缘有骨赘生成。

3.3 诊断要点

（1）有腰部外伤、慢性劳损或受寒湿史，大部分患者在发病前有慢性腰痛史。

（2）常发生于青壮年。

（3）腰痛向臀部及下肢放射，腹压增加（如咳嗽、打喷嚏）时疼痛加重。

（4）脊柱侧弯，腰生理弧度消失，病变部位椎旁有压痛，并向下肢放射，腰活动受限。

（5）下肢受累神经支配区有感觉过敏或迟钝，病程长者可出现肌肉萎缩，直腿抬高或加强试验阳性，膝、跟腱反射减弱或消失、踇趾背伸力减弱。

（6）X线摄片检查：脊柱侧弯，腰生理前凸消失，病变椎间盘可能变窄，相邻边缘有骨赘增生。CT检查可显示腰椎间盘突出的部位及程度。

4 针刀治疗

4.1 治疗原则

依据针刀医学关于人体弓弦力学系统及疾病病理构架的网眼理论，腰椎间盘突出症的根本病因是腰部的软组织损伤后，引起腰椎错位及椎管容积的改变，导致腰段力平衡失调以及神经根与周围软组织的粘连瘢痕所致。应用针刀整体松解腰段软组织的粘连瘢痕挛缩，针刀术后辅以手法调节腰椎的微小错位，从而调节腰椎管的形态结构，改善腰椎管容积，恢复神经根的正常通道。

4.2 操作方法

4.2.1 第1次针刀松解为“回”字形针刀整体松解术（图2-10）

“回”字形针刀整体松解术适用于L_3~L_4、L_4~L_5、L_5~S_1的腰椎间盘突出症、腰椎间盘脱出症、多发性腰椎管狭窄症及腰椎骨性关节炎的治疗。

如为L_3~L_4椎间盘突出症，椎管内外口松解为L_3~L_4、L_4~L_5间隙，如为L_4~L_5、L_5~S_1椎间盘突出症，椎管内外口松解为L_4~L_5、L_5~S_1间隙。

腰部的整体松解包括L_3~L_5棘上韧带、棘间韧带；左右L_3~L_5横突松解，胸腰筋膜的松解，髂腰韧带的松解，在骶正中嵴上和两侧骶骨后面竖脊肌起点的松解以及L_4~L_5、L_5~S_1两侧黄韧带松解。从各个松解点的分布上看，很像“回”字形状。棘上韧带点、棘间韧带点、左右L_3~L_5腰椎横突点、骶正中嵴上和两侧骶骨后面竖脊肌起点的连线共同围成“回”字外面的“口”，而两侧4点黄韧带松解点的连线围成“回”字中间的“口”，故将腰部的针刀整体松解术称为“回”字形针刀松解术。这种术式不仅是腰椎间盘突出症针刀松解的基础术式，也是腰椎管狭窄症的针刀整体松解的基础术式，只是在治疗腰椎管狭窄症时，椎管内松解的部位有所不同。下面从每个松解点阐述“回”字形针刀整体松解术的针刀操作方法。

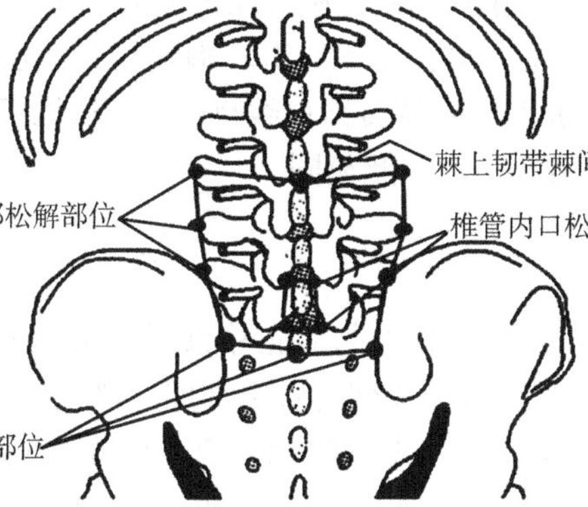

图2-10 “回”字形针刀整体松解术各松解部位示意图

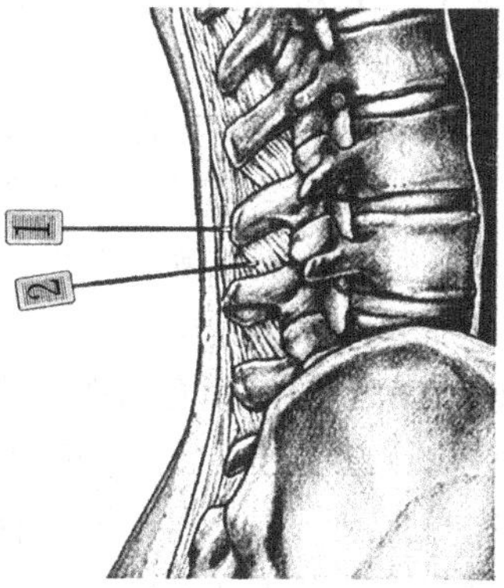

图2-11 棘上韧带与棘间韧带松解示意图

（1）体位

①俯卧位，腹部置棉垫，使腰椎前屈缩小。适用于一般患者。

②俯卧位，在治疗床上进行骨盆大剂量牵引，牵引重量为50~60kg，目的是使腰椎小关节距离拉大，棘突间隙增宽，便于针刀操作。牵引5分钟后进行针刀治疗。适用于肥胖患者或者腰椎间隙狭窄的患者。

（2）体表定位　L_3、L_4、L_5棘突及棘间，L_3、L_4、L_5横突，骶正中嵴及骶骨后面，L_3~L_4或L_4~L_5、L_5~S_1黄韧带。

（3）消毒　在施术部位，用活力碘消毒2遍，然后铺无菌洞巾，使治疗点正对洞巾中间。

（4）麻醉　用1%利多卡因局部浸润麻醉，每个治疗点注药1ml。

（5）刀具　Ⅰ型4号直形针刀。

（6）针刀操作（图2-11）

①L_3、L_4、L_5棘上韧带及棘间韧带松解，以第2腰椎为例加以介绍。从棘突顶点进针刀，刀口线与脊柱纵轴平行，针刀经皮肤、皮下组织，直达棘突骨面，在骨面上纵疏横剥3刀，范围0.5cm，然后，贴骨面向棘突两侧分别用提插刀法切割3刀，以松解两侧棘肌的粘连、瘢痕，深度0.5cm。其他棘突松解方法与此相同。

第2支针刀松解棘间韧带，以松解L_2~L_3棘间韧带为例。两侧髂嵴连线最高点与后正中线的交点为第4腰椎棘突，向上即到L_3~L_4棘突间隙，在此定位，从L_4棘突上缘进针刀，刀口线与脊柱纵轴平行，针刀经皮肤、皮下组织，直达棘突骨面，调转刀口线90°，沿L_4棘突上缘用提插刀法切割3刀，深度0.5cm。其他棘间韧带松解方法与此相同。

②针刀松解横突部的粘连和瘢痕　横突松解包括横突尖部的松解和横突上下缘的松解以及横突根部的松解。横突尖部主要松解竖脊肌、腰方肌及胸腰筋膜在横突尖部的粘连和瘢痕，横突上下缘主要松解横突间韧带与横突的粘连瘢痕。

以L_3横突为例。针刀操作方法参照第3腰椎横突综合征针刀操作方法。

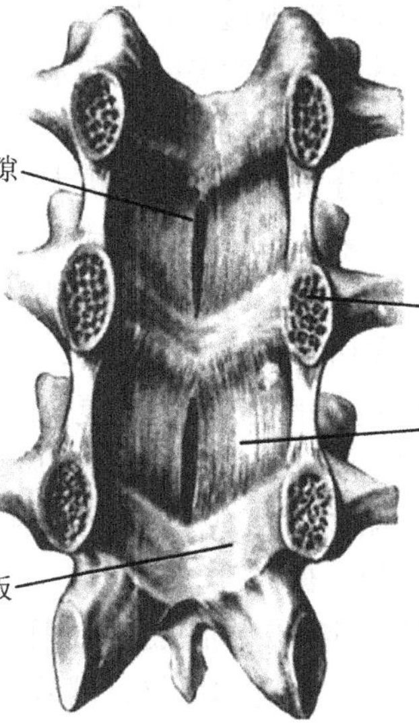

图2-12 黄韧带间隙示意图

③针刀松解黄韧带　黄韧带为连结相邻两椎板间的韧带，左右各一，由黄色弹力纤维组织组成，坚韧而富有弹性，协助围成椎管。黄韧带有限制脊柱过度前屈并维持脊柱于直立姿势的作用。在后正中线上，左右黄韧带之间存在1~2mm的黄韧带间隙（图2-12），偶尔有薄膜相连，即后正中线上是没有黄韧带的，或者只有很薄的黄韧带，所以在此处做椎管内松解，要找到突破黄韧带的落空感较困难。因此，做椎管内松解，不在后正中线上定位，而是在后正中线旁开1cm处定位。若针刀切破黄韧带时，可感觉到明显的落空感。

以松解 $L_4 \sim L_5$ 椎管内口为例（图 2－13）。摸准 $L_4 \sim L_5$ 棘突间隙，从间隙中点旁开 1cm 定位。刀口线与脊柱纵轴平行，针刀体向内，与矢状轴呈 20°角。针刀经皮肤、皮下组织、胸腰筋膜浅层、竖脊肌，当刺到有韧性感时，即达黄韧带。稍提针刀，寻找到 L_5 椎板上缘，调转刀口线 90°，在 L_5 椎板上缘切开部分黄韧带。当有明显落空感时，停止进针刀。其他节段黄韧带松解与此相同。

④髂腰韧带起止点松解（参照髂腰韧带损伤的针刀松解方法）

⑤竖脊肌起点松解（图 2－14）

a. 第 1 支针刀松解竖脊肌骶正中嵴起点　两侧髂嵴连线最高点与后正中线的交点为第 4 腰椎棘突，向下摸清楚 L_5 棘突顶点，顺 L_5 棘突沿脊柱纵轴在后正中线上向下摸到的骨突部即为骶正中嵴，在此定位，从骶正中嵴顶点进针刀，刀口线与脊柱纵轴平行，针刀经皮肤、皮下组织，直达骶正中嵴骨面，在骨面上纵疏横剥 3 刀，范围 0.5cm，然后，贴骨面向骶正中嵴两侧分别用提插刀法切割 3 刀，深度 0.5cm。

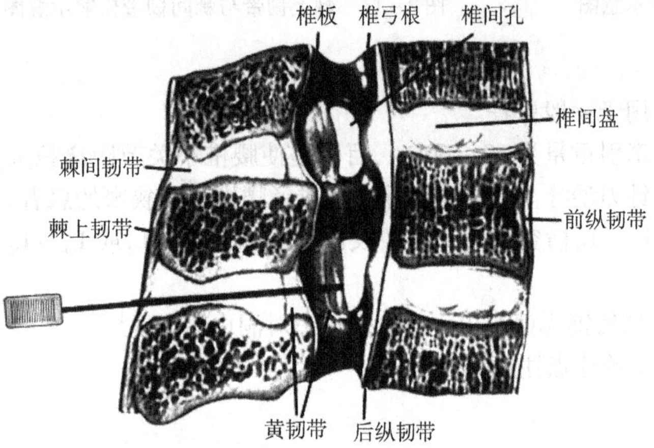

图 2－13　黄韧带松解示意图

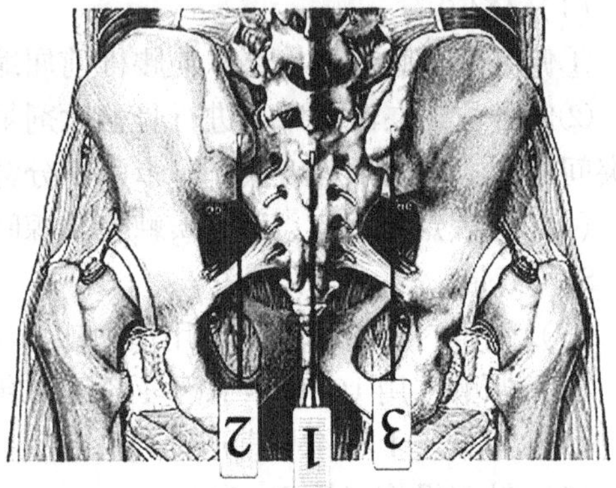

图 2－14　竖脊肌起点松解示意图

b. 第 2、3 支针刀松解竖脊肌在髂后上棘的起点　分别在两侧髂后上棘定位，刀口线与脊柱纵轴平行，针刀经皮肤、皮下组织，直达骨面，在骨面上纵疏横剥 3 刀，范围 0.5cm。

术毕，拔出针刀，局部压迫止血 3 分钟后，创可贴覆盖针眼。

（7）注意事项

①“回”字形针刀整体松解术的第 1 步是要求定位准确，特别是腰椎棘突的定位十分重要，因为棘突定位直接关系到椎间隙的定位和横突的定位。所以若棘突定位错误，将直接影响疗效。如果摸不清腰椎棘突，可先在电视透视下将棘突定位后，再做针刀松解。

②横突的定位：棘突中点向水平线方向旁开 3cm，针刀体与皮肤垂直进针刀，针刀均落在横突骨面，再向外移动刀刃，即能准确找到横突尖，此法简单实用，定位准确。

③切断部分黄韧带，可以扩大椎管容积，降低椎管内压，从而缓解神经根周围的粘连、瘢痕。但在具体操作时，第一要注意刀口线的方向。针刀进入皮肤、皮下组织时，刀口线与人体纵轴一致，在椎板上缘切开黄韧带时，需调转刀口线 90°，否则不能切开黄韧带，切开黄韧带有落空感以后，不能再进针刀。第二是在切断部分黄韧带时，针刀始终在椎板上进行操作，不能离开椎板骨面。

④为了防止针刀术后手法复位的腰椎间关节再错位，以及防止针刀不慎刺破硬脊膜，引起低颅压性头痛，“回”字形针刀整体松解术后，要求患者 6 小时内不能翻身，绝对卧床 7 日。

4.2.2　第 2 次针刀松解胸腰筋膜

（1）体位　俯卧位。

（2）体表定位　胸腰筋膜（图 2－15）。

（3）消毒　在施术部位，用活力碘消毒 2 遍，然后铺无菌洞巾，使治疗点正对洞巾中间。

（4）麻醉　用 1% 利多卡因局部浸润麻醉，每个治疗点注药 1ml。

（5）刀具　Ⅰ型 4 号直形针刀。

（6）针刀操作（图2－16）

①第1支针刀松解上段胸腰筋膜　在第12肋尖定位，刀口线与人体纵轴一致，针刀体与皮肤呈90°角。针刀经皮肤、皮下组织，直达第12肋骨，调转刀口线45°，使之与第12肋骨走行方向一致，在肋骨骨面上向左右前后方向铲剥3刀，范围0.5cm。然后贴骨面向下到肋骨下缘，提插刀法切割3刀，范围0.5cm。

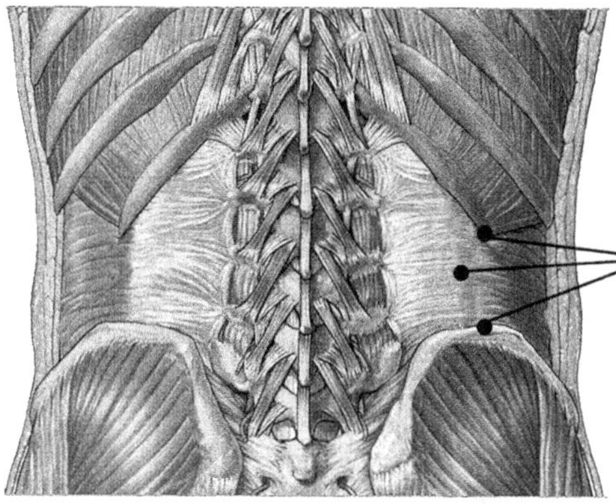

图2－15　针刀松解胸腰筋膜体表定位

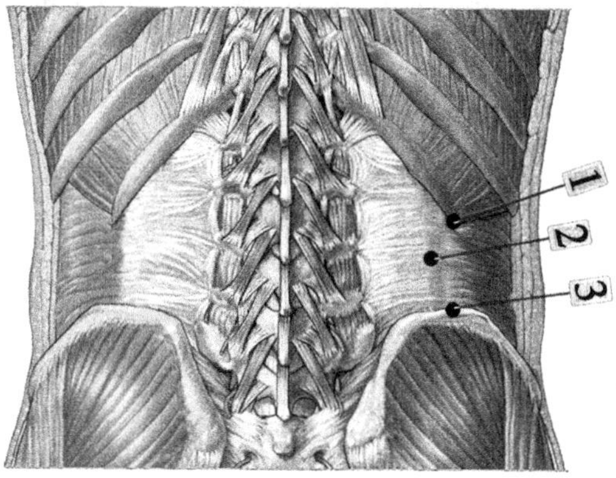

图2－16　针刀松解腰背筋膜示意图

②第2支针刀松解中段胸腰筋膜　在第3腰椎棘突旁开10cm处定位，刀口线与人体纵轴一致，针刀体与皮肤呈90°角。针刀经皮肤、皮下组织，达肌层，当有突破感时即到达胸腰筋膜移行处，在此纵疏横剥3刀，范围0.5cm。

③第3支针刀松解下段胸腰筋膜　在髂嵴中份压痛点定位，刀口线与人体纵轴一致，针刀体与皮肤呈90°角。针刀经皮肤、皮下组织，直达髂嵴，调转刀口线90°，在髂嵴骨面上向内外前后方向铲剥3刀，范围0.5cm。

术毕，拔出针刀，局部压迫止血3分钟后，创可贴覆盖针眼。

4.2.3　第3次针刀松解坐骨神经行经路线

（1）体位　俯卧位。

（2）体表定位　坐骨神经行经路线（图2－17）。

（3）消毒　在施术部位，用活力碘消毒2遍，然后铺无菌洞巾，使治疗点正对洞巾中间。

（4）麻醉　用1%利多卡因局部浸润麻醉，每个治疗点注药1ml。

（5）刀具　Ⅰ型3号、4号直形针刀。

（6）针刀操作（图2－18）

①第1支针刀松解梨状肌处坐骨神经的粘连、瘢痕、挛缩　在髂后上棘和尾骨尖连线中点与股骨大转子尖连线中内1/3的交点处进针刀，刀口线与人体纵轴一致，针刀经皮肤、皮下组织、筋膜、肌肉，达梨状肌下孔处，提插刀法切割3刀。如患者有下肢窜麻感，说明针刀碰到了坐骨神经，此时，停止针刀操作，退针刀2cm，稍调整针刀方向，再进针刀，即可避开坐骨神经。

②第2支针刀松解臀下横纹处坐骨神经的粘连、瘢痕、挛缩　在股骨大粗隆与坐骨结节连线中点处进针刀，刀口线与人体纵轴一致，针刀经皮肤、皮下组织、筋膜、肌肉，达坐骨神经周围，提插刀法切割3刀。如患者有下肢窜麻感，说明针刀碰到了坐骨神经，此时，停止针刀操作，退针刀2cm，稍调整针刀方向，再进针刀，即可避开坐骨神经。

③第3支针刀松解大腿中段坐骨神经的粘连、瘢痕、挛缩　在大腿中段后侧正中线上进针刀，刀口线与人体纵轴一致，针刀经皮肤、皮下组织、筋膜、肌肉，达坐骨神经周围，提插刀法切割3刀。如患者有下肢窜麻感，说明针刀碰到了坐骨神经，此时，停止针刀操作，退针刀2cm，稍调整针刀方向，再进针刀，即可避开坐骨神经。

④第4支针刀松解腓总神经行经路线上的粘连、瘢痕、挛缩　在腓骨头下3cm处进针刀，刀口线与人体纵轴一致，针刀经皮肤、皮下组织、筋膜、肌肉，直达腓骨面，纵疏横剥3刀，范围0.5cm。

⑤第5支针刀松解腓总神经行经路线上的粘连、瘢痕、挛缩　在腓骨头下6cm处进针刀，刀口线与人体纵轴一致，针刀经皮肤、皮下组织、筋膜、肌肉，直达腓骨面，纵疏横剥3刀，范围0.5cm。

术毕，拔出针刀，局部压迫止血3分钟后，创可贴覆盖针眼。

（7）注意事项　在松解坐骨神经周围粘连、瘢痕、挛缩时，有时会碰到坐骨神经，此时，停止针刀操作，退针刀2cm后，调整针刀体的方向再进针刀即可。应该特别注意的是，针刀的刀口线一定要与人体纵轴一致，即使针刀碰到坐骨神经也不会造成该神经的明显损伤，但如果针刀的刀口线方向与人体纵轴垂直，就可能切断坐骨神经，造成不可逆的严重医疗事故。

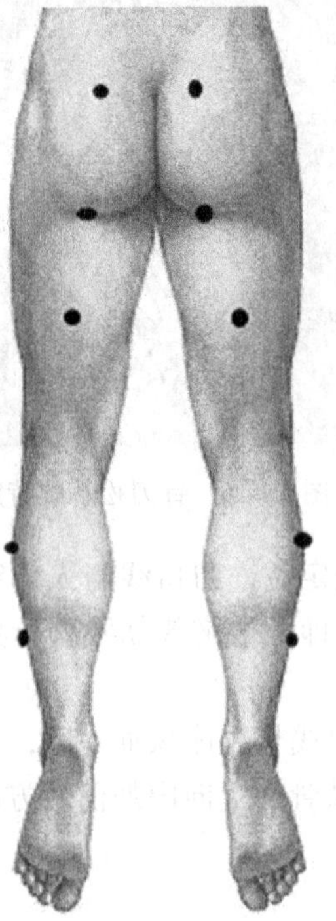

图2－17　针刀松解坐骨神经行经路线体表定位

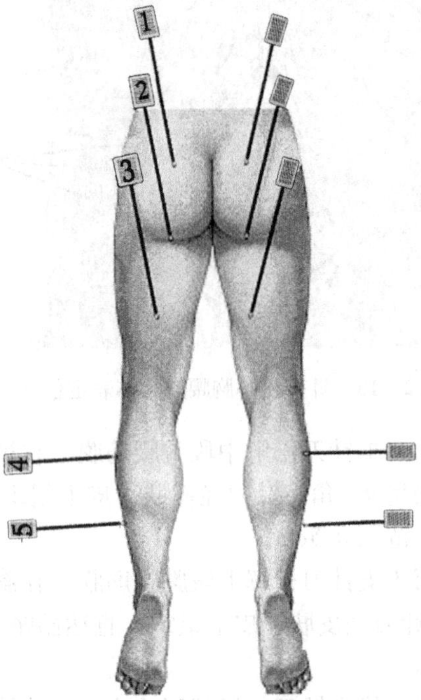

图2－18　针刀松解坐骨神经行经路线示意图

4.2.4　第4次松解胸腰结合部的粘连和瘢痕

由于胸腰结合部是胸腰椎生理曲线转折点，也是胸腰椎重要的受力点，依据慢性软组织损伤病因病理学理论和软组织损伤病理构架的网眼理论，对此处进行松解。

（1）体位　俯卧位，肩关节及髂嵴部置棉垫，以防止呼吸受限。

（2）体表定位（图2－19）　T_{11}～L_1棘突、棘间、肋横突关节及L_1关节突关节。

（3）消毒　在施术部位，用活力碘消毒2遍，然后铺无菌洞巾，使治疗点正对洞巾中间。

（4）麻醉　用1%利多卡因局部浸润麻醉，每个治疗点注药1ml。

（5）刀具　Ⅰ型4号直形针刀。

（6）针刀操作（图2－20）

①第1支针刀松解T_{12}～L_1棘上韧带、棘间韧带　在T_{12}棘突顶点下缘定位，刀口线与人体纵轴一致，针刀体先向头侧倾斜45°，与胸椎棘突呈60°角，针刀经皮肤、皮下组织，直达棘突骨面，纵疏横剥3刀，范围0.5cm，然后将针刀体逐渐向脚侧倾斜，与胸椎棘突走行方向一致，从T_{12}棘突下缘骨面沿T_{12}～L_1棘间方向用提插刀法切割棘间韧带3刀，范围0.5cm。

②第2支针刀松解T_{12}左侧肋横突关节囊韧带　从T_{12}～L_1棘间中点旁开3cm进针刀，刀口线与人体纵轴一致，针刀体与皮肤呈90°角，针刀经皮肤、皮下组织、胸腰筋膜浅层、竖脊肌达横突骨面，沿横突骨面向外达肋横突关节囊，纵疏横剥3刀，范围0.2cm。

③第3支针刀松解T_{12}右侧肋横突关节囊韧带　针刀松解方法参照第2支针刀松解方法。

T_{11}～T_{12}、L_1～L_2棘上韧带、棘间韧带、关节突关节韧带及肋横突关节囊韧带的松解参照T_{12}～L_1的针刀松解操作进行。

术毕，拔出针刀，局部压迫止血3分钟后，创可贴覆盖针眼。

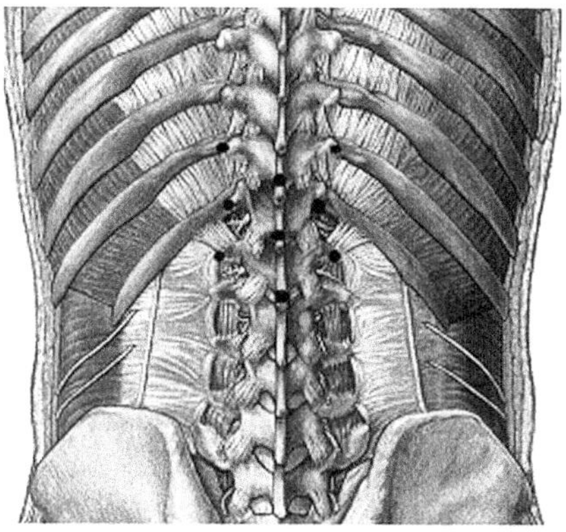

图2－19　针刀松解胸腰结合部的体表定位

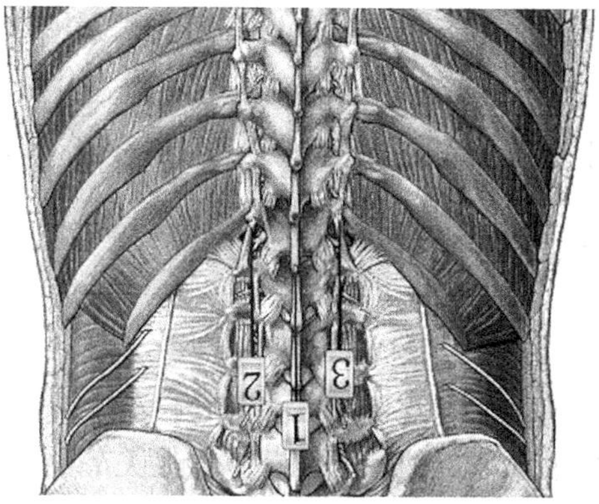

图2－20　针刀松解胸腰结合部示意图

4.2.5　第5次针刀松解腰椎关节突关节韧带

（1）体位　让患者俯卧于治疗床上，肌肉放松。

（2）体表定位　L_4～L_5、L_5～S_1关节突关节（图2－21）。

（3）消毒　在施术部位，用活力碘消毒2遍，然后铺无菌洞巾，使治疗点正对洞巾中间。

（4）麻醉　用1%利多卡因局部浸润麻醉，每个治疗点注药1ml。

（5）刀具　Ⅰ型3号直形针刀。

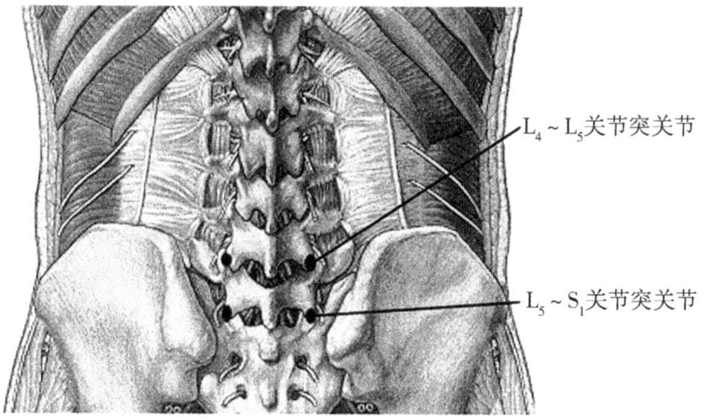

图2－21　针刀松解腰椎关节突关节韧带体表定位

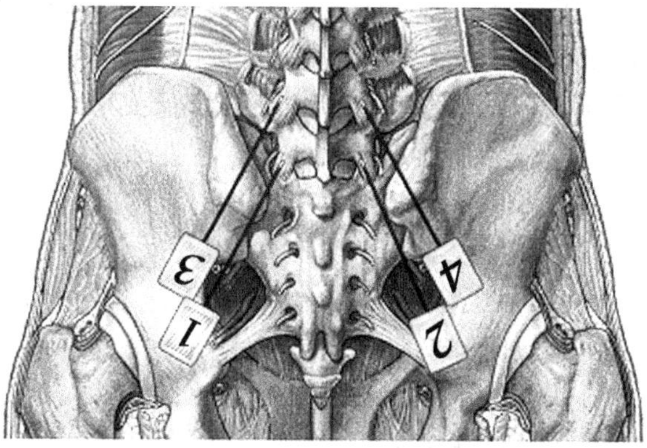

图2－22　针刀松解腰椎关节突关节韧带

（6）针刀操作（图2－22）

①第1支针刀松解L_5～S_1左侧关节突关节韧带粘连、瘢痕、挛缩　摸准L_5棘突顶点处定位，在L_5棘突中点向左旁开2～2.5cm进针刀，刀口线与脊柱纵轴平行，针刀体与皮肤垂直，针刀经皮肤、皮下组织、胸腰筋膜浅层、竖脊肌，到达骨面，刀刃在骨面上向外移动，可触及一骨突部，此为L_5的下关节突，再向外移动，刀下有韧性感时，即达L_5～S_1关节突关节韧带，在此用提插刀法切割3刀，深度0.5cm，以松解关节突关节韧带的粘连、瘢痕和挛缩。

②第2支针刀松解L_5～S_1右侧关节突关节韧带粘连、瘢痕、挛缩　针刀操作方法同第1支针刀。

③第3支针刀松解L_4～L_5左侧关节突关节韧带粘连、瘢痕、挛缩　摸准L_5棘突顶点处定位，在L_4棘突中点向左旁开2～2.5cm进针刀，刀口线与脊柱纵轴平行，针刀体与皮肤垂直，针刀经皮肤、皮下组织、胸腰筋膜浅层、竖脊肌，到达骨面，刀刃在骨面上向外移动，可触及一骨突部，此为L_4的下关节突，再向外移动，刀下有韧性感时，即达L_4～L_5关节突关节韧带，在此用提插刀法切割3刀，深度0.5cm，以松解关节突关节韧带的粘连、瘢痕和挛缩。

④第4支针刀松解L_4～L_5右侧关节突关节韧带粘连、瘢痕、挛缩　针刀操作方法同第3支针刀。

术毕，拔出针刀，局部压迫止血3分钟后，创可贴覆盖针眼。

4.2.6　第6次针刀松解顽固性压痛点

轻中型患者经过5次针刀松解后，临床表现基本消失，但有些严重的患者在腰部仍有部分痛性结节或者顽固性压痛点，此时，通过临床触诊发现这些压痛点或者痛性结节，进行针刀精确松解。其针刀手术操作方法与针刀治疗其他部位慢性软组织损伤的针刀操作方法相同。

5 针刀术后手法治疗

针刀术毕，依次做以下3种手法：①腰部拔伸牵引法；②腰部斜扳法；③直腿抬高加压法。

三、膝关节骨性关节炎

1 范围

本《规范》规定了膝关节骨性关节炎的诊断和治疗。

本《规范》适用于膝关节骨性关节炎的诊断和治疗。

2 术语和定义

下列术语和定义适用于本规范。

膝关节骨性关节炎（knee osteoarthritis）

本病是一种慢性关节疾病。主要表现是膝关节疼痛和活动不灵活，上下楼梯疼痛明显；后期引起膝关节畸形。

3 诊断

3.1 临床表现

膝关节疼痛，行走不便，关节伸屈受限，下蹲及上下楼困难，或突然活动时有刺痛，并常伴有腿软的现象。膝关节伸直到一定程度时引起疼痛，并且在膝关节的伸屈过程中往往发出捻发音，并可出现关节积液。另外，严重者甚至有肌肉萎缩。

3.2 诊断要点

（1）临床

①前月大多数时间有膝痛；

②有骨摩擦音；

③晨僵<30分钟；

④年龄>38岁；

⑤有骨性膨大。

满足1+2+3+4条，或1+2+5条，或1+4+5条者可诊断为膝关节骨性关节炎。

（2）临床+实验室检查+放射学

①前月大多数时间有膝痛；

②骨赘形成；

③关节液检查符合骨性关节炎；

④年龄>40岁；

⑤晨僵<30分钟；

⑥有骨摩擦音。

满足1+2条，或1+3+5+6条，或1+4+5+6条者可诊断为膝关节骨性关节炎。

（3）X线分级标准　按sasaKiT膝关节骨性关节炎X线分级标准制定：

Ⅰ级：仅有骨刺产生；

Ⅱ级：关节间隙变窄（少于正常关节间隙的1/2）；

Ⅲ级：关节间隙变窄（多于正常关节间隙的1/2）；

Ⅳ级：关节间隙消失，或轻度骨磨损（小于1cm）；

Ⅴ级：重度骨磨损（大于1cm），合并半脱位或对侧关节的骨关节炎。

4 针刀治疗

4.1 治疗原则

依据针刀医学关于人体弓弦力学系统及疾病病理构架的网眼理论，膝关节骨性关节炎首先是由于膝关节周围软组织起止点及行经路线产生广泛的粘连、瘢痕、挛缩和堵塞，使膝关节内部产生高应力点，导致膝关节受力的力线发生变化，病情进一步发展，在膝关节周围软组织起止点处形成硬化、钙化和骨化，最终形成骨刺、骨节错位及关节间隙变窄。依据上述理论，通过针刀整体松解膝关节周围的肌肉、韧带及关节囊的起止点及滑液囊等软组织，针刀术后配合手法，从而调节膝关节内的拉应力、压应力和张应力的平衡，以恢复膝关节正常受力线。

4.2　操作方法

（1）体位　仰卧位，膝关节屈曲 30°～45°，膝关节后方置垫。

（2）体表定位　五指体表定位法。

医生立于病人患侧，用同侧手做五指定位。如病变在右膝关节，医生用右手定位，左侧膝关节病变，医生用左手定位。掌心正对髌骨中心，五指尽力张开，手指半屈位，中指正对的是髌韧带中部，食指、环指分别对应内、外膝眼，拇指正对胫侧副韧带起点及股内侧肌下段，小指正对髂胫束行经线上，掌根对准髌上囊。此外，在食指下 4cm 处向内 3cm 即为鹅足囊止点。分别用记号笔在上述 7 点定位。（图 2－23）。

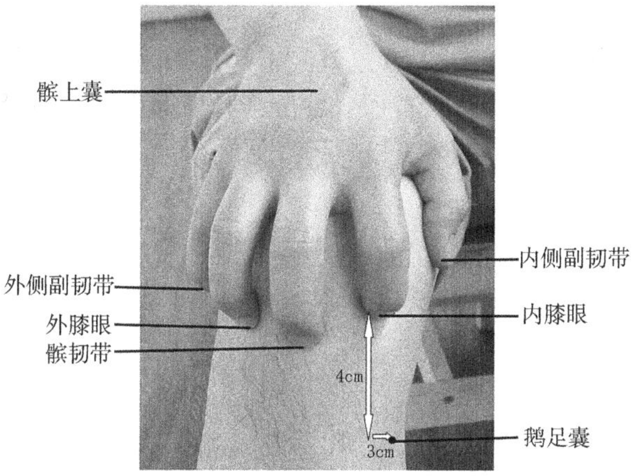

图 2－23　五指体表定位法

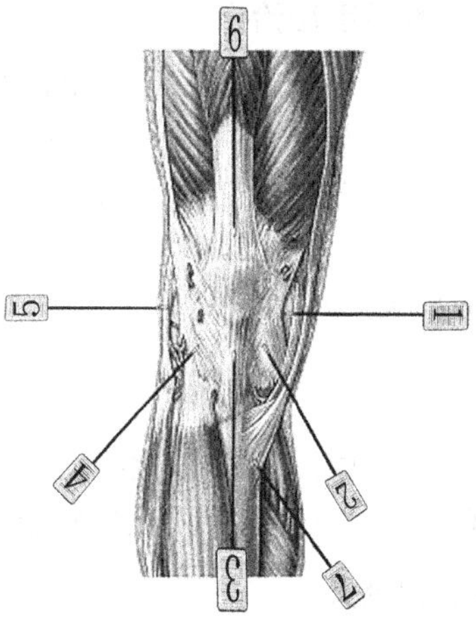

图 2－24　膝关节骨性关节炎针刀松解示意图

（3）消毒　在施术部位，用活力碘消毒 2 遍，然后铺无菌洞巾，使治疗点正对洞巾中间。

（4）麻醉　用 1% 利多卡因局部浸润麻醉，每个治疗点注药 1ml。

（5）刀具　Ⅰ型 3 号、4 号直形针刀。

（6）针刀操作（图 2－24）

①第 1 支针刀松解胫侧副韧带的粘连和瘢痕　刀口线与下肢纵轴方向一致，针刀体与皮肤垂直，严格按四步操作规程进针刀，针刀经皮肤、皮下组织，当刀下有韧性感时，即到达胫侧副韧带，先纵疏横剥 3 刀，然后调转刀口线 90°，提插切割 3 刀。

②第 2 支针刀松解髌内侧支持带的粘连和瘢痕　刀口线与下肢纵轴方向一致，针刀体与皮肤垂直，严格按四步操作规程进针刀，针刀经皮肤、皮下组织，当刀下有韧性感时，即到达髌内侧支持带，先纵疏横剥 3 刀，然后调转刀口线 90°，“十”字提插切割 3 刀。

③第 3 支针刀松解髌韧带的粘连和瘢痕　刀口线与下肢纵轴方向一致，针刀体与皮肤垂直，严格按四步操作规程进针刀，针刀经皮肤、皮下组织，当刀下有韧性感时，即到达髌韧带，进针刀 1cm，纵疏横剥 3 刀。

④第 4 支针刀松解髌外侧支持带的粘连和瘢痕　刀口线与下肢纵轴方向一致，针刀体与皮肤垂直，严格按四步操作规程进针刀，针刀经皮肤、皮下组织，当刀下有韧性感时，即到达髌外侧支持带，先纵疏横剥 3 刀，然后调转刀口线 90°，“十”字提插切割 3 刀。

⑤第 5 支针刀松解腓侧副韧带及髂胫束的粘连和瘢痕　刀口线与下肢纵轴方向一致，针刀体与皮肤垂直，严格按四步操作规程进针刀，针刀经皮肤、皮下组织，当刀下有韧性感时，即到达腓侧副韧带和髂胫束，纵疏横剥 3 刀。

⑥第 6 支针刀松解股四头肌腱及髌上囊的粘连和瘢痕　刀口线与下肢纵轴方向一致，针刀体与皮肤垂

直，严格按四步操作规程进针刀，针刀经皮肤、皮下组织，当刀下有韧性感时，即到达股四头肌腱，先纵疏横剥3刀，再调转刀口线90°，“十”字提插切割3刀，然后继续进针刀，当刀下有落空感时即已穿过股四头肌腱，纵疏横剥3刀，范围0.5cm。

⑦第7支针刀松解鹅足的粘连和瘢痕　刀口线与下肢纵轴方向一致，针刀体与皮肤垂直，严格按四步操作规程进针刀，针刀经皮肤、皮下组织，直达骨面，纵疏横剥3刀。

对Ⅳ期病人，在硬膜外麻醉下进行针刀整体松解。

术毕，拔出针刀，局部压迫止血3分钟后，创可贴覆盖针眼。

（7）注意事项　对于有“O”形腿或者“X”形腿的患者，手术复位后，选用两块长条托板，固定于膝关节的内外侧，长度上至臀横纹，下至踝关节上缘。用3条纱布绷带固定，其中两条固定于托板两端，另一条固定于中间膝关节下方胫骨结节下缘。注意在固定时，一定要将患肢的畸形矫正。一般采取在手法矫正后，医生不放下患肢即将托板固定的办法。托板一般固定14日，固定期间，应密切观察下肢血供，防止因为夹板太紧引起下肢缺血坏死。

5 针刀术后手法治疗

每次针刀术后进行手法治疗，让患者仰卧，医生一手握住踝关节上方，另一手托住小腿上部，在牵拉状态下，摇晃、旋转伸屈膝关节，然后用在牵引状态下的推拿手法，将内、外翻和轻度屈曲畸形纠正。此即纠正膝关节内部的力平衡失调。

四、髌骨软化症

1 范围

本《规范》规定了髌骨软化症的诊断和治疗。

本《规范》适用于髌骨软化症的诊断和治疗。

2 术语和定义

下列术语和定义适用于本规范。

髌骨软化症（chondromalacia patellae）

本病是髌骨软骨面及其相对的股骨髌面的关节软骨损伤所致，以膝部不适、髌骨后方疼痛、膝内侧隐痛为主要表现，X线片显示髌骨关节面不平以及髌骨移位。

3 诊断

3.1 临床表现

患侧膝关节疼痛，上、下楼或半蹲位时可加重疼痛。有时可出现“假绞锁”征象，轻微活动髌骨时即发出清脆的响声，即可“解锁”，这是由于髌骨软骨面损伤后，与关节面不吻合而引起的。有时患者可出现软腿现象。

3.2 诊断要点

（1）有膝部外伤史或长期膝关节过度剧烈运动史；

（2）上下楼梯时疼痛加重，或有“打软腿”或“假绞锁征”现象；

（3）髌下脂肪垫压痛阳性，髌骨研磨试验阳性；

（4）单腿半蹲痛阳性；

（5）MRI显示髌骨软骨内信号改变和髌骨软骨表面形态改变。

凡符合以上的第2～4项，即可诊断为髌骨软化症。必要时可行X线或MRI检查排除骨折、半月板或韧带损伤。

4 针刀治疗

4.1 治疗原则

依据针刀医学关于人体弓弦力学系统及疾病病理构架的网眼理论，髌骨周围软组织损伤后，造成髌骨弓弦力学系统的力学平衡失调，髌骨周围软组织的拉应力明显增加，导致髌骨在髌股关节面上磨损。

用针刀将髌骨周围软组织附着点处的粘连、瘢痕进行整体松解，使髌骨及膝关节的力学平衡得到恢复。

4.2　操作方法

（1）体位　仰卧位。

（2）体表定位　髌骨内、外侧支持带，内、外侧髌股韧带。

（3）消毒　在施术部位，用活力碘消毒2遍，然后铺无菌洞巾，使治疗点正对洞巾中间。

（4）麻醉　用1%利多卡因局部浸润麻醉，每个治疗点注药1ml。

（5）刀具　Ⅰ型3号、4号直形针刀。

（6）针刀操作（图2－25）

①第1支针刀松解髌上囊（图2－25）　针刀体与皮肤垂直，刀口线与股四头肌方向一致，按四步操作规程进针刀，经皮肤、皮下组织，当穿过股四头肌有落空感时，即到达髌上囊，先纵疏横剥3刀，然后将针刀体向大腿方向倾斜45°，针刀沿股骨凹面提插3刀，以疏通髌上囊与关节囊的粘连点，范围0.5cm。

②第2支针刀松解髌下脂肪垫（图2－25）　针刀体与皮肤垂直，刀口线与髌韧带走行方向一致，按四步操作规程进针刀，经皮肤、皮下组织，当穿过髌韧带有明显落空感时，再进针刀1cm，即到达髌下脂肪垫，纵疏横剥3刀，范围0.5cm。

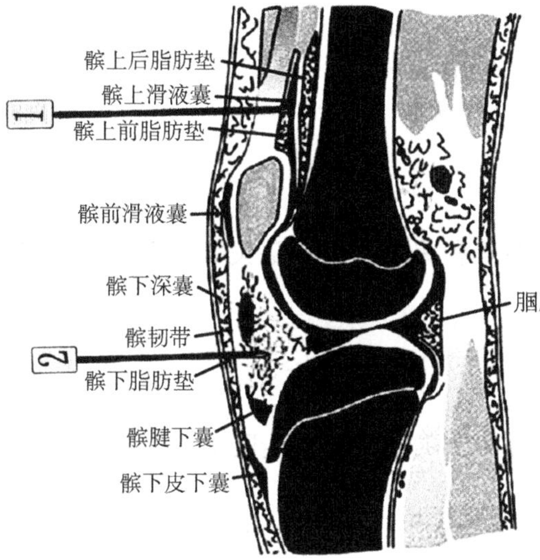

图2－25　髌上囊、髌下脂肪垫针刀松解示意图

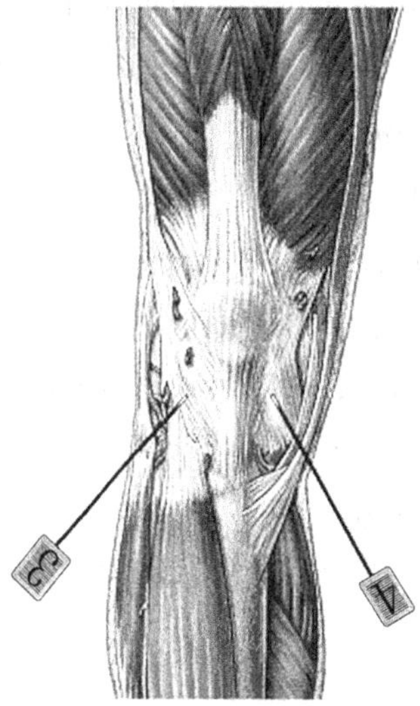

图2－26　髌内外侧支持带针刀松解示意图

③第3支针刀松解髌外侧支持带（图2－26）　在髌骨中点外缘旁开2cm处定位，针刀体与皮肤垂直，刀口线与下肢纵轴平行，按四步操作规程进针刀，经皮肤、皮下组织，刀下有韧性感时，深入其中，纵疏横剥3刀，范围0.5cm。

④第4支针刀松解髌内侧支持带（图2－26）　在髌骨中点内缘旁开2cm处定位，针刀体与皮肤垂直，刀口线与下肢纵轴平行，按四步操作规程进针刀，经皮肤、皮下组织，刀下有韧性感时，深入其中，纵疏横剥3刀，范围0.5cm。

⑤第5支针刀松解外侧髌股韧带外上缘（图2－27）　髌股韧带是髌内外侧支持带的深层，起于髌骨侧缘，止于股骨内外髁。在髌骨外上缘定位，刀口线与下肢纵轴平行，按四步操作规程进针刀，针刀紧贴髌骨外上缘骨面铲剥3刀，深度0.5cm。

⑥第6支针刀松解外侧髌股韧带外下缘（图2－27）　在髌骨外缘下份定位，刀口线与下肢纵轴平行，按四步操作规程进针刀，针刀紧贴髌骨外下缘骨面，铲剥3刀，深度0.5cm。

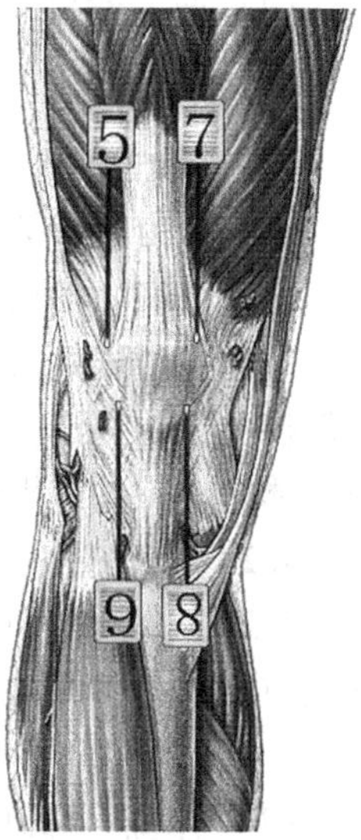

图2－27　髌股韧带针刀松解示意图

⑦第7支针刀松解内侧髌股韧带内上缘（图2－27）　在髌骨内缘上份

定位，刀口线与下肢纵轴平行，按四步操作规程进针刀，针刀紧贴髌骨内上缘骨面，铲剥 3 刀，深度 0.5cm。

⑧第 8 支针刀松解内侧髌股韧带内下缘（图 2－27） 在髌骨内缘下份定位，刀口线与下肢纵轴平行，按四步操作规程进针刀，针刀紧贴髌骨内下缘骨面，铲剥 3 刀，深度 0.5cm。

术毕，拔出针刀，局部压迫止血 3 分钟后，创可贴覆盖针眼。

5 针刀术后手法治疗

患者仰卧，患肢伸直，医生拇指和其他四指张开，抓握住髌骨，用力上下（沿肢体纵轴）滑动髌骨，这样可使关节囊、支持韧带进一步松解。医生一手拿住患肢踝关节上缘，令患者屈膝屈髋，另一手拇指顶住髌骨上缘，再令患肢伸直，同时拇指用力向下顶推髌骨，用力方向为直下方和斜下方。对膝关节伸屈障碍者，用过伸过屈膝关节的镇定手法，在过伸过屈位置上各停留 30 秒。

五、膝关节创伤性滑膜炎

1 范围

本《规范》规定了膝关节创伤性滑膜炎的诊断和治疗。

本《规范》适用于膝关节创伤性滑膜炎的诊断和治疗。

2 术语和定义

下列术语和定义适用于本规范。

膝关节创伤性滑膜炎（traumatic synovitis of the knee joint）

本病又称为膝关节渗出性关节炎。膝关节损伤、手术刺激等积累性损伤及膝关节周围软组织损伤，均可刺激并损伤滑膜使之充血、渗出，产生大量积液。

3 诊断

3.1 临床表现

患者的膝关节呈现膨隆、饱满状，多有胀痛。膝关节不能自由伸屈，致使行走困难，甚至不能行走。

3.2 诊断要点

（1）有外伤史或劳损史；

（2）症状：膝关节疼痛、肿胀，活动受限；

（3）体征：压痛，浮髌试验阳性；

（4）关节穿刺为淡黄色或粉红色液体，表面无脂肪滴。

4 针刀治疗

4.1 治疗原则

依据针刀医学关于人体弓弦力学系统及疾病病理构架的网眼理论，膝关节创伤性滑膜炎是由于膝关节周围软组织的损伤所致。软组织的损伤可引起关节微小错位，导致膝关节受力不均，关节力平衡失调，而人体为了传导重力，并防止关节相互碰撞，使滑膜产生代偿性的增厚、粘连和挛缩，并分泌大量滑液以保持关节的润滑；同时，人体通过限制膝关节的活动以减轻关节的损伤，从而引发临床表现。通过针刀整体松解膝关节周围软组织的粘连瘢痕，调节膝关节内张应力、拉应力和压应力平衡。

4.2 操作方法

4.2.1 第 1 次针刀松解膝关节前侧、内侧、外侧软组织的粘连和瘢痕（针刀操作方法参照膝关节骨性关节炎针刀整体松解术）

4.2.2 第 2 次针刀松解髌内、外侧支持带及膝关节前侧滑膜的瘢痕和挛缩

（1）体位 仰卧位，膝关节屈曲 60°。

（2）体表定位 内膝眼、外膝眼。

（3）消毒 在施术部位，用活力碘消毒 2 遍，然后铺无菌洞巾，使治疗点正对洞巾中间。

（4）麻醉 用 1% 利多卡因局部浸润麻醉，每个治疗点注药 1ml。

(5) 刀具 Ⅰ型4号直形针刀。

(6) 针刀操作(图2-28)

①第1支针刀松解髌外侧支持带及前外侧滑膜 在外膝眼定位，针刀体与皮肤垂直，刀口线与大腿纵轴平行，严格按四步操作规程进针刀，针刀经皮肤、皮下组织，刀下有韧性感时提插切割3刀，然后穿过髌外侧支持带后有落空感时即到达膝关节前外侧滑膜，提插刀法切割3刀，范围0.5cm。

②第2支针刀松解髌内侧支持带及前内侧滑膜 在内膝眼定位，针刀体与皮肤垂直，刀口线与大腿纵轴平行，严格按四步操作规程进针刀，针刀经皮肤、皮下组织，刀下有韧性感时提插切割3刀，然后穿过髌内侧支持带后有落空感时即到达膝关节前内侧滑膜，提插刀法切割3刀，范围0.5cm。

术毕，拔出针刀，局部压迫止血3分钟后，创可贴覆盖针眼。

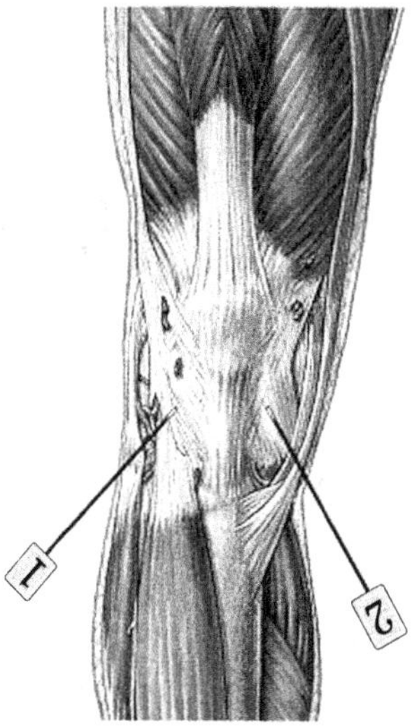

图2-28 膝关节前内、外侧滑膜针刀松解示意图

5 针刀术后手法治疗

患者仰卧，屈膝屈髋90°，一助手握住股骨下端，施术者双手握持踝部，两者相对牵引，医生内、外旋转小腿，在牵引下，使膝关节尽量屈曲，再缓缓伸直。

第三章 类风湿性关节炎

一、概述

1 范围

本《规范》规定了类风湿性关节炎的诊断和治疗。

本《规范》适用于类风湿性关节炎的诊断和治疗。

2 术语和定义

下列术语和定义适用于本规范。

类风湿性关节炎（rheumatoid arthritis）

本病是一种以多发性和对称性关节炎为主的慢性全身性自身免疫性疾病。关节病变以滑膜炎为基础，并逐渐发展至关节周围各种软组织和骨骼。

3 诊断

3.1 临床表现

初发时病情发展缓慢，患者先有几周到几个月的疲倦乏力、体重减轻、胃纳不佳、低热、手足麻木与刺痛等前驱症状。随后发生某一关节疼痛、僵硬，以后关节肿大日渐显著，周围皮肤温热、潮红，自动或被动运动都引起疼痛。开始时可能1个或少数几个关节受累，且往往是游走性，以后可发展为对称性多关节炎。

关节的受累常从四肢远端的小关节开始，以后再累及其他关节。主要累及有滑膜的关节、可活动的周围小关节和大关节（图3-1）。近侧的指间关节的发病几率最高，呈梭状肿大，其次为掌指、趾、腕、膝、肘、踝、肩和髋关节等。95%的患者晨间可有关节僵硬、肌肉酸痛，表现为病变关节在静止不动后出现较长时间的僵硬，维持半小时至数小时，适度活动后僵硬现象可减轻。晨僵时间与关节炎严重性呈正比，可作为疾病活动指标之一。

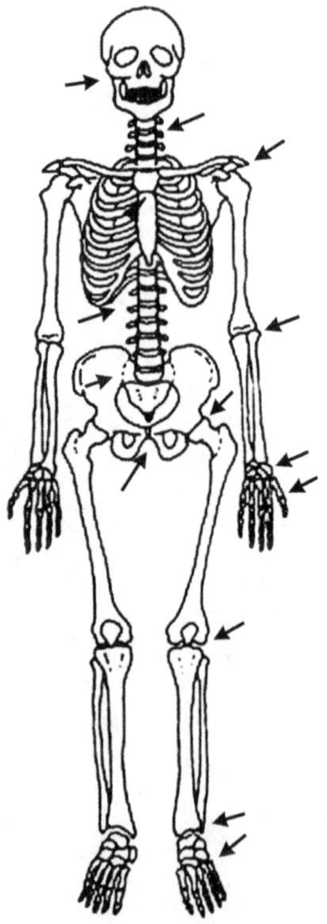

图3-1 类风湿性关节炎最易累及的关节示意图
箭头所指为膝关节、肘关节、腕关节、髋关节、肩关节及踝关节等周围关节及中轴关节

关节疼痛与压痛往往是最早的症状。手、腕、足、踝、膝、肩、肘、髋、颈椎、寰枢、寰枕关节均可受累。骶髂关节、耻骨联合可有侵蚀，但常无症状。胸椎、腰椎、骶椎常不受累。疼痛多呈对称性、持续性，且疼痛的严重程度不稳定。

多发生关节肿胀，原因是关节积液和周围软组织炎，滑膜肥厚。常见部位是腕、近指、掌指、膝关节等，多呈对称性分布。

由于关节肿痛和运动的限制，关节附近肌肉的僵硬和萎缩也日益显著。以后即使急性炎症消失，由于关节内已有纤维组织增生，关节周围组织也变得僵硬。病变关节最后变得僵硬而畸形，膝、肘、手指、腕部都固定在屈位。手指常在掌指关节处向外侧成半脱位，形成特征性的尺侧偏向畸形。近侧指间关节呈梭状肿大，小指指间关节屈曲畸形。10%～30%患者在关节的隆凸部位出现皮下类风湿结节。

晚期患者多见关节畸形，这是由于滑膜炎的绒毛破坏了软骨和软骨下的骨质，形成关节纤维化或骨性强直。肌腱、韧带受损，肌肉萎缩使关节不能保持在正常位置，造成关节脱位，这样关节功能可完全丧失。

关节病变只能致残，罕有致死，但关节外表现则有致死的可能。关节外病变的病理基础是血管炎。

（1）类风湿血管炎　此症状常在恶性类风湿性关节炎（约占类风湿性关节炎的1%）中表现，病情严重，病程长。病理表现为坏死性血管炎，主要累及动脉并伴血栓形成，可出现严重的内脏损伤。血清中常有高滴度的类风湿因子，冷球蛋白阳性，补体水平降低，免疫复合物水平增高。临床上可出现心包炎、心内膜炎、心肌炎、冠状动脉炎或急性主动脉瓣关闭不全。侵犯肝脾可出现 Felty 综合征，侵犯胃肠道出现肠系膜动脉栓塞，侵犯神经系统表现为多发性神经炎，侵犯眼部可出现巩膜炎和角膜炎。可引起坏死性肾小球肾炎、急性肾功能衰竭，还可出现指尖或甲周出血点，严重的雷诺现象，指端坏死、血栓等。恶性类风湿性关节炎病情严重，可威胁患者生命，一旦出现上述症状，应在抗生素控制感染的基础上，选择中药及其他药物治疗。

（2）类风湿结节　为含有免疫复合物的类风湿性因子聚积所致。在类风湿性关节炎起病时少见，多见于晚期和有严重全身症状者，类风湿因子常呈阳性。类风湿结节的存在提示病情处于活动期。临床上将其分为深部结节和浅表结节两种。

浅表结节好发部位在关节隆凸部及经常受压处，如前臂伸侧、肘部、腕部、关节鹰嘴突、骶部、踝部、跟腱等处，偶见于脊柱、头皮、足跟等部位。一至数个，直径数毫米至数厘米，质硬、无疼痛，对称性分布，黏附于骨膜上，增大后稍活动。可长期存在，少数软化后消失。深部结节发生于内脏，好发于胸膜和心包膜的表面及肺和心脏的实质组织。除非影响脏器功能，否则不引起症状。

几乎所有的类风湿性关节炎病人都累及手和腕关节（图3－2），也有手及腕关节单独或最先发病。典型的早期特征是近端指间关节因肿胀产生的梭形外观，常伴有掌指关节对称性肿胀，远端指间关节很少受累。软组织松弛无力可产生手指的尺侧偏斜，常伴有近端指骨掌侧半脱位；掌指关节的尺侧偏斜常合并桡掌关节的桡侧偏斜，导致手呈“之”字变形。晚期患者，可出现“鹅颈”畸形及“钮花”畸形。这些改变将导致手部力量丧失。腕部受累在中国人类风湿性关节炎中尤其常见，无痛性的尺骨茎突区肿胀是其早期征象之一。掌侧的滑膜增厚和腱鞘炎可压迫腕横韧带下的正中神经，引起“腕管综合征”，出现拇指、食指、中指掌侧面，无名指桡侧皮肤感觉异常与迟钝，也可伴有大鱼际肌的萎缩。在晚期，由于纤维性强直或骨性强直，腕部变得不能活动，桡尺远端关节受累常使旋前和旋后运动严重障碍。尺骨头综合征（包括疼痛、运动受限、尺骨末端背侧突出等症状）在类风湿性关节炎可见到。手和腕关节的病变可出现以下畸形：琴键征（下桡尺关节向背侧脱位，突出的尺骨茎突受压后可回缩，放松后可向上回复，伴剧痛，如同弹钢琴键）、尺侧偏移、鹅颈畸形、钮花畸形、望远镜手、槌状指等。

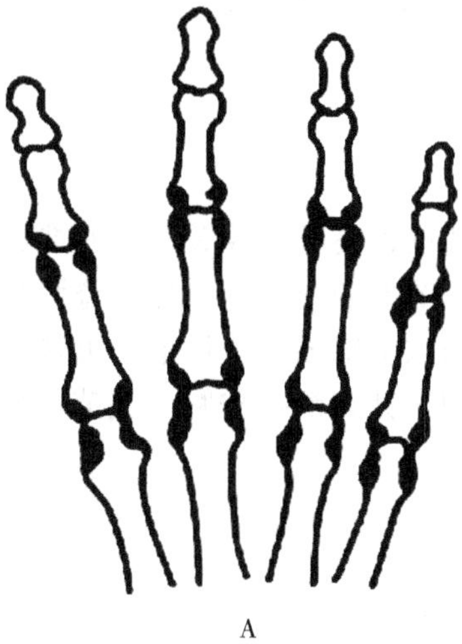
A

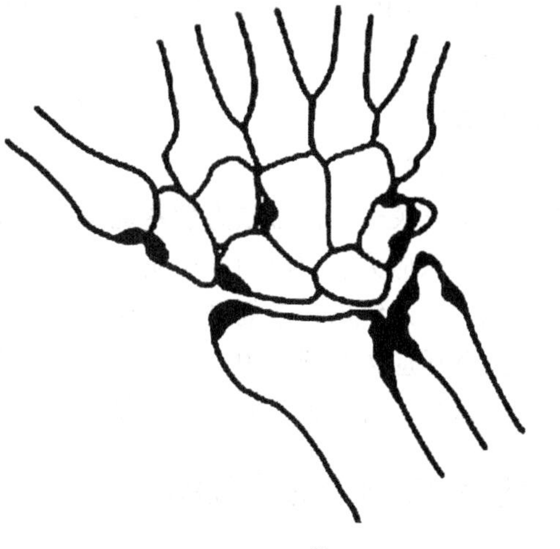
B

图3－2　类风湿性关节炎手（A）及腕部（B）常受累部位示意图

膝关节是最常受累和致残最多的关节之一。滑膜的肥厚及积液常见，临床症状包括关节僵硬、疼痛，行走及坐椅、起立困难。髌骨下压痛及肿胀提示滑膜炎的存在。在膝关节病变数周后，股四头肌可发生萎缩而迅速影响伸膝功能，后期并发症有屈曲挛缩、外翻、畸形和程度不等的韧带不稳定。膝关节腔内积液，可使屈膝时腔内压应力增高，此时积液被挤入关节后侧的腓肠肌-半膜肌滑液囊，致使此滑液囊向腘窝腔扩大而形成腘窝囊肿，又称Baker囊肿。此处可触及有弹性的软组织肿块，患者主诉有膝后疼痛和发胀，偶尔囊肿生长迅速或分隔破裂，可引起假性血栓静脉炎。关节腔内小量积液时可有“膨出征”（右手掌沿膝内侧向上压迫时，积液流向外侧，内滑膜囊出现凹陷；以左手掌沿膝外侧向下按压时，内侧凹陷消失并又露出膨胀），但积液多时此征消失。正常膝体温较大腿、小腿为低，即“凉髌征”。体检时以手触髌骨、大腿及腓肠肌，如温度相等即凉髌征消失，提示炎症存在。膝关节炎时患者为求舒适常取膝屈曲位，时间久后加以四头肌萎缩，形成挛缩畸形。

前足部的病变特别常见，有80%～90%的患者累及，在10%～20%的患者发病的最初阶段即有此表现。足侧部跖趾关节最常累及，间歇或持续的疼痛、压痛和软组织肿胀，即使在发病的早期也能常见。后足跗骨及舟状骨常受累，但多不易被察觉。患者诉疼痛发僵，继发性足肌痉挛时间较久后，常导致外翻畸形和强直性扁平足。足跟痛在强直性脊柱炎是重要症状，提示附着点炎，在类风湿性关节炎亦可存在，主要是由于腓肠肌下滑囊炎或足跟外滑囊炎，常与腓肠肌结节并发。前足跖骨头常受侵蚀引起疼痛。足畸形多发生于跖趾关节炎及其内缩肌腱鞘炎后。由于足掌痛患者常以足跟行走，足呈上屈，导致足趾呈爪样，最后跖趾关节脱位。跖骨头侵蚀，足变宽出现外翻畸形。

3.2 诊断要点

（1）晨僵持续至少1小时。

（2）有3个或3个以上的关节同时肿胀或有积液。这些关节包括双侧近端指间关节、掌指关节、腕关节、肘关节、膝关节、踝关节和跖趾关节。

（3）掌指关节、近端指间关节或腕关节中至少有1个关节肿胀或有积液。

（4）在第2项所列举的关节中，同时出现关节对称性肿胀或积液（双侧近端指间关节和掌指关节受损而远端指间关节常不受累，是类风湿性关节炎的特征之一。约80%的类风湿性关节炎患者有腕部多间隙受累，尺骨茎突处肿胀并有触痛，背侧伸肌腱鞘有腱鞘炎，这些都是类风湿性关节炎的早期征象。类风湿性关节炎患者的足部关节也常受累。跖趾关节常发生炎症，而远端趾间关节很少受累。跖骨头向足底半脱位时可形成足趾翘起来的畸形）。

（5）皮下类风湿结节。

（6）类风湿因子阳性（滴度>1∶32，所用检测方法在正常人群中的阳性率不超过5%，而90%的类风湿性关节炎患者的类风湿因子滴度为1∶256，高滴度类风湿因子对类风湿性关节炎来说比较特异）。

（7）手和腕的后前位X线照片显示有骨侵蚀、关节间隙狭窄或有明确的骨质疏松。

第2～5项必须由医师观察认可。第1～4项必需持续存在6周以上。此标准的敏感性为91%～94%，特异性为88%～89%。

4 针刀治疗

4.1 治疗原则

依据针刀医学关于人体弓弦力学系统及疾病病理构架的网眼理论，类风湿性关节炎所造成的关节病变是由于关节内张应力、拉应力、压应力平衡失调，首先引起小关节的变形，然后导致脊肢弓弦力学系统和脊柱弓弦力学系统的力平衡失调，通过针刀整体松解关节周围软组织的粘连瘢痕，可调节关节内张应力、拉应力和压应力平衡。由于类风湿性关节炎病变部位的不同，针刀治疗按腕手关节病变、肘关节病变、肩关节病变、踝足关节病变、膝关节病变分别论述。

二、腕手关节病变的针刀治疗

1 第1次针刀松解腕关节前侧浅层软组织的粘连、瘢痕

（1）体位　坐位，手放在手术台上，掌心向上。

（2）体表定位　先标记尺、桡动脉走行路线，在腕关节掌侧各定位点定位。

（3）消毒　在施术部位，用活力碘消毒2遍，然后铺无菌洞巾，使治疗点正对洞巾中间。

（4）麻醉　用1%利多卡因局部浸润麻醉，每个治疗点注药1ml。

（5）刀具　Ⅰ型4号直形针刀。

（6）针刀操作（图3－3）

①第1支针刀松解腕横韧带远端尺侧的粘连、瘢痕点　在腕远横纹尺动脉内侧0.5cm处定点。刀口线与前臂纵轴平行，针刀体与皮肤呈90°角，按四步进针刀规程，从定位处刺入，刀下有韧性感时，即到达腕横韧带近端尺侧的粘连、瘢痕点，提插刀法松解3刀，提插深度为刀下有落空感，距离0.5cm。

②第2支针刀松解腕横韧带近端尺侧的粘连、瘢痕点　在第1支针刀近端2cm处定点。刀口线与前臂纵轴平行，针刀体与皮肤呈90°角，按四步进针刀规程，从定位处刺入，刀下有韧性感时，即到达腕横韧带近端尺侧的粘连、瘢痕点，提插刀法松解3刀，提插深度为刀下有落空感，距离0.5cm。

③第3支针刀松解腕横韧带远端桡侧的粘连、瘢痕点　在腕远横纹桡动脉外侧0.5cm处定点。刀口线与前臂纵轴平行，针刀体与皮肤呈90°角，按四步进针刀规程，从定位处刺入，刀下有韧性感时，即到达腕横韧带近端桡侧的粘连、瘢痕点，提插刀法松解3刀，提插深度为刀下有落空感，距离0.5cm。

④第4支针刀松解腕横韧带近端桡侧的粘连、瘢痕点　在第3支针刀近端2cm处定点。刀口线与前臂纵轴平行，针刀体与皮肤呈90°角，按四步进针刀规程，从定位处刺入，刀下有韧性感时，即到达腕横韧带近端桡侧的粘连、瘢痕点，提插刀法松解3刀，提插深度为刀下有落空感，距离0.5cm。

术毕，拔出针刀，局部压迫止血3分钟后，创可贴覆盖针眼。

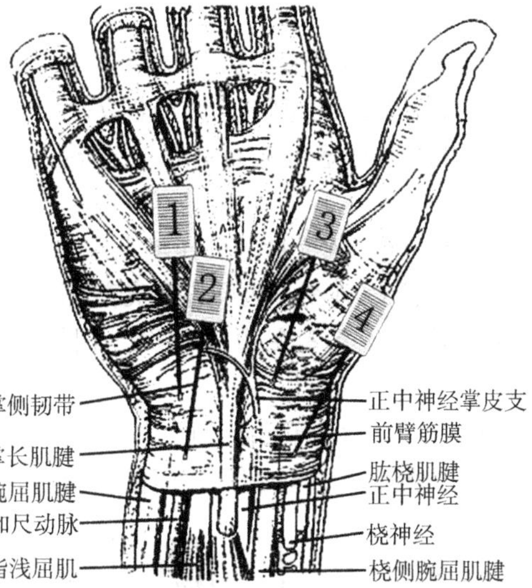

图3－3　腕关节前侧浅层软组织的粘连、瘢痕针刀松解示意图

（7）注意事项　在体表定位时，应先标出尺桡动脉的走行路线，以便选定治疗点时避开。

2 第2次针刀松解腕关节后侧浅层软组织的粘连、瘢痕

（1）体位　坐位，手放在手术台上，掌心向下。

（2）体表定位　在腕关节背侧各定位点定位。

（3）消毒　在施术部位，用活力碘消毒2遍，然后铺无菌洞巾，使治疗点正对洞巾中间。

（4）麻醉　用1%利多卡因局部浸润麻醉，每个治疗点注药1ml。

（5）刀具　Ⅰ型4号直形针刀。

（6）针刀操作（图3－4）

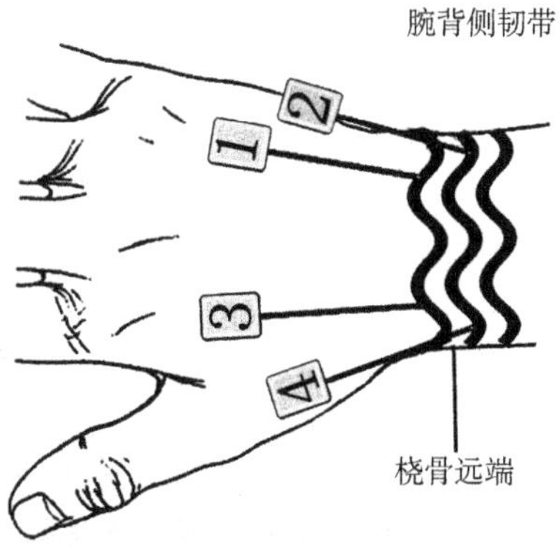

图3－4　腕关节后侧浅层软组织的粘连、瘢痕针刀松解示意图

①第1支针刀松解腕背侧韧带尺侧远端的粘连、瘢痕点　在相当于掌侧腕远横纹平面的钩骨背面定位。刀口线与前臂纵轴平行，针刀体与皮肤呈90°角，按四步进针刀规程，从定位处刺入，刀下有韧性感时，即到达腕横韧带近端尺侧的粘连、瘢痕点，提插刀法松解3刀，提插深度为刀下有落空感，距离0.5cm。

②第2支针刀松解腕背侧韧带尺侧中部的粘连、瘢痕点　在第1支针刀上方0.5cm处定位。刀口线与前臂纵轴平行，针刀体与皮肤呈90°角，按四步进针刀规程，从定位处刺入，刀下有韧性感时，即到达腕背侧韧带的粘连、瘢痕，进针刀1mm，纵疏横剥3刀，范围0.5cm。

③第3支针刀松解腕背侧韧带桡侧远端的粘连、瘢痕点　在相当于掌侧腕远横纹平面的桡骨茎突背面定位。刀口线与前臂纵轴平行，针刀体与皮肤呈90°角，按四步进针刀规程，从定位处刺入，刀下有韧性感时，即到达腕背侧韧带远端桡侧的粘连、瘢痕点，提插刀法松解3刀，深度到骨面。

④第4支针刀松解腕背侧韧带桡侧中部的粘连、瘢痕点　在第3支针刀上方0.5cm处定位。刀口线与前臂纵轴平行，针刀体与皮肤呈90°角，按四步进针刀规程，从定位处刺入，刀下有韧性感时，即到达腕背侧韧带中部桡侧的粘连、瘢痕点，提插刀法松解3刀，深度到骨面。

术毕，拔出针刀，局部压迫止血3分钟后，创可贴覆盖针眼。

3 第3次针刀松解腕关节前侧深层软组织的粘连、瘢痕

(1) 体位　坐位，手放在手术台上，掌心向上。

(2) 体表定位　尺桡骨茎突，腕关节压痛点。

(3) 消毒　在施术部位，用活力碘消毒2遍，然后铺无菌洞巾，使治疗点正对洞巾中间。

(4) 麻醉　用1%利多卡因局部浸润麻醉，每个治疗点注药1ml。

(5) 刀具　Ⅰ型4号直形针刀。

(6) 针刀操作（图3-5）

①第1支针刀松解桡腕掌侧韧带起点　在桡骨茎突前侧压痛点定位，刀口线与前臂纵轴平行，针刀体与皮肤呈90°角，按四步进针刀规程，从定位处刺入，达桡骨茎突骨面后，沿茎突骨面向下进针刀，当刀下有落空感时，即穿过茎突边缘，退针刀至茎突边缘骨面，调转刀口线90°角，在骨面上铲剥3刀，范围0.5cm。

②第2支针刀松解腕尺侧副韧带起点　在尺骨茎突压痛点定位，刀口线与前臂纵轴平行，针刀体与皮肤呈90°角，按四步进针刀规程，从定位处刺入，达尺骨茎突前侧骨面后，沿茎突骨面向下进针刀，当刀下有落空感时，即穿过茎突边缘，退针刀至茎突边缘骨面，调转刀口线90°，在骨面上铲剥3刀，范围0.5cm。

③第3支针刀松解腕尺侧副韧带止点　在豌豆骨压痛点定位，刀口线与前臂纵轴平行，针刀体与皮肤呈90°角，按四步进针刀规程，从定位处刺入，达豌豆骨前侧骨面后，在骨面上铲剥3刀，范围0.5cm。

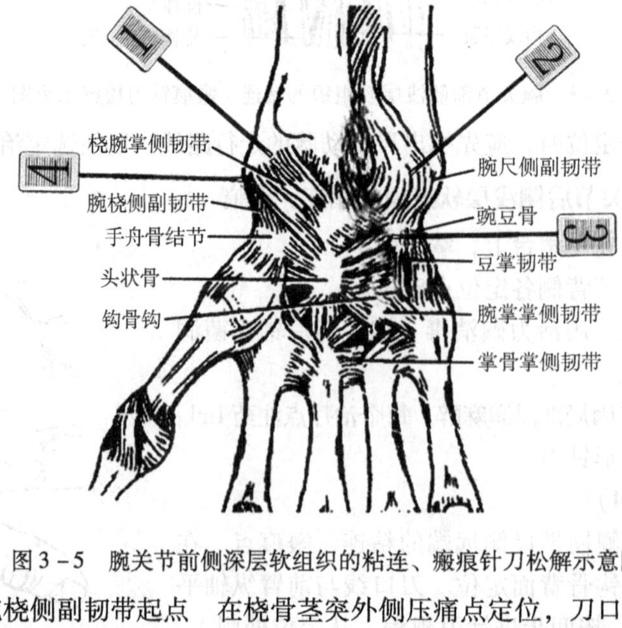

图3-5　腕关节前侧深层软组织的粘连、瘢痕针刀松解示意图

④第4支针刀松解腕桡侧副韧带起点　在桡骨茎突外侧压痛点定位，刀口线与前臂纵轴平行，针刀体与皮肤呈90°角，按四步进针刀规程，从定位处刺入，达桡骨茎突外侧骨面后，沿茎突外侧骨面向下进针刀，当刀下有落空感时，即穿过茎突外侧边缘，退针刀至茎突外侧边缘骨面，调转刀口线90°，在骨面上

铲剥 3 刀，范围 0.5cm。

术毕，拔出针刀，局部压迫止血 3 分钟后，创可贴覆盖针眼。

4 第 4 次针刀松解腕关节背侧深层软组织的粘连、瘢痕

（1）体位　坐位，手放在手术台上，掌心向下。

（2）体表定位　尺桡骨茎突，腕关节压痛点。

（3）消毒　在施术部位，用活力碘消毒 2 遍，然后铺无菌洞巾，使治疗点正对洞巾中间。

（4）麻醉　用 1% 利多卡因局部浸润麻醉，每个治疗点注药 1ml。

（5）刀具　Ⅰ型 4 号直形针刀。

（6）针刀操作（图 3 -6）

①第 1 支针刀松解桡腕背侧韧带起点　在桡骨茎突后侧压痛点定位，刀口线与前臂纵轴平行，针刀体与皮肤呈 90°角，按四步进针刀规程，从定位处刺入，达桡骨茎突后侧骨面后，沿茎突骨面向下进针刀，当刀下有落空感时，即穿过茎突边缘，退针刀至茎突边缘骨面，调转刀口线 90°，在骨面上铲剥 3 刀，范围 0.5cm。

②第 2 支针刀松解腕掌背侧韧带起点　在腕关节中部背侧压痛点定位，刀口线与前臂纵轴平行，针刀体与皮肤呈 90°角，按四步进针刀规程，从定位处刺入，刀下有韧性感时，即到达腕掌背侧韧带，进针刀 1mm，纵疏横剥 3 刀，范围 0.5cm。

③第 3 支针刀松解腕尺侧副韧带起点　在尺骨茎突背侧压痛点定位，刀口线与前臂纵轴平行，针刀体与皮肤呈 90°角，按四步进针刀规程，从定位处刺入，达尺骨茎突背侧骨面后，沿茎突背侧骨面向下进针刀，当刀下有落空感时，即穿过茎突边缘，退针刀至茎突边缘骨面，调转刀口线 90°，在骨面上铲剥 3 刀，范围 0.5cm。

术毕，拔出针刀，局部压迫止血 3 分钟后，创可贴覆盖针眼。

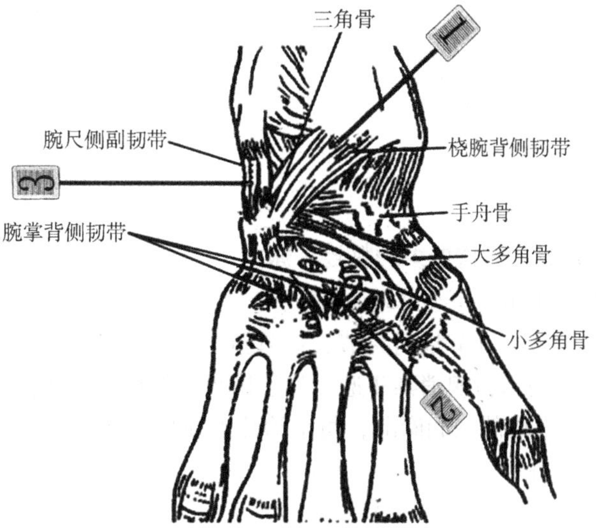

图 3 -6　腕关节背侧深层软组织的粘连、瘢痕针刀松解示意图

5 第 5 次针刀松解手关节掌侧软组织的粘连、瘢痕

（1）体位　坐位，手放在手术台上，掌心向上。

（2）体表定位　沿掌指关节、近节指间关节、远节指间关节平面掌侧指横纹正中定 3 点。

（3）消毒　在施术部位，用活力碘消毒 2 遍，然后铺无菌洞巾，使治疗点正对洞巾中间。

（4）麻醉　用 1% 利多卡因局部浸润麻醉，每个治疗点注药 1ml。

（5）刀具　Ⅰ型 4 号直形针刀。

（6）针刀操作（图 3 -7）

①第 1 支针刀松解掌指关节掌板的粘连、瘢痕　在掌指关节掌侧正中定点。刀口线与手指纵轴平行，针刀体与皮肤呈 90°角，按四步进针刀规程，从定位处刺入，刀下有韧性感时，即到达屈指肌腱，向下直

刺，穿过肌腱有突破感，再进针刀，刀下有明显阻力感，即到达掌板，提插刀法松解3刀，然后调转刀口线90°，提插刀法松解3刀，提插深度为刀下有落空感。

②第2支针刀松解近节指间关节掌板的粘连、瘢痕　在近节指间关节平面指掌侧正中定点。刀口线与手指纵轴平行，针刀体与皮肤呈90°角，按四步进针刀规程，从定位处刺入，刀下有韧性感时，即到达屈指肌腱，向下直刺，穿过肌腱有突破感，再进针刀，刀下有明显阻力感，即到达掌板，提插刀法松解3刀，然后调转刀口线90°，提插刀法松解3刀，提插深度为刀下有落空感。

③第3支针刀松解远节指间关节掌板的粘连、瘢痕　在远节指间关节平面指掌侧正中定点。刀口线与手指纵轴平行，针刀体与皮肤呈90°角，按四步进针刀规程，从定位处刺入，刀下有韧性感时，即到达屈指肌腱，向下直刺，穿过肌腱有突破感，再进针刀，刀下有明显阻力感，即到达掌板，提插刀法松解3刀，然后调转刀口线90°，提插刀法松解3刀，提插深度为刀下有落空感。

术毕，拔出针刀，局部压迫止血3分钟后，创可贴覆盖针眼。

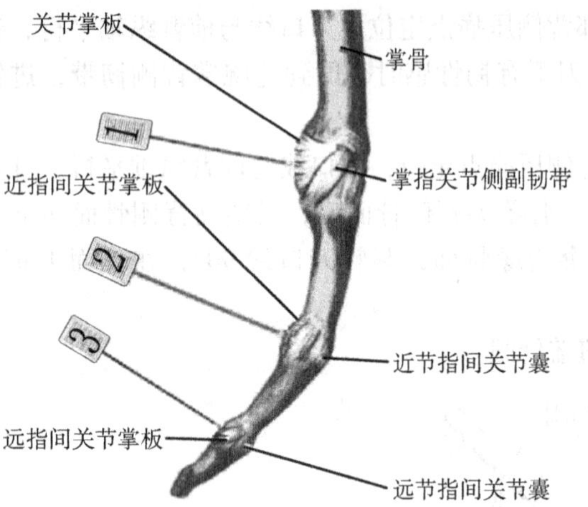

图3-7　手关节掌侧软组织粘连、瘢痕针刀松解示意图

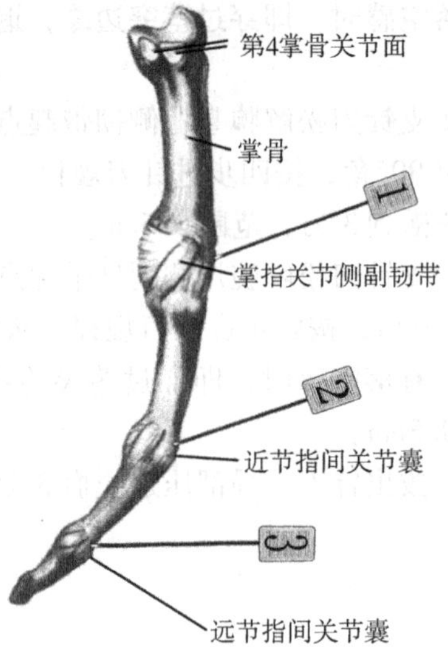

图3-8　手关节背侧软组织粘连瘢痕针刀松解示意图

6 第6次针刀松解手关节背侧软组织的粘连、瘢痕

（1）体位　坐位，手放在手术台上，掌心向下。

（2）体表定位　沿掌指关节、近节指间关节、远节指间关节背侧定3点。

（3）消毒　在施术部位，用活力碘消毒2遍，然后铺无菌洞巾，使治疗点正对洞巾中间。

（4）麻醉　用1%利多卡因局部浸润麻醉，每个治疗点注药1ml。

（5）刀具　Ⅰ型4号直形针刀。

（6）针刀操作（图3-8）

①第1支针刀松解掌指关节背侧关节囊的粘连、瘢痕　在掌指关节平面指背正中定点。刀口线与手指纵轴平行，针刀体与皮肤呈90°角，按四步进针刀规程，从定位处刺入，刀下有韧性感时，即到达指伸肌腱中央腱，向下直刺，穿过肌腱有突破感，再进针刀，刀下有阻力感，即到达关节囊，提插刀法松解3刀，然后调转刀口线90°，提插刀法松解3刀，提插深度为刀下有落空感。

②第2支针刀松解近节指间关节背侧关节囊的粘连、瘢痕　在近节指间关节平面指背正中定点。刀口线与手指纵轴平行，针刀体与皮肤呈90°角，按四步进针刀规程，从定位处刺入，刀下有韧性感时，即到达指伸肌腱中央腱，向下直刺，穿过肌腱有突破感，再进针刀，刀下有阻力感，即到达关节囊，提插刀法松解3刀，然后调转刀口线90°，提插刀法松解3刀，提插深度为刀下有落空感。

③第3支针刀松解远节指间关节背侧关节囊的粘连、瘢痕　在远节指间关节平面指背正中定点。刀口线与手指纵轴平行，针刀体与皮肤呈90°角，按四步进针刀规程，从定位处刺入，刀下有韧性感时，即到达指伸肌腱终腱，向下直刺，穿过肌腱有突破感，再进针刀，刀下有阻力感，即到达关节囊，提插刀法

松解3刀，然后调转刀口线90°，提插刀法松解3刀，提插深度为刀下有落空感。

术毕，拔出针刀，局部压迫止血3分钟后，创可贴覆盖针眼。

7 第7次针刀松解掌指关节背侧软组织的粘连、瘢痕及掌指关节背侧的骨性强直

（1）体位 坐位，手放在手术台上，掌心向上。

（2）体表定位 掌指关节背侧面10点、12点、2点处定位（图3-9）。

（3）消毒 在施术部位，用活力碘消毒2遍，然后铺无菌洞巾，使治疗点正对洞巾中间。

（4）麻醉 用1%利多卡因局部浸润麻醉，每个治疗点注药1ml。

（5）刀具 Ⅰ型4号直形针刀。

（6）针刀操作（图3-10）

①松解尺侧矢状束的粘连、瘢痕及掌指关节尺背侧的骨性融合 在10点定位点进针刀。刀口线与手指纵轴平行，针刀体与皮肤呈90°角，按四步进针刀规程，从定位处刺入，一边进针刀，一边纵疏横剥硬化、钙化的尺侧矢状束，达掌指关节尺背侧间隙，然后调整针刀体方向，调转刀口线90°，用骨锤敲击弧形针刀柄，使针刀弧形端贴掌骨头凸面进入关节间隙，从而切断骨性融合，深度0.5cm。

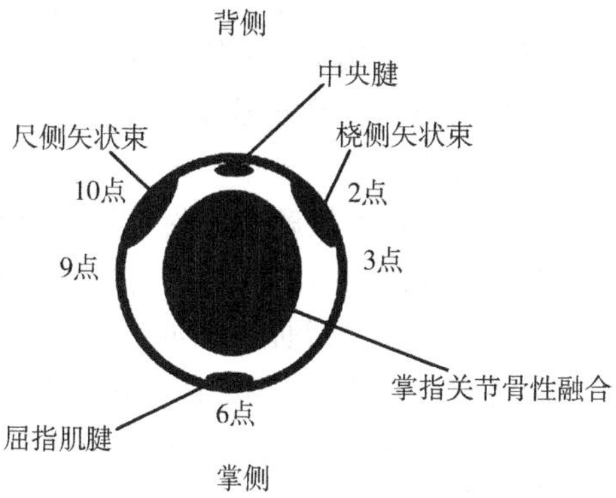

图3-9 掌指关节横断面针刀定位示意图

②松解中央腱的粘连、瘢痕及掌指关节背侧的骨性融合 在12点定位点进针刀。刀口线与手指纵轴平行，针刀体与皮肤呈90°角，按四步进针刀规程，从定位处刺入，一边进针刀，一边纵疏横剥硬化、钙化的中央腱，达掌指关节背侧间隙，然后调整针刀体方向，调转刀口线90°，用骨锤敲击弧形针刀柄，使针刀弧形端贴掌骨头背侧凸面进入关节间隙，从而切断骨性融合，深度0.5cm。

③松解桡侧矢状束的粘连、瘢痕及掌指关节桡背侧的骨性融合 在2点定位点进针刀。刀口线与手指纵轴平行，针刀体与皮肤呈90°角，按四步进针刀规程，从定位处刺入，一边进针刀，一边纵疏横剥硬化、钙化的桡侧矢状束，达掌指关节桡背侧间隙，然后调整针刀体方向，调转刀口线90°，用骨锤敲击弧形针刀柄，使针刀弧形端贴掌骨头凸面进入关节间隙，从而切断骨性融合，深度0.5cm。

④松解尺侧骨间帽横韧带及尺侧骨间帽斜韧带的粘连、瘢痕 在第1支针刀远端0.5cm处定点。刀口线与手指纵轴平行，针刀体与皮肤呈90°角，按四步进针刀规程，从定位处刺入，一边进针刀，一边纵疏横剥硬化、钙化的尺侧骨间帽横韧带粘连、瘢痕，然后调整针刀体向掌骨方向倾斜60°，贴骨面向指骨方向铲剥3刀，范围0.5cm，松解尺侧骨间帽斜韧带的粘连、瘢痕。

⑤松解中部骨间帽横韧带及中部骨间帽斜韧带的粘连、瘢痕 在第2支针刀远端0.5cm处定点。刀口线与手指纵轴平行，针刀体与皮肤呈90°角，按四步进针刀规程，从定位处刺入，一边进针刀，一边纵疏横剥硬化、钙化的骨间帽横韧带粘连、瘢痕，然后调整针刀体向掌骨方向倾斜60°，贴骨面向指骨方向铲剥3刀，范围0.5cm，松解骨间帽斜韧带中部的粘连、瘢痕。

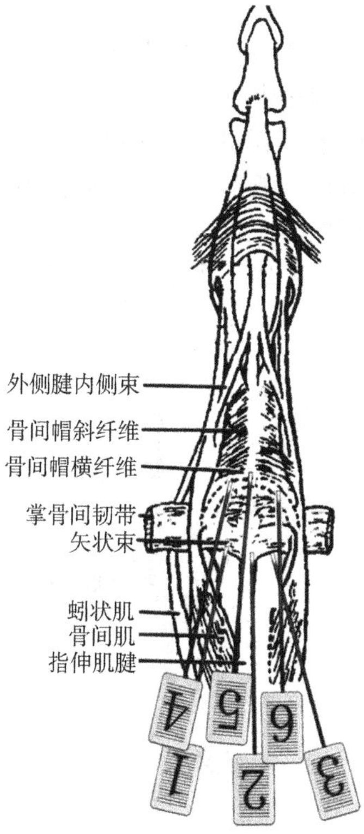

图3-10 掌指关节背侧软组织的粘连、瘢痕及掌指关节背侧骨性强直针刀松解示意图

⑥松解桡侧骨间帽横韧带及桡侧骨间帽斜韧带的粘连、瘢痕 在第3支针刀远端0.5cm处定点。刀口线与手指纵轴平行，针刀体与皮肤呈90°角，按四步进针刀规程，从定位处刺入，一边进针刀，一边纵疏横剥硬化、钙化的桡侧骨间帽横韧带粘连、瘢痕，然后调整针刀体向掌骨方向倾斜60°，贴骨面向指骨

方向铲剥3刀，范围0.5cm，松解桡侧骨间帽斜韧带的粘连、瘢痕。

术毕，拔出针刀，局部压迫止血3分钟后，创可贴覆盖针眼。

8 第8次针刀松解掌指关节掌面及侧面的软组织粘连、瘢痕及掌侧骨性强直

（1）体位 坐位，手放在手术台上，掌心向上。

（2）体表定位 掌指关节3点、6点、9点处定位。

（3）消毒 在施术部位，用活力碘消毒2遍，然后铺无菌洞巾，使治疗点正对洞巾中间。

（4）麻醉 用1%利多卡因局部浸润麻醉，每个治疗点注药1ml。

（5）刀具 Ⅰ型4号弧形针刀。

（6）针刀操作

①第1支针刀松解掌指关节掌板的粘连、瘢痕及掌指关节掌侧的骨性融合 在掌指关节平面指掌侧正中定点。刀口线与手指纵轴平行，针刀体与皮肤呈90°角，按四步进针刀规程，从定位处刺入，刀下有韧性感时，即到达屈指肌腱，向下直刺，穿过肌腱有突破感，再进针刀，刀下有明显阻力感，即到达掌板，然后调转刀口线90°，用骨锤敲击弧形针刀柄，使针刀弧形刃端贴掌骨头掌侧凸面进入关节间隙，从而切断骨性融合，深度0.5cm（图3－11）。

②第2支针刀松解掌指关节尺侧侧副韧带的粘连、瘢痕及掌指关节尺侧的骨性融合 在掌指关节平面尺侧正中点定点。刀口线与手指纵轴平行，针刀体与皮肤呈90°角，按四步进针刀规程，从定位处刺入，向下直刺到尺侧掌骨头，调转刀口线90°，沿掌骨头弧度，向关节方向铲剥3刀，范围0.5cm，然后用骨锤敲击弧形针刀柄，使针刀弧形刃端贴掌骨头侧面凸面进入关节间隙，从而切断骨性融合，深度0.5cm（图3－12）。

③第3支针刀松解掌指关节桡侧侧副韧带的粘连、瘢痕及掌指关节桡侧的骨性融合 在掌指关节平面桡侧正中点定点。刀口线与手指纵轴平行，针刀体与皮肤呈90°角，按四步进针刀规程，从定位处刺入，向下直刺到桡侧掌骨头，调转刀口线90°，沿掌骨头弧度，向关节方向铲剥3刀，范围0.5cm，然后用骨锤敲击弧形针刀柄，使针刀弧形刃端贴掌骨头侧面凸面进入关节间隙，从而切断骨性融合，深度0.5cm（图3－13）。

术毕，拔出针刀，局部压迫止血3分钟后，创可贴覆盖针眼。

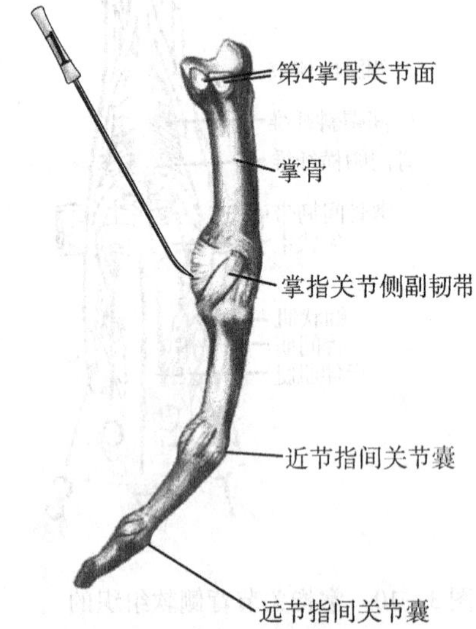

图3－11 掌指关节掌板的粘连、瘢痕及掌指关节掌侧骨性融合针刀松解示意图

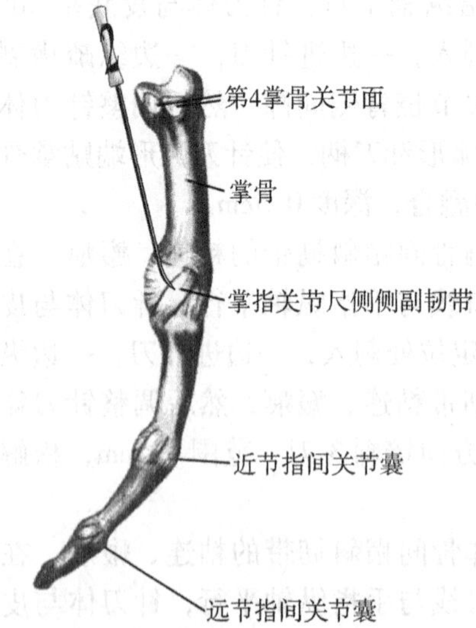

图3－12 掌指关节尺侧侧副韧带的粘连、瘢痕及掌指关节尺侧骨性融合针刀松解示意图

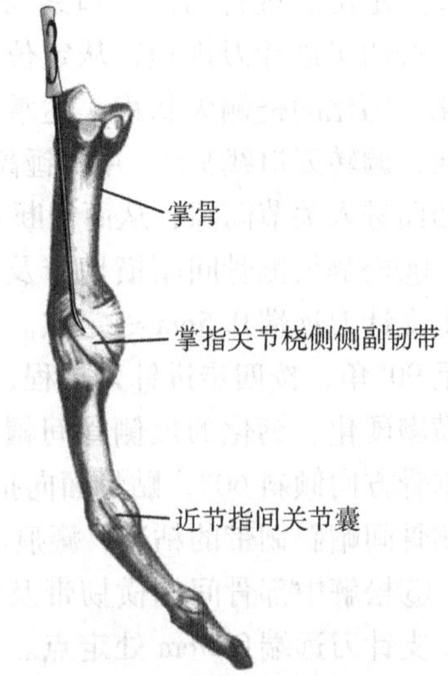

图3－13 掌指关节桡侧侧副韧带的粘连、瘢痕及掌指关节桡侧骨性融合针刀松解示意图

9 针刀术后手法治疗

（1）对腕关节病变的病人，每次针刀术毕，一手握患手，一手固定腕关节近端，做被动屈伸运动5次。

（2）对指关节病变的病人，每次针刀术毕，一手握患指病变关节远端，一手握患指病变关节近端，做被动屈伸运动3次。

三、肘关节病变的针刀治疗

1 第1次针刀松解肘关节周围浅层的粘连、瘢痕

（1）体位　仰卧位，肩关节外展前屈90°，肘关节屈曲30°，前臂旋后位。

（2）体表定位　肘关节周围压痛点及硬结，先标记肱动脉走行路线。

（3）消毒　在施术部位，用活力碘消毒2遍，然后铺无菌洞巾，使治疗点正对洞巾中间。

（4）麻醉　用1%利多卡因局部浸润麻醉，每个治疗点注药1ml。

（5）刀具　Ⅰ型4号直形针刀。

（6）针刀操作（图3－14、图3－15）

①第1支针刀松解肘关节外侧的压痛点　在肘关节外侧摸准压痛点，针刀体与皮肤垂直，刀口线与前臂纵轴平行，按照四步进针刀规程，从定位处刺入，针刀经皮肤、皮下组织，达硬结处，纵疏横剥3刀，范围0.5cm。

②第2支针刀松解肘关节内侧的压痛点　在肘关节内侧摸准压痛点，针刀体与皮肤垂直，刀口线与前臂纵轴平行，按照四步进针刀规程，从定位处刺入，针刀经皮肤、皮下组织，达硬结处，纵疏横剥3刀，范围0.5cm。

③第3支针刀松解肘关节前外侧的压痛点　在肘关节前外侧摸准压痛点，针刀体与皮肤垂直，刀口线与前臂纵轴平行，按照四步进针刀规程，从定位处刺入，针刀经皮肤、皮下组织，达硬结处，纵疏横剥3刀，范围0.5cm。

④第4支针刀松解肘关节前内侧的压痛点　在肘关节前内侧摸准压痛点，针刀体与皮肤垂直，刀口线与前臂纵轴平行，按照四步进针刀规程，从定位处刺入，针刀经皮肤、皮下组织，达硬结处，纵疏横剥3刀，范围0.5cm。

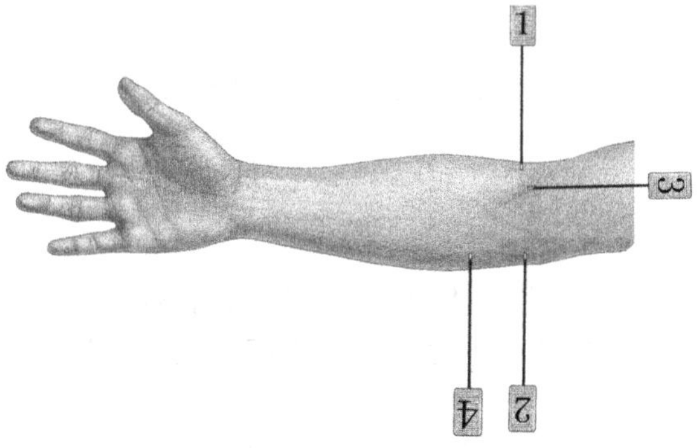

图3－14　针刀松解肘关节前侧周围浅层的粘连、瘢痕

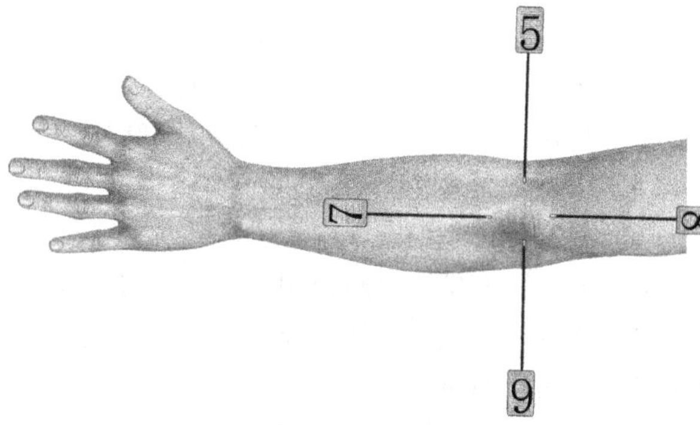

图3－15　针刀松解肘关节后侧周围浅层的粘连、瘢痕

⑤第5支针刀松解肘关节后外侧的压痛点　在肘关节后外侧摸准压痛点，针刀体与皮肤垂直，刀口线与前臂纵轴平行，按照四步进针刀规程，从定位处刺入，针刀经皮肤、皮下组织，达硬结处，纵疏横剥3刀，范围0.5cm。

⑥第6支针刀松解肘关节后内侧的压痛点　在肘关节后内侧摸准压痛点，针刀体与皮肤垂直，刀口线与前臂纵轴平行，按照四步进针刀规程，从定位处刺入，针刀经皮肤、皮下组织，达硬结处，纵疏横剥3刀，范围0.5cm。

⑦第7支针刀松解肘关节后上方的压痛点　在肘关节后上方摸准压痛点，针刀体与皮肤垂直，刀口线与前臂纵轴平行，按照四步进针刀规程，从定位处刺入，针刀经皮肤、皮下组织，达硬结处，纵疏横剥3刀，范围0.5cm，然后再进针刀，达肱骨后侧骨面，在骨面上纵疏横剥3刀，范围0.5cm。

⑧第8支针刀松解尺骨鹰嘴尖部的压痛点　在鹰嘴尖部摸准压痛点，针刀体与皮肤垂直，刀口线与前臂纵轴平行，按照四步进针刀规程，从定位处刺入，针刀经皮肤、皮下组织，达硬结处，纵疏横剥3刀，

范围0.5cm。

术毕，拔出针刀，局部压迫止血3分钟后，创可贴覆盖针眼。

（7）注意事项

①在做肘关节前侧针刀松解前，先标记肱动脉走行位置，应尽可能从肱二头肌腱外侧进针刀，避免损伤肱动静脉和正中神经，刀口线应与肱动脉走行方向一致，如硬结在肘关节前内侧、肱动脉的深层时，应从肱动脉内侧1cm处进针刀，斜刺到硬结，可避免损伤血管神经（图3-16）。

②在做肘关节后内侧针刀松解时，应尽可能贴尺骨鹰嘴尖骨面进针刀，刀口线与前臂纵轴一致，避免损伤尺神经。

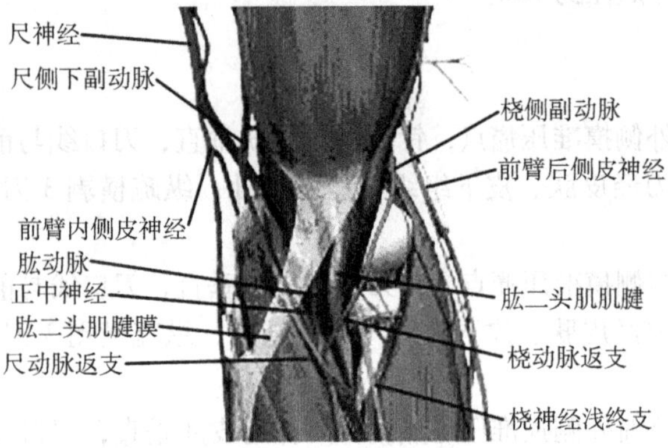

图3-16 肘关节解剖结构图（前区）

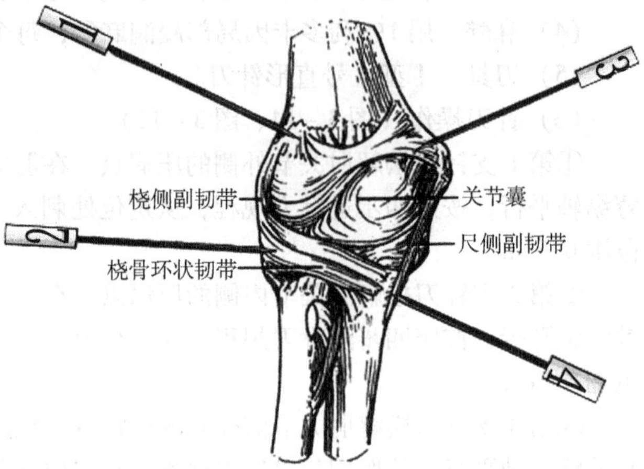

图3-17 肘关节前面侧副韧带松解示意图

2 第2次针刀松解肘关节侧副韧带起止点的粘连、瘢痕

（1）体位 坐位，患肢肩关节前屈外展，置于手术台上。

（2）体表定位 肱骨外上髁（桡侧副韧带起点）、肱骨内上髁（尺侧副韧带起点）、桡骨头（桡侧副韧带止点）以及尺骨上端（尺侧副韧带止点）处。

（3）消毒 在施术部位，用活力碘消毒2遍，然后铺无菌洞巾，使治疗点正对洞巾中间。

（4）麻醉 用1%利多卡因局部浸润麻醉，每个治疗点注药1ml。

（5）刀具 Ⅱ型直形针刀。

（6）针刀操作（图3-17）

①第1支针刀松解桡侧副韧带起点 刀口线与前臂纵轴平行，针刀体与皮肤呈90°角，按照四步进针刀规程，从定位处刺入，针刀经皮肤、皮下组织，达肱骨外上髁骨面的桡侧副韧带起点处，在骨面上铲剥3刀，范围0.5cm。

②第2支针刀松解桡侧副韧带止点 刀口线与前臂纵轴平行，针刀体与皮肤呈90°角，按照四步进针刀规程，从定位处刺入，针刀经皮肤、皮下组织，达桡骨小头骨面的桡侧副韧带止点处，在骨面上铲剥3刀，范围0.5cm。

③第3支针刀松解尺侧副韧带起点 刀口线与前臂纵轴平行，针刀体与皮肤呈90°角，按照四步进针刀规程，从定位处刺入，针刀经皮肤、皮下组织，达内上髁骨面的尺侧副韧带起点处，在骨面上铲剥3刀，范围0.5cm。

④第4支针刀松解尺侧副韧带止点 刀口线与前臂纵轴平行，针刀体与皮肤呈90°角，按照四步进针刀规程，从定位处刺入，针刀经皮肤、皮下组织，达尺骨滑车切迹内侧缘韧带止点处，在骨面上铲剥3刀，范围0.5cm。

术毕，拔出针刀，局部压迫止血3分钟后，创可贴覆盖针眼。

（7）注意事项

①对肘关节粘连、瘢痕严重的患者，可隔5~7日再用Ⅱ型直形针刀松解局部的粘连和瘢痕，松解方法与第2次针刀松解方法相同，只是进针点的定位与上次间隔0.5cm。不超过3次。

②对没有针刀临床诊疗经验的初学者，不能胜任类风湿性关节炎的针刀操作。Ⅱ型直形针刀体积大、刀体硬，所以使用Ⅱ型针刀松解范围宽，疗效也好，但如果操作不当，则容易引起神经血管的损伤。

3 第3次针刀松解肘关节关节囊的粘连、瘢痕

（1）体位　坐位，患肢肩关节前屈外展，置于手术台上。

（2）体表定位　肘关节前后间隙。

（3）消毒　在施术部位，用活力碘消毒2遍，然后铺无菌洞巾，使治疗点正对洞巾中间。

（4）麻醉　用1%利多卡因局部浸润麻醉，每个治疗点注药1ml。

（5）刀具　Ⅱ型弧形针刀。

（6）针刀操作（图3－18）

①第1支针刀松解肘关节前方关节囊　先摸到肱动脉搏动，在动脉搏动外侧旁开1cm处定点，刀口线与肱动脉走行方向一致，针刀体与皮肤垂直刺入皮肤，严格按照四步进针刀规程，从定位处刺入，针刀经皮肤、皮下组织，当针刀经肌间隙有落空感时，即到达挛缩的肘关节前方关节囊，调转刀口线90°，弧度向下，提插刀法切割前关节囊3刀，深度0.5cm。

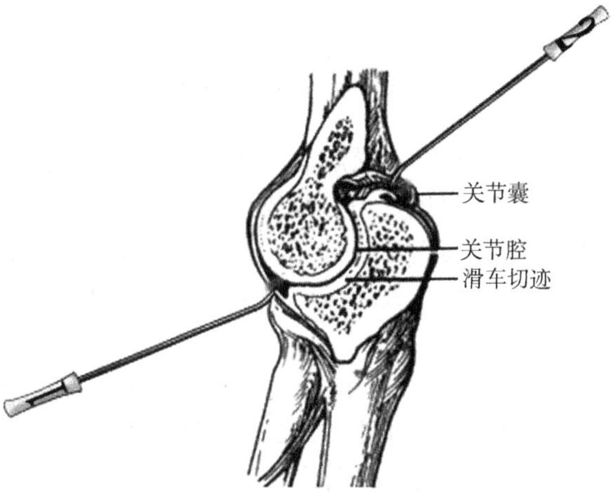

图3－18　前后关节囊松解示意图

②第2支针刀松解肘关节后方关节囊　从尺骨鹰嘴尖进针刀，刀口线与前臂纵轴平行，按照四步进针刀规程，贴尺骨鹰嘴尖刺入，经皮肤、皮下组织，当有落空感时，即到达挛缩的肘关节后方关节囊，调转刀口线90°角，弧度向上，提插刀法切割后关节囊3刀，深度0.5cm。

术毕，拔出针刀，局部压迫止血3分钟后，创可贴覆盖针眼。

（7）注意事项

①对肘关节粘连、瘢痕严重的患者，可隔7日再用Ⅱ型针刀松解局部的粘连和瘢痕，松解方法与第3次针刀松解方法相同，只是进针点的定位与上次间隔0.5cm。不超过3次。

②对没有针刀临床诊疗经验的初学者，不能胜任类风湿性关节炎的针刀操作。Ⅱ型针刀体积大、刀体硬，所以使用Ⅱ型针刀松解范围宽，疗效也好，但如果操作不当，则容易引起神经血管的损伤。

4 针刀术后手法治疗

患者坐位，一助手握上臂，术者一手握前臂上段，一手掌顶在肘关节后侧，做肘关节伸屈活动数次，在屈曲肘关节到达最大限度时，再做一次弹拨手法，术后用石膏将肘关节固定在手法搬动后的屈曲最大位置6小时，然后松开石膏，做主动肘关节屈伸功能锻炼。每次针刀术后，手法操作相同。

四、肩关节病变的针刀治疗

1 第1次针刀松解肩关节前外侧软组织的粘连、瘢痕

（1）体位　端坐位。

（2）体表定位　肩关节（图3－19）。

（3）消毒　在施术部位，用活力碘消毒2遍，然后铺无菌洞巾，使治疗点正对洞巾中间。

（4）麻醉　用1%利多卡因局部浸润麻醉，每个治疗点注药1ml。

（5）刀具　Ⅱ型4号直形针刀。

（6）针刀操作（图3－20）

①第1支针刀松解肱二头肌短头的起点——喙突顶点的外1/3　针刀体与皮肤垂直，刀口线与肱骨长轴一致，按四步操作规程进针刀，直达喙突顶点外1/3骨面，纵疏横剥3刀，范围0.5cm。

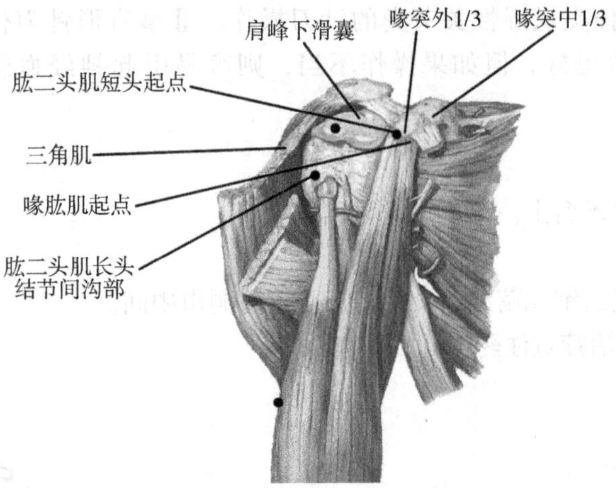

图3-19 肩关节前侧体表定位示意图

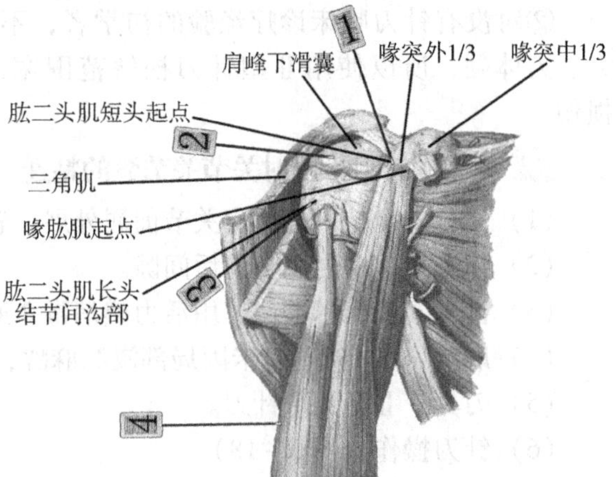

图3-20 肩关节前外侧软组织针刀松解示意图

②第2支针刀松解肩峰下滑囊　在肩关节外侧肿胀压痛点定位。刀口线与上肢纵轴方向一致，按四步操作规程进针刀，经皮肤、皮下组织、三角肌，刀下有阻力感时，即到达囊肿壁，穿破囊壁，阻力感消失，缓慢深入针刀，当刀下有粗糙感时，即到达囊肿的基底部生发层，在此处纵疏横剥3刀，范围0.5cm，以破坏囊肿部生发层的分泌细胞，然后稍提针刀分别向囊肿的上下前后方刺破囊壁后出针刀。

③第3支针刀松解肱二头肌长头在结节间沟处的粘连　针刀体与皮肤垂直，刀口线与肱骨长轴一致，按四步操作规程进针刀，直达肱骨结节间沟前面的骨面，先用提插刀法提插松解3刀，切开肱横韧带，然后顺结节间沟前壁，向后做弧形铲剥3刀。

④第4支针刀松解三角肌止点　针刀体与皮肤垂直，刀口线与肱骨长轴一致，按四步操作规程进针刀，经皮肤、皮下组织、筋膜，直达肱骨面三角肌的止点，纵疏横剥3刀，范围0.5cm，刀下有紧涩感时，调转刀口线90°，铲剥3刀，范围0.5cm。

术毕，拔出针刀，局部压迫止血3分钟后，创可贴覆盖针眼。

2 第2次针刀松解肩关节囊

(1) 体位　端坐位。

(2) 体表定位　肩关节。

(3) 消毒　在施术部位，用活力碘消毒2遍，然后铺无菌洞巾，使治疗点正对洞巾中间。

(4) 麻醉　用1%利多卡因局部浸润麻醉，每个治疗点注药1ml。

(5) 刀具　Ⅱ型4号直形针刀。

(6) 针刀操作（图3-21）

①第1支针刀松解肩关节上侧关节囊　在肩峰顶点下1cm处定点，针刀体与皮肤垂直，刀口线与肱骨长轴一致，按照四步操作规程进针刀，经皮肤、皮下组织、筋膜，穿过三角肌，刀下有韧性感时，即到达关节囊，在此用提插刀法切割3刀，每刀均需有落空感，方到达关节腔。

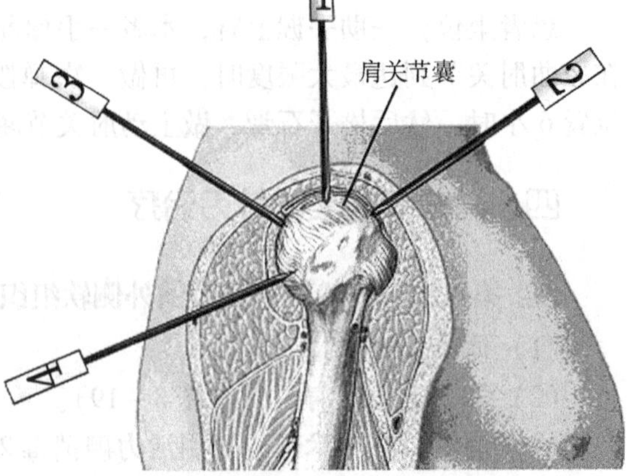

图3-21 肩关节囊针刀松解示意图

②第2支针刀松解肩关节前侧关节囊　在第1支针刀前2cm处定点，针刀体与皮肤垂直，刀口线与肱骨长轴一致，按照四步操作规程进针刀，经皮肤、皮下组织、筋膜，穿过三角肌，刀下有韧性感时，即到达关节囊，在此用提插刀法切割3刀，每刀均需有落空感，方到达关节腔。

③第3支针刀松解肩关节后上侧关节囊　在第2支针刀后2cm处定点，针刀体与皮肤垂直，刀口线与

肱骨长轴一致，按照四步操作规程进针刀，经皮肤、皮下组织、筋膜，穿过三角肌，刀下有韧性感时，即到达关节囊，在此用提插刀法切割 3 刀，每刀均需有落空感，方到达关节腔。

④第 4 支针刀松解肩关节后下侧关节囊　在第 3 支针刀后 2cm 处定点，针刀体与皮肤垂直，刀口线与肱骨长轴一致，按照四步操作规程进针刀，经皮肤、皮下组织、筋膜，穿过三角肌，刀下有韧性感时，即到达肩关节后下侧关节囊，在此用提插刀法切割 3 刀，每刀均需有落空感，方到达关节腔。

术毕，拔出针刀，局部压迫止血 3 分钟后，创可贴覆盖针眼。

3 第 3 次针刀松解部分肩袖的止点

（1）体位　端坐位。

（2）体表定位　肩关节。

（3）消毒　在施术部位，用活力碘消毒 2 遍，然后铺无菌洞巾，使治疗点正对洞巾中间。

（4）麻醉　用 1% 利多卡因局部浸润麻醉，每个治疗点注药 1ml。

（5）刀具　Ⅰ型 4 号直形针刀。

（6）针刀操作（图 3－22）

①第 1 支针刀松解冈上肌止点　在冈上肌止点寻找压痛点定位，刀口线与冈上肌肌纤维走行方向一致，针刀体与皮肤呈 90°，按照四步操作规程进针刀，经皮肤、皮下组织，达肱骨大结节上端骨面，纵疏横剥 3 刀，范围 0.5cm。

②第 2 支针刀松解冈下肌止点　刀口线与冈下肌肌纤维走行方向一致，针刀体与皮肤呈 90°，按照四步操作规程进针刀，直达肱骨大结节后面骨面，纵疏横剥 3 刀，范围 0.5cm。

③第 3 支针刀松解小圆肌止点——肱骨大结节后下方　针刀体与皮肤垂直，刀口线与肱骨长轴一致，按照四步操作规程进针刀，直达肱骨大结节后下方的小圆肌止点，用提插刀法提插松解 3 刀，范围 0.5cm。

④第 4 支针刀松解冈下肌上部起点　在肩胛冈内 1/3 垂直向下 2cm 处定点，针刀体与皮肤垂直，刀口线与冈下肌肌纤维方向一致，按照四步操作规程进针刀，经皮肤、皮下组织，直达肩胛下窝骨面，纵疏横剥 3 刀，范围 0.5cm。

⑤第 4 支针刀松解冈下肌下部起点　在第 4 支针刀下方 2cm 处定点，针刀体与皮肤垂直，刀口线与冈下肌肌纤维方向一致，按照四步操作规程进针刀，经皮肤、皮下组织，直达肩胛下窝骨面，纵疏横剥 3 刀，范围 0.5cm。

术毕，拔出针刀，局部压迫止血 3 分钟后，创可贴覆盖针眼。

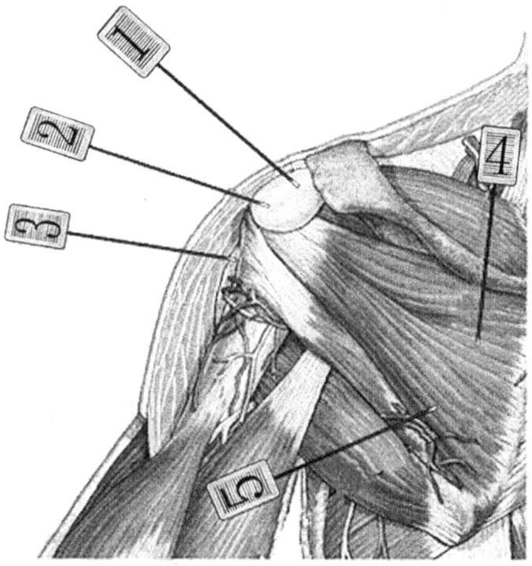

图 3－22　肩袖止点针刀松解示意图

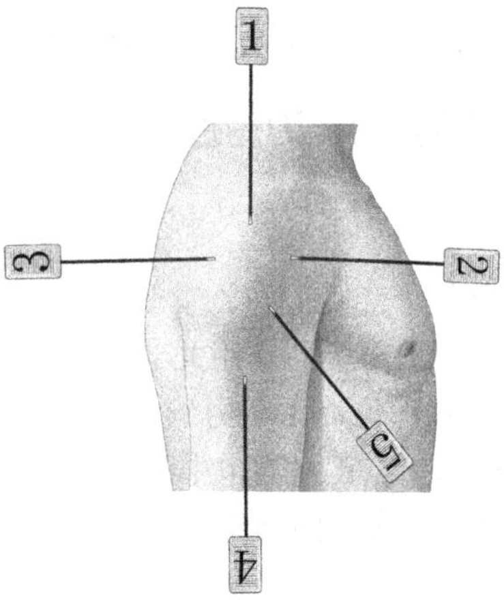

图 3－23　肩关节顽固性压痛点针刀松解示意图

4 第 4 次针刀松解肩关节顽固性压痛点及条状硬结

（1）体位　端坐位。

（2）体表定位　肩关节外侧压痛点。

(3) 消毒　在施术部位，用活力碘消毒2遍，然后铺无菌洞巾，使治疗点正对洞巾中间。

(4) 麻醉　用1%利多卡因局部浸润麻醉，每个治疗点注药1ml。

(5) 刀具　Ⅰ型4号直形针刀。

(6) 针刀操作（图3-23）

①第1支针刀松解肩峰部的压痛点　在肩峰压痛点定位，刀口线与上肢纵轴方向一致，针刀体与皮肤呈90°，按照四步操作规程进针刀，经皮肤、皮下组织，达硬结或者条索状物，纵疏横剥3刀，范围0.5cm。

②第2支针刀松解肩关节外侧的压痛点　在肩关节前外侧压痛点定位，刀口线与上肢纵轴方向一致，针刀体与皮肤呈90°，按照四步操作规程进针刀，经皮肤、皮下组织，达硬结或者条索状物，纵疏横剥3刀，范围0.5cm。

③第3支针刀松解肩关节后外侧的压痛点　在肩关节后外侧压痛点定位，刀口线与上肢纵轴方向一致，针刀体与皮肤呈90°，按照四步操作规程进针刀，经皮肤、皮下组织，达硬结或者条索状物，纵疏横剥3刀，范围0.5cm。

④第4支针刀松解三角肌止点压痛点　在三角肌止点压痛点定位，刀口线与上肢纵轴方向一致，针刀体与皮肤呈90°，按照四步操作规程进针刀，经皮肤、皮下组织，达硬结或者条索状物，纵疏横剥3刀，范围0.5cm。

⑤第5支针刀松解三角肌肌腹部的压痛点　在三角肌肌腹部压痛点定位，刀口线与上肢纵轴方向一致，针刀体与皮肤呈90°，按照四步操作规程进针刀，经皮肤、皮下组织，达硬结或者条索状物，纵疏横剥3刀，范围0.5cm。

术毕，拔出针刀，局部压迫止血3分钟后，创可贴覆盖针眼。

(7) 注意事项　在做肩关节前外侧的针刀松解时，应特别注意刀口线方向，防止损伤头静脉。头静脉起于手背静脉网的桡侧，沿前臂桡侧上行至肘窝，在肱二头肌外侧沟内继续上行，经过三角肌胸大肌间沟，再穿锁胸筋膜汇入腋静脉或者锁骨下静脉。在做肱骨小结节处肩胛下肌止点松解时，表面是头静脉的走行路线。预防头静脉损伤的方法是先摸清楚三角肌胸大肌间沟，旁开0.5cm进针刀，严格按照四步操作规程进针刀，即可避免损伤头静脉。

5 针刀术后手法治疗

针刀术后进行手法治疗，在以针刀松解肩部关节囊及周围软组织后，医生握住患肢前臂及肘关节，由助手将其右手伸入患侧腋下固定，两人配合做对抗牵引及摆动肩关节，然后使肩关节尽量外展，使关节囊彻底松开，降低关节内张力，使关节恢复活动功能。但如肩关节已经强直，手法不宜过猛，应随针刀治疗多次进行手法治疗，才能使关节功能恢复。

五、踝足关节病变的针刀治疗

1 针刀治疗

(1) 体位　仰卧位。

(2) 体表定位　踝关节囊，跖跗关节关节囊，跖趾关节关节囊。

(3) 消毒　在施术部位，用活力碘消毒2遍，然后铺无菌洞巾，使治疗点正对洞巾中间。

(4) 麻醉　用1%利多卡因局部湿润麻醉，每个治疗点注药1ml。

(5) 刀具　Ⅰ型4号直形针刀。

(6) 针刀操作

①踝关节内侧囊松解（图3-24）：

a. 第1支针刀松解踝关节前内侧关节囊　在踝关节前内侧进针刀，刀口线与小腿纵轴平行，针

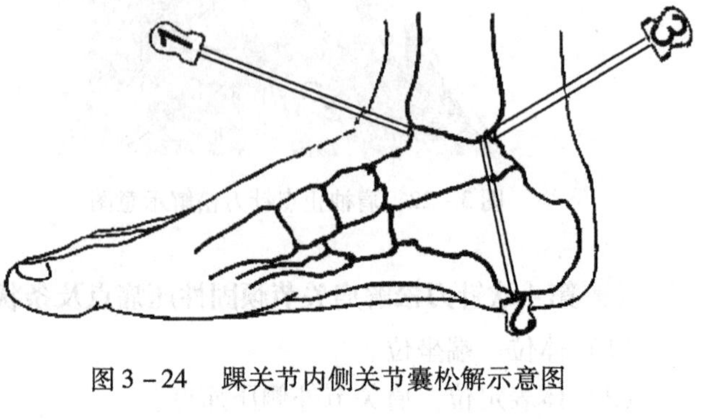

图3-24　踝关节内侧关节囊松解示意图

刀体与皮肤呈90°，针刀经皮肤、皮下组织，刀下有阻力感时，即到达踝关节前内侧滑膜及关节囊，提插刀法切割3刀，切到有落空感，不到骨面，范围不超过0.5cm。

b. 第2支针刀松解踝关节内侧关节囊　在内踝尖进针刀，刀口线与小腿纵轴平行，针刀体与皮肤呈90°角，针刀经皮肤、皮下组织，刀下有韧性感时，为三角韧带起点，继续进针刀，刀下有阻力感，即到达踝关节内侧滑膜及关节囊，提插刀法切割3刀，切到有落空感，不到骨面，范围不超过0.5cm。

c. 第3支针刀松解踝关节内后侧关节囊　在内踝尖内后侧进针刀，刀口线与小腿纵轴平行，针刀体与皮肤呈90°角，针刀经皮肤、皮下组织，刀下有韧性感时为三角韧带起点，继续进针刀，刀下有阻力感即到达踝关节内后侧滑膜及关节囊，提插刀法切割3刀，切到有落空感，不到骨面，范围不超过0.5cm。

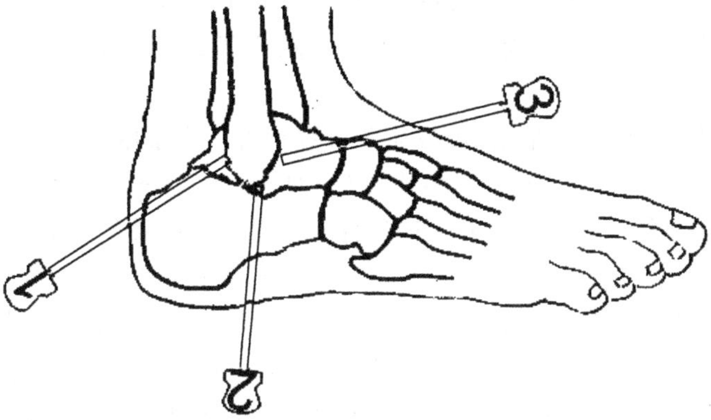

图3-25　踝关节外侧关节囊松解示意图

②踝关节外侧关节囊松解（图3-25）：

a. 第1支针刀松解踝关节外后侧关节囊　在外踝尖后上1cm处进针刀，刀口线与小腿纵轴平行，针刀体与皮肤呈90°角，针刀贴腓骨后缘，经皮肤、皮下组织，刀下有韧性感时为腓跟韧带起点，继续进针刀，刀下有阻力感即到达踝关节外后侧滑膜及关节囊，提插刀法切割3刀，切到有落空感，不到骨面，范围不超过0.5cm。

b. 第2支针刀松解踝关节外侧关节囊　在外踝尖进针刀，刀口线与小腿纵轴平行，针刀体与皮肤呈90°角，针刀贴腓骨尖骨面，经皮肤、皮下组织，刀下有韧性感时为腓距后韧带起点，继续进针刀，刀下有阻力感即到达踝关节外侧滑膜及关节囊，提插刀法切割3刀，切到有落空感，不到骨面，范围不超过0.5cm。

c. 第3支针刀松解踝关节前外侧关节囊　在外踝尖前上1cm处进针刀，刀口线与小腿纵轴平行，针刀体与皮肤呈90°角，针刀贴腓骨前缘，经皮肤、皮下组织，刀下有韧性感时为腓距前韧带起点，继续进针刀，刀下有阻力感即到达踝关节前外侧滑膜及关节囊，提插刀法切割3刀，切到有落空感，不到骨面，范围不超过0.5cm。

③跖趾关节或（和）趾间关节松解（图3-26）：

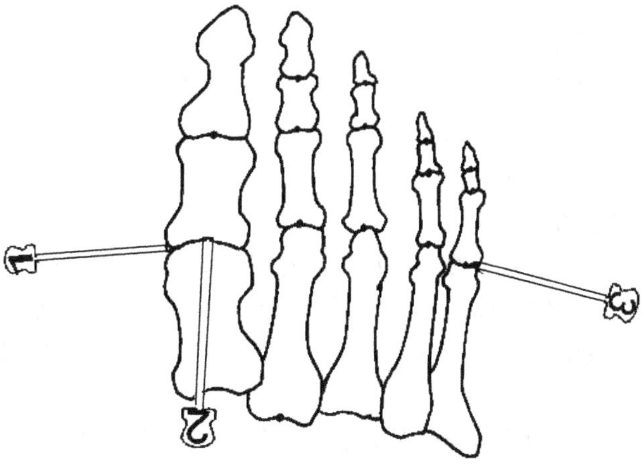

图3-26　跖趾关节或（和）趾间关节松解示意图

a. 第1支针刀松解跖趾关节或（和）趾间关节内侧关节囊　从跖趾关节或（和）趾间关节内侧间隙进针刀，刀口线与趾骨方向一致，针刀体与皮肤呈90°角，针刀经皮肤、皮下组织，刀下有阻力感即到达跖趾关节或（和）趾间关节关节囊，提插刀法切割3刀，切到有落空感，不到骨面，范围不超过0.5cm。

b. 第2支针刀松解跖趾关节或（和）趾间关节背侧关节囊　从跖趾关节或（和）趾间背侧关节间隙进针刀，刀口线与趾骨方向一致，针刀体与皮肤呈90°角，针刀经皮肤、皮下组织，刀下有阻力感即到达跖趾关节或（和）趾间关节背侧关节囊，提插刀法切割3刀，切到有落空感，不到骨面，范围不超过0.5cm。

c. 第3支针刀松解跖趾关节或（和）趾间关节外侧关节囊　从跖趾关节或（和）趾间外侧关节间隙进针刀，刀口线与趾骨方向一致，针刀体与皮肤呈90°角，针刀经皮肤、皮下组织，刀下有阻力感即到达跖趾关节或（和）趾间关节外侧关节囊，提插刀法切割3刀，切到有落空感，不到骨面，范围不超过0.5cm。

④针对中晚期或慢性期患者，特别是已经发生关节强直者，应采用以下针刀疗法：

a. 踝关节　第1支针刀于足背侧横纹的正中处刺入，使刀口线与下肢神经、血管走行方向平行，然后调转刀口线，使之与关节间隙平行，切开关节囊，达到骨面后滑动寻找关节间隙刺入，然后将刀口左右摆动，切开粘连后出针。第2支针刀于内踝下缘刺入，刀口线与肌肉走行方向一致，然后调转刀口线，使之与关节间隙平行，切开关节囊，达骨面后向足底方向倾斜针刀体并旋转刀口线90°，向上外方刺入关节腔，摆动后出针。第3支针刀从外踝下缘刺入，方法同上。经多个角度的剥离，充分将关节囊等粘连处分离开。

b. 悬钟穴　从外踝高点上3寸、腓骨前缘、伸趾长肌与腓骨短肌的分歧处进针刀，按针刀的常规操作进行纵向剥离，此处有胫前动脉的分支，分布着腓浅神经、腓深神经，由腓肠外侧皮神经控制皮肤的感觉。

c. 足趾部　从受累关节的掌侧趾横纹正中处进针刀，刀口线与关节纵轴平行刺入，再旋转刀口线90°，使刀口线与关节间隙平行，切开关节囊，刺入一定深度后沿关节间隙摆动刀口，以充分松解粘连的关节间隙，然后出针。在同一关节的背侧相对应的位置将针刀刺入，方法同上。

术毕，拔出针刀，局部压迫止血3分钟后，创可贴覆盖针眼。

（7）注意事项　熟悉局部精细解剖及重要血管神经走向，尤其是在做踝关节前外侧针刀松解时，应避开足背动脉，做跖趾关节或（和）趾间关节内外侧松解时，从正侧面进针刀，避开趾固有动脉。

2 针刀术后手法治疗

在以针刀松解足和踝关节囊及周围软组织后，以手法旋转足部和踝关节，使关节囊彻底松开，降低关节内张力，使关节恢复活动功能。

六、膝关节病变的针刀治疗

1 针刀治疗

（1）体位　仰卧位，屈膝90°。

（2）体表定位　膝关节关节囊。

（3）消毒　在施术部位，用活力碘消毒2遍，然后铺无菌洞巾，使治疗点正对洞巾中间。

（4）麻醉　用1%利多卡因局部浸润麻醉，每个治疗点注药1ml。

（5）刀具　Ⅰ型3号、4号直形针刀。

（6）针刀操作（图3-27、图3-28）

①第1支针刀松解膝关节前内侧关节囊：在内膝眼进针刀，刀口线与小腿纵轴平行，针刀体与皮肤呈90°，针刀经皮肤、皮下组织，有韧性感时，即到达髌内侧支持带，突破支持带有落空感，再向内进针刀，刀下有阻力感，即到达膝关节前侧滑膜及关节囊，提插刀法切割3刀，切到有落空感，不到骨面，范围不超过0.5cm。

②第2支针刀松解膝关节前外侧关节囊：从外膝眼进针刀，松解方法参照第1支针刀松解方法。

③第3支针刀松解膝关节后侧关节囊：先在腘窝处摸清楚腘动脉搏动，从动脉搏动处向内或者外旁开2cm处进针刀，刀口线与腘动脉走行方向一致，针刀体与皮肤呈90°，按照四步操作规程进针刀，针刀经

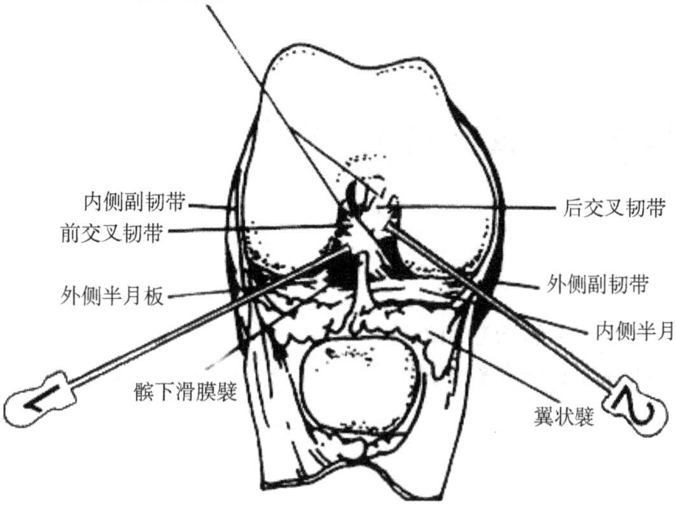

图 3－27　膝关节前侧关节囊松解示意图

皮肤、皮下组织，有韧性感时，即到达膝关节后侧关节囊，提插刀法切割 3 刀，切到有落空感，不到骨面，范围不超过 0.5cm。

④对中晚期或慢性期患者，特别是已发生关节强直者，需做以下针刀治疗。

a. 分别在沿髌骨左右两侧缘中点处垂直进针刀，穿过皮肤后，进行切开剥离。然后倾斜针刀体，将筋膜和侧副韧带剥离。

b. 在髌骨上缘正中位置选 1 点，垂直进针刀，达骨面后将针刀体倾斜，与股骨干呈 50°进行切开剥离，将髌骨上缘下面的粘连处全部松开，然后将针刀向相反方向倾斜，和髌骨面呈 40°，刺入髌上囊下面，进行广泛的通透剥离。

c. 针刀与髌韧带垂直刺入达髌韧带下面，倾斜针刀体，与髌韧带平面约呈 15°，将髌韧带和髌下脂肪垫疏剥开来。然后将针刀体向相反方向倾斜，将另一侧髌韧带和脂肪垫疏剥开。最后在髌骨下 1/3 处的两侧边缘各取 1 点，垂直进针刀达骨面，将针刀体向髌骨外倾斜，松解翼状皱襞。

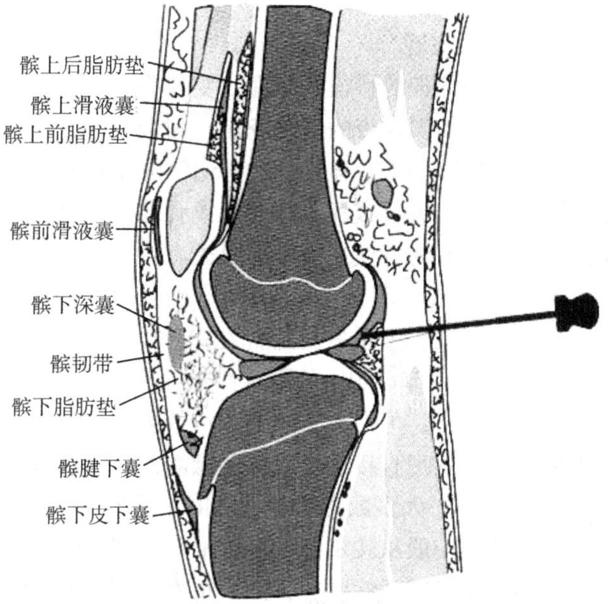

图 3－28　膝关节后侧关节囊松解示意图

术毕，拔出针刀，局部压迫止血 3 分钟后，创可贴覆盖针眼。

（7）注意事项　做膝关节后侧关节囊松解时，必须熟悉解剖结构，清楚腘血管及神经的走行方向，否则引起重要神经血管损伤，将导致严重后果。

2 针刀术后手法治疗

在以针刀松解膝关节囊及周围软组织后，以手法弹压下肢，使关节囊及肌肉、韧带彻底松开，降低关节内张力，必要时绷带屈曲固定关节 3～5 小时，使关节恢复活动功能。

第四章 强直性脊柱炎

1 范围

本《规范》规定了强直性脊柱炎的诊断和治疗。

本《规范》适用于强直性脊柱炎的诊断和治疗。

2 术语和定义

下列术语和定义适用于本规范。

强直性脊柱炎（ankylosing spondylitis）

本病主要累及骶髂关节、脊柱及其附属组织，引起脊柱强直和纤维化，造成脊柱僵硬、驼背，髋关节、膝关节屈曲型强直，并可有不同程度的眼、肺、心血管、肾等多个器官的损害。

3 诊断

3.1 临床表现

强直性脊柱炎的特征性病理改变为附着点或肌腱端病损，炎症主要集中在肌腱、韧带和筋膜与骨的连接处。脊柱周围韧带的慢性炎症使韧带硬化，骨赘形成并纵向延伸，在2个相邻的椎体间连接形成骨桥。椎间盘纤维环与骨连接处的骨化使椎体变方，脊柱呈“竹节状”。同时，脊柱骨突关节与肋椎关节的慢性滑膜炎引起关节破坏，纤维化或骨化。上述病变由下而上或由上而下发展，最终使脊柱强直，活动受限。周围关节的病变主要为滑膜炎。

3.1.1 骨骼表现

强直性脊柱炎主要累及骶髂关节、脊柱和外周关节。

（1）骶髂关节 90%的强直性脊柱炎患者病变首先累及骶髂关节，双侧对称，出现持续或间歇的腰骶部或臀部疼痛，可向大腿及腹股沟放射。往往伴有晨僵感。症状轻重差异很大，有的患者仅感腰部隐隐不适。体检发现直接按压或伸展骶髂关节时患者疼痛。

（2）脊柱 大多数患者症状隐匿，呈慢性、波动性，病变可停止在骶髂关节，少数患者则进行性发展累及脊柱。一般从腰椎向上至胸椎和颈椎，约3%的强直性脊柱炎患者先累及颈椎，再向下发展。也有相当一部分患者首发症状在背部。腰椎受累时患者常主诉下背部疼痛及腰部活动受限。体检可发现患者腰部前屈、后仰、侧弯、转身等动作均受限。腰椎棘突压痛，椎旁肌肉痉挛，晚期可萎缩。脊柱活动度可用改良 Schober 实验测量，即患者直立，以两髂后上棘连线的中点为起点向上10cm（也可再向下5cm）做一标记，测量此两点之间的距离。令患者弯腰（双膝直立），再测此两点间的距离，若增加小于2.5cm为异常。胸椎受累表现为背痛、前胸痛，胸廓扩张度受限。此时用软尺测量第4肋间隙水平（妇女乳房下缘）深呼气和深吸气之间胸围差，强直性脊柱炎患者常常小于2.5cm。颈椎受累出现颈部疼痛，头部固定于前屈位，抬头、侧弯和转动受限。患者直立靠墙，枕骨结节与墙之间的水平距离即枕墙距，正常人为0，患者常大于0。晚期整个脊柱完全强直，僵硬如弓，给患者生活和工作带来极大不便。

（3）外周关节 30%以上的患者有周围关节症状，尤以青少年发病的强直性脊柱炎更为常见。髋关节受累最为常见，患者主诉髋部或大腿内侧疼痛，以致下肢活动受限。近1/3的患者可因髋关节严重的侵蚀性病变引起关节强直、功能丧失而致残。膝、踝、足、腕、肩等关节也可受累，出现急性关节炎症状。临床上以下肢关节病变多见，且多不对称。极少累及手部小关节，遗留畸形更为少见。

肌腱端病损可致足跟、耻骨联合等疼痛，但不易发现。

3.1.2 强直性脊柱炎颈部病变的局部表现

颈段强直性脊柱炎是强直性脊柱炎的晚期表现。颈项部软组织僵硬强直，出现硬结或者条索状物。

颈部可以在任何位置出现强直，但以伸直位强直为多见，颈椎活动度严重受限甚至消失。

3.1.3　强直性脊柱炎胸段病变的局部表现

胸背部软组织僵硬强直，出现硬结或者条索状物。胸背部可以在任何位置出现强直，但以驼背为多见，胸椎活动度严重受限甚至消失。

3.1.4　强直性脊柱炎腰段病变的局部表现

腰部软组织僵硬强直，出现硬结或者条索状物。腰部可以在任何位置出现强直，但以伸直位强直为多见，腰椎活动度严重受限甚至消失。

3.1.5　髋部强直性脊柱炎局部表现

髋部软组织僵硬强直，出现硬结或者条索状物。髋部强直以屈曲外展位强直多见，髋关节活动度严重受限。

3.1.6　骨骼外表现

（1）全身症状　部分患者有发热、消瘦、乏力、食欲下降等症状。

（2）眼部症状　结膜炎、虹膜炎或葡萄膜炎可发生在25%的患者中，与脊柱炎严重程度无关，见于疾病的任何时期，有自限性。极少数患者病情严重且未经恰当治疗可出现失明。

（3）心脏表现　见于晚期病情较重的患者，出现主动脉瓣关闭不全、房室或束支传导障碍、心包炎、心肌炎等。

（4）肺部表现　少数患者发生肺尖纤维化，出现咳痰、咯血和气促，并发感染或胸膜炎时症状较重。胸廓僵硬可导致吸气时不能充分扩张肺部，由膈肌代偿呼吸。

（5）神经系统表现　晚期较严重的患者因脊柱强直和骨质疏松，引起椎体骨折、椎间盘脱出产生脊髓压迫症状。马尾综合征的发生表现为臀部或小腿疼痛，膀胱和直肠运动功能障碍。骨折最常发生于颈椎，所引起的四肢瘫是强直性脊柱炎最可怕的并发症，死亡率较高。

（6）淀粉样变　发生在肾脏和直肠，需经活检证实，较少见。在伴蛋白尿，伴或不伴氮质血症的强直性脊柱炎患者中应注意鉴别。

3.2　诊断要点

（1）临床标准

①腰痛、晨僵3个月以上，活动改善，休息无改善。

②腰椎额状面和矢状面活动受限。

③胸廓活动度低于相应年龄、性别的正常人。

（2）放射学标准　双侧骶髂关节炎≥2级或单侧骶髂关节炎3~4级。

（3）分级

①肯定强直性脊柱炎　符合放射学标准和1项以上临床标准。

②可能强直性脊柱炎　a. 符合3项临床标准。b. 符合放射学标准而不具备任何临床标准（应除外其他原因所引起的骶髂关节炎）。

4 针刀治疗

4.1　治疗原则

依据针刀医学关于人体弓弦力学系统及疾病病理构架的网眼理论，强直性脊柱炎是由于多种原因脊柱弓弦力学系统的力平衡失调，进而引起脊肢弓弦力学系统向脊柱弓弦力学系统的力传导障碍，最终导致四肢弓弦力学系统力平衡失调，通过针刀整体松解受损关节周围软组织的粘连瘢痕，有效矫正关节畸形，部分或者完全恢复各弓弦力学系统的应力平衡。

（1）针刀手术适应证：强直性脊柱炎颈、胸、腰段强直畸形。

（2）针刀手术禁忌证：X线片颈、胸、腰段前纵韧带钙化及骨化。

（3）对强直性脊柱炎早期只有颈、胸、腰、髋部疼痛、晨僵，X线片没有骨性强直的患者，用Ⅰ型针刀；对有钙化、骨化的患者需用Ⅱ型针刀及根据病情和针刀手术部位制作的特型针刀。

4.2　颈部病变的针刀治疗

强直性脊柱炎颈部病变的针刀整体松解包括颈部后方、两侧面的整体松解。

4.2.1 颈部第1次针刀松解颈段脊柱棘上韧带和棘间韧带的粘连及钙化点

（1）体位 俯卧低头位。

（2）体表定位 颈段脊柱棘上韧带和棘间韧带的粘连、瘢痕、挛缩及硬化钙化点（图4－1）。

（3）消毒 在施术部位，用活力碘消毒2遍，然后铺无菌洞巾，使治疗点正对洞巾中间。

（4）麻醉 用1%利多卡因局部浸润麻醉，每个治疗点注药1ml。

（5）刀具 Ⅰ型4号和Ⅱ型直形针刀。

（6）针刀操作（图4－2、图4－3）

①第1支针刀松解颈2～3项韧带和棘间韧带的粘连、瘢痕、挛缩及硬化钙化点。使用Ⅰ型4号针刀，对项韧带骨化的患者，需要使用Ⅱ型针刀，否则容易引起针刀体断裂或者损伤重要神经血管。刀口线与人体纵轴一致，针刀体向头侧倾斜45°，与枢椎棘突呈60°，针刀直达枢椎棘突顶点下缘骨面，纵疏横剥3刀，范围0.5cm，如果项韧带已经钙化或者骨化，术者紧握针刀刀柄，调转刀口线90°，针刀体与颈2～3棘间平行，助手用骨锤敲击针刀柄部，当术者有落空感时，即已切断骨化的项韧带，停止敲击。

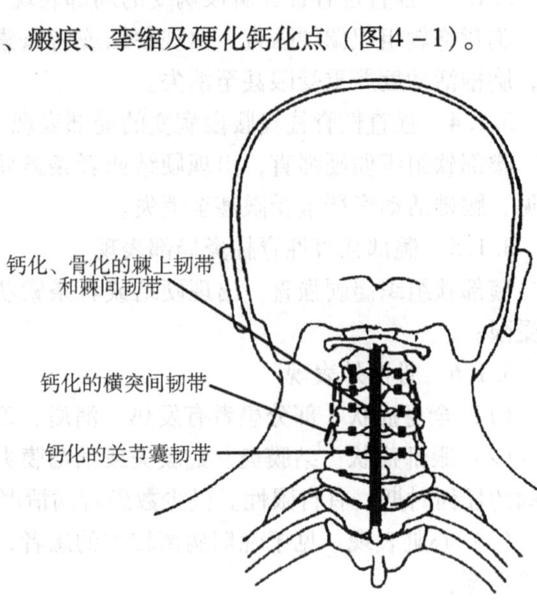

图4－1 颈段项韧带和棘间韧带的粘连、瘢痕、挛缩及硬化钙化点

②第2、3、4支针刀松解颈3～4、4～5、5～6项韧带和棘间韧带的粘连、瘢痕、挛缩及硬化钙化点。操作方法同第1支针刀。

术毕，拔出针刀，局部压迫止血3分钟后，创可贴覆盖针眼。

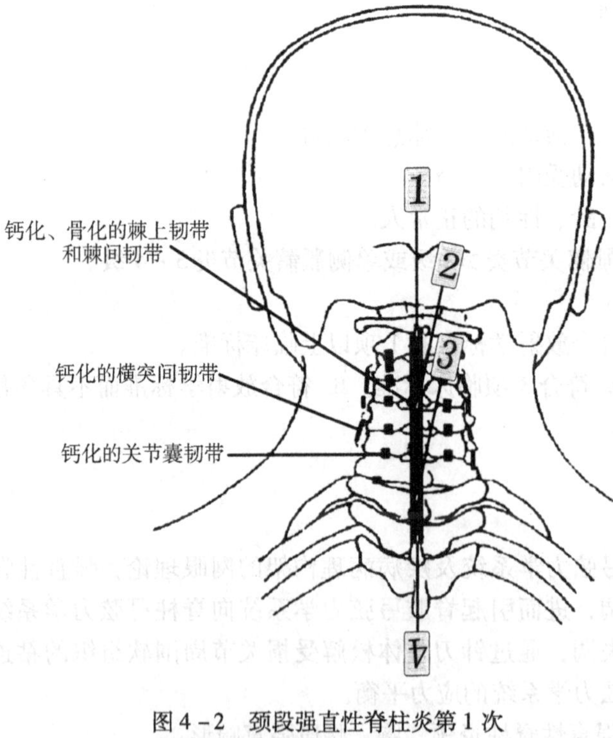

图4－2 颈段强直性脊柱炎第1次针刀松解示意图（正面）

（7）注意事项（图4－4）

①首先定位要准确，其次，进针刀时，针刀体向头侧倾斜45°，与枢椎棘突呈60°，针刀直达枢椎棘突顶点骨面。对棘突顶点的病变进行松解，要进入棘间，松解棘间韧带，必须退针刀于棘突顶点的上缘，将针刀体逐渐向脚侧倾斜与颈椎棘突走行方向一致，才能进入棘突间。切棘间韧带的范围限制在0.5cm

以内，不会切入椎管。如超过此范围，针刀的危险性明显加大。

②针刀松解应分次进行，一次松解3~5个节段。

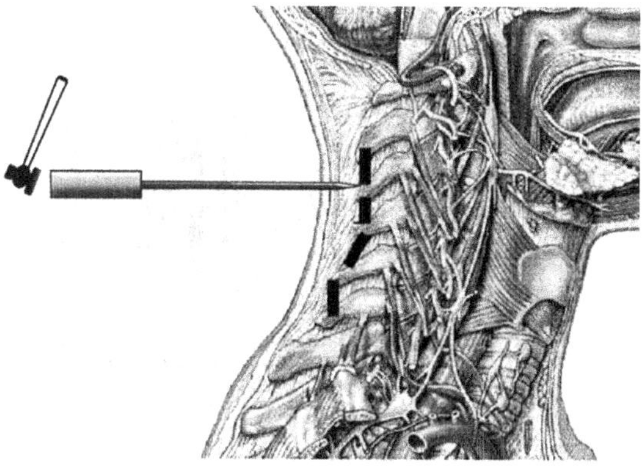

图4-3　颈段强直性脊柱炎第1次针刀松解示意图（侧面）

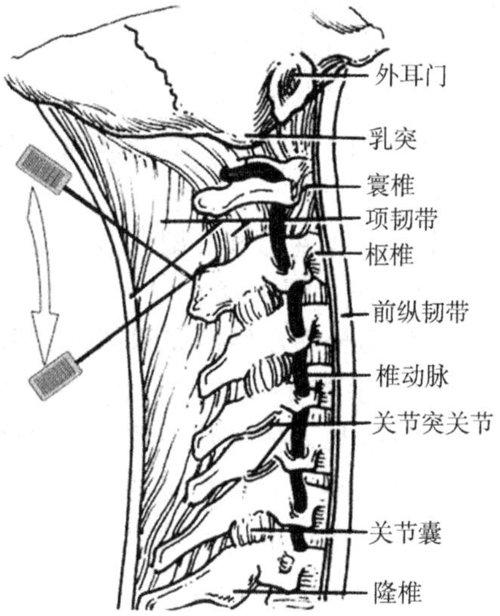

图4-4　针刀体角度变化示意图

4.2.2　颈部第2次针刀松解关节囊韧带的粘连、瘢痕、挛缩及硬化、钙化点

（1）体位　俯卧低头位。

（2）体表定位　颈段关节囊韧带的粘连、瘢痕、挛缩及硬化、钙化点（图4-1）。

（3）消毒　在施术部位，用活力碘消毒2遍，然后铺无菌洞巾，使治疗点正对洞巾中间。

（4）麻醉　用1%利多卡因局部浸润麻醉，每个治疗点注药1ml。

（5）刀具　Ⅰ型4号和Ⅱ型直形针刀。

（6）针刀操作（图4-5）

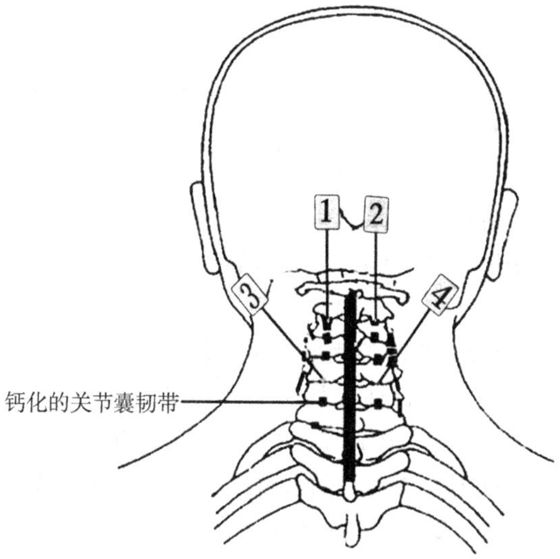

图4-5　颈段强直性脊柱炎第2次针刀松解示意图

①第1支针刀松解左侧颈2~3上下关节突关节囊韧带。使用Ⅰ型4号针刀，对关节囊钙化的患者，需要使用Ⅱ型针刀，否则容易引起针刀体断裂或者损伤重要神经血管。从关节突韧带体表定位点进针刀，刀口线与人体纵轴一致，针刀体先向头侧倾斜45°，与颈椎棘突呈60°角，针刀直达关节突骨面，然后将针刀体逐渐向脚侧倾斜与颈椎棘突走行方向一致，在骨面上稍移位，寻找到落空感时，即为关节囊韧带，提插刀法切3刀，范围0.2cm。如果关节囊韧带已经钙化或者骨化，需在透视引导下行针刀松解，针刀到达硬化的关节囊韧带后，调转刀口线90°，铲剥3刀，范围0.2cm。

②第2、3、4支针刀分别松解其他节段关节突关节囊韧带的粘连、瘢痕、挛缩。针刀操作方法与第1支针刀相同。

术毕，拔出针刀，局部压迫止血3分钟后，创可贴覆盖针眼。

（7）注意事项

①如果没有把握定位，必须在透视引导下进行针刀操作，否则，容易引起脊髓或者椎动脉损伤等严重并发症。

②针刀松解应分次进行，一次松解3~5个节段。

4.2.3　颈部第3次针刀松解横突间韧带的粘连、瘢痕、挛缩点

（1）体位　俯卧低头位。

（2）体表定位　在透视下定位颈段横突间韧带的粘连、瘢痕、挛缩及硬化、钙化点（图4-1）。

（3）消毒　在施术部位，用活力碘消毒2遍，然后铺无菌洞巾，使治疗点正对洞巾中间。

（4）麻醉　用1%利多卡因局部浸润麻醉，每个治疗点注药1ml。

（5）刀具　Ⅰ型4号和Ⅱ型直形针刀。

（6）针刀操作（图4-6）

①第1支针刀松解左侧横突间韧带的粘连　在X线透视下，术者刺手持Ⅰ型4号针刀，在后正中线旁开3cm左右，刀口线与人体纵轴一致，针刀体方向与皮肤垂直，根据透视引导，直达相应的横突尖铲剥3刀，范围0.2cm，然后沿横突上下缘贴骨面切割横突间韧带3刀，切割范围0.2cm。

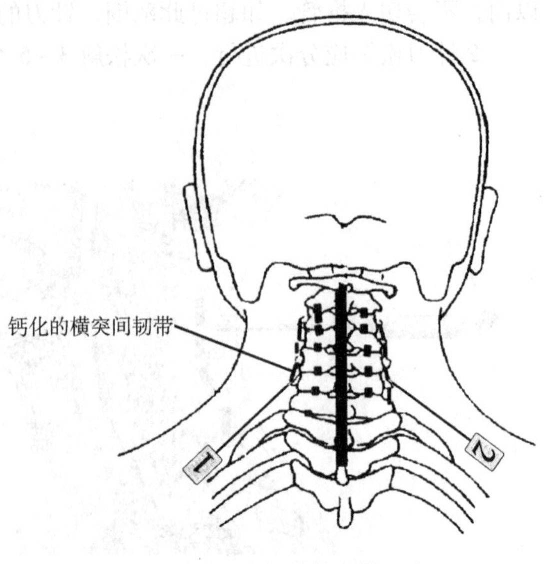

图4-6　颈段强直性脊柱炎第3次针刀松解示意图

②第2支针刀松解右侧横突间韧带的粘连　如果有其他节段的横突间韧带的硬化，可参照此方法进行松解。

术毕，拔出针刀，局部压迫止血3分钟后，创可贴覆盖针眼。

（7）注意事项

①如果没有把握定位，必须在透视引导下进行针刀操作，否则，容易引起脊髓或者椎动脉损伤等严重并发症。

②针刀松解应分次进行，一次松解3～5个节段。

每次针刀术后进行手法治疗，嘱患者俯卧位，一助手牵拉肩部，术者正对患者头项，右肘关节屈曲并托住患者下颌，左手前臂尺侧压在患者枕部上，随颈部的活动施按揉法。用力不能过大，以免造成新的损伤。最后，提拿两侧肩部，并搓患者肩至前臂反复几次。

4.3　胸背部病变的针刀治疗

强直性脊柱炎胸背部针刀整体松解时应分次进行，一次松解3～5个节段。

4.3.1　第1次针刀松解驼背驼峰处及上、下2个节段脊柱软组织的粘连、瘢痕、挛缩和堵塞

针刀操作方法详见单节段脊椎后外侧软组织针刀松解术。

4.3.2　第2次由第1次针刀已松解的节段向上定3个节段进行松解

比如，第1次针刀松解节段为T_5～T_7，则第2次针刀松解节段为T_2～T_4。

（1）操作方法（图4-7）　强直性脊柱炎可以引起脊柱前后左右软组织的粘连、瘢痕、挛缩、钙化、骨化，但这些病变都是从单节段脊椎开始的，所以理解了单节段脊椎病变的针刀治疗，其他节段的针刀松解就有据可依了。具体部位的针刀松解方法介绍如下：

①第1支针刀松解棘上韧带　从棘突顶点进针刀，刀口线与脊柱纵轴平行，针刀经皮肤、皮下组织，直达棘突骨面，在骨面上纵疏横剥3刀，范围0.5cm。对棘上韧带钙化或者骨化，用骨锤锤击Ⅱ型针刀柄，将针刀刃击入棘上韧带，达棘突顶点，然后纵疏横剥3刀，直到刀下有松动感为止，以达到切开棘上韧带的目的。

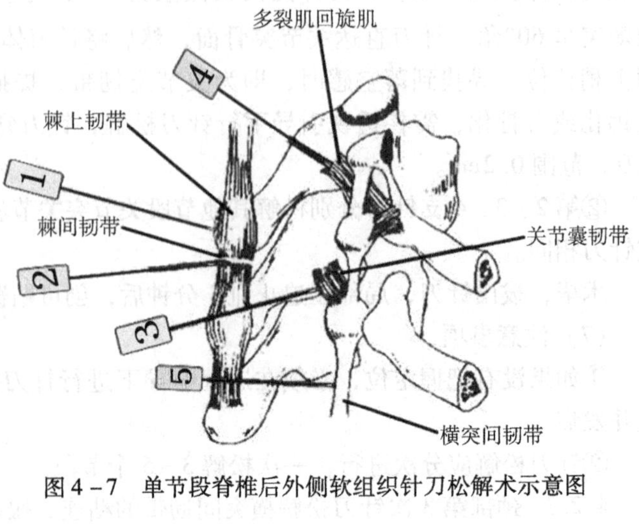

图4-7　单节段脊椎后外侧软组织针刀松解术示意图

②第2支针刀松解棘间韧带　根据X线片

定位棘突间隙，从棘突间隙进针刀，刀口线与脊柱纵轴平行，针刀经皮肤、皮下组织，调转刀口线90°，使用提插刀法切割3刀，深度0.5cm。对棘间韧带钙化或者骨化，用骨锤锤击Ⅱ型针刀柄，将针刀刃击入棘间韧带1cm，然后以提插刀法切割3刀，直到刀下有松动感为止，以达到切开棘间韧带的目的。

③第3支针刀松解关节突关节囊韧带　颈椎病变者采用Ⅰ型针刀，从棘突顶点向左右旁开1.5cm分别进针刀；胸椎病变者用Ⅰ型针刀，从棘突顶点向左右旁开2cm分别进针刀；腰椎病变者用Ⅰ型针刀，从棘突顶点向左右旁开2.5cm分别进针刀。刀口线与脊柱纵轴平行，针刀经皮肤、皮下组织，直达两侧关节突关节骨面位置，提插刀法切割关节囊韧带3刀，范围0.5cm。可切开部分关节囊韧带。

④第4支针刀松解多裂肌回旋肌　从棘突顶点分别旁开0.5cm进针刀，刀口线与脊柱纵轴平行，针刀经皮肤、皮下组织，沿棘突方向，紧贴骨面分别到两侧的棘突根部后，在骨面上向下铲剥3刀，直到刀下有松动感，以达到切开部分多裂肌回旋肌的作用。

⑤第5支针刀松解横突间韧带　颈椎病变者用Ⅰ型针刀从棘突顶点分别旁开2.5cm进针刀；胸椎病变者用Ⅰ型针刀从棘突顶点分别旁开3cm进针刀；腰椎病变者用Ⅰ型针刀从棘突顶点分别旁开4cm进针刀。刀口线与脊柱纵轴平行，针刀经皮肤、皮下组织，直达两侧横突骨面，针刀体向外移动，当有落空感时，即到达横突尖，在此用提插刀法切割横突尖的粘连、瘢痕3刀，深度0.5cm，然后，调转刀口线，分别在横突的上下缘，用提插刀法切割3刀，深度0.5cm，以达到切断部分横突间韧带的目的。

术毕，拔出针刀，局部压迫止血3分钟后，创可贴覆盖针眼。

（2）注意事项

①首先定位要准确，其次，切棘间韧带的范围限制在0.5cm以内，以防止切入椎管内。如超过此范围，针刀的危险性明显加大。

②针刀松解应分次进行，一次松解3~5个节段。

4.3.3　第3次由第1次针刀已松解的节段向下定3个节段进行松解

比如，第1次针刀松解节段为$T_5 \sim T_7$，则第3次针刀松解节段为$T_8 \sim T_{10}$。针刀操作方法详见单节段脊椎后外侧软组织针刀松解术。

4.3.4　第4次针刀松解胸腰结合部的强直

（1）体位　俯卧位，肩关节及髂嵴部置棉垫，以防止呼吸受限。

（2）体表定位（图4-8）　$T_{11} \sim L_1$棘突、棘间、关节突关节。

（3）消毒　在施术部位，用活力碘消毒2遍，然后铺无菌洞巾，使治疗点正对洞巾中间。

（4）麻醉　用1%利多卡因局部浸润麻醉，每个治疗点注药1ml。

（5）刀具　Ⅰ型4号直形针刀。

（6）针刀操作（图4-9）

①第1支针刀松解$T_{12} \sim L_1$棘上韧带、棘间韧带　在T_{12}棘突顶点下缘定位，使用Ⅰ型4号针刀，对棘上韧带骨化的患者，需要使用特型针刀，否则容易引起针刀体断裂或者损伤重要神经血管。刀口线与人体纵轴一致，针刀体先向头侧倾斜45°，与胸椎棘突呈60°角，按四步操作规程进针刀，针刀经皮肤、皮下组织达棘突骨面，纵疏横剥3刀，范围0.5cm。然后将针刀体逐渐向脚侧倾斜与胸椎棘突走行方向一致，从T_{12}棘突下缘骨面沿$T_{12} \sim L_1$棘间方向用提插刀法切割棘间韧带3刀，范围0.5cm。

如果棘上韧带已骨化，需用Ⅱ型针刀松解，刀口线与人体纵轴一致，达棘上韧带后，调转刀口线90°，与棘上韧带垂直，骨锤敲击针刀柄部，切断该韧带，直到刀下有松动感时停止敲击。一般骨化的棘上韧带在1cm以内，且已与棘间韧带粘连在一起，故切断了棘上韧带，同时也松解了棘间韧带（图4-10）。

②第2支针刀松解$T_{12} \sim L_1$左侧关节突关节囊韧带　使用Ⅰ型4号针刀，对关节囊钙化的患者，需要使用特型针刀，否则容易引起针刀体断裂或者损伤重要神经血管。在$T_{12} \sim L_1$棘间中点旁开3cm处定位，刀口线与人体纵轴一致，针刀体与皮肤呈90°角，按四步操作规程进针刀，针刀经皮肤、皮下组织、胸腰筋膜浅层、竖脊肌达椎板骨面，调转刀口线90°，沿关节突关节提插切割3刀，深度0.2cm。

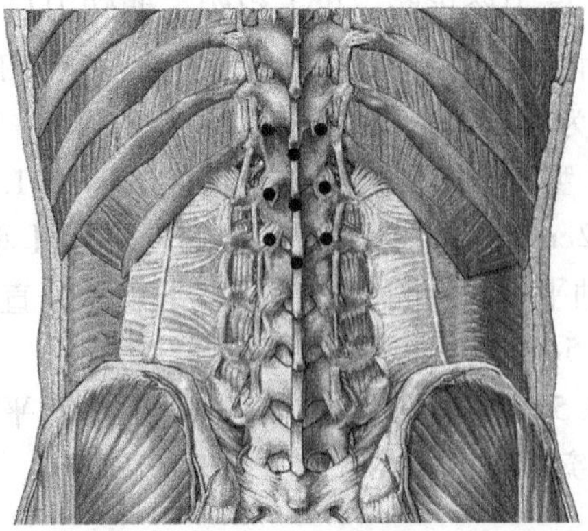

图 4-8　胸腰结合部针刀松解体表定位示意图

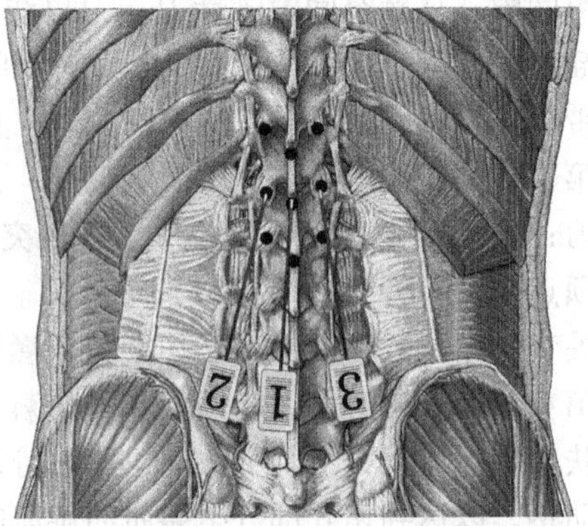

图 4-9　针刀松解胸腰结合部示意图

③第 3 支针刀松解 T_{12} ~ L_1 右侧关节突关节囊韧带　针刀松解方法参照第 2 支针刀松解方法。

T_{11} ~ T_{12}，L_1 ~ L_2 棘上韧带、棘间韧带、关节突关节韧带的松解参照 T_{12} ~ L_1 的针刀松解操作进行。

④第 4 支针刀松解 T_{12} 右侧的多裂肌回旋肌止点　在 T_{12} 棘突顶点向右侧旁开 0.5cm 处进针刀，刀口线与脊柱纵轴平行，按四步操作规程进针刀，针刀经皮肤、皮下组织，沿棘突方向，紧贴骨面，到棘突根部后，从骨面右侧贴棘突，向棘突根部铲剥 3 刀，直到刀下有松动感，以达到切开部分多裂肌回旋肌的目的。如果多裂肌回旋肌有钙化骨化，用Ⅱ型直形针刀贴棘突骨面向棘突根部剥离（图 4-11）。其他节段多裂肌回旋肌止点松解参照此法操作。

⑤第 5 支针刀松解 L_1 ~ L_2 的横突间韧带　在棘突顶点分别旁开 4cm 定点，刀口线与脊柱纵轴平行，按四步操作规程进针刀，针刀经皮肤、皮下组织，直达两侧横突骨面，针刀体向外移动，当有落空感时，即到达横突尖，在此用提插刀法切割横突尖的粘连、瘢痕 3 刀，深度 0.5cm。然后，调转针刀体与横突长轴一致，分别在横突的上下缘用提插刀法切割 3 刀，深度 0.5cm，以达到切断部分横突间韧带的目的（图 4-12）。其他节段多裂肌回旋肌止点及横突间韧带松解参照此法操作。

术毕，拔出针刀，局部压迫止血 3 分钟后，创可贴覆盖针眼。

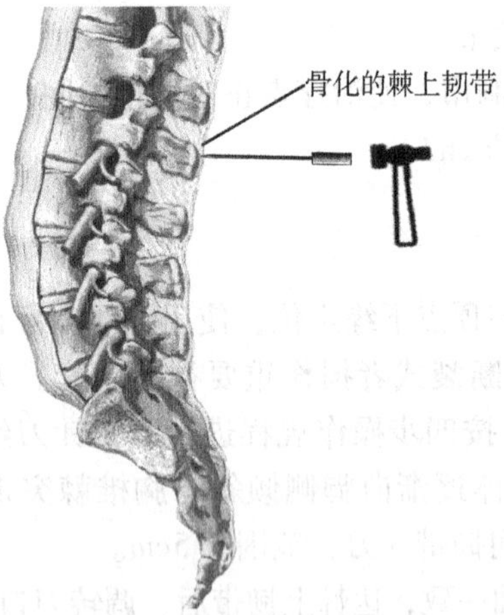

图 4-10　骨化的棘上韧带针刀松解示意图

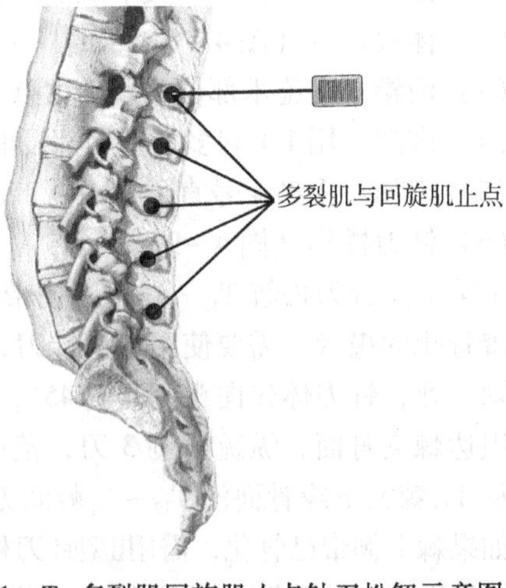

图 4-11　T_{12} 多裂肌回旋肌止点针刀松解示意图

4.3.5　第 5 次针刀松解胸壁前筋膜的粘连瘢痕

（1）体位　仰卧位。

（2）体表定位　胸骨及剑突。

（3）消毒　在施术部位，用活力碘消毒 2 遍，然后铺无菌洞巾，使治疗点正对洞巾中间。

（4）麻醉　用 1% 利多卡因局部浸润麻醉，每个治疗点注药 1ml。

（5）刀具　Ⅰ型 4 号直形针刀。

（6）针刀操作（图 4-13）

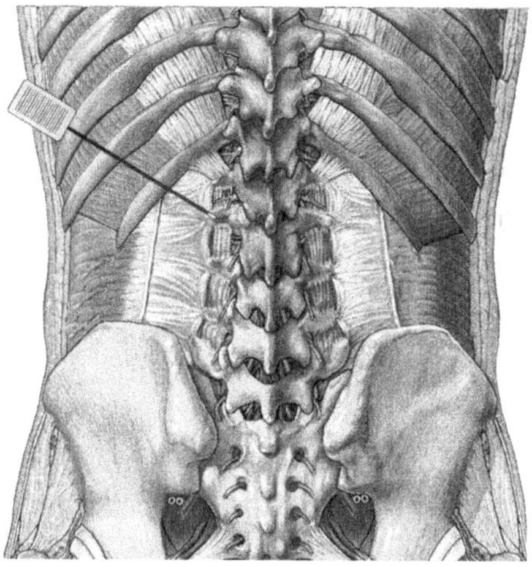

图 4 - 12　针刀松解 $L_1 \sim L_2$ 的横突间韧带

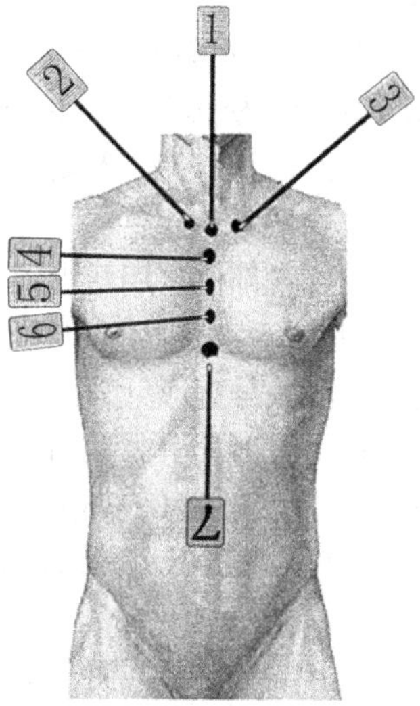

图 4 - 13　胸壁前筋膜粘连瘢痕针刀松解示意图

①第 1 支针刀松解胸前浅筋膜的粘连瘢痕　在胸骨上窝正中点定位，刀口线与人体纵轴平行，针刀体与皮肤垂直，按四步操作规程进针刀，刀下有韧性感时，用提插刀法切割 3 刀，深度达胸骨骨面。然后调转刀口线 90°，在胸骨上向下铲剥 3 刀，范围 0. 5cm。

②第 2 支针刀松解右侧胸大肌筋膜的粘连瘢痕　在右侧胸锁关节外侧 1cm、锁骨下缘定位。刀口线与人体纵轴平行，针刀体与皮肤垂直，按四步操作规程进针刀，刀下有韧性感时，用提插刀法切割 3 刀，深度达锁骨骨面。然后调转刀口线 90°，在锁骨骨面上向下铲剥 3 刀，范围 0. 5cm。注意，铲剥只能在锁骨骨面上进行，不可超过锁骨下缘。

③第 3 支针刀松解左侧胸大肌筋膜的粘连瘢痕　在左侧胸锁关节外侧 1cm、锁骨下缘定位。刀口线与人体纵轴平行，针刀体与皮肤垂直，按四步操作规程进针刀，刀下有韧性感时，用提插刀法切割 3 刀，深度达锁骨骨面。然后调转刀口线 90°，在锁骨骨面上向下铲剥 3 刀，范围 0. 5cm。注意，铲剥只能在锁骨骨面上进行，不可超过锁骨下缘。

④第 4 支针刀松解胸前浅筋膜的粘连瘢痕　在第 1 支针刀下 2cm 定位，针刀操作方法与第 1 支针刀相同。

⑤第 5 支针刀松解胸前浅筋膜中部的粘连瘢痕　在第 4 支针刀下 2cm 定位，针刀操作方法与第 1 支针刀相同。

⑥第 6 支针刀松解胸前浅筋膜下部的粘连瘢痕　在第 5 支针刀下 2cm 定位，针刀操作方法与第 1 支针刀相同。

⑦第 7 支针刀松解剑突的粘连瘢痕　在剑突尖部定位。刀口线与人体纵轴平行，针刀体与皮肤垂直，按四步操作规程进针刀，刀下有韧性感时，用提插刀法切割 3 刀，深度达剑突骨面。然后在剑突骨面上，向左铲剥，铲剥到剑突左缘。再向右铲剥，铲剥到剑突右缘。注意，铲剥只能在剑突骨面上进行，不可超过剑突骨缘。

术毕，拔出针刀，局部压迫止血 3 分钟后，创可贴覆盖针眼。

（7）注意事项　在做胸前部针刀松解时，针刀必须在锁骨、剑突骨面上进行，不能超过骨面，否则可能引起胸腹腔内脏器官的损伤。

4. 3. 6　针刀术后手法治疗

（1）胸椎周围软组织针刀松解术后平卧硬板床，以 60kg 的重量做持续牵引。于床上，在医生的协助下，做被动挺腹伸腰及四肢屈伸运动，下床后在医生的协助下进行腰前屈、后仰、侧弯、旋转等功能训练。

（2）胸部针刀术后，被动扩胸 3 次。

（3）腹部针刀术后，做伸腰活动 3 次。

4.4 腰部病变的针刀治疗

4.4.1 第1次针刀松解胸腰结合部的强直（参见本章胸背部病变第4次针刀松解）

4.4.2 第2次针刀松解 $L_2 \sim L_4$的强直

（1）体位 俯卧位，肩关节及髂嵴部置棉垫，以防止呼吸受限。

（2）体表定位（图4-14） $L_2 \sim L_4$棘突、棘间、关节突关节、横突间韧带。

（3）消毒 在施术部位，用活力碘消毒2遍，然后铺无菌洞巾，使治疗点正对洞巾中间。

（4）麻醉 用1%利多卡因局部浸润麻醉，每个治疗点注药1ml。

（5）刀具 Ⅰ型4号直形针刀。

（6）针刀操作 针刀松解方法与第1次针刀松解胸腰结合部的强直方法相同。

4.4.3 第3次针刀松解 $L_5 \sim S_1$的强直

针刀松解方法与第1次针刀松解胸腰结合部的强直方法相同。

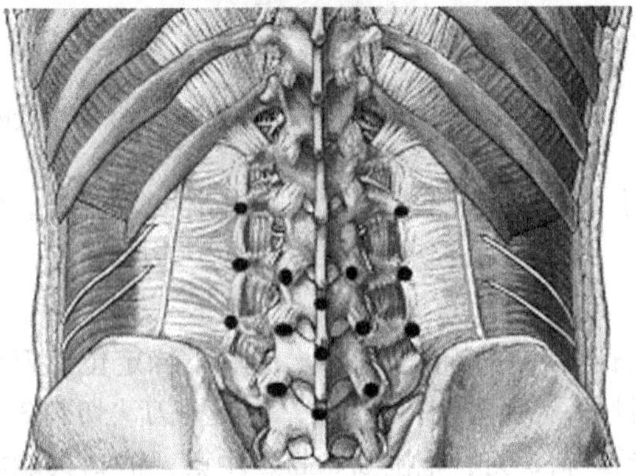

图4-14 针刀松解 $L_2 \sim L_4$强直的体表定位

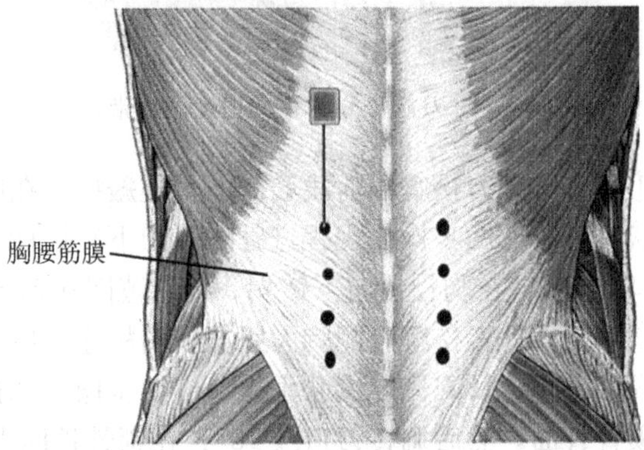

图4-15 针刀松解腰部胸腰筋膜浅层

4.4.4 第4次针刀松解腰部筋膜及竖脊肌腰段的粘连、瘢痕、挛缩和堵塞

（1）体位 俯卧位。

（2）体表定位 在 $L_3 \sim L_5$棘突下旁开3cm处定点，共6点。松解胸腰筋膜、背阔肌行经路线。

（3）消毒 在施术部位，用活力碘消毒2遍，然后铺无菌洞巾，使治疗点正对洞巾中间。

（4）麻醉 用1%利多卡因局部浸润麻醉，每个治疗点注药1ml。

（5）刀具 Ⅰ型4号直形针刀。

（6）针刀操作（图4-15） 以针刀松解 L_3平面胸腰筋膜为例加以描述。刀口线与脊柱纵轴平行，针刀经皮肤、皮下组织，有韧性感时，即到达胸腰筋膜浅层，先用提插刀法切割3刀，然后穿过胸腰筋膜达肌肉层内纵疏横剥3刀，范围1cm。其他定点的针刀松解操作方法参照上述操作方法，每7日做1次针刀松解，3次为1个疗程。可连续做2个疗程。

4.4.5 第5次针刀松解胸腹壁软组织

适用于驼背患者，在脊柱周围软组织松解术的治疗过程中，由于脊柱逐渐伸直，原来挛缩的胸腹壁软组织受到牵拉而致胸腹壁疼痛，同时也限制了驼背的矫直，故应松解。

（1）体位 仰卧位。

（2）体表定位 胸肋关节、剑突、肋弓紧张处及压痛点（图4-16）。

（3）消毒 在施术部位，用活力碘消毒2遍，然后铺无菌洞巾，使治疗点正对洞巾中间。

（4）麻醉 用1%利多卡因局部浸润麻醉，每个治疗点注药1ml。

（5）刀具 Ⅰ型4号直形针刀。

（6）针刀操作（图4-17）

①第1支针刀松解胸锁关节 刀口线与松解的人体纵轴一致，针刀体与皮肤垂直，针刀经皮肤、皮下组织，到达胸肋关节间隙，用提插刀法切割3刀，范围0.5cm。对侧胸锁关节松解方法与此相同。

②第2支针刀松解胸肋关节 左手拇指压住第1胸肋关节间隙，右手持针刀在左手拇指背面进针刀，刀口线与松解的人体纵轴一致，针刀体与皮肤垂直，针刀经皮肤、皮下组织，到达胸肋关节，用提插刀

法切割 3 刀。其他胸肋关节松解方法与此相同。

③第 3 支针刀松解剑突部　摸准剑突位置，刀口线与松解的人体纵轴一致，针刀体与皮肤垂直，针刀经皮肤、皮下组织，到达剑突部，铲剥 3 刀。

④第 4 支针刀松解肋弓部　摸准肋弓最低点，刀口线与松解的人体纵轴一致，针刀体与皮肤垂直，针刀经皮肤、皮下组织，到达肋弓部，调转刀口线 90°，在骨面上铲剥 3 刀。

术毕，拔出针刀，局部压迫止血 3 分钟后，创可贴覆盖针眼。

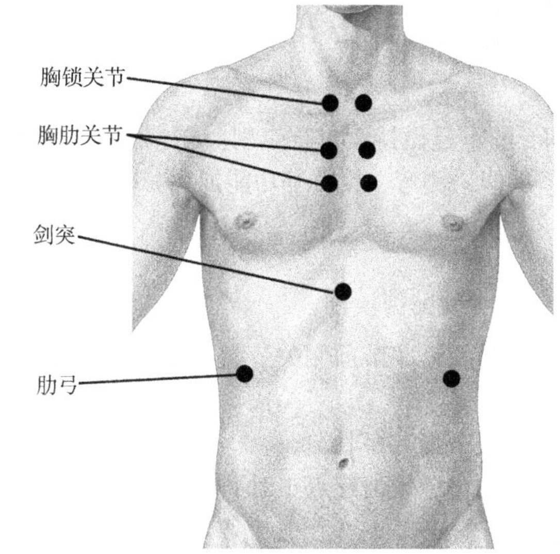

图 4－16　针刀松解胸腹壁软组织体表定位

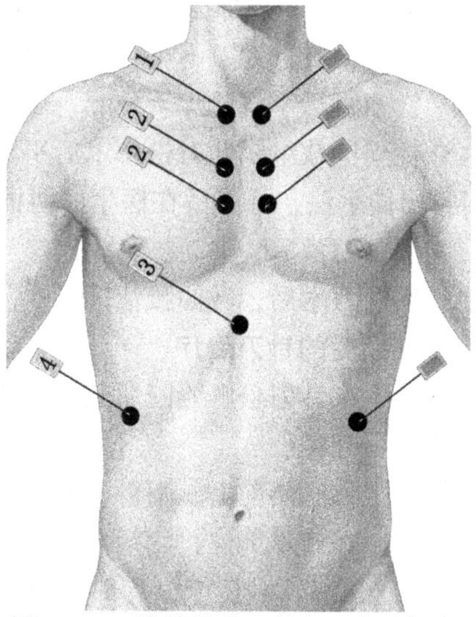

图 4－17　胸肋关节、剑突、肋弓紧张处及压痛点针刀松解示意图

（7）注意事项　进针不可太深，以免气胸，损伤胸腹腔重要内脏器官，造成严重并发症。

4.4.6　第 6 次松解耻骨联合、髂嵴之压痛点以及腹直肌肌腹之压痛点

（1）体位　仰卧位。

（2）体表定位（图 4－18）　腹直肌肌腹，耻骨联合，髂嵴紧张处压痛点。

（3）消毒　在施术部位，用活力碘消毒 2 遍，然后铺无菌洞巾，使治疗点正对洞巾中间。

（4）麻醉　用 1% 利多卡因局部浸润麻醉，每个治疗点注药 1ml。

（5）刀具　Ⅰ型 4 号直形针刀。

（6）针刀操作（图 4－19）

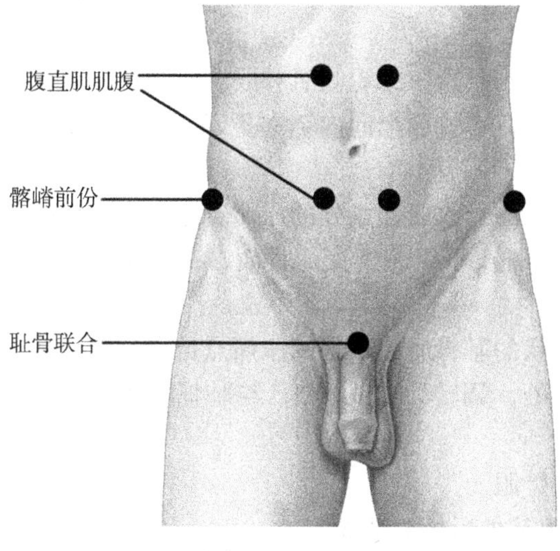

图 4－18　腹直肌肌腹、耻骨联合及髂嵴紧张处压痛点的体表定位

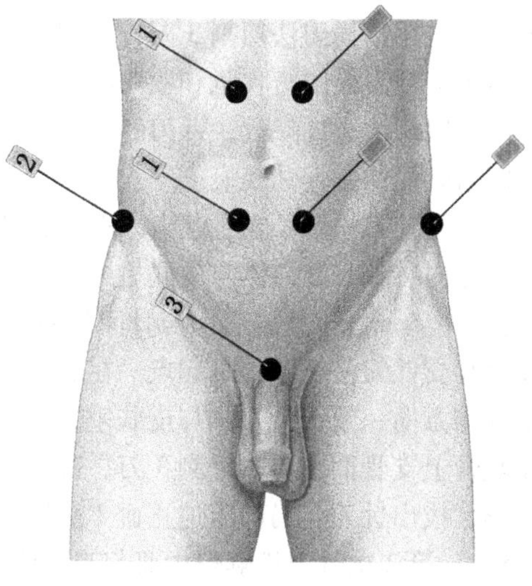

图 4－19　腹直肌肌腹、耻骨联合及髂嵴紧张处压痛点针刀松解示意图

①第1支针刀松解腹直肌肌腹部　刀口线与松解的人体纵轴一致，针刀体与皮肤垂直，针刀经皮肤、皮下组织，到达腹直肌肌腹部，纵疏横剥3刀，范围0.5cm。对侧腹直肌肌腹松解方法与此相同。

②第2支针刀松解髂嵴前份　刀口线与松解的人体纵轴一致，针刀体与皮肤垂直，针刀经皮肤、皮下组织，到达髂嵴前份，调转刀口线90°，铲剥3刀，范围0.5cm。对侧髂嵴松解方法与此相同。

③第3支针刀松解耻骨联合　摸准剑突耻骨联合位置，刀口线与松解的人体纵轴一致，针刀体与皮肤垂直，针刀经皮肤、皮下组织，到达耻骨联合纤维软骨表面，纵疏横剥3刀，范围0.5cm。

术毕，拔出针刀，局部压迫止血3分钟后，创可贴覆盖针眼。

(7) 注意事项　进针刀不可太深，以免入腹腔，误伤肝、肠等内脏器官。

4.4.7　针刀术后手法治疗

(1) 脊柱周围软组织针刀松解术后平卧硬板床，以60kg的重量做持续对抗牵引。在床上做被动挺腹屈腰及四肢屈伸手法，下床后在医生的协助下进行腰前屈、后仰、侧弯、旋转等功能训练。

(2) 胸部针刀术后，被动扩胸3次。

(3) 腹部针刀术后，做伸腰活动3次。

4.5　髋部病变的针刀治疗

4.5.1　第1次针刀松解缝匠肌起点、股直肌起点、髂股韧带及髋关节前侧关节囊、部分内收肌起点

(1) 体位　仰卧位。

(2) 体表定位　髂前上、下棘，股骨大转子，髋关节前侧关节囊，耻骨。

(3) 消毒　在施术部位，用活力碘消毒2遍，然后铺无菌洞巾，使治疗点正对洞巾中间。

(4) 麻醉　用1%利多卡因局部浸润麻醉，每个治疗点注药1ml。

(5) 刀具　Ⅰ型4号和Ⅱ型直形针刀及Ⅱ型弧形针刀。

(6) 针刀操作（图4-20）

①第1支针刀松解缝匠肌起点　使用Ⅰ型针刀从髂前上棘进针刀，刀口线与下肢纵轴平行，针刀体与皮肤呈90°角，针刀经皮肤、皮下组织，到达骨面缝匠肌起始处，调转刀口线90°，在骨面上铲剥3刀，范围0.5cm。

②第2支针刀松解股直肌起点　使用Ⅱ型针刀，在髂前下棘处摸到股直肌起点处定位，刀口线与该肌肌纤维方向一致，针刀经皮肤、皮下组织，达髂前下棘骨面，调转刀口线90°。在骨面上向内铲剥3刀，范围0.5cm。

③第3支针刀松解髋关节髂股韧带及髋关节前面关节囊　使用Ⅱ型弧形针刀，从髋关节前侧关节穿刺点进针刀，刀口线与下肢纵轴平行，针刀体与皮肤呈90°角，针刀经皮肤、皮下组织，当针刀下有韧性感时，即到达髂股韧带中部，纵疏横剥3刀，范围0.5cm，调转刀口线90°，弧形向上，当有落空感时，即到达关节腔，用提插刀法切割3刀，范围0.5cm。

④第4支针刀松解短收肌和股薄肌起点　在耻骨下支处摸到条索状的短收肌和股薄肌起点后定位，刀口线与两肌肌纤维方向一致，针刀经皮肤、皮下组织，达骨面，在骨面上向内铲剥3刀，范围0.5cm，以松解肌肉与骨面的粘连和瘢痕。

⑤第5支针刀松解长收肌起点　在耻骨结节处摸到条索状的长收肌起点处的压痛点定点，刀口线与该肌肌纤维方向一致，针刀体与皮肤呈90°角刺入，针刀经皮肤、皮下组织，直达骨面，在骨面上向内铲剥3刀，范围0.5cm，以松解肌肉与骨面的粘连和瘢痕。

⑥第6支针刀松解耻骨肌起点　在耻骨上支触摸到条索状的耻骨肌起点处的压痛点定点，刀口线与耻骨肌肌纤维方向一致，针刀体与皮肤垂直刺入，达肌肉起点处，调转刀口线90°，与耻骨肌肌纤维方向垂直，在耻骨上支骨面上向内铲剥3刀，范围0.5cm。

术毕，拔出针刀，局部压迫止血3分钟后，创可贴覆盖针眼。

4.5.2　第2次针刀松解臀中肌起点、股方肌起点、髋关节外后侧关节囊

(1) 体位　侧俯卧位，患侧髋关节在上。

(2) 体表定位　股骨大转子，髋关节外后侧关节囊。

(3) 消毒　在施术部位，用活力碘消毒2遍，然后铺无菌洞巾，使治疗点正对洞巾中间。

（4）麻醉　用1%利多卡因局部浸润麻醉，每个治疗点注药1ml。

（5）刀具　Ⅱ型直形及弧形针刀。

（6）针刀操作（图4－21）

①第1支针刀松解臀中肌止点的挛缩点　在股骨大转子尖部定位。刀口线与下肢纵轴方向一致，针刀经皮肤、皮下组织达股骨大转子尖的骨面，贴骨面铲剥3刀，范围0.5cm。

②髋关节外侧松解　以第1支针刀为参照物，使用Ⅱ型弧形针刀，从髋关节外侧关节穿刺点进针刀，刀口线与下肢纵轴平行，针刀体与皮肤呈130°角，沿股骨颈干角方向进针刀，针刀经皮肤、皮下组织，达股骨大转子尖，调转刀口线90°，弧形向上进针刀，直到髋关节外侧关节间隙，此时用提插刀法切割3刀，范围0.5cm。

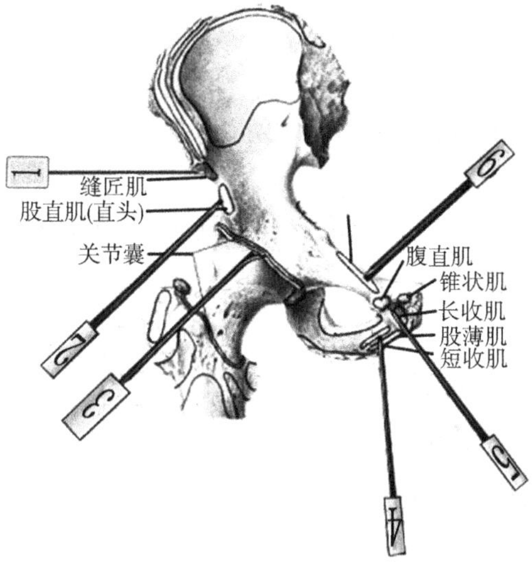

图4－20　髋关节前侧松解示意图

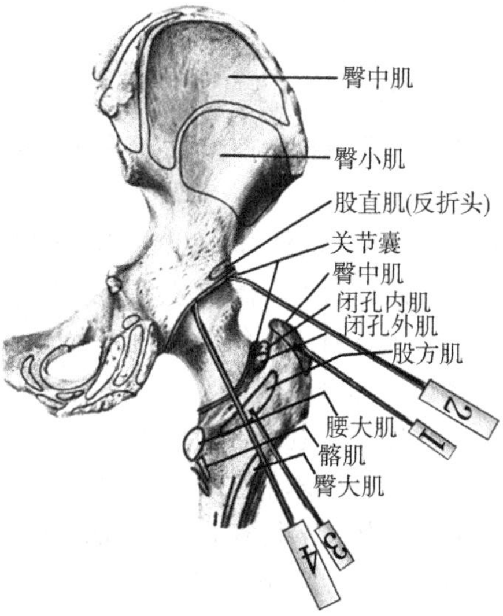

图4－21　髋关节外后侧松解示意图

③第3支针刀松解股方肌起点的粘连瘢痕　将髋关节内收内旋，摸清楚股骨大转子尖部。在大转子尖部后方定位，刀口线与下肢纵轴方向一致，针刀体与皮肤垂直，针刀经皮肤、皮下组织，达大转子骨面，紧贴大转子后方继续进针刀，然后将针刀体向头侧倾斜45°，在大转子后内侧骨面上铲剥3刀，范围0.5cm。

④第4支针刀松解髋关节后侧关节囊　以第3支针刀为参照物，使用Ⅱ型弧形针刀，从股骨大转子后缘进针刀，刀口线与下肢纵轴平行，针刀体与皮肤呈130°角，沿股骨颈干角方向进针刀，针刀经皮肤、皮下组织，达股骨大转子后缘，贴骨面进针刀，当有落空感时，即到达关节腔，用提插刀法切割3刀，范围0.5cm。

术毕，拔出针刀，局部压迫止血3分钟后，创可贴覆盖针眼。

4.5.3　第3次针刀松解髂胫束起止点的粘连和瘢痕

（1）体位　健侧卧位，患侧在上。

（2）体表定位　髂嵴，髂胫束行经路线。

（3）消毒　在施术部位，用活力碘消毒2遍，然后铺无菌洞巾，使治疗点正对洞巾中间。

（4）麻醉　用1%利多卡因局部浸润麻醉，每个治疗点注药1ml。

（5）刀具　Ⅰ型4号直形针刀。

（6）针刀操作（图4－22）

①第1支针刀松解髂胫束浅层附着区前部的粘连和瘢痕　在髂前上棘后2cm处定位。刀口线与髂胫束走行方向一致，针刀体与皮肤垂直，针刀经皮肤、皮下组织，达髂嵴前部髂胫束浅层附着区前部骨面，调转刀口线90°，在髂骨翼骨面上向下铲剥3刀，范围0.5cm。

②第2支针刀松解髂胫束浅层附着区中部的粘连和瘢痕　在髂嵴最高点定位。刀口线与髂胫束走行方向一致，针刀体与皮肤垂直，针刀经皮肤、皮下组织，达髂嵴髂胫束浅层附着区中部骨面，调转刀口线

90°，在髂骨翼骨面上向下铲剥3刀，范围0.5cm。

③第3支针刀松解髂胫束浅层附着区后部的粘连和瘢痕　在髂嵴最高点向后2cm处定位。刀口线与髂胫束走行方向一致，针刀体与皮肤垂直，针刀经皮肤、皮下组织，达髂嵴髂胫束浅层附着区后部骨面，调转刀口线90°，在髂骨翼骨面上向下铲剥3刀，范围0.5cm。

④第4支针刀松解髂胫束上段的粘连和瘢痕　在大腿外侧上段定位。刀口线与髂胫束走行方向一致，针刀体与皮肤垂直，针刀经皮肤、皮下组织，当刀下有韧性感时，即到达髂胫束，再向内刺入1cm，纵疏横剥3刀，范围0.5cm。

⑤第5支针刀松解髂胫束中段的粘连和瘢痕　在大腿外侧中段定位。刀口线与髂胫束走行方向一致，针刀体与皮肤垂直，针刀经皮肤、皮下组织，当刀下有韧性感时，即到达髂胫束，再向内刺入1cm，纵疏横剥3刀，范围0.5cm。

术毕，拔出针刀，局部压迫止血3分钟后，创可贴覆盖针眼。

（7）注意事项

①在髋关节前方松解前方关节囊时，先触摸到股动脉的确切位置后，在向外旁开2cm处进行针刀操作是安全的。

②关节强直病人的针刀松解，一次松解范围不可太多，需要分次进行松解。一般对纤维性强直需6次。

③对骨性强直病人，需用Ⅱ型针刀进行松解。

4.5.4　第4次针刀松解缝匠肌止点的粘连和瘢痕

（1）体位　仰卧位。

（2）体表定位　胫骨上段内侧。

（3）消毒　在施术部位，用活力碘消毒2遍，然后铺无菌洞巾，使治疗点正对洞巾中间。

（4）麻醉　用1%利多卡因局部浸润麻醉，每个治疗点注药1ml。

（5）刀具　Ⅰ型直形针刀。

（6）针刀操作（图4－23）　在胫骨上段内侧部定位。刀口线与下肢纵轴方向一致，针刀经皮肤、皮下组织至胫骨内侧骨面，贴骨面铲剥3刀，范围1cm。术毕，拔出针刀，局部压迫止血3分钟后，创可贴覆盖针眼。

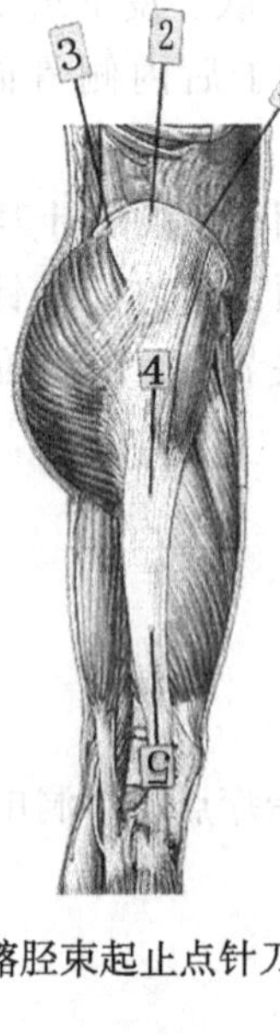

图4－22　髂胫束起止点针刀松解示意图

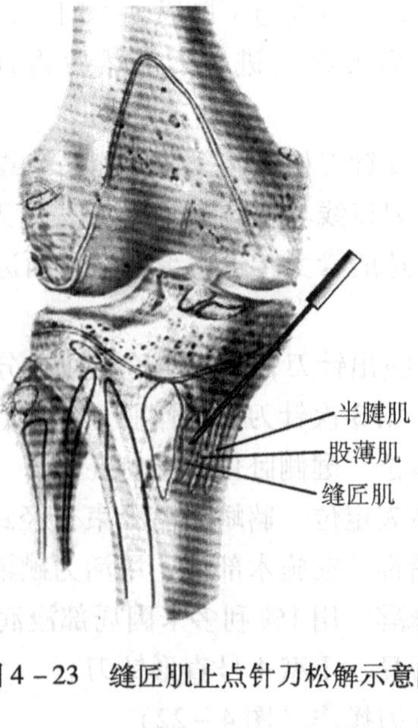

图4－23　缝匠肌止点针刀松解示意图

4.5.5　针刀术后手法治疗

嘱患者屈膝，一助手压住双髂前上棘，术者一前臂置于患者患侧小腿上部，一手托住患者小腿下部，使患者做髋关节“?”和反“?”运动3次。每次针刀术后，手法操作相同。对髋关节骨性强直的病人，针刀术后手法弧度不能过大，要循序渐进，逐渐加大髋关节活动的弧度，绝不能用暴力手法，一次将髋关节活动到正常位置，否则会引起股骨头骨折，导致严重的并发症。

第五章　股骨头坏死

1 范围

本《规范》规定了股骨头坏死的诊断和治疗。

本《规范》适用于股骨头坏死的诊断和治疗。

2 术语和定义

下列术语和定义适用于本规范。

股骨头坏死（avascular necrosis of the femoral head）

本病可由髋关节损伤、关节手术、类风湿性关节炎、饮酒过量、长期激素治疗等多种原因引起。坏死如未能及时修复，可发展为股骨头塌陷，严重影响髋关节功能。

3 诊断

3.1 临床表现

股骨头坏死病人的临床表现往往很隐蔽，在缓慢的发病过程中早期诊断常被延误。因此，提高对股骨头坏死一病的认识极为重要。不同病因所致的股骨头坏死有着不同的病史。在采集病史时，要仔细了解外伤史，即使是极轻微的外伤也应给予重视。应用皮质类固醇（激素）的病史，有时是很小的剂量也可能引起极不良的后果。饮酒史是一项重要内容，每天饮酒250ml，半年以上就可能患脂肪肝或股骨头坏死。是否患过与股骨头坏死有关的疾病，如动脉硬化、某些贫血症、类风湿性关节炎、强直性脊柱炎、痛风等症。有些特殊职业，如高空飞行、潜水作业、某些与毒性物品相关的职业等也应注意。询问暴力损伤史，了解伤后骨折或脱位时损伤的程度及合并症等，应特别注意初期处理的时间、次数和质量。

（1）症状

①疼痛　发生于外伤后者，多在伤痛消失较长时间后再产生疼痛。应用激素或其他疾病所致者与外伤者大致相同。疼痛部位大多在髋关节周围，以腹股沟韧带中点下外处为主，也可以发生在大转子上或臀后部。可以是逐渐发生，也可能突然疼痛；疼痛可为间歇性，也可为持续性。不管是何原因所致的骨坏死，它们的疼痛在开始时都多为活动后疼痛，而后才发生夜间痛或休息痛。夜间痛或休息痛大多为骨或囊内压升高的表现。疼痛的性质也大致相似，开始多为酸痛、钝痛等不适，逐渐产生刺痛或夜间痛等症状。

②放射痛　疼痛常向腹股沟区、臀后区或外侧放射，个别人还有麻木感。比较常见的特殊症状是膝部或膝内侧的放射痛，如果为原因不清的膝部痛，特别应当想到髋关节是否有病，这是一个非常值得提高警惕的信号。

③髋关节僵硬或活动受限　早期为关节屈伸不灵活，有的人不能跷二郎腿，或患肢外展外旋活动受限，“盘腿”困难。到晚期则关节活动极度受限甚至强直。

④进行性短缩性跛行　由于疼痛而致的跛行为保护性反应，而股骨头塌陷者则是短缩所致；在晚期可由髋关节半脱位所致。早期往往出现间歇性跛行，儿童表现最为明显。双侧病变者，步态蹒跚，行走艰难。

⑤下肢无力　行路、劳作均感力不从心。

⑥下蹲、展腿困难　下蹲时髋关节疼痛，下蹲的度数越来越小。下肢的外展距离逐渐缩小，以至外展大腿极度困难，甚至丧失外展功能。

（2）体征

①压痛　早期仅有髋关节局部压痛，其压痛点多在腹股沟中点稍下方或在臀后、转子间线稍内处。

②“4”字试验　又称法伯尔－派崔克（Fabere－Patrick）试验。患者仰卧位，一侧髋膝关节屈曲，髋关节外展、外旋，小腿内收、外旋，将足外踝放在对侧大腿上，两腿相交成“4”字形。检查者以一手掌压住左髂前上棘固定骨盆，右手向下向外压患者右膝。如髋关节出现疼痛，而膝关节不能接触床面为阳性，表明该侧髋关节有病变（图5－1）。

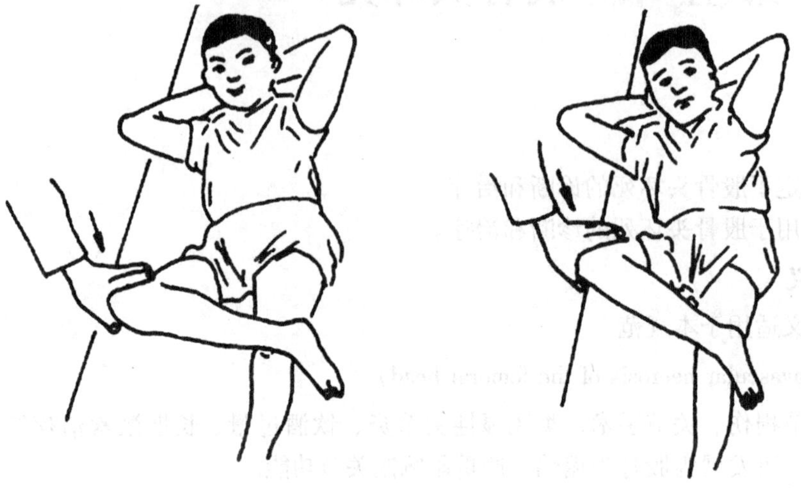

阴性　　阳性

图5－1　“4”字试验

③阿利斯（Allis）试验　患者取仰卧位，屈膝屈髋，两足并齐，足底放于床面上，正常时双膝顶点应该等高，若一侧膝比另一侧低时即为阳性（图5－2）。

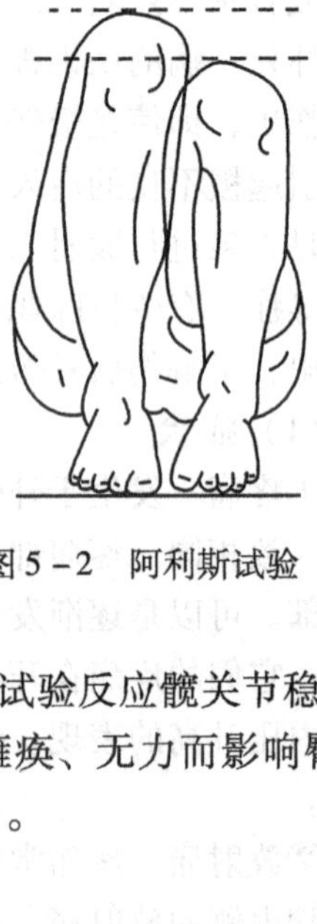

图5－2　阿利斯试验

④托马斯（Thomas）试验　患者仰卧位，腰部放平紧贴于床面，将健腿髋、膝极度屈曲，尽力使大腿接近于腹壁，置骨盆于前倾体位，然后再令患者将患肢伸直，若患肢不能伸直而呈屈曲状态为阳性，大腿与床面形成的夹角即为畸形角度（图5－3），提示髋关节有屈曲挛缩畸形或髂腰肌痉挛。

⑤川德伦伯格试验（Trendelenburg 征）　亦称髋关节承重机能试验，即单腿站立试验。站立位，检查者站于病人背后观察。嘱病人先以健侧下肢单腿站立，患侧下肢抬起，患侧骨盆向上抬起，该侧臀皱襞上升为阴性；再嘱患侧单腿站立，健腿屈膝离地，此时患侧骨盆（臀皱襞）下降即为阳性。此试验反应髋关节稳定情况，任何髋关节结构的改变如先天性或外伤性髋关节脱位、股骨颈骨折等或肌瘫痪、无力而影响臀肌，特别是影响臀中肌的作用，甚至发生麻痹性髋脱位时，此试验均呈阳性（图5－4）。

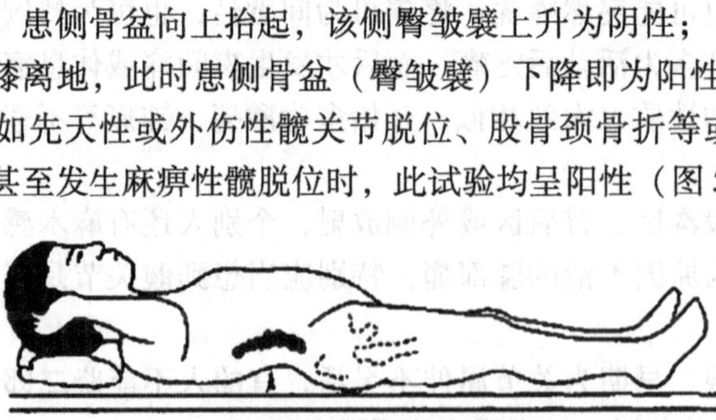

患肢平放床面，腰椎代偿性前凸

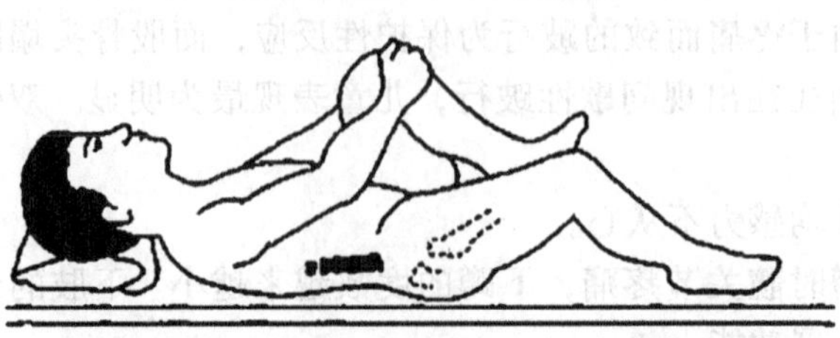

健肢屈曲髋、膝关节，腰椎前凸消失，但患肢髋屈曲

图5－3　托马斯试验（阳性）

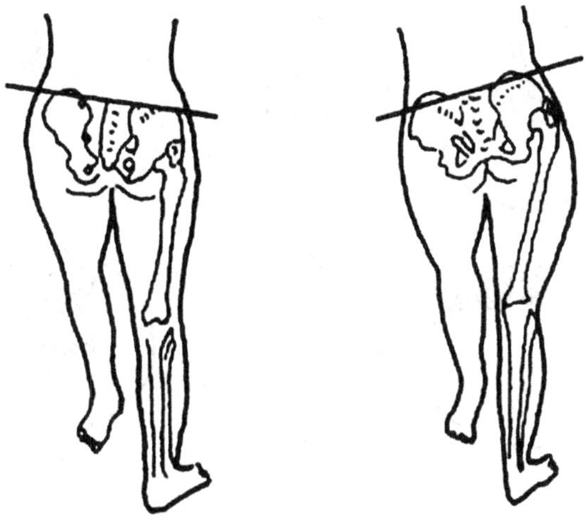

图 5－4　川德伦伯格试验

⑥欧伯尔（Ober）试验　又称髂胫束挛缩试验。患者取侧卧位，健腿在下呈屈膝屈髋体位，患腿在上，膝屈曲90°位，减少腰椎前凸，检查者一手固定骨盆，另一手握住患者踝部，将患髋后伸外展，然后放松握踝之手，正常时应落在健腿之后方，若患肢大腿不能落下或落在健腿之前方为阳性，说明患肢髋关节有屈曲外展畸形。本方法主要检查因髂胫束挛缩引起的屈曲外展畸形（图 5－5）。

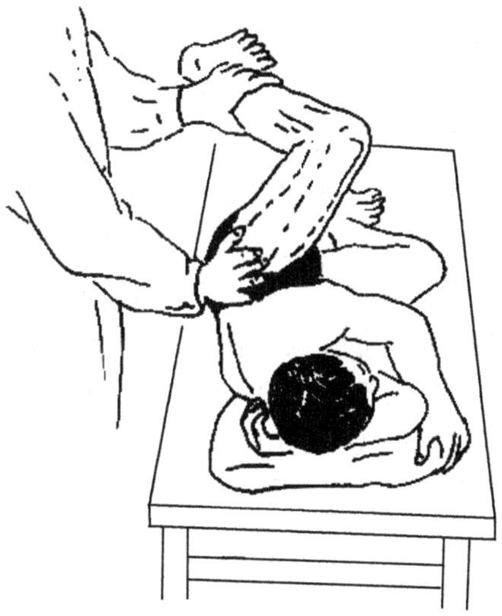

图 5－5　欧伯尔试验

⑦股内收肌检查　病人侧卧位，被检侧下肢置检查台上。检查者托起位于上方的下肢，使上方的髋关节呈外展25°位。令病人内收髋关节直到检查侧大腿与上方的大腿相接触。用对抗其运动方向的抵抗力施加于膝关节近端。也可取仰卧位，伸直膝关节，令病人抗阻力地由外展位内收下肢，触到收缩的肌腹。

⑧髋外旋肌检查　病人坐位，双下肢沿检查台垂下，双手扶住检查台以固定骨盆。检查者一手于膝关节上施加压力，以防髋关节外展和屈曲，另一手在踝关节施加阻力，令病人抗阻力外旋膝关节。也可取仰卧位，下肢伸直，做下肢抗阻力外旋动作。

⑨肢体测量　肢体长度测量可能稍短，肢体相对应部位的周径测量患侧可能较细，说明有肌萎缩。

3.2　辅助检查

（1）X 线片表现　临床 X 线分期，一般以 Marcus 法分为 6 期。

Ⅰ期　无症状，X 线片有轻微密度增高，或点状密度增高区。

Ⅱ期　仍无症状，X 线密度明显增高，头无塌陷。

Ⅲ期　症状轻微，有软骨下骨折或新月征，一般多见于扇形骨折，而新月征较少见到。

Ⅳ期　髋痛，呈阵发性或持续性，跛行及功能受限，股骨头扁平或死骨区塌陷。

Ⅴ期　疼痛明显，死骨破裂，关节间隙狭窄，骨质密度增加、硬化。

Ⅵ期　疼痛严重，有的较Ⅴ期疼痛减轻，但股骨头肥大变形，半脱位，髋臼不光滑，甚或硬化增加。

（2）CT 扫描　CT 扫描过程中，因股骨头在髋臼中心，表面的关节软骨有时厚度不均，在中央小窝平面的骨松质中心部分可见骨小梁增厚呈星芒状排列，故名“星芒征”（图 5－6）。

正常股骨头光滑完整，骨小梁中心稍粗，星芒状骨小梁向股骨周围放射状排列。部分骨小梁可呈丛状增粗，中央部出现轻度融合。股骨头坏死时，星芒征的形状、密度及部位等皆可发生相应改变。这个特征正好与股骨头坏死的早期改变做鲜明对比，可以较早地发现股骨头坏死；CT 片比 X 线片能更清晰地

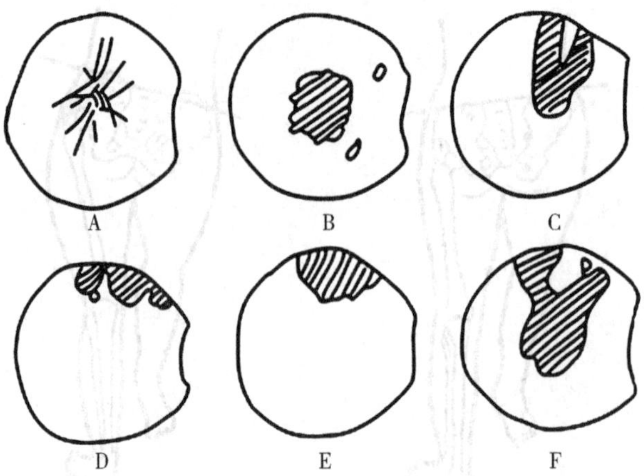

A. 正常“星芒征” B~F. 异常“星芒征”

图5-6 股骨头“星芒征”

显示股骨头坏死区内的增生、硬化、碎裂和囊性变等病变，较早地发现股骨头坏死的征象。

(3) MRI扫描所见（图5-7） MRI对诊断股骨头坏死具有重要的意义。在0期，患者无自觉症状，X线无异常，此时MRI可有阳性表现，典型的表现为T_2加权像上呈“双线征”，负重区出现外围低信号环绕内圈高信号。间质反应区肉芽组织充血水肿成为内圈高信号，外围反应性硬化缘为增生的骨小梁，表现为低信号。

Ⅰ期，在T_1加权像上股骨头负重区显示线样低信号，而在T_2加权像上该区比正常组织信号强，表现为局限性信号升高或“双线征”。由于股骨头坏死，血管阻塞，静脉灌注量减低，骨内压增高，髓腔内灌注减少，造成水肿，股骨头髓腔内含氢较多的脂肪组织受到侵犯，坏死后造成氢的浓度减低，合并发生修复反应。此期，X线仅显示有骨质疏松表现。

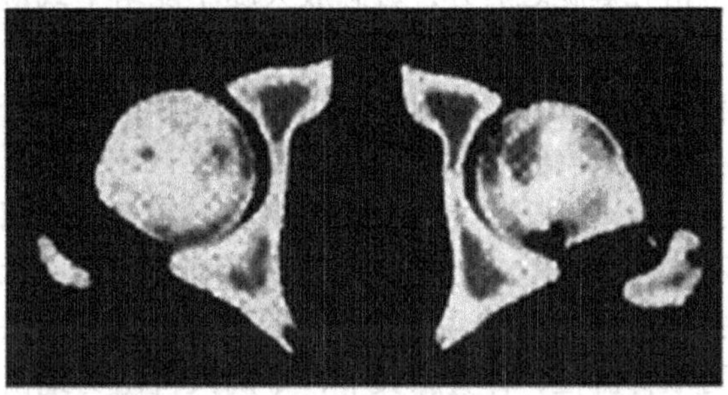

图5-7 股骨头坏死MRI像

Ⅱ期，在T_1加权像上，股骨头区有新月形不均匀信号强度的坏死区。在X线平片上，股骨头内可见高密度的硬化区。

Ⅲ期，股骨头开始变形，软骨下塌陷，新月体形成，但关节间隙正常。T_1加权像上为带状低信号区，有时会不明显；在T_2加权像上，由于细胞内渗出或关节液充填骨折线呈高信号。在X线平片上，由于矿物质的沉积而出现高密度。

Ⅳ期，关节软骨被彻底破坏，关节间隙狭窄，合并退行性改变。此时，股骨头坏死异常信号带常较X线平片范围大，形状可为线状、带状、楔形或新月形，多位于股骨头前上方，范围和大小不一。

3.3 诊断要点

(1) 主要要点

①临床症状、体征和病史：髋关节痛，以腹股沟和臀部、大腿为主，髋关节内旋活动受限且内旋时疼痛加重，有髋部外伤史、应用皮质类固醇史或酗酒病史。

②X线改变：股骨头塌陷而无关节间隙变窄；股骨头内有分界的硬化带；软骨下骨折有透线带（新月征阳性、软骨下骨折）。

③骨同位素扫描显示股骨头内热区中有冷区。

④股骨头MRI T_1加权像带状低信号影或T_2加权像显示双线征。

⑤骨活检显示骨小梁骨细胞空陷窝超过50%，且累及邻近多根骨小梁，骨髓坏死。

(2) 次要要点

①X线片显示股骨头塌陷伴关节间隙变窄，股骨头内囊性变或斑点状硬化，股骨头外上部变扁。

②核素骨扫描显示热区中冷区。

③股骨头 MRI 显示同质性或异质性低信号强度，伴加权像带状型改变。

两个或两个以上主要标准阳性，即可诊断为股骨头坏死。一个主要标准阳性或三个次要标准阳性，至少包括一种 X 线片异常，即可诊断为可疑股骨头坏死。

4 针刀治疗

4.1 治疗原则

依据针刀医学关于人体弓弦力学系统及疾病病理构架的网眼理论，股骨头坏死的基本原因是由于髋关节弓弦力学系统力平衡失调，导致股骨头压力性骨坏死，针刀整体松解髋关节周围软组织的粘连和瘢痕，调节了髋关节内张应力、拉应力、压应力的平衡。对股骨头坏死早期病人，针刀整体松解术可以避免人工髋关节置换；对中期病人，针刀整体松解术可避免或者明显延长人工髋关节置换的时间。

4.2 操作方法

4.2.1 第 1 次针刀松解髋关节前侧关节囊及内收肌起点的粘连和瘢痕

（1）体位　仰卧位。

（2）体表定位　髋关节前侧关节囊，内收肌起点。

（3）消毒　在施术部位，用活力碘消毒 2 遍，然后铺无菌洞巾，使治疗点正对洞巾中间。

（4）麻醉　用 1% 利多卡因局部浸润麻醉，每个治疗点注药 1ml。

（5）刀具　Ⅰ型直形针刀和弧形针刀。

（6）针刀操作（图 5-8）

①第 1 支针刀松解髋关节髂股韧带及髋关节前面关节囊　使用Ⅱ型弧形针刀，从髋关节前侧关节穿刺点进针刀，刀口线与下肢纵轴平行，针刀体与皮肤呈 90°角，针刀经皮肤、皮下组织，当针刀下有坚韧感时，即到达髂股韧带中部，纵疏横剥 3 刀，范围 0.5cm。调转刀口线 90°角，弧形向上进针，当有落空感时，即达关节腔，用提插刀法切割 3 刀，范围 0.5cm。

②第 2 支针刀松解耻骨肌起点　使用Ⅱ型直形针刀，从耻骨上支的耻骨肌起点进针刀，刀口线与下肢纵轴平行，针刀体与皮肤呈 90°角，针刀经皮肤、皮下组织，直接到达耻骨上支耻骨肌起点部，在骨面上左右上下各铲剥 3 刀，范围 0.5cm。

③第 3 支针刀松解长收肌起点　使用Ⅱ型直形针刀，从耻骨结节进针刀，刀口线与下肢纵轴平行，针刀体与皮肤呈 90°角，针刀经皮肤、皮下组织，向耻骨下支方向行进，刀下有坚韧感时为长收肌起点，上下铲剥 3 刀，范围 0.5cm。

④第 4 支针刀松解短收肌、股薄肌起点　使用Ⅱ型直形针刀，从耻骨结节下外 1cm 处进针刀，刀口线与下肢纵轴平行，针刀体与皮肤呈 90°角，针刀经皮肤、皮下组织，沿耻骨下支方向向外下行进，刀下有坚韧感时为短收肌、股薄肌起点，贴骨面上下铲剥 3 刀，范围 0.5cm。

术毕，拔出针刀，局部压迫止血 3 分钟后，创可贴覆盖针眼。

4.2.2 第 2 次针刀松解髋关节后外侧关节囊及股二头肌起点的粘连和瘢痕

（1）体位　侧俯卧位。

（2）体表定位　髋关节前侧关节囊，内收肌起点。

（3）消毒　在施术部位，用活力碘消毒 2 遍，然后铺无菌洞巾，使治疗点正对洞巾中间。

（4）麻醉　用 1% 利多卡因局部浸润麻醉，每个治疗点注药 1ml。

（5）刀具　Ⅱ型直形和弧形针刀。

（6）针刀操作（图 5-9）

①第 1 支针刀松解臀中肌止点的粘连和瘢痕　使用Ⅱ型直形针刀，在股骨大转子尖进针刀，刀口线与下肢纵轴平行，针刀体与皮肤呈 130°角，沿股骨颈干角方向进针刀，针刀经皮肤、皮下组织，达股骨大转子尖，提插刀法切割 3 刀，切开部分臀中肌止点。

②第 2 支针刀松解髋关节外侧关节囊　使用Ⅱ型弧形针刀，从髋关节外侧关节穿刺点进针刀，刀口线与下肢纵轴平行，针刀体与皮肤呈 130°角，沿股骨颈干角方向进针刀，针刀经皮肤、皮下组织，达股骨大转子尖，提插刀法切割 3 刀，切开部分臀中肌止点，然后抬起针刀，使针刀体向上与股骨干呈 90°角。

再向下进针，当有落空感时即达关节腔，用提插刀法切割3刀，范围0.5cm。

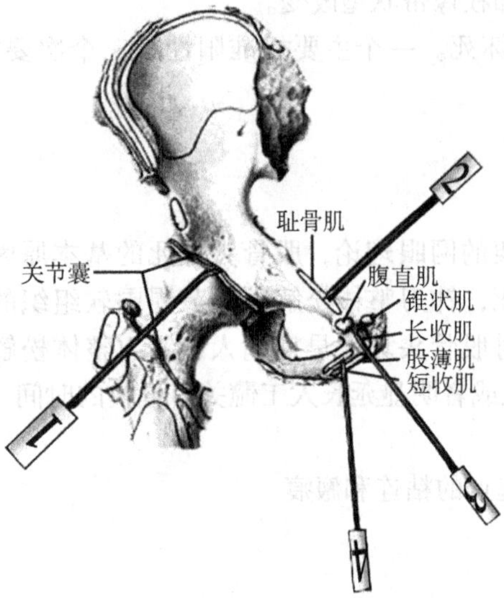

图5-8 髋关节前侧针刀松解示意图

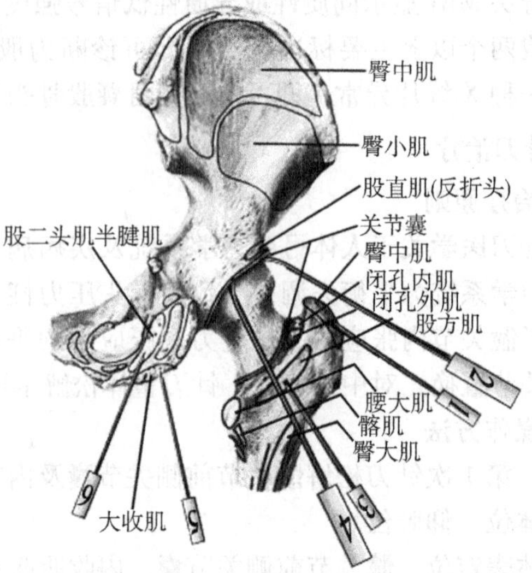

图5-9 髋关节后外侧针刀松解示意图

③第3支针刀松解股方肌止点的粘连和瘢痕 使用Ⅱ型直形针刀，在股骨大转子尖下后方3cm处定点，刀口线与下肢纵轴平行，针刀体与皮肤呈130°角，沿股骨颈干角方向进针刀，针刀经皮肤、皮下组织，达股骨大转子后侧骨面，提插刀法切割3刀，切开部分股方肌止点。

④第4支针刀松解髋关节后侧关节囊 使用Ⅱ型弧形针刀，在股骨大粗隆平面，贴股骨后缘进针刀，针刀体与皮肤呈130°角，沿股骨颈干角方向进针刀，针刀经皮肤、皮下组织，紧贴股骨颈，当有落空感时，即达关节腔，用提插刀法切割3刀，范围0.5cm。

⑤第5支针刀松解大收肌起点 使用Ⅱ型直形针刀，屈髋关节90°，在坐骨结节进针刀，刀口线与下肢纵轴平行，针刀体与皮肤呈90°角，针刀经皮肤、皮下组织，达坐骨结节骨面大收肌起点处，上下铲剥3刀，范围0.5cm。

⑥第6支针刀松解股二头肌、半腱肌起点 屈髋关节90°，使用Ⅱ型直形针刀，在坐骨结节进针刀，刀口线与下肢纵轴平行，针刀体与皮肤呈90°角，针刀经皮肤、皮下组织，达坐骨结节骨面、大收肌起点处，上下铲剥3刀，范围0.5cm；然后针刀再向上后方，当有坚韧感时即达股二头肌及半腱肌起点，上下铲剥3刀，范围0.5cm。

术毕，拔出针刀，局部压迫止血3分钟后，创可贴覆盖针眼。

4.2.3 第3次针刀松解臀大肌、臀中肌、缝匠肌起点的粘连和瘢痕

（1）体位 健侧卧位。

（2）体表定位 髂嵴。

（3）消毒 在施术部位，用活力碘消毒2遍，然后铺无菌洞巾，使治疗点正对洞巾中间。

（4）麻醉 用1%利多卡因局部浸润麻醉，每个治疗点注药1ml。

（5）刀具 Ⅰ型4号直形针刀。

（6）针刀操作（图5-10、图5-11）

①第1支针刀松解臀中肌起点后部的挛缩点 髂骨翼上髂嵴最高点向后8cm处定位。刀口线与臀中肌肌纤维走行方向一致，针刀经皮肤、皮下组织，到达髂骨翼骨面，调转刀口线90°，向下铲剥3刀，范围0.5cm。

②第2支针刀松解臀中肌中后部的挛缩点 髂骨翼上髂嵴最高点向后8cm处定位。刀口线与臀中肌肌纤维走行方向一致，针刀经皮肤、皮下组织，到达髂骨翼骨面，调转刀口线90°，向下铲剥3刀，范围0.5cm。

③第3支针刀松解臀中肌起点中前部的挛缩点 在髂骨翼上髂嵴最高点处定位。刀口线与臀中肌肌纤维走行方向一致，针刀经皮肤、皮下组织，到达髂骨翼骨面，调转刀口线90°，向下铲剥3刀，范

围 0. 5cm。

④第 4 支针刀松解臀中肌起点前部的挛缩点　在髂骨翼上髂嵴最高点向前 3cm 处定位，刀口线与臀中肌肌纤维走行方向一致，针刀经皮肤、皮下组织，到达髂骨翼骨面，调转刀口线 90°，向下铲剥 3 刀，范围 0. 5cm。

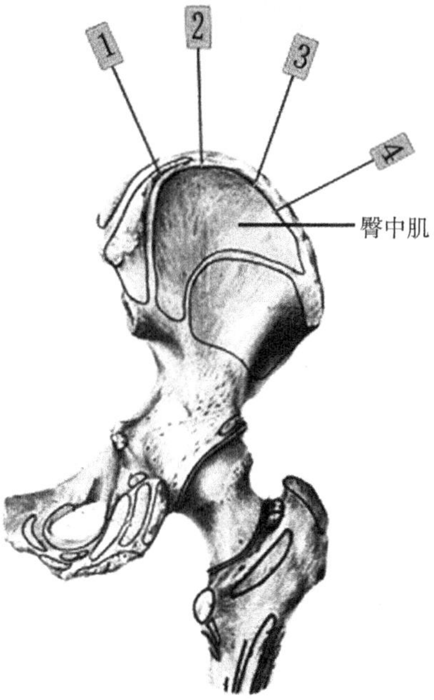

图 5 - 10　臀大肌、臀中肌起点针刀松解示意图

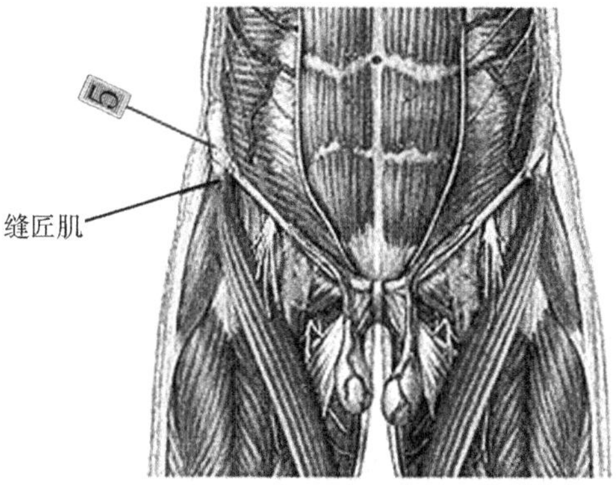

图 5 - 11　缝匠肌起点针刀松解示意图

⑤第 5 支针刀松解缝匠肌起点　在髂前上棘处触摸到缝匠肌起点处的压痛点，刀口线与缝匠肌纤维方向一致，针刀体与皮肤垂直刺入，达肌肉起点处，调转刀口线 90°，与缝匠肌肌纤维方向垂直，在骨面上向内铲剥 3 刀，范围 0. 5cm。

术毕，拔出针刀，局部压迫止血 3 分钟后，创可贴覆盖针眼。

4. 2. 4　第 4 次针刀松解臀大肌起止点的粘连和瘢痕

（1）体位　健侧卧位。

（2）体表定位　髂嵴后份，股骨大转子尖外侧下 5cm 的臀肌粗隆部。

（3）消毒　在施术部位，用活力碘消毒 2 遍，然后铺无菌洞巾，使治疗点正对洞巾中间。

（4）麻醉　用 1% 利多卡因局部浸润麻醉，每个治疗点注药 1ml。

（5）刀具　Ⅱ型 4 号直形针刀。

（6）针刀操作（图 5 - 12）

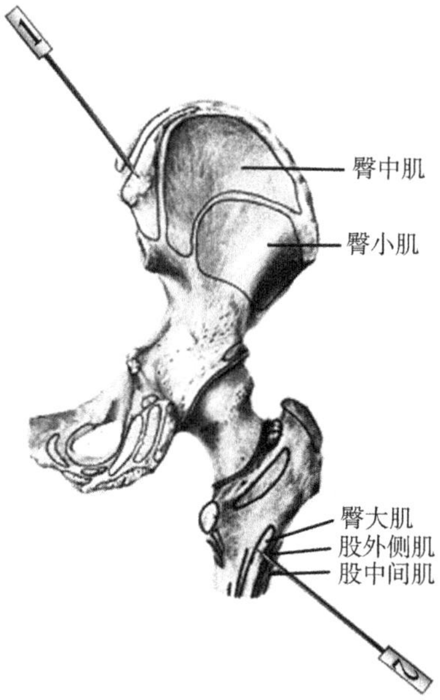

图 5 - 12　臀大肌、臀中肌止点针刀松解示意图

①第 1 支针刀松解臀大肌起点的挛缩点　在髂嵴后份定位，刀口线与下肢纵轴方向一致，针刀经皮肤、皮下组织达髂嵴后份的骨面，贴骨面铲剥 3 刀，范围 0. 5cm。

②第 2 支针刀松解臀大肌止点的挛缩点　在股骨大转子尖外侧下 5cm 的臀肌粗隆部定位，刀口线与下肢纵轴方向一致，针刀经皮肤、皮下组织、髂胫束，到达股骨骨面，贴股骨后侧骨面铲剥 3 刀，范围 0. 5cm。

术毕，拔出针刀，局部压迫止血 3 分钟后，创可贴覆盖针眼。

（7）注意事项

①做后侧髋关节囊松解时，一定要紧贴股骨颈骨面进针刀，否则，可能刺伤坐骨神经。

②由于股骨头坏死病人下肢负重能力减弱，腰部必然受损，所以，一般股骨头坏死的病人均有腰部的劳损，故在针刀松解髋关节周围的病变组织时，如在脊柱侧弯或者腰部有阳性体征时，需按腰部的劳损做相应的针刀松解，才能彻底纠正髋关节的力平衡失调。

5 针刀术后手法治疗

手法拔伸牵引髋关节后（注意不能旋转关节），在病床上进行间断下肢牵引6周，牵引重量30kg，以使关节间隙增宽，血液微循环得以恢复，股骨头有生长空间。

第六章　关节强直

一、肘关节强直

1 范围

本《规范》规定了肘关节强直的诊断和治疗。

本《规范》适用于肘关节强直的诊断和治疗。

2 术语和定义

下列术语和定义适用于本规范。

肘关节强直（elbow ankylosis）

本病在临床上较为多见，多为纤维性强直，严重影响关节功能。

3 诊断

3.1 临床表现

肘关节强直在屈曲位最多，约占2/3；伸直位约1/3。肘关节功能严重障碍。X线检查可显示骨关节的形态、关节间隙变化和骨质增生等情况。

3.2 诊断要点

（1）肘关节伸直减少30°，屈曲小于120°，为肘关节强直

（2）肘关节疼痛，夜间或功能锻炼时疼痛加剧；肘关节晨僵，功能锻炼后活动幅度加大。

（3）肘关节在伸屈活动时有尺神经刺激症状，即在伸屈肘关节时，有肘及前臂酸困不适、疼痛，并向第4、5手指放射，神经阻滞麻醉后，上述症状消失。或曾经有尺神经刺激症状，但目前关节活动度很小，尺神经支配肌肉萎缩等，或可查到Wartenberg征和Froment征。

（4）肘关节强直呈现逐渐加重趋势，经常功能锻炼、中药熏洗按摩活筋及药物治疗等仍不能阻止发展。

（5）X线、MRI或CT可提示有尺神经沟变浅、狭窄，或有骨赘等。

4 针刀治疗

4.1 治疗原则

依据针刀医学关于人体弓弦力学系统及疾病病理构架的网眼理论，通过对肘关节周围软组织的关键病变点及部分软组织的起止点进行整体松解，再加以针刀术后手法，彻底松解病变的病理构架。

4.2 操作方法

针刀松解肘关节侧副韧带起止点和关节囊的粘连、瘢痕。

（1）体位　坐位，患肢肩关节前屈外展，置于手术台上。

（2）体表定位　肱骨外上髁（桡侧副韧带起点）、肱骨内上髁（尺侧副韧带起点）、桡骨头（桡侧副韧带止点）、尺骨上端（尺侧副韧带止点）以及肘横纹肱二头肌腱外侧。

（3）消毒　在施术部位，用活力碘消毒2遍，然后铺无菌洞巾，使治疗点正对洞巾中间。

（4）麻醉　用1%利多卡因局部浸润麻醉，每个治疗点注药1ml。

（5）刀具　Ⅱ型直形和弧形针刀。

（6）针刀操作（图6－1）

①第1支针刀松解桡侧副韧带起点：使用Ⅱ型直形针刀。刀口线与前臂纵轴平行，针刀体与皮肤呈

90°角，按照四步操作规程进针刀，从定位处刺入，针刀经皮肤、皮下组织，达肱骨外上髁骨面的桡侧副韧带起点处，在骨面上铲剥3刀，范围0.5cm。

②第2支针刀松解桡侧副韧带止点，第3支针刀松解尺侧副韧带起点，第4支针刀松解尺侧副韧带止点，针刀操作方法与第1支针刀相同。

③第5支针刀松解肘关节后侧关节囊：使用Ⅱ型弧形针刀。从肘横纹肱二头肌腱外侧进针刀，刀口线与前臂纵轴平行，针刀体与皮肤呈90°角，按照四步操作规程进针刀，从定位处刺入，针刀经皮肤、皮下组织，达肱骨髁间骨面，调转刀口线90°，弧形向上，在骨面上向下铲剥3刀，刀下有落空感时停止。

术毕，拔出针刀，局部压迫止血3分钟后，创可贴覆盖针眼。

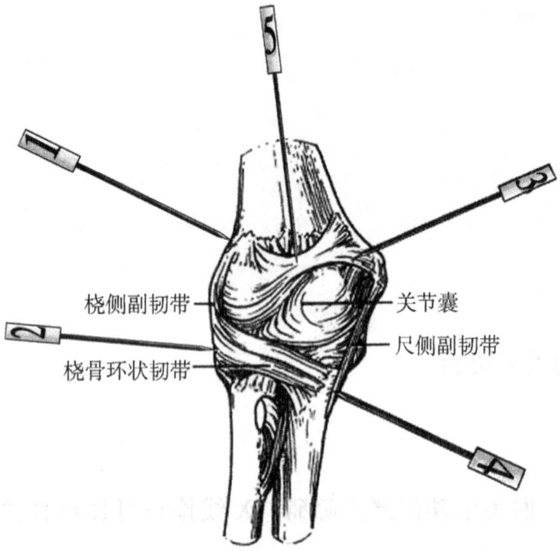

图6-1 肘关节前侧及侧副韧带松解示意图（前面）

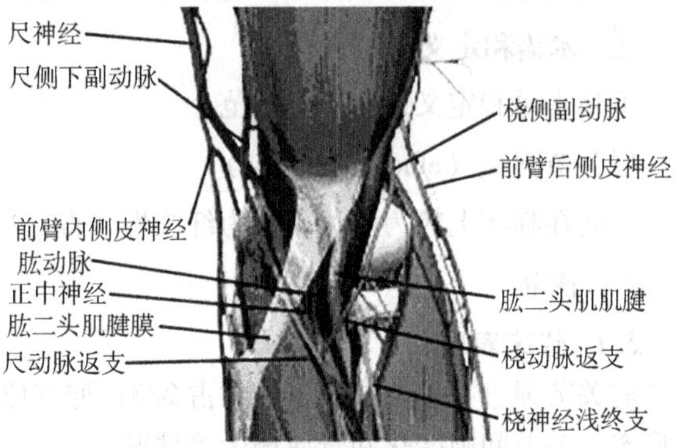

图6-2 肘关节解剖结构图（前区）

（7）注意事项

①在做肘关节前侧针刀松解前，先标记肱动脉走行位置，应尽可能从肱二头肌腱外侧进针刀，避免损伤肱动、静脉和正中神经，刀口线应与肱动脉走行方向一致，如硬结在肘关节前内侧、肱动脉的深层时，应从肱动脉内侧1cm处进针刀，斜刺到硬结，可避免损伤神经血管（图6-2）。

②在做肘关节后内侧针刀松解时，应尽可能贴尺骨鹰嘴内侧进针刀，刀口线与前臂纵轴一致，避免损伤尺神经。

5 针刀术后手法治疗

患者坐位，一助手握上臂，术者握前臂上段，做肘关节伸屈活动3次，在屈肘关节到达最大位置时，再做一次弹拨手法，术后用石膏将肘关节固定在手法搬动后的屈曲最大位置6小时，然后松开石膏，做肘关节主动屈伸功能锻炼。每次针刀术后，手法操作相同。

二、桡腕关节强直

1 范围

本《规范》规定了桡腕关节强直的诊断和治疗。

本《规范》适用于桡腕关节强直的诊断和治疗。

2 术语和定义

下列术语和定义适用于本规范。

桡腕关节强直（radiocarpal ankylosis）

本病是桡腕关节病变或损伤所造成的严重结果，保守疗法效果差。

3 诊断

3.1 临床表现

关节强直所致的运动障碍使桡腕关节伸屈、收展、环转功能障碍，若发生骨性强直，则桡腕关节的运动功能完全丧失。

3.2 诊断要点

（1）桡腕关节呈强直畸形，被动活动部分或全部丧失。

（2）X线示桡腕关节的关节腔狭窄，甚至模糊不清，骨性强直可见关节之间有骨小梁通过。

4 针刀治疗

4.1 治疗原则

依据针刀医学关于人体弓弦力学系统及疾病病理构架的网眼理论，腕关节强直是由于腕关节周围的软组织的应力平衡失调，造成局部韧带、筋膜等软组织的损伤，在局部形成广泛的粘连、瘢痕。通过对损伤韧带关键病变点的针刀松解，再加以针刀术后的手法，彻底松解病变的病理构架，使之恢复到人体的自我调节范围以内。

4.2 操作方法

4.2.1 第1次针刀松解腕掌侧浅层韧带及筋膜的病变

（1）体位　坐位，手平放在手术台上，掌心向上。

（2）体表定位　先标记尺、桡动脉走行路线，在腕关节掌侧各定位点定位。

（3）消毒　在施术部位，用活力碘消毒2遍，然后铺无菌洞巾，使治疗点正对洞巾中间。

（4）麻醉　用1%利多卡因局部浸润麻醉，每个治疗点注药1ml。

（5）刀具　Ⅰ型4号直形针刀。

（6）针刀操作（图6－3）

①第1支针刀松解腕背侧韧带尺侧远端的粘连瘢痕点　在相当于掌侧腕远横纹平面的钩骨背面定位。刀口线与前臂纵轴平行，针刀体与皮肤呈90°角，按四步操作规程进针刀，从定位处刺入，刀下有韧性感时，即到达腕横韧带近端尺侧的粘连瘢痕点，提插刀法松解3刀，提插深度为刀下有落空感，范围0.5cm。

②第2支针刀松解腕背侧韧带尺侧中部的粘连瘢痕点　在第1支针刀上方0.5cm处定位，刀口线与前臂纵轴平行，针刀体与皮肤呈90°角，按四步操作规程进针刀，从定位处刺入，刀下有韧性感时，即到达腕背侧筋膜的粘连瘢痕，进针刀1mm，纵疏横剥3刀，范围0.5cm。

③第3支针刀松解腕背侧韧带尺侧近端的粘连瘢痕点　在第2支针刀上方0.5cm处定位，刀口线与前臂纵轴平行，针刀体与皮肤呈90°角，按四步操作规程进针刀，从定位处刺入，刀下有韧性感时，即到达腕背侧筋膜的粘连瘢痕，进针刀1mm，纵疏横剥3刀，范围0.5cm。

④第4支针刀松解腕背侧韧带桡侧远端的粘连瘢痕点　在相当于掌侧腕远横纹平面的桡骨茎突背面定位，刀口线与前臂纵轴平行，针刀体与皮肤呈90°角，按四步操作规程进针刀，从定位处刺入，刀下有韧性感时，即到达腕背侧韧带远端桡侧的粘连瘢痕点，提插刀法松解3刀，深度到骨面。

⑤第5支针刀松解腕背侧韧带桡侧中部的粘连瘢痕点　在第4支针刀上方0.5cm处定位，刀口线与前臂纵轴平行，针刀体与皮肤呈90°角，按四步操作规程进针刀，从定位处刺入，刀下有韧性感时，即到达腕背侧韧带桡侧中部的粘连瘢痕点，提插刀法松解3刀，深度到骨面。

⑥第6支针刀松解腕背侧韧带桡侧近端的粘连瘢痕点　在第5支针刀上方0.5cm处定位，刀口线与前臂纵轴平行，针刀体与皮肤呈90°角，按四步操作规程进针刀，从定位处刺入，刀下有韧性感时，即到达腕背侧韧带桡侧近端的粘连瘢痕点，提插刀法松解3刀，深度到骨面。

术毕，拔出针刀，局部压迫止血3分钟后，创可贴覆盖针眼。

（7）注意事项

①针刀松解腕掌面桡侧周围软组织的粘连时，应摸清楚桡动脉搏动，并做标记，如压痛点在桡动脉正上方，在桡动脉搏动内侧或者外侧0.5cm处进针刀，调节针刀体的方向，同时，刀口线方向始终与前臂纵轴平行，就不会损伤桡动脉。

②针刀松解腕掌面尺侧周围软组织的粘连时，应摸清楚尺动脉搏动，并做标记，如压痛点在尺动脉正上方，在尺动脉搏动内侧或者外侧0.5cm处进针刀，调节针刀体的方向，同时，刀口线方向始终与前臂纵轴平行，就不会损伤尺动脉。

③针刀松解腕掌面正中的韧带与周围组织粘连时，注意刀口线方向始终与前臂纵轴平行，针刀始终在有坚韧感的腕横韧带上切割，不能在其他部位切割，有时，针刀碰到正中神经，如刀下有窜麻感，不必惊慌，退针刀到皮下，稍调整针刀体的方向，再进针刀，即可避开正中神经。

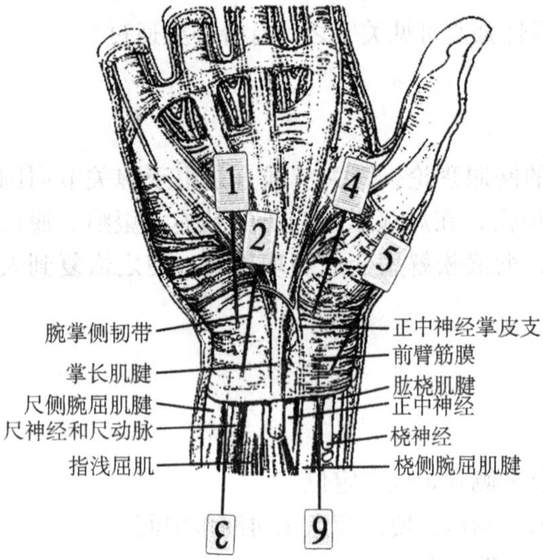

图6-3 腕掌侧浅层韧带及筋膜病变针刀松解示意图

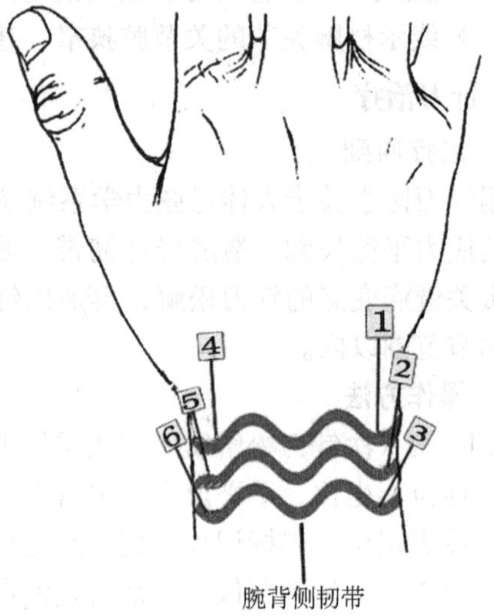

图6-4 腕背侧浅层韧带及筋膜病变针刀松解示意图

4.2.2 第2次针刀松解腕背侧浅层韧带及筋膜的病变

（1）体位 坐位，手放在手术台上，掌心向下。

（2）体表定位 在腕关节背侧各定位点定位。

（3）消毒 在施术部位，用活力碘消毒2遍，然后铺无菌洞巾，使治疗点正对洞巾中间。

（4）麻醉 用1%利多卡因局部浸润麻醉，每个治疗点注药1ml。

（5）刀具 Ⅰ型4号直形针刀。

（6）针刀操作（图6-4）

①第1支针刀松解腕背侧韧带尺侧远端的粘连瘢痕点 在相当于掌侧腕远横纹平面的钩骨背面定位。刀口线与前臂纵轴平行，针刀体与皮肤呈90°角，按四步操作规程进针刀，从定位处刺入，刀下有韧性感时，即到达腕横韧带近端尺侧的粘连瘢痕点，提插刀法松解3刀，提插深度为刀下有落空感，范围0.5cm。

②第2支针刀松解腕背侧韧带尺侧中部的粘连瘢痕点 在第1支针刀上方0.5cm处定位，刀口线与前臂纵轴平行，针刀体与皮肤呈90°角，按四步操作规程进针刀，从定位处刺入，刀下有韧性感时，即到达前臂掌侧筋膜的粘连瘢痕点，进针刀1mm，纵疏横剥3刀，范围0.5cm。

③第3支针刀松解腕背侧韧带尺侧近端的粘连瘢痕点 在第2支针刀上方0.5cm处定位，刀口线与前臂纵轴平行，针刀体与皮肤呈90°角，按四步操作规程进针刀，从定位处刺入，刀下有韧性感时，即到达前臂掌侧筋膜的粘连瘢痕点，进针刀1mm，纵疏横剥3刀，范围0.5cm。

④第4支针刀松解腕背侧韧带桡侧远端的粘连瘢痕点 在相当于掌侧腕远横纹平面的桡骨茎突背面定位，刀口线与前臂纵轴平行，针刀体与皮肤呈90°角，按四步操作规程进针刀，从定位处刺入，刀下有韧性感时，即到达腕背侧韧带远端桡侧的粘连瘢痕点，提插刀法松解3刀，深度到骨面。

⑤第5支针刀松解腕背侧韧带桡侧中部的粘连瘢痕点 在第4支针刀上方0.5cm处定位，刀口线与前臂纵轴平行，针刀体与皮肤呈90°角，按四步操作规程进针刀，从定位处刺入，刀下有韧性感时，即到达腕背侧韧带中部桡侧的粘连瘢痕点，提插刀法松解3刀，深度到骨面。

⑥第6支针刀松解腕背侧韧带桡侧近端的粘连瘢痕点 在第5支针刀上方0.5cm处定位，刀口线与前

臂纵轴平行，针刀体与皮肤呈90°角，按四步操作规程进针刀，从定位处刺入，刀下有韧性感时，即到达腕背侧韧带近端桡侧的粘连瘢痕点，提插刀法松解3刀，深度到骨面。

术毕，拔出针刀，局部压迫止血3分钟后，创可贴覆盖针眼。

4.2.3 第3次针刀松解腕关节掌侧的粘连瘢痕

（1）体位 坐位，手放在手术台上，掌心向上。

（2）体表定位 尺桡骨茎突，腕关节压痛点。

（3）消毒 在施术部位，用活力碘消毒2遍，然后铺无菌洞巾，使治疗点正对洞巾中间。

（4）麻醉 用1%利多卡因局部浸润麻醉，每个治疗点注药1ml。

（5）刀具 Ⅰ型弧形针刀。

（6）针刀操作（图6-5）

①第1支针刀松解桡腕掌侧韧带起点 在桡骨茎突前侧压痛点定位，刀口线与前臂纵轴平行，针刀体与皮肤呈90°角，按四步操作规程进针刀，从定位处刺入，达桡骨茎突骨面后，沿茎突骨面向下进针刀，当刀下有落空感时，即穿过茎突边缘，退针刀至茎突边缘骨面，调转刀口线90°，在骨面上铲剥3刀，范围0.5cm。

②第2支针刀松解腕尺侧副韧带起点 在尺骨茎突压痛点定位，刀口线与前臂纵轴平行，针刀体与皮肤呈90°角，按四步操作规程进针刀，从定位处刺入，达尺骨茎突前侧骨面后，沿茎突骨面向下进针刀，当刀下有落空感时，即穿过茎突边缘，退针刀至茎突边缘骨面，调转刀口线90°，在骨面上铲剥3刀，范围0.5cm。

③第3支针刀松解腕尺侧副韧带止点 在豌豆骨压痛点定位，刀口线与前臂纵轴平行，针刀体与皮肤呈90°角，按四步操作规程进针刀，从定位处刺入，达豌豆骨前侧骨面后，在骨面上铲剥3刀，范围0.5cm。

④第4支针刀松解腕掌掌侧韧带起点 在腕掌侧中部压痛点定位，刀口线与前臂纵轴平行，针刀体与皮肤呈90°角，按四步操作规程进针刀，从定位处刺入，刀下有韧性感时，即到达腕掌掌侧韧带，进针刀2mm，纵疏横剥3刀，范围0.5cm。

⑤第5支针刀松解腕桡侧副韧带起点 在桡骨茎突外侧压痛点定位，刀口线与前臂纵轴平行，针刀体与皮肤呈90°角，按四步操作规程进针刀，从定位处刺入，达桡骨茎突外侧骨面后，沿茎突外侧骨面向下进针刀，当刀下有落空感时，即穿过茎突外侧边缘，退针刀至茎突外侧边缘骨面，调转刀口线90°，在骨面上铲剥3刀，范围0.5cm。

术毕，拔出针刀，局部压迫止血3分钟后，创可贴覆盖针眼。

（7）注意事项

①在松解桡腕掌侧韧带起点时，应首先摸清楚桡动脉搏动，在动脉搏动外侧进针刀，以免误伤桡动脉。

②在松解腕尺侧副韧带起点时，应首先摸清楚尺动脉搏动，在动脉搏动内侧进针刀，以免误伤尺动脉。

4.2.4 第4次针刀松解腕关节背侧的粘连瘢痕

（1）体位 坐位，手放在手术台上，掌心向下。

（2）体表定位 尺桡骨茎突，腕关节压痛点。

（3）消毒 在施术部位，用活力碘消毒2遍，然后铺无菌洞巾，使治疗点正对洞巾中间。

（4）麻醉 用1%利多卡因局部浸润麻醉，每个治疗点注药1ml。

（5）刀具 Ⅰ型弧形针刀。

（6）针刀操作（图6-6）

①第1支针刀松解桡腕背侧韧带起点 在桡骨茎突后侧压痛点定位，刀口线与前臂纵轴平行，针刀体与皮肤呈90°角，按四步操作规程进针刀，从定位处刺入，达桡骨茎突后侧骨面后，沿茎突骨面向下进针刀，当刀下有落空感时，即穿过茎突边缘，退针刀至茎突边缘骨面，调转刀口线90°，在骨面上铲剥3刀，范围0.5cm。

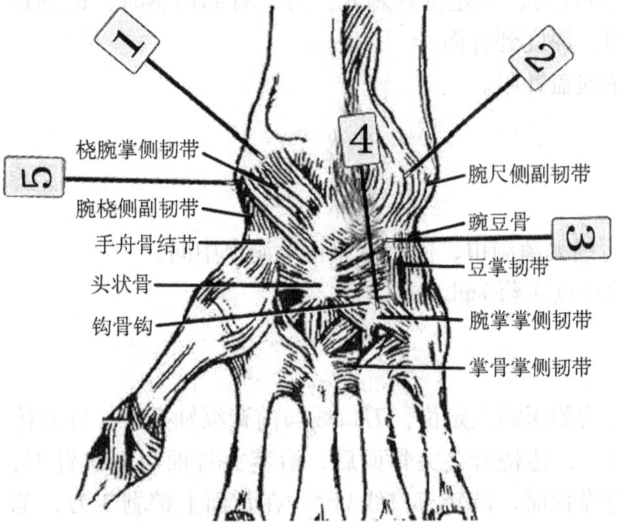

图6-5 腕关节掌侧的粘连瘢痕针刀松解示意图

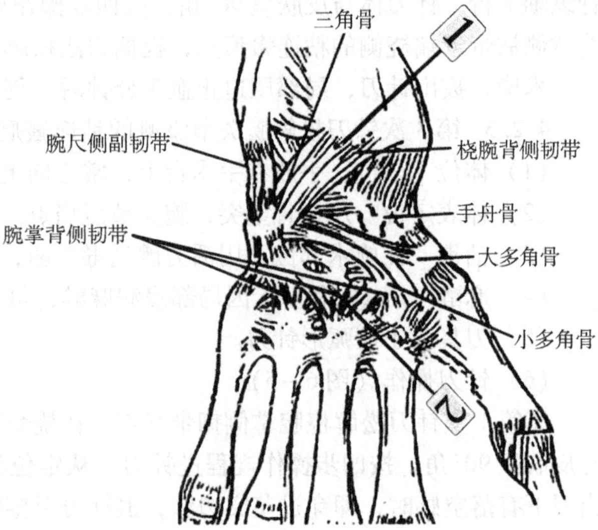

图6-6 腕关节背侧的粘连瘢痕针刀松解示意图

②第2支针刀松解腕掌背侧韧带起点 在腕关节中部背侧压痛点定位，刀口线与前臂纵轴平行，针刀体与皮肤呈90°角，按四步操作规程进针刀，从定位处刺入，刀下有韧性感时，即到达腕掌背侧韧带，进针刀1mm，纵疏横剥3刀，范围0.5cm。

术毕，拔出针刀，局部压迫止血3分钟后，创可贴覆盖针眼。

5 针刀术后手法治疗

（1）患者正坐，前臂于旋前位，手背朝上。医生双手握患者掌部，右手在桡侧，左手在尺侧，而拇指平放于腕关节的背侧，以拇指指端按于腕关节背侧。在拔伸情况下摇晃关节。然后，将手腕在拇指按压下背伸至最大限度，随即屈曲，并左右各旋转3次。

（2）患者正坐，前臂于旋后位，手背朝下。医生双手握患者掌部，右手在桡侧，左手在尺侧，而拇指平放于腕关节的掌侧，以拇指指端按于腕关节掌侧。在拔伸情况下摇晃关节。然后，将手腕在拇指按压下屈曲至最大限度，并左右各旋转3次。

术毕，拔出针刀，局部压迫止血3分钟后，创可贴覆盖针眼。

三、指间关节强直

1 范围

本《规范》规定了指间关节强直的诊断和治疗。

本《规范》适用于指间关节强直的诊断和治疗。

2 术语和定义

下列术语和定义适用于本规范。

指间关节强直（interphalangeal ankylosis）

本病是由于指关节外伤或者手指开放性手术后遗留的关节功能障碍、关节畸形，可分为纤维性强直和骨性强直两种。

3 诊断

3.1 临床表现

关节强直所致的运动障碍使指间关节伸屈功能障碍，关节发生畸形改变。若发生骨性强直，则指间关节的运动功能完全丧失。

3.2 诊断要点

（1）指间关节呈屈曲畸形或伸直畸形，被动活动部分或全部丧失。

（2）X线示指间关节的关节间隙狭窄，甚至模糊不清，骨性强直可见关节之间有骨小梁通过。

4 针刀治疗

4.1 治疗原则

依据针刀医学关于人体弓弦力学系统及疾病病理构架的网眼理论，指间关节强直是由于指间关节周围的软组织应力平衡失调，造成局部韧带、筋膜等软组织的损伤，在局部形成广泛的粘连瘢痕，导致指间关节周围软组织的拉应力增加，关节活动受限，引起指间关节纤维性强直；如病情进一步发展，则引起指间关节的骨性融合。通过对损伤韧带关键病变点的针刀松解，可以完全松解指间关节的纤维融合，使用专用弧形针刀进入关节，就可以切断指间关节的骨性连接，再加以针刀术后的手法，彻底松解病变的病理构架，使之恢复关节功能。

4.2 操作方法

4.2.1　近节指间关节强直（以中指近节指间关节强直为例进行描述）

4.2.1.1　第1次针刀松解中指近节指间关节关节囊及侧副韧带的粘连瘢痕

（1）体位　坐位，手放在手术台上，掌心向上。

（2）体表定位　沿近节指间关节平面前、后、内、外共定4点。

（3）消毒　在施术部位，用活力碘消毒2遍，然后铺无菌洞巾，使治疗点正对洞巾中间。

（4）麻醉　用1%利多卡因局部浸润麻醉，每个治疗点注药1ml。

（5）刀具　Ⅰ型直形针刀。

（6）针刀操作

①第1支针刀松解指间关节背侧关节囊的粘连瘢痕　在指间关节平面指背正中定点。刀口线与手指纵轴平行，针刀体与皮肤呈90°角，按四步操作规程进针刀，从定位处刺入，刀下有韧性感时，即到达指伸肌腱终腱，向下直刺，穿过肌腱有突破感，再进针刀，刀下有阻力感，即到达关节囊，提插刀法松解3刀，然后调转刀口线90°，提插刀法松解3刀，提插深度为刀下有落空感（图6-7）。

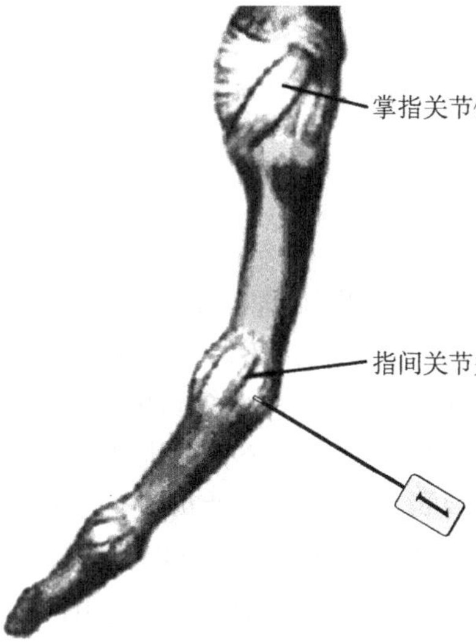

图6-7　指间关节背侧关节囊粘连瘢痕针刀松解示意图

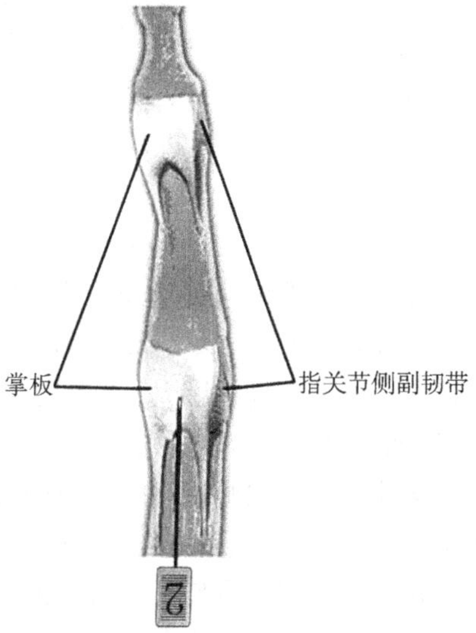

图6-8　指间关节掌板粘连瘢痕针刀松解示意图

②第2支针刀松解指间关节掌板的粘连瘢痕　在指间关节平面指掌侧正中定点。使用Ⅰ型4号针刀，刀口线与手指纵轴平行，针刀体与皮肤呈90°角，按四步操作规程进针刀，从定位处刺入，刀下有韧性感时，即到达屈指肌腱，向下直刺，穿过肌腱有突破感，再进针刀，刀下有明显阻力感，即到达掌板，提插刀法松解3刀，然后调转刀口线90°，提插刀法松解3刀，提插深度为刀下有落空感（图6-8）。

③第3支针刀松解指间关节尺侧侧副韧带的粘连瘢痕　在指间关节平面尺侧正中点定点。选用指关节专用弧形针刀，刀口线与手指纵轴平行，针刀体与皮肤呈90°角，按四步操作规程进针刀，从定位处刺入，向下直刺到尺侧指骨底，然后调转刀口线90°，沿指骨底弧度，向关节方向铲剥3刀，范围0.5cm（图6-9）。

④第4支针刀松解指间关节桡侧侧副韧带的粘连瘢痕　在指间关节平面桡侧正中点定点。选用指关节专用弧形针刀，刀口线与手指纵轴平行，针刀体与皮肤呈90°角，按四步操作规程进针刀，从定位处刺入，向下直刺到桡侧指骨底，然后调转刀口线90°，沿指骨底弧度，向关节方向铲剥3刀，范围0.5cm（图6-10）。

术毕，拔出针刀，局部压迫止血3分钟后，创可贴覆盖针眼。

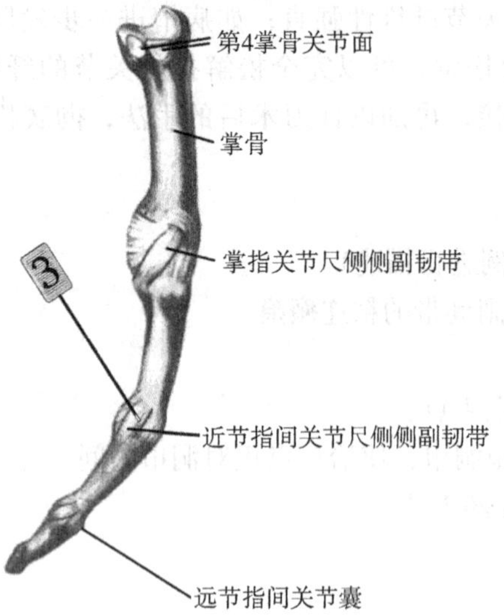

图6-9　指间关节尺侧侧副韧带粘连瘢痕针刀松解示意图

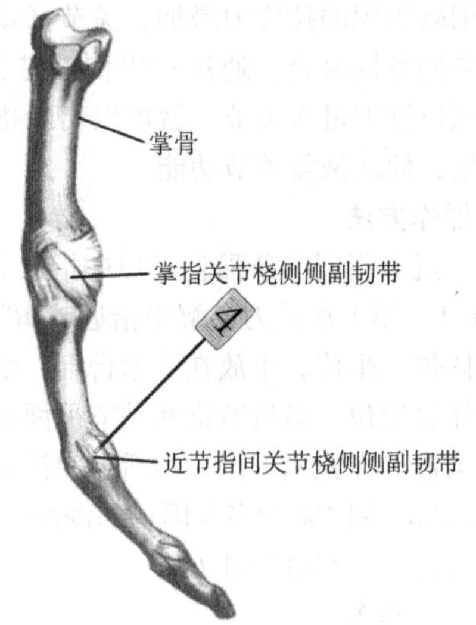

图6-10　指间关节桡侧侧副韧带粘连瘢痕针刀松解示意图

4.2.1.2　第2次针刀松解中指近节指间关节周围软组织的粘连瘢痕

（1）体位　坐位，手放在手术台上，掌心向上。

（2）体表定位　沿近节指间关节平面定点。

（3）消毒　在施术部位，用活力碘消毒2遍，然后铺无菌洞巾，使治疗点正对洞巾中间。

（4）麻醉　用1%利多卡因局部浸润麻醉，每个治疗点注药1ml。

（5）刀具　Ⅰ型直形针刀。

（6）针刀操作（图6-11、图6-12）

①第1支针刀松解中央腱与关节的粘连瘢痕　在指间关节平面指背侧正中定点，与第1次进针刀点间隔0.5cm。使用Ⅰ型4号针刀，刀口线与手指纵轴平行，针刀体与皮肤呈90°角，按四步操作规程进针刀，从定位处刺入，刀下有韧性感时，即到达中央腱，向下直刺，穿过肌腱有突破感时，纵疏横剥3刀，范围0.5cm，然后调整针刀体方向，分别向指骨头和指骨底方向稍进针刀，纵疏横剥3刀，范围0.5cm。

②第2支针刀松解内侧指背腱膜与中央腱之间的粘连瘢痕　在指间关节平面指背侧正中点向内旁开0.5cm定点。使用Ⅰ型4号针刀，刀口线与手指纵轴平行，针刀体与皮肤呈90°角，按四步操作规程进针刀，从定位处刺入，刀下有韧性感时，即达内侧指背腱膜，进针刀0.2cm，纵疏横剥3刀，范围0.5cm。

③第3支针刀松解外侧指背腱膜与中央腱之间的粘连瘢痕　在指间关节平面指背侧正中点向外旁开0.5cm定点。使用Ⅰ型4号针刀，刀口线与手指纵轴平行，针刀体与皮肤呈90°角，按四步操作规程进针刀，从定位处刺入，刀下有韧性感时，即达外侧指背腱膜，进针刀0.2cm，纵疏横剥3刀，范围0.5cm。

④第4支针刀松解内侧三角韧带及螺旋韧带的粘连瘢痕　在第2支针刀远端0.5cm处定点。使用Ⅰ型4号针刀，刀口线与手指纵轴平行，针刀体与皮肤呈90°角，按四步操作规程进针刀，从定位处刺入，刀下有韧性感时，即达内侧三角韧带及螺旋韧带，调转刀口线90°，针刀直达骨面，即达内侧三角韧带及螺旋韧带的止点，贴骨面铲剥，范围0.5cm。

⑤第5支针刀松解外侧三角韧带及螺旋韧带的粘连瘢痕　在第3支针刀远端0.5cm处定点。使用Ⅰ型4号针刀，刀口线与手指纵轴平行，针刀体与皮肤呈90°角，按四步操作规程进针刀，从定位处刺入，刀下有韧性感时，即达外侧三角韧带及螺旋韧带，调转刀口线90°，针刀直达骨面，即达外侧三角韧带及螺

旋韧带的止点，贴骨面铲剥，范围0.5cm。

术毕，拔出针刀，局部压迫止血3分钟后，创可贴覆盖针眼。

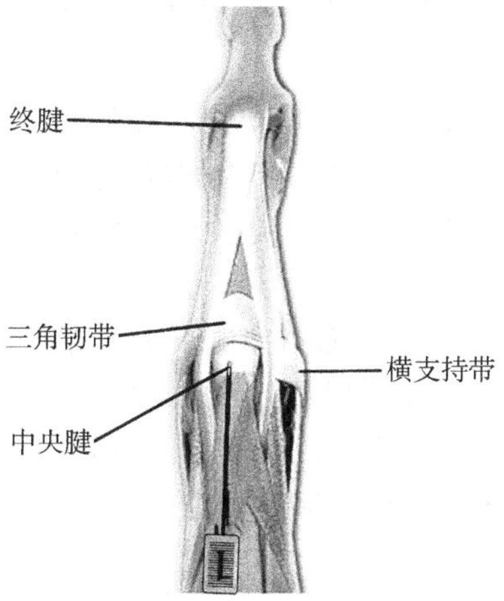

图6－11　中央腱与关节的粘连瘢痕针刀松解示意图

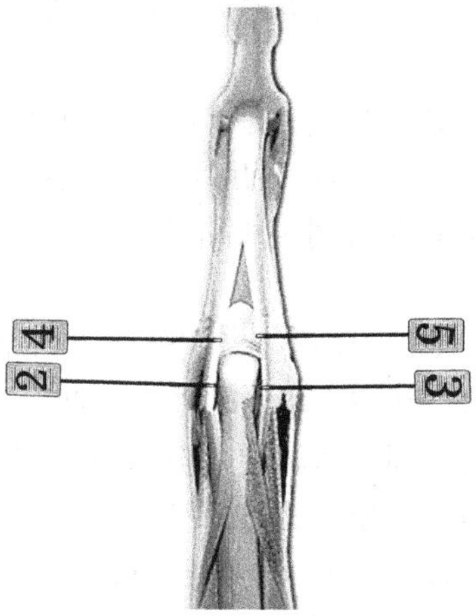

图6－12　中指近节指间关节周围软组织的粘连瘢痕针刀松解示意图

4.2.2　远节指间关节强直（以中指远节指间关节强直为例进行描述）

4.2.2.1　第1次针刀松解中指远节指间关节关节囊及侧副韧带的粘连瘢痕

（1）体位　坐位，手放在手术台上，掌心向上。

（2）体表定位　沿远节指间关节平面前、后、内、外共定4点。

（3）消毒　在施术部位，用活力碘消毒2遍，然后铺无菌洞巾，使治疗点正对洞巾中间。

（4）麻醉　用1%利多卡因局部浸润麻醉，每个治疗点注药1ml。

（5）刀具　Ⅰ型直形针刀。

（6）针刀操作（图6－13、图6－14）

①第1支针刀松解远节指间关节背侧关节囊的粘连瘢痕　在远节指间关节平面指背正中定点。使用Ⅰ型4号针刀，刀口线与手指纵轴平行，针刀体与皮肤呈90°角，按四步操作规程进针刀，从定位处刺入，刀下有韧性感时，即到达指伸肌腱终腱，向下直刺，穿过肌腱有突破感，再进针刀，刀下有阻力感，即到达关节囊，提插刀法松解3刀，然后调转刀口线90°，提插刀法松解3刀，提插深度为刀下有落空感。

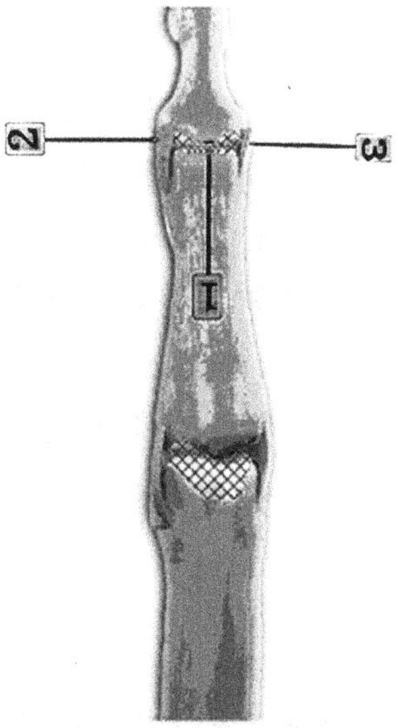

图6－13　中指远节指间关节关节囊及侧副韧带针刀松解示意图

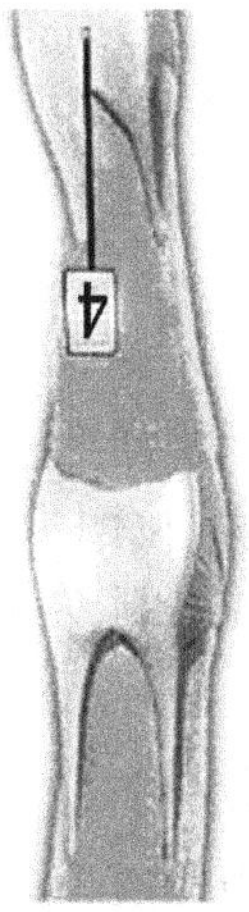

图6－14　中指远节指间关节针刀松解示意图

②第 2 支针刀松解远节指间关节尺侧侧副韧带的粘连瘢痕　在远节指间关节平面尺侧正中定点。选用指关节专用弧形针刀，刀口线与手指纵轴平行，针刀体与皮肤呈 90°角，按四步操作规程进针刀，从定位处刺入，向下直刺到尺侧指骨底，然后调转刀口线 90°，沿指骨底弧度，向关节方向铲剥 3 刀，范围 0.5cm。

③第 3 支针刀松解远节指间关节桡侧侧副韧带的粘连瘢痕　在远节指间关节平面桡侧正中定点。选用指关节专用弧形针刀，刀口线与手指纵轴平行，针刀体与皮肤呈 90°角，按四步操作规程进针刀，从定位处刺入，向下直刺到桡侧指骨底，然后调转刀口线 90°，沿指骨底弧度，向关节方向铲剥 3 刀，范围 0.5cm。

④第 4 支针刀松解远节指间关节掌板的粘连瘢痕　在远节指间关节平面指掌侧正中定点。使用Ⅰ型 4 号针刀，刀口线与手指纵轴平行，针刀体与皮肤呈 90°角，按四步操作规程进针刀，从定位处刺入，刀下有韧性感时，即到达屈指肌腱，向下直刺，穿过肌腱有突破感，再进针刀，刀下有明显阻力感，即到达掌板，提插刀法松解 3 刀，然后调转刀口线 90°，提插刀法松解 3 刀，提插深度为刀下有落空感。

术毕，拔出针刀，局部压迫止血 3 分钟后，创可贴覆盖针眼。

4.2.2.2　第 2 次针刀松解中指远节指间关节周围软组织的粘连瘢痕

（1）体位　坐位，手放在手术台上，掌心向下。

（2）体表定位　沿远节指间关节平面定点。

（3）消毒　在施术部位，用活力碘消毒 2 遍，然后铺无菌洞巾，使治疗点正对洞巾中间。

（4）麻醉　用 1% 利多卡因局部浸润麻醉，每个治疗点注药 1ml。

（5）刀具　Ⅰ型直形针刀。

（6）针刀操作（图 6－15）

①第 1 支针刀松解终腱与关节的粘连瘢痕　在远节指间关节平面指背侧正中定点，与第 1 次进针刀点间隔 0.5cm。使用Ⅰ型 4 号针刀，刀口线与手指纵轴平行，针刀体与皮肤呈 90°角，按四步操作规程进针刀，从定位处刺入，刀下有韧性感时，即达终腱，向下直刺，穿过肌腱有突破感时，纵疏横剥 3 刀，范围 0.5cm，然后调整针刀体方向，分别向指骨头和指骨底方向稍进针刀，纵疏横剥 3 刀，范围 0.5cm。

②第 2 支针刀松解内侧指背筋膜与终腱之间的粘连瘢痕　在远节指间关节平面指背侧正中点向内旁开 0.5cm 处定点。使用Ⅰ型 4 号针刀，刀口线与手指纵轴平行，针刀体与皮肤呈 90°角，按四步操作规程进针刀，从定位处刺入，刀下有韧性感时，即达内侧指背筋膜，一边进针刀，一边纵疏横剥，范围 0.5cm，直达骨面。

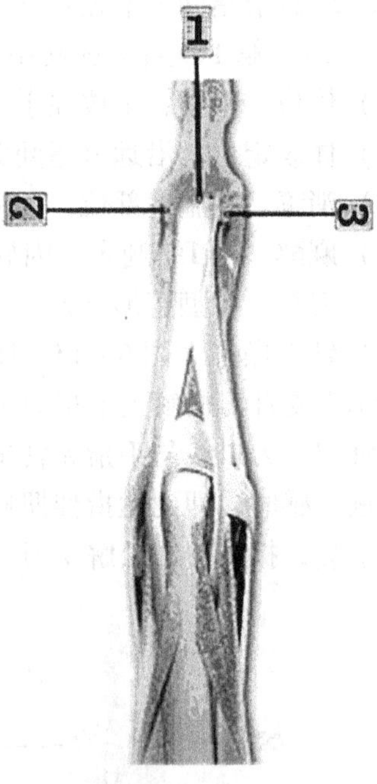

图 6－15　中指远节指间关节周围软组织的粘连瘢痕针刀松解示意图

③第 3 支针刀松解外侧指背筋膜与终腱之间的粘连瘢痕　在远节指间关节平面指背侧正中点向外旁开 0.5cm 处定点。使用Ⅰ型 4 号针刀，刀口线与手指纵轴平行，针刀体与皮肤呈 90°角，按四步操作规程进针刀，从定位处刺入，刀下有韧性感时，即达外侧指背筋膜，一边进针刀，一边纵疏横剥，范围 0.5cm，直达骨面。

术毕，拔出针刀，局部压迫止血 3 分钟后，创可贴覆盖针眼。

5 针刀术后手法治疗

术者一手握患指中节指骨，一手握患指远节指骨，做远节指间关节伸屈运动 3 次。做手法治疗，尤其是对骨性融合的关节进行手法治疗时，用力不能过猛，否则可能引起指骨骨折等严重并发症。骨性融合的病人，按骨折脱位 3 期用药。

四、膝关节强直

1 范围

本《规范》规定了膝关节强直的诊断和治疗。

本《规范》适用于膝关节强直的诊断和治疗。

2 术语和定义

下列术语和定义适用于本规范。

膝关节强直（ankylosis of the knee）

本病可分为伸直型强直和屈曲型强直，其中以伸直型多见。膝关节类风湿性关节炎、骨折、出血、长期制动及滑膜切除等原因，均可导致膝关节内部粘连，失去主动及被动活动，形成膝关节强直。

3 诊断

3.1 临床表现

患者的膝关节活动受限或丧失活动能力，屈伸活动度在0°～10°之间，单侧关节伸直型强直可出现跛行，髌骨失去活动度，并且关节被动活动时，可扪及磨砂感；部分患者可伴有关节疼痛。

3.2 诊断要点

（1）患者既往有膝关节骨折等外伤史或滑膜、韧带及半月板切除等手术史及类风湿性关节炎、强直性脊柱炎等病史。

（2）患侧膝关节主动、被动屈伸功能部分或全部丧失。

（3）查体示患侧髌骨无活动度，膝关节活动时可扪及磨砂感。

（4）X线检查对本病可辅助诊断，并可排除膝关节其他病变。

4 针刀治疗

4.1 治疗原则

依据针刀医学关于人体弓弦力学系统及疾病病理构架的网眼理论，膝关节强直是由于膝关节周围的软组织的应力平衡失调，造成局部韧带、筋膜及关节囊等软组织的损伤，在局部形成广泛的粘连瘢痕，用针刀对膝关节周围的粘连、瘢痕进行整体松解，使膝部的力学平衡得到恢复。

4.2 操作方法

4.2.1 第1次针刀松解膝关节前内侧软组织的粘连、瘢痕

（1）体位　仰卧位，屈膝30°角。

（2）体表定位　膝关节前内侧。

（3）消毒　在施术部位，用活力碘消毒2遍，然后铺无菌洞巾，使治疗点正对洞巾中间。

（4）麻醉　用1%利多卡因局部浸润麻醉，每个治疗点注药1ml。

（5）刀具　Ⅰ型4号直形针刀。

（6）针刀操作（图6－16）

①第1支针刀松解髌上囊　在髌骨上缘2cm处定位，针刀体与皮肤垂直，刀口线与股四头肌方向一致，按四步操作规程进针刀，经皮肤、皮下组织，当穿过股四头肌有落空感时，即到达髌上囊，先纵疏横剥3刀，然后将针刀体向大腿方向倾斜45°，针刀沿股骨凹面提插3刀，以疏通髌上囊与关节囊的粘连点。

②第2支针刀松解髌下脂肪垫　针刀体与皮肤垂直，刀口线与髌韧带走行方向一致，按四步操作规程进针刀，经皮肤、皮下组织，穿过髌韧带后有明显的落空感，再进针刀1cm，即到达髌下脂肪垫，纵疏横剥3刀。

③第3支针刀松解髌内侧支持带　在髌骨内下缘2cm处定点，针刀体与皮肤垂直，刀口线与下肢纵轴方向一致，按四步操作规程进针刀，经皮肤、皮下组织，刀下有韧性感，深入其中，纵疏横剥3刀，范围0.5cm。

④第4支针刀松解髌外侧支持带　在髌骨外下缘2cm处定点，针刀体与皮肤垂直，刀口线与下肢纵

轴方向一致，按四步操作规程进针刀，经皮肤、皮下组织，刀下有韧性感，深入其中，纵疏横剥3刀。范围0.5cm。

⑤第5支针刀松解鹅足的挛缩点　在胫骨上段内侧部定位，刀口线与下肢纵轴方向一致，按四步操作规程进针刀，经皮肤、皮下组织到达胫骨内侧骨面，贴骨面分别向上、中、下做扇形铲剥3刀，范围0.5cm。

术毕，拔出针刀，局部压迫止血3分钟后，创可贴覆盖针眼。

4.2.2　第2次针刀松解股直肌与股中间肌之间的粘连瘢痕及髂胫束的挛缩

（1）体位　仰卧位，屈膝30°角。

（2）体表定位　股骨下段。

（3）消毒　在施术部位，用活力碘消毒2遍，然后铺无菌洞巾，使治疗点正对洞巾中间。

（4）麻醉　用1%利多卡因局部浸润麻醉，每个治疗点注药1ml。

（5）刀具　Ⅱ型4号直形针刀。

（6）针刀操作（图6－17）

①第1支针刀松解股直肌与股中间肌下部的粘连瘢痕　在髌骨外上3cm处定点。刀口线与下肢纵轴方向一致，按四步操作规程进针刀，经皮肤、皮下组织到达浅筋膜层，在此处摆动针刀刀刃，找到股直肌与股中间肌下部的间隙，将针刀插入两肌之间，纵行疏通3刀，范围3cm，以松解两肌之间的粘连、瘢痕。

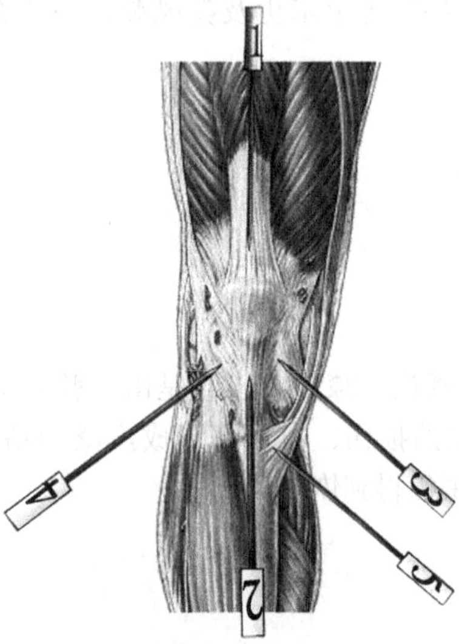

图6－16　膝关节前外侧针刀松解示意图

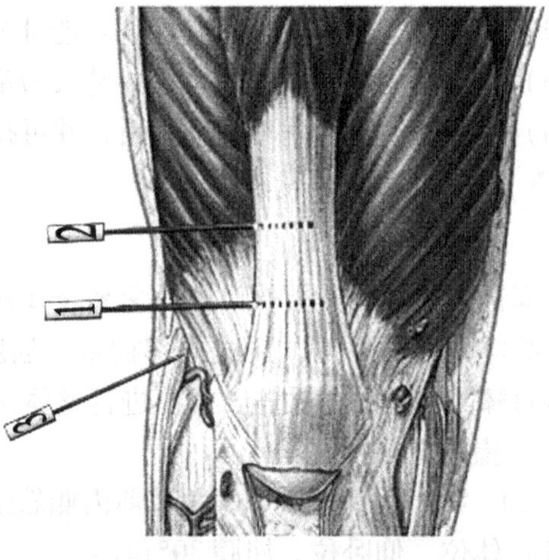

图6－17　股直肌与股中间肌之间针刀松解示意图

②第2支针刀松解股直肌与股中间肌下部上3cm处的粘连瘢痕　与第1支针刀平行，在第1支针刀上方3cm处定点。刀口线与下肢纵轴方向一致，按四步操作规程进针刀，经皮肤、皮下组织到达浅筋膜层，在此处摆动针刀刀刃，找到股直肌与股中间肌下部的间隙，将针刀插入两肌之间，纵行疏通3刀，范围3cm，以松解两肌之间的粘连、瘢痕。

③第3支针刀松解髂胫束的挛缩　在髌骨外上缘旁开3cm处定点。刀口线与下肢纵轴方向一致，按四步操作规程进针刀，经皮肤、皮下组织到达浅筋膜层，在此处摆动针刀刀刃，找到髂胫束前缘后，调整针刀体，与人体矢状面方向一致，提插刀法切割髂胫束3刀，范围0.5cm。

术毕，拔出针刀，局部压迫止血3分钟后，创可贴覆盖针眼。

（7）注意事项　关节强直患者，股直肌与股中间肌之间的粘连瘢痕非常严重，Ⅰ型直形针刀太细，不能有效松解两肌之间的粘连和瘢痕，必须用Ⅱ型直形针刀。在此处仅以针刀松解做纵行疏通，不做横行剥离，以免损伤正常的肌肉组织，针刀松解的范围在3cm以内，不能太小，否则可能造成松解不到位而影响疗效。

4.2.3　第3次针刀松解腓肠肌起点的粘连瘢痕

（1）体位　俯卧位，膝关节伸直位。

（2）体表定位　股骨髁后侧。

（3）消毒　在施术部位，用活力碘消毒2遍，然后铺无菌洞巾，使治疗点正对洞巾中间。

（4）麻醉　用1%利多卡因局部浸润麻醉，每个治疗点注药1ml。

（5）刀具　Ⅱ型4号直形针刀。

（6）针刀操作（图6－18）

①第1支针刀松解腓肠肌内侧头　先触摸到腘动脉搏动，确定血管走行后，在腘动脉搏动的内侧旁开2cm处定位，针刀体与皮肤垂直，刀口线与大腿纵轴平行，按四步操作规程进针刀，经皮肤、皮下组织到达股骨内侧髁后面腓肠肌内侧头的起点处骨面，调转刀口线90°，铲剥3刀，范围0.5cm。

②第2支针刀松解腓肠肌外侧头　先触摸到腘动脉搏动，确定血管走行后，在腘动脉搏动外侧旁开2cm处定位，针刀体与皮肤垂直，刀口线与大腿纵轴平行，按四步操作规程进针刀，经皮肤、皮下组织到达股骨外侧髁后面腓肠肌外侧头起点处骨面，调转刀口线90°，铲剥3刀，范围0.5cm。

术毕，拔出针刀，局部压迫止血3分钟后，创可贴覆盖针眼。

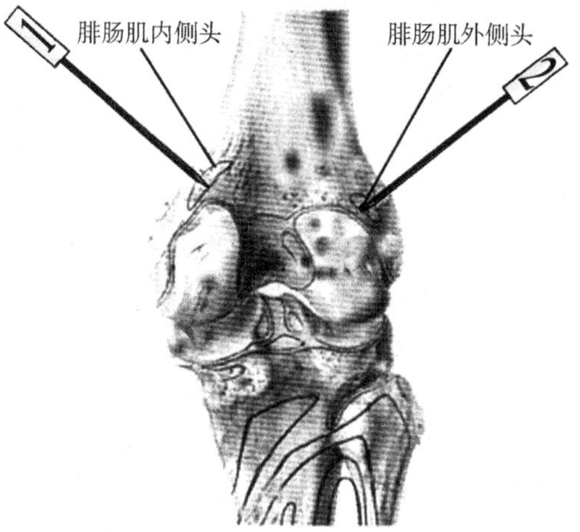

图6－18　腓肠肌起点针刀松解示意图

（7）注意事项　在膝关节后侧松解术中，进针刀不可太快，如患者有剧痛感，可能是针刀碰到了膝内上动脉或者膝外上动脉的缘故，不能盲目继续进针刀，此时应将针刀退至皮下，调整方向再进针刀，即可到达骨面。

4.2.4　针刀术后手法治疗

针刀松解膝关节囊及周围软组织后，术者握住患侧小腿上段，嘱患者尽量伸屈膝关节，在最大伸膝位和最大屈膝位时，术者分别向相同方向弹压膝关节2次。

五、踝关节强直

1　范围

本《规范》规定了颈椎病的诊断和治疗。

本《规范》适用于颈椎病的诊断和治疗。

2　术语和定义

下列术语和定义适用于本规范。

踝关节强直（ankylopodia）

本病是踝关节继发于外伤后产生关节纤维性或骨性融合，使关节固定于功能位或非功能位。

3　诊断

3.1　临床表现

非功能位强直的患者可出现走路跛行或持杖协行，同时可伴有患者的足内翻畸形，若双侧的关节均受累则出现行走困难。

患者受累的踝关节活动度严重受限，甚至完全消失，同时可伴见其原发病的临床症状。

3.2　诊断要点

（1）踝关节强直于功能位或非功能位，主动及被动活动基本丧失。

（2）既往有关节结核、类风湿性关节炎、痛风或踝部外伤史。

（3）X线示关节间隙狭窄或模糊不清，并有骨小梁通过。

4　针刀治疗

4.1　治疗原则

依据针刀医学关于人体弓弦力学系统及疾病病理构架的网眼理论，踝关节强直是由于踝关节周围的软组织的应力平衡失调，造成局部韧带、筋膜及关节囊等软组织的损伤，在局部形成广泛的粘连及瘢痕，用针刀对踝关节周围的粘连、瘢痕进行整体松解，使膝部的力学平衡得到恢复。

4.2 操作方法

4.2.1 第1次针刀松解三角韧带及周围的粘连瘢痕

（1）体位 仰卧位，踝关节中立位。

（2）体表定位 踝关节内侧。

（3）消毒 在施术部位，用活力碘消毒2遍，然后铺无菌洞巾，使治疗点正对洞巾中间。

（4）麻醉 用1%利多卡因局部浸润麻醉，每个治疗点注药1ml。

（5）刀具 Ⅰ型直形和弧形针刀。

（6）针刀操作（图6－19）

①第1支针刀松解三角韧带后方起点（胫距后韧带起点）及踝关节囊的粘连瘢痕 在内踝尖后上1cm处定位。使用专用弧形针刀，刀口线与下肢纵轴平行，针刀体与皮肤呈90°角，按四步操作规程进针刀。针刀经皮肤、皮下组织到达内踝后部骨面，调转刀口线90°，使针刀的弧形面与内踝后侧骨面相吻合，贴骨面向内踝后下铲剥3刀，范围0.5cm，然后针刀体分别向上向下铲剥3刀，范围0.5cm。

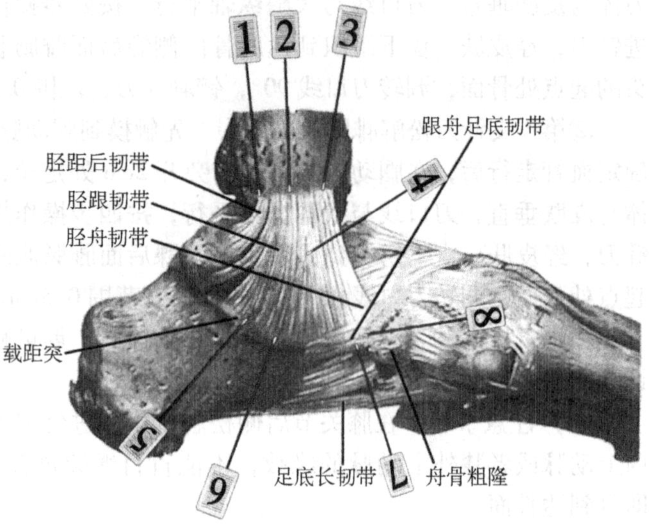

图6－19 针刀松解三角韧带及周围的粘连瘢痕示意图

②第2支针刀松解三角韧带起点中部（胫跟韧带起点）及踝关节囊的粘连瘢痕 在内踝尖定位。使用专用弧形针刀，刀口线与下肢纵轴平行，针刀体与皮肤呈90°角，按四步操作规程进针刀。针刀经皮肤、皮下组织到达内踝尖骨面，调转刀口线90°，使针刀的弧形面与内踝尖骨面相吻合，贴骨面向下铲剥3刀，范围0.5cm，然后针刀体分别向上、向下铲剥3刀，范围0.5cm，以松解关节囊的粘连瘢痕。

③第3支针刀松解三角韧带起点前部（胫舟韧带起点）及踝关节囊的粘连瘢痕 在内踝尖前上方1cm处定位。使用专用弧形针刀，刀口线与下肢纵轴平行，针刀体与皮肤呈90°角，按四步操作规程进针刀。针刀经皮肤、皮下组织到达内踝前骨面，调转刀口线90°，使针刀的弧形面与内踝前骨面相吻合，贴骨面向下铲剥3刀，范围0.5cm，然后针刀体分别向上、针向下铲剥3刀，范围0.5cm。

④第4支针刀松解胫跟韧带行经线路的粘连瘢痕 在第2支针刀下方1.5～2cm处定位，使用Ⅰ型4号针刀，刀口线与下肢纵轴平行，针刀体与皮肤呈90°角，按照四步操作规程进针刀。针刀经皮肤、皮下组织，当刀下有阻力感时，即到达胫跟韧带，再向下进针刀0.2cm，纵疏横剥3刀，范围0.5cm。

⑤第5支针刀松解胫跟韧带后部止点的粘连瘢痕 在跟骨载距突后部定位。使用专用弧形针刀，刀口线与下肢纵轴平行，针刀体与皮肤呈90°角，按四步操作规程进针刀。针刀经皮肤、皮下组织到达跟骨骨面，调转刀口线90°，使针刀的弧形面与距骨载距突骨面相吻合，贴骨面向上铲剥3刀，范围0.5cm，然后针刀体分别向前、向后铲剥3刀，范围0.5cm。

⑥第6支针刀松解胫跟韧带前部止点的粘连瘢痕 在跟骨载距突中部定位。使用专用弧形针刀，刀口线与下肢纵轴平行，针刀体与皮肤呈90°角，按四步操作规程进针刀。针刀经皮肤、皮下组织到达跟骨骨面，调转刀口线90°，使针刀的弧形面与距骨载距突骨面相吻合，贴骨面向上铲剥3刀，范围0.5cm，然后针刀体分别向前、向后铲剥3刀，范围0.5cm。

⑦第7支针刀松解胫舟韧带止点的粘连瘢痕 在舟骨粗隆后上方0.5cm处定位。使用专用弧形针刀，刀口线与下肢纵轴平行，针刀体与皮肤呈90°角，按四步操作规程进针刀。针刀经皮肤、皮下组织到达舟骨骨面，调转刀口线90°，使针刀的弧形面与舟骨骨面相吻合，贴骨面向后铲剥3刀，范围0.5cm，然后针刀体分别向前、向后铲剥3刀，范围0.5cm。

⑧第 8 支针刀松解跟舟足底韧带止点的粘连瘢痕　在第 7 支针刀上方 1cm 处定位。使用专用弧形针刀，刀口线与下肢纵轴平行，针刀体与皮肤呈 90°角，按四步操作规程进针刀。针刀经皮肤、皮下组织到达舟骨骨面，调转刀口线 90°，使针刀的弧形面与舟骨骨面相吻合，贴骨面向后铲剥 3 刀，范围 0.5cm。

术毕，拔出针刀，局部压迫止血 3 分钟后，创可贴覆盖针眼。

4.2.2 第 2 次针刀松解踝关节外侧韧带及周围的粘连瘢痕

（1）体位　俯卧位，踝关节中立位。

（2）体表定位　踝关节外侧。

（3）消毒　在施术部位，用活力碘消毒 2 遍，然后铺无菌洞巾，使治疗点正对洞巾中间。

（4）麻醉　用 1% 利多卡因局部浸润麻醉，每个治疗点注药 1ml。

（5）刀具　Ⅰ型直形和弧形针刀。

（6）针刀操作（图 6－20）

①第 1 支针刀松解踝关节前侧关节囊、距腓前韧带起点的粘连瘢痕　在外踝尖前上方 1cm 处定位。使用专用弧形针刀，刀口线与足纵轴平行，针刀体与皮肤呈 90°角，按四步操作规程进针刀。针刀经皮肤、皮下组织到达外踝前侧腓骨骨面，调转刀口线 90°，使针刀的弧形面与外踝前缘骨面相吻合，贴骨面向前下铲剥 3 刀，当刀下有落空感时即停止，然后分别向上、向下做扇形铲剥，范围 0.5cm。

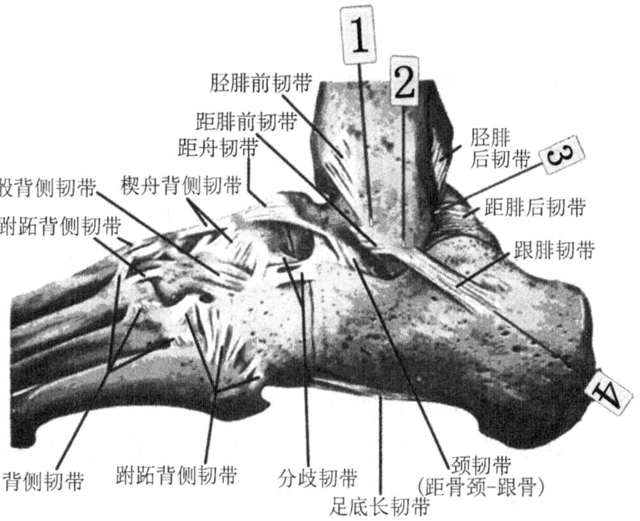

图 6－20　针刀松解踝关节外侧韧带及周围的粘连示意图

②第 2 支针刀松解踝关节外侧关节囊、跟腓韧带起点的粘连瘢痕　在外踝尖定位。使用专用弧形针刀，刀口线与足纵轴平行，针刀体与皮肤呈 90°角，按四步操作规程进针刀。针刀经皮肤、皮下组织到达外踝尖骨面，调转刀口线 90°，使针刀的弧形面与外踝尖骨面相吻合，贴骨面向后下铲剥 3 刀，当刀下有落空感时即停止，然后分别向前、向后外做扇形铲剥，范围 0.5cm。

③第 3 支针刀松解踝关节后侧关节囊、距腓后韧带起点的粘连瘢痕　在外踝尖后上方 1cm 处定位。使用专用弧形针刀，刀口线与足纵轴平行，针刀体与皮肤呈 90°角，按四步操作规程进针刀。针刀经皮肤、皮下组织到达外踝后侧腓骨骨面，调转刀口线 90°，使针刀的弧形面与外踝后缘骨面相吻合，贴骨面向后下铲剥 3 刀，当刀下有落空感时即停止，然后分别向上、向下做扇形铲剥，范围 0.5cm。

④第 4 支针刀松解跟腓韧带止点的粘连瘢痕　在外踝尖下后方 2～3cm 处定位。使用Ⅰ型直形针刀，刀口线与足纵轴平行，针刀体与皮肤呈 90°角，按四步操作规程进针刀。针刀经皮肤、皮下组织到达外跟骨骨面，调转刀口线 90°，贴骨面向上铲剥 3 刀，然后分别向前、向后外做扇形铲剥，范围 0.5cm。

术毕，拔出针刀，局部压迫止血 3 分钟后，创可贴覆盖针眼。

5 针刀术后手法治疗

在助手的协助下进行踝关节的对抗性牵引，使关节充分背屈、跖屈 5 次，然后施关节弹压术以促使关节恢复到正常角度。注意手法不可过猛，否则会引起踝关节骨折等严重并发症。

第七章 关节内骨折

第一节 上 肢

一、尺骨鹰嘴骨折

1 范围

本《规范》规定了尺骨鹰嘴骨折的诊断和治疗。

本《规范》适用于尺骨鹰嘴骨折的诊断和治疗。

2 术语和定义

下列术语和定义适用于本规范。

尺骨鹰嘴骨折（olecranon fracture）

本病属关节内骨折，要求解剖复位，但开放性手术创伤大，术后并发症多。

3 诊断

3.1 临床表现

肘后骨折部肿胀疼痛，压痛明显，主动伸肘受限，伸力亦减弱，骨折块分离远者可触及骨折缝隙。

3.2 诊断要点

肘关节外伤后肘后肿胀、疼痛，伸肘无力，肘关节活动障碍。临床检查可见肘后肿胀、尺骨鹰嘴部压痛。侧位X线片可以明确诊断，按骨折线形状及移位程度可分为三型：

Ⅰ型：无移位及移位程度<2mm。

Ⅱ型：有移位，撕脱骨折、斜形骨折。

Ⅲ型：有移位，骨折脱位，鹰嘴骨折肘关节前脱位。

4 针刀治疗

4.1 治疗原则

依据人体弓弦力学系统理论及骨关节损伤复位固定的理论，在透视下应用针刀准确复位并固定，避免了开放性手术后的关节强直。

（1）适应证 骨折片有分离移位或骨片翻转移位的新鲜骨折，经闭合手法复位失败者。

（2）禁忌证 肘后部有开放性损伤和严重的血肿，或骨折时间已超过2周以上者。

4.2 针刀操作

（1）体位 仰卧位。

（2）体表定位 肘关节。

（3）消毒 在施术部位，用活力碘消毒2遍，然后铺无菌洞巾，使治疗点正对洞巾中间。

（4）麻醉 用1%利多卡因局部浸润麻醉，每个治疗点注药1ml。

（5）刀具 Ⅰ型4号直形针刀。

（6）针刀操作（图7-1）

①第1支针刀骨折复位：针刀闭合性手术在透视下进行。通过透视确定骨折部位及类型，骨折块的大小，骨折移位方向。用Ⅰ型4号针刀，针刀体与尺骨纵轴一致，按四步进针刀规程，刺入尺骨鹰嘴骨折间

隙，自上向下，针刀推顶翻转骨块，同时用拇指摸准翻转骨块，使其翻转还位，再以手法推按使之完全复位。

②第 2 支针刀骨折固定：在透视下确定骨折复位后，将第 2 支针刀用骨锤锤入尺骨鹰嘴骨折近端骨质后，将第 1 支针刀退至皮下组织。继续锤入第 2 支针刀至骨折远端骨质 2cm。然后再调整第 1 支针刀位置，锤入至骨折远端骨质 2cm。

③用骨科专用钳剪断针刀柄部，弯曲体外针刀体，防止针刀滑入体内。

④术后 3 ~4 周，根据 X 线片骨折愈合情况，拔除针刀，并用小夹板将肘关节固定于功能位。

⑤固定日久，肘关节粘连僵硬者按肘关节强直进行针刀松解术。

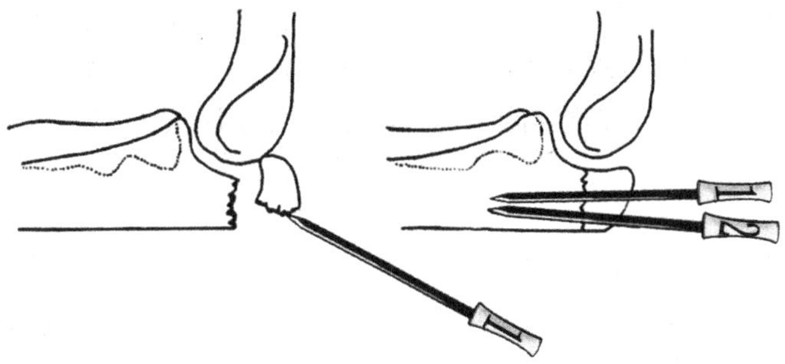

图 7 –1　尺骨鹰嘴骨折针刀复位固定示意图

5 针刀术后手法治疗

（1）若肿胀严重，复位前可按摩驱散肿胀，便于摸清翻转的骨块。若就诊时间较晚（7 ~10 日），可先用手法松解粘连，使骨块松动变为新鲜骨折。

（2）针刀闭合性手术后第 48 ~72 小时，在医生辅助下进行肘关节被动屈伸功能锻炼。锻炼完成后再用夹板固定，术后 2 ~7 天每天 1 次，术后 1 ~2 周每天 3 次，并在医生指导下逐渐开始肘关节主动屈伸功能锻炼。3 ~4 周去除外固定。

（3）骨折块较大，有明显移位者，先抽出血肿内积血。术者站在患肢近端外侧，两手环抱患肢，以两拇指推挤骨折块近端向远侧端靠拢，并将肘关节伸直，使其复位。

二、桡骨茎突骨折

1 范围

本《规范》规定了桡骨茎突骨折的诊断和治疗。

本《规范》适用于桡骨茎突骨折的诊断和治疗。

2 术语和定义

下列术语和定义适用于本规范。

桡骨茎突骨折（radial styloid fracture）

本病多为间接暴力损伤引起，临床较为多见。要求解剖复位，但开放性手术创伤大，术后并发症多。

3 诊断

3.1 临床表现

骨折发生后，局部肿胀、瘀斑、疼痛明显，腕关节活动受限。轻微的骨折，体征不明显，结合 X 线片诊断并不困难。X 线片上可见桡骨茎突处有骨折线，骨折片多移向桡侧，或嵌顿在桡腕关节处。此外，尚须结合临床表现与桡骨茎突种子骨相区别。

3.2 诊断要点

（1）骨折发生后，局部肿胀、瘀斑、疼痛明显，腕关节活动受限。

（2）轻微的骨折，体征不明显，结合 X 线片可协助诊断，X 线片上可见桡骨茎突处有骨折线，骨折片多移向桡侧，或嵌顿在桡腕关节处。

4 针刀治疗

4.1 治疗原则

依据人体弓弦力学系统理论及骨关节损伤复位固定的理论，在透视下应用针刀准确复位并固定，避免了开放性手术后的关节强直。

（1）适应证　桡骨茎突新鲜撕脱性骨折闭合手法复位骨折块不能回纳者。

（2）禁忌证　局部肿胀严重并有张力性水泡者，施术有困难者。

4.2 操作方法

（1）体位　肩关节外展位，前臂中立位，平放在治疗台上。在X线透视下，辨认骨折块移位情况。

（2）体表定位　在桡骨茎突部定位，并做标记。按外科手术常规消毒，铺放无菌孔巾。

（3）消毒　在施术部位，用活力碘消毒2遍，然后铺无菌洞巾，使治疗点正对洞巾中间。

（4）麻醉　用1%利多卡因局部浸润麻醉，每个治疗点注药1ml。

（5）刀具　Ⅰ型4号直形针刀。

（6）针刀操作（图7－2）

①第1支针刀骨折复位：针刀闭合性手术在荧光透视下进行。通过透视确定骨折部位及类型、骨折块的大小、骨折移位方向。用Ⅰ型4号针刀与桡骨纵轴呈60°角，按四步操作规程进针刀，从桡骨茎突尖部刺入骨折远端，自下向上，针刀推顶翻转骨块，同时用拇指摸准翻转骨块，向上推顶，使其翻转还位，再以手法推按使之完全复位。然后再调整第1支针刀位置与骨折线呈90°角，从骨折远端锤入至骨折近端，达对侧骨皮质。

②第2支针刀骨折固定：在透视下确定骨折复位后，在第1支针刀上1cm处，用骨锤将第2支针刀从骨折远端锤入，调整针刀体方向与第1支针刀方向相同。继续锤入第2支针刀，通过骨折线，达对侧骨皮质。

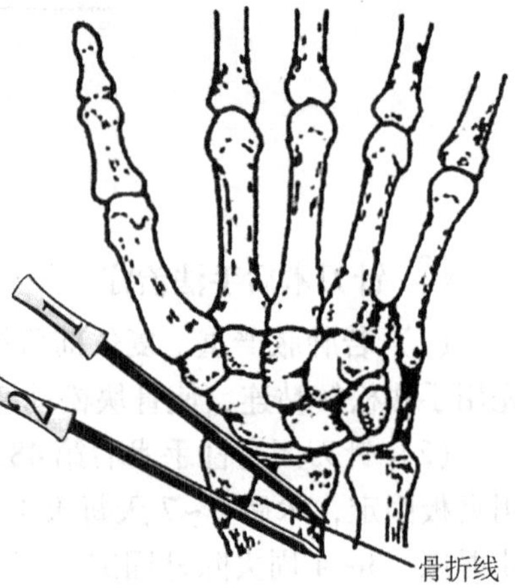

图7－2　桡骨茎突骨折针刀复位固定示意图

③用骨科专用钳剪断针刀柄部，弯曲体外针刀体，防止针刀滑入体内。

④术后3～4周，根据X线片骨折愈合情况，拔除针刀。

⑤固定日久，腕关节粘连僵硬者按腕关节强直进行针刀松解术。

5 针刀术后手法治疗

针刀术后无需手法治疗。

第二节　下　　肢

踝部骨折

1 范围

本《规范》规定了踝部骨折的诊断和治疗。

本《规范》适用于踝部骨折的诊断和治疗。

2 术语和定义

下列术语和定义适用于本规范。

踝部骨折（fracture of malleolus）

本病是最常见的关节内骨折，要求解剖复位，但开放性手术创伤大，术后并发症多。

3 诊断

3.1 临床表现

内踝骨折的主要症状有局部肿胀和疼痛。严重者踝部皮肤可出现水泡，广泛瘀斑，局部压痛，功能丧失和翻转畸形。

3.2 诊断要点

根据外伤史，踝部肿胀、压痛、功能障碍，及X线片所示骨折情况，可断定骨折类型及骨折移位情况。

4 针刀治疗

4.1 治疗原则

依据人体弓弦力学系统理论及骨关节损伤复位固定的理论，在透视下应用针刀准确复位并固定。

4.2 操作方法

（1）体位 仰卧位。

（2）体表定位 内踝。

（3）消毒 在施术部位，用活力碘消毒2遍，然后铺无菌洞巾，使治疗点正对洞巾中间。

（4）麻醉 用1%利多卡因局部浸润麻醉，每个治疗点注药1ml。

（5）刀具 Ⅰ型4号直形针刀。

（6）针刀操作（图7－3）

①第1支针刀骨折复位：针刀闭合性手术在透视下进行，通过透视确定骨折部位及类型、骨折块的大小、骨折移位方向。用Ⅰ型2号针刀，在内踝尖穿过皮肤进行撬拨复位，按四步进针刀法刺入内踝骨折块，针刀推顶翻转骨块，同时用拇指摸准翻转骨块，向上推顶，使其翻转还位，再以手法推按使之完全复位。然后用骨锤斜向内上呈45°角轻轻打入胫骨近折端4cm。

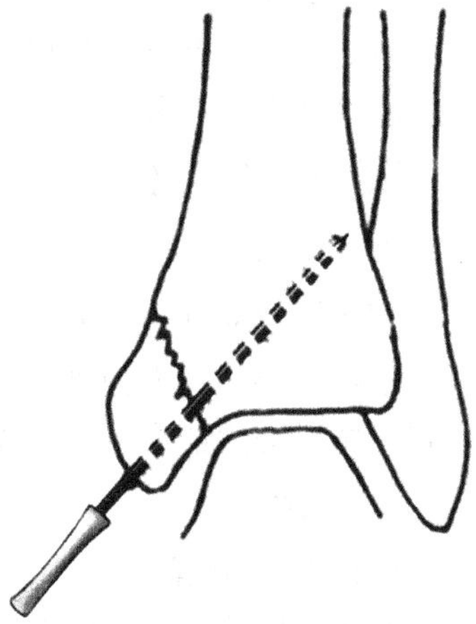
图7－3 内踝骨折针刀撬拨复位固定示意图

②用骨科专用钳剪断针刀柄部，弯曲体外针刀体，防止针刀滑入体内。

③术后3～4周，根据X线片骨折愈合情况，拔除针刀。

5 针刀术后手法治疗

针刀术后无需手法治疗。

第八章 常见内科疾病

第一节 中风后遗症

1 范围

本《规范》规定了中风后遗症的诊断和治疗。

本《规范》适用于中风后遗症的诊断和治疗。

2 术语和定义

下列术语和定义适用于本规范。

中风后遗症（sequela of stroke）

本病主要是因为脑血管意外之后，脑组织缺血或受血肿压迫、推移，或因脑水肿等而使脑组织功能受损。常见的后遗症主要有肢体瘫痪、口角㖞斜、失语、大小便失禁、性格异常、痴呆等。

3 诊断

3.1 临床表现

脑中风临床最主要的表现是神志障碍和运动、感觉以及语言障碍。经过一段时间的治疗，除神志清醒外，其余症状依然会不同程度地存在，这些症状称为后遗症。后遗症的轻重因病人的体质和并发症而异。常见的中风后遗症如下：

（1）麻木　患侧肢体，尤其是肢体的末端如手指或脚趾或偏瘫侧的面颊部皮肤有蚁爬感觉，或有针刺感，或表现为刺激反应迟钝。麻木常与天气变化有关，天气急剧转变、潮湿闷热，或下雨前后、天气寒冷等情况下，麻木感觉尤其明显。

（2）口眼㖞斜　一侧眼袋以下的面肌瘫痪。表现为鼻唇沟变浅，口角下垂，露齿。鼓颊和吹哨时，口角㖞向健侧，流口水，说话时更为明显。

（3）中枢性瘫痪　又称上运动神经元性瘫痪，或称痉挛性瘫痪、硬瘫，是由于大脑皮层运动区锥体细胞及其发出的神经纤维——锥体束受损而产生。由于上运动神经元受损，失去了对下运动神经元的抑制调控作用，使脊髓的反射功能“释放”，产生随意运动减弱或消失，临床上主要表现为肌张力增高，腱反射亢进，出现病理反射，呈痉挛性瘫痪。

（4）周围性瘫痪　又称下运动神经元性瘫痪，或称弛缓性瘫痪、软瘫，是因脊髓前角细胞及脑干运动神经核，及其发出的神经纤维——脊髓前根、脊神经、颅神经受损害产生的瘫痪。由于下运动神经元受损，使其所支配的肌肉得不到应有的冲动兴奋，临床上表现为肌张力降低，反射减弱或消失，伴肌肉萎缩，但无病理反射。

（5）偏瘫　又叫半身不遂，是指一侧上下肢、面肌和舌肌下部的运动障碍，它是急性脑血管病的一个常见症状。轻度偏瘫病人虽然尚能活动，但走起路来，往往上肢屈曲、下肢伸直，瘫痪的下肢走一步划半个圈，即为偏瘫步态。病情严重者常卧床不起，丧失生活能力。

（6）失语　失语是脑血管病的一个常见症状，主要表现为对语言的理解、表达能力丧失，是由于大脑皮层（优势半球）的语言中枢损伤所引起的。在中风病中，最常见的是运动性失语，表现为患者丧失说话能力，不会说话，但能理解别人说话的意思，常用手势或点头来回答问题。其次是感觉性失语，表现为患者仍会说话，而且有时说起话来快而流利，但因不懂别人说话的内容而答非所问。两者并存者叫做混合性失语。这种病人自己不会说话，也不理解别人说话的意思，这是病变损及优势半球的额叶、颞叶所致。

除上述情况还有一种失语，叫做“命名性失语”。其特点是：病人理解物品的性质和用途，就是叫不出名字。如指着牙刷问病人：“这是什么东西?”他会答：“刷牙用的。”拿着茶缸问病人：“这叫什么名字?”他会说：“喝水用的。”病人心里明白就是叫不出名字，所以叫命名性失语。命名性失语的中枢在优势半球颞叶后部和顶叶上部，当这个部位受损时，就会发生上述情况的失语。

3.2　诊断要点

（1）急性脑血管意外（脑出血、脑血栓、脑栓塞、蛛网膜下腔出血等）经临床救治后，生命体征相对平稳。

（2）中风恢复期一般为脑梗死发病2周后或脑出血发病1个月后，后遗症为发病半年后，遗留意识、语言、肢体运动功能或感觉功能等诸项神经功能缺损症状。

（3）头部CT示软化灶形成或见不同程度脑萎缩。

4 针刀治疗

4.1　治疗原则

依据人体弓弦力学系统理论及疾病病理构架的网眼理论，中风引起的偏瘫、中枢性瘫痪及口眼㖞斜与中风后脊柱弓弦力学系统、脊肢弓弦力学系统以及四肢弓弦力学系统的应力异常有关，是在弓弦结合部及弦的行经路线上形成粘连、瘢痕、挛缩后引起的畸形。应用针刀整体松解、剥离粘连、挛缩及瘢痕组织，针刀术后，配合手法将残余的粘连瘢痕拉开。

4.2　操作方法

4.2.1　偏瘫、中枢性瘫痪的针刀治疗

4.2.1.1　第1次针刀松解采用后颈部“T”形针刀整体松解术

参照颈椎病针刀治疗之“T”形针刀整体松解术方法进行。

4.2.1.2　第2次针刀松解术

参照颈椎病骨关节移位型第3次针刀松解病变颈椎及上、下相邻关节突关节囊及关节突韧带的方法进行。

4.2.1.3　第3次针刀松解为“口”字形针刀整体松解术（图8-1）

腰部的整体松解包括L_3~L_5棘上韧带、棘间韧带，左右L_3~L_5腰椎横突的松解，在骶正中嵴上和两侧骶骨后面竖脊肌起点的松解。从各个松解点的分布上看，棘上韧带点、棘间韧带点、左右L_3~L_5腰椎横突点、骶正中嵴上和两侧骶骨后面竖脊肌起点的连线共同围成“口”字形状，故称之为“口”字形针刀整体松解术。

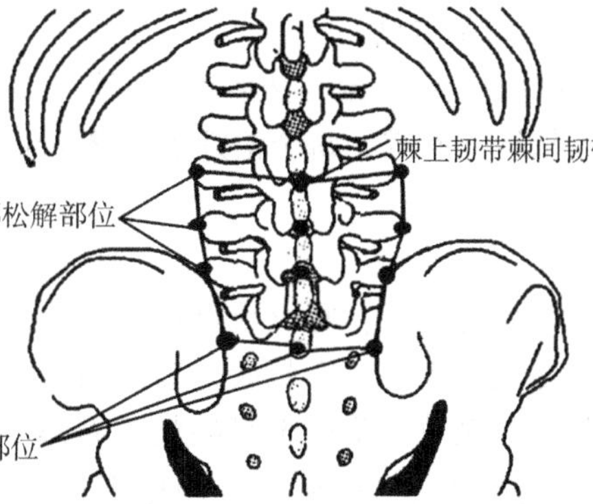

图8-1　“口”字形针刀整体松解术各松解部位示意图

（1）体位　俯卧位，腹部置棉垫，使腰椎前屈缩小。

（2）体表定位　L_3、L_4、L_5棘突及棘间，L_3、L_4、L_5横突，骶正中嵴及骶骨后面。

（3）消毒　在施术部位，用活力碘消毒2遍，然后铺无菌洞巾，使治疗点正对洞巾中间。

（4）麻醉　用1%利多卡因局部浸润麻醉，每个治疗点注药1ml。

（5）刀具　Ⅰ型4号直形针刀。

（6）针刀操作　分别参照棘上韧带、棘间韧带损伤，第3腰椎横突综合征，髂腰韧带损伤及竖脊肌下段损伤之针刀松解方法进行。

（7）针刀术后手法治疗　腰部斜扳手法。

4.2.1.4　第4次针刀松解人体后面相关弓弦结合部的粘连和瘢痕

（1）体位　俯卧位。

（2）体表定位　相关肢带骨软组织附着处。

（3）消毒　在施术部位，用活力碘消毒2遍，然后铺无菌洞巾，使治疗点正对洞巾中间。

（4）麻醉　用1%利多卡因局部浸润麻醉，每个治疗点注药1ml。

（5）刀具　Ⅰ型4号直形针刀。

（6）针刀操作（图8-2）

①第1支针刀松解肩胛提肌止点　在肩胛骨内上角定点，刀口线方向和肩胛提肌肌纤维方向平行，针刀体和背部皮肤呈90°角，按四步操作规程进针刀，针刀经皮肤、皮下组织达肩胛骨内上角边缘骨面。纵疏横剥3刀，然后调转刀口线90°，向肩胛骨内上角边缘方向铲剥3刀，范围0.5cm。

②第2支针刀松解肱三头肌止点　在尺骨鹰嘴尖定点，刀口线方向和肩胛提肌肌纤维方向平行，针刀体和背部皮肤呈90°角，按四步操作规程进针刀，针刀经皮肤、皮下组织达尺骨鹰嘴尖骨面。纵疏横剥3刀，然后调转刀口线90°，在骨面上向四周铲剥3刀，范围0.5cm。

③第3支针刀松解桡腕背侧韧带起点　在桡骨茎突后侧定位，刀口线与前臂纵轴平行，针刀体与皮肤呈90°角，按四步操作规程进针刀，从定位处刺入，达桡骨茎突后侧骨面后，沿茎突骨面向下进针刀，当刀下有落空感时，即穿过茎突边缘，退针刀至茎突边缘骨面，调转刀口线90°，在骨面上铲剥3刀，范围0.5cm。

④第4支针刀松解臀中肌止点　在大粗隆尖臀中肌止点定位，刀口线与髂胫束走行方向一致，针刀体与皮肤垂直，针刀经皮肤、皮下组织、髂胫束，到达股骨大粗隆尖骨面，调转刀口线90°，在骨面上铲剥3刀，范围0.5cm。

⑤第5支针刀松解跟腱止点中部的粘连瘢痕　在跟腱止点中部定位，刀口线与下肢纵轴平行，针刀体与皮肤呈90°角，针刀经皮肤、皮下组织，当刀下有阻力感时，即到达跟腱，继续进针刀1cm，纵疏横剥3刀，范围0.5cm，以松解跟腱内部的粘连和瘢痕，然后再进针刀达跟骨骨面，调转刀口线90°，在骨面上向上铲剥3刀，范围0.5cm，以松解跟腱止点的粘连和瘢痕。

术毕，拔出针刀，局部压迫止血3分钟后，创可贴覆盖针眼。

（7）针刀术后手法治疗　被动屈伸各关节3次。

4.2.1.5　第5次针刀松解人体前面相关弓弦结合部的粘连和瘢痕

（1）体位　仰卧位。

（2）体表定位　相关肢带骨软组织附着处。

（3）消毒　在施术部位，用活力碘消毒2遍，然后铺无菌洞巾，使治疗点正对洞巾中间。

（4）麻醉　用1%利多卡因局部浸润麻醉，每个治疗点注药1ml。

（5）刀具　Ⅰ型4号直形针刀。

（6）针刀操作（图8-3）

①第1支针刀松解肱二头肌短头的起点　在喙突顶点定点，针刀体与皮肤垂直，刀口线与肱骨长轴一致，按四步操作规程进针刀，直达喙突顶点外1/3骨面，提插切割3刀，范围0.5cm。

②第2支针刀松解肘关节前侧筋膜及肱二头肌腱膜的粘连瘢痕　在肘关节前侧肱二头肌腱外侧定点，针刀体与皮肤垂直，刀口线与前臂纵轴平行，按照四步操作规程进针刀，针刀经皮肤、皮下组织，达硬结处，纵疏横剥3刀，范围0.5cm。

③第3支针刀松解腕掌掌侧韧带起点　在腕掌侧中部定位，刀口线与前臂纵轴平行，针刀体与皮肤呈90°角，按四步操作规程进针刀，从定位处刺入，刀下有韧性感时，即到达腕掌掌侧韧带，进针刀2mm，纵疏横剥3刀，范围0.5cm。

④第4支针刀松解缝匠肌起点　在髂前上棘处触摸到缝匠肌起点处定点，刀口线与缝匠肌纤维方向一致，针刀体与皮肤垂直刺入，达肌肉起点处，调转刀口线90°，与缝匠肌肌纤维方向垂直，在骨面上向内铲剥3刀，范围0.5cm。

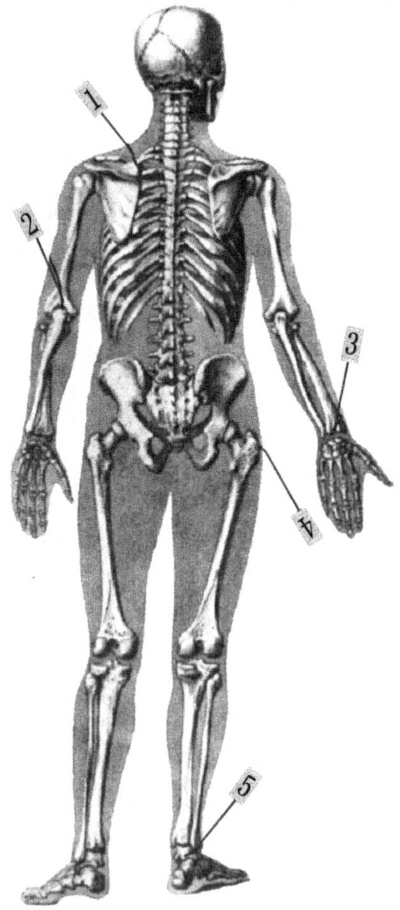

图 8-2　针刀松解人体后面相关弓弦结合部示意图

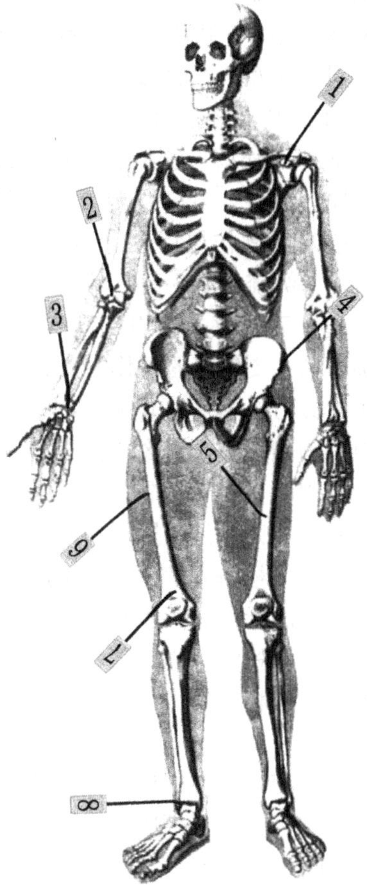

图 8-3　针刀松解人体前面相关弓弦结合部示意图

⑤第 5 支针刀松解股直肌与股中间肌行经路线　在大腿前侧正中定点，刀口线与股四头肌纤维方向一致，针刀体与皮肤垂直刺入，达股直肌肌层，纵疏横剥 3 刀，范围 0.5cm，然后进针刀穿过股直肌达股中间肌内，纵疏横剥 3 刀，范围 0.5cm。

⑥第 6 支针刀松解髂胫束及股外侧肌行经路线　在大腿外侧正中定点，刀口线与股四头肌纤维方向一致，针刀体与皮肤垂直刺入，刀下有韧性感时，即到达髂胫束，纵疏横剥 3 刀，范围 0.5cm，然后进针刀穿过髂胫束，达股外侧肌内，纵疏横剥 3 刀，范围 0.5cm。

⑦第 7 支针刀松解股四头肌止点　在髌骨上缘中点定点，刀口线与股四头肌纤维方向一致，针刀体与皮肤垂直刺入，刀下有韧性感时，即到达股四头肌止点，纵疏横剥 3 刀，范围 0.5cm，然后调转刀口线 90°，在髌骨面上向上铲剥 3 刀，范围 0.5cm。

⑧第 8 支针刀松解踝关节前方关节囊部　触摸足背动脉搏动处，在足背动脉内侧 1cm 足背侧横纹线上进针刀，刀口线与下肢纵轴平行，针刀体与皮肤呈 90°角，针刀经皮肤、皮下组织，当有落空感时即到达关节腔，用提插刀法切割 3 刀，范围 0.5cm。再调转刀口线 90°，用提插刀法切割 3 刀，范围 0.5cm。

术毕，拔出针刀，局部压迫止血 3 分钟后，创可贴覆盖针眼。

（7）针刀术后手法治疗　被动屈伸各关节 3 次。

4.2.2　口眼㖞斜的针刀治疗

4.2.2.1　第 1 次针刀松解采用后颈部针刀整体松解术

参照颈椎病针刀治疗之“T”形针刀整体松解术方法进行。

4.2.2.2　第 2 次针刀松解头面部软组织的粘连和瘢痕

（1）体位　仰卧位。

（2）体表定位　眼眶附近、额部、眉弓、鼻部、两颊、唇及口周等处皮下硬结及条索。

（3）消毒　在施术部位，用活力碘消毒2遍，然后铺无菌洞巾，使治疗点正对洞巾中间。

（4）麻醉　用1%利多卡因局部浸润麻醉，每个治疗点注药1ml。

（5）刀具　Ⅰ型4号直形针刀。

（6）针刀操作（图8-4）

①第1支针刀松解右侧眉部皮肤、皮下的硬结和条索　从硬结和条索处进针刀，刀口线与人体纵轴一致，针刀体与皮肤垂直，严格按四步操作规程进针刀，针刀经皮肤、皮肤组织筋膜达硬结条索，纵疏横剥3刀，然后提插切割3刀。

②第2支针刀松解左侧眉部皮肤、皮下的硬结和条索　针刀操作方法与第1支针刀的操作方法相同。

③第3支针刀松解右侧鼻翼部的硬结和条索　从硬结和条索处进针刀，刀口线与人体纵轴一致，针刀体与皮肤垂直，严格按四步操作规程进针刀，针刀经皮肤、皮肤组织筋膜达硬结条索，纵疏横剥3刀，然后提插切割3刀。

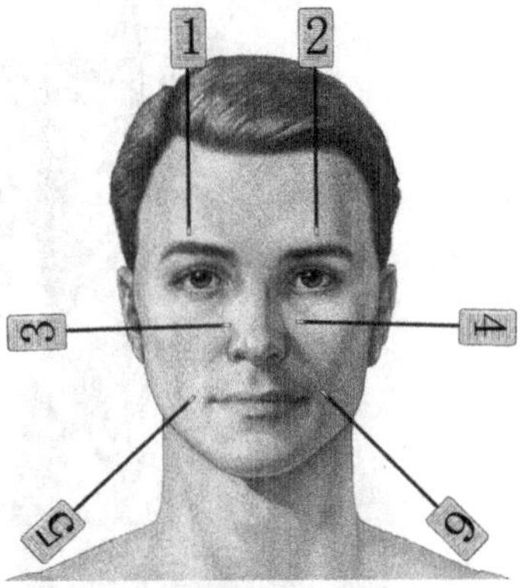

图8-4　针刀松解头面部软组织示意图

④第4支针刀松解左侧鼻翼部的硬结和条索　针刀操作方法与第3支针刀的操作方法相同。

⑤第5支针刀松解右侧口角轴的硬结和条索　从硬结和条索处进针刀，刀口线与人体纵轴一致，针刀体与皮肤垂直，严格按四步操作规程进针刀，针刀经皮肤、皮肤组织筋膜达硬结条索，纵疏横剥3刀，然后提插切割3刀。

⑥第6支针刀松解左侧口角轴的硬结和条索　针刀操作方法与第5支针刀的操作方法相同。

术毕，拔出针刀，局部压迫止血3分钟后，创可贴覆盖针眼。

（7）针刀术后手法治疗　针刀术毕，用拇指揉按针刀治疗点1分钟。

第二节　慢性支气管炎

1 范围

本《规范》规定了慢性支气管炎的诊断和治疗。

本《规范》适用于慢性支气管炎的诊断和治疗。

2 术语和定义

下列术语和定义适用于本规范。

慢性支气管炎（chronic bronchitis）

本病是由于感染或非感染因素引起的气管、支气管黏膜及其周围组织的慢性非特异性炎症。其病理特点是支气管腺体增生、黏液分泌增多。临床出现连续2年以上，每年持续3个月以上的咳嗽、咳痰或气喘等症状。

3 诊断

3.1 临床表现

（1）症状　部分患者在起病前有急性呼吸道感染史。常在寒冷季节发病，出现咳嗽、咯痰，尤以晨起为著，痰呈白色黏液泡沫状，黏稠不易咳出。在急性呼吸道感染时，症状加剧，痰量增多，痰的黏稠度增加或为黄色脓性，偶有痰中带血。随着病情发展，终年咳嗽，咳痰不停，秋冬加剧。喘息型支气管炎患者在症状加剧或继发感染时，常有哮喘样发作，气急不能平卧。呼吸困难一般不明显，但并发肺气肿后，随着肺气肿程度增加，则呼吸困难的程度逐渐加剧。

（2）体征　本病早期多无体征。有时在肺底部可听到湿性和干性啰音。喘息型支气管炎在咳嗽或深吸气后可听到哮鸣音，发作时有广泛哮鸣音，长期发作的病例可有肺气肿的体征。

用拇指触压T_3上、下、左、右可见压痛，软组织可见结节和条索。

根据临床表现，将慢性支气管炎分为单纯型与喘息型两型，前者主要表现为反复咳嗽、咳痰，后者除咳嗽、咳痰外尚有喘息症状，并伴有哮鸣音。

3.2　诊断要点

（1）急性支气管炎

①病史　起病较急，常先有急性上呼吸道感染症状。

②症状　咳嗽，咳痰，痰少或黏液脓性，可有发热及程度不同的喘鸣、气促。

③体征　听诊呼吸音正常，也可在两肺听到散在干、湿性啰音。

④辅助检查　血常规：周围血中病毒感染者血淋巴细胞可增加，细菌感染时白细胞总数和中性粒细胞比例增高。

（2）慢性支气管炎急性发作

①以咳嗽、咳痰为主要症状或伴喘息，每年发病持续3个月，连续2年或以上。

②排除肺结核、尘肺、肺脓肿、支气管哮喘、支气管扩张、肺癌、心脏病、心力衰竭、慢性鼻咽疾患等具有咳嗽、咳痰、喘息症状的其他疾病。

③1周内有脓性或黏液性痰，痰量明显增多或伴有其他炎症表现；或1周内咳、痰、喘症状任何一项明显加剧。

4　针刀治疗

4.1　治疗原则

依据人体弓弦力学系统理论及疾病病理构架的网眼理论，该病的根本病因不在支气管和肺脏本身，而是由于颈胸段脊柱弓弦力学系统的力平衡失调后，引起脊柱变形，导致肺及支气管等内脏组织位置异常，引起肺及支气管功能异常。通过针刀对脊背部的软组织损伤进行整体松解，配合手法及适当的药物，有效矫正脊柱形变，使支气管及肺的位置恢复正常，从而恢复肺及支气管功能。

4.2　针刀操作

4.2.1　第1次针刀松解 $T_2 \sim T_3$、$T_3 \sim T_4$周围的粘连瘢痕

（1）体位　俯卧位，肩关节及髂嵴部置棉垫，以防止呼吸受限。

（2）体表定位　$T_2 \sim T_3$、$T_3 \sim T_4$棘突及周围。

（3）消毒　在施术部位，用活力碘消毒2遍，然后铺无菌洞巾，使治疗点正对洞巾中间。

（4）麻醉　用1%利多卡因局部浸润麻醉，每个治疗点注药1ml。

（5）刀具　Ⅰ型4号直形针刀。

（6）针刀操作（图8-5）

①第1支针刀松解 $T_2 \sim T_3$棘上韧带、棘间韧带及多裂肌止点的粘连瘢痕　在T_3棘突顶点定位，针刀口线与人体纵轴一致，针刀体先向头侧倾斜45°，与胸椎棘突呈60°角，按四步操作规程进针刀，针刀经皮肤、皮下组织，直达棘突骨面，纵疏横剥3刀，范围0.5cm，然后将针刀体逐渐向脚侧倾斜与胸椎棘突走行方向一致，先沿棘突骨面分别从棘突左、右侧向椎板方向铲剥3刀，深度达棘突根部，以松解多裂肌止点的粘连瘢痕。再退针刀到棘突表面，调转刀口线90°，从T_3棘突上缘骨面向上沿T_2和T_3棘间方向用提插刀法切割棘间韧带3刀，范围0.5cm。

②第2支针刀松解左侧T_4肋横突关节囊韧带　在 $T_2 \sim T_3$棘间中点旁开2cm处定位，刀口线与人体纵轴一致，针刀体与皮肤呈90°角，按四步操作规程进针刀，针刀经皮肤、皮下组织、胸腰筋膜浅层、竖脊肌达横突骨面，沿横突骨面向外到达横突尖部，纵疏横剥3刀，范围0.5cm。

③第3支针刀松解右侧T_4肋横突关节囊韧带　针刀松解方法参照第2支针刀松解方法。

$T_2 \sim T_3$、$T_3 \sim T_4$其余部位的粘连瘢痕的针刀松解参照上述针刀松解方法进行。

术毕，拔出针刀，局部压迫止血3分钟后，创可贴覆盖针眼。

（7）注意事项

①做胸椎针刀松解术，为了避免针刀进入椎管而损伤脊髓，在后正中线上松解棘上韧带和棘间韧带时，应按以下步骤进行操作。进针时，针刀体向头侧倾斜45°，与胸椎棘突呈60°角，针刀直达胸椎棘突顶点骨面；对棘突顶点的病变进行松解，要进入棘间松解棘间韧带，必须退针刀于棘突顶点的上缘，将

针刀体逐渐向脚侧倾斜与胸椎棘突走行方向一致，才能进入棘突间，切棘间韧带的范围限制在0.5cm以内，以免切入椎管，否则针刀的危险性明显加大（图8-6）。

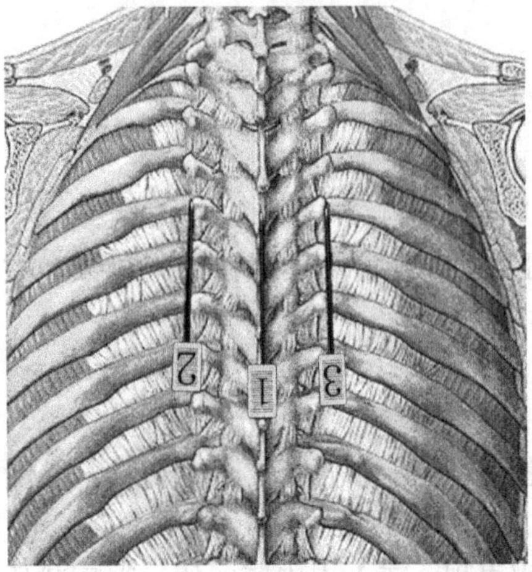

图8-5 $T_2 \sim T_3$、$T_3 \sim T_4$周围粘连瘢痕针刀松解示意图

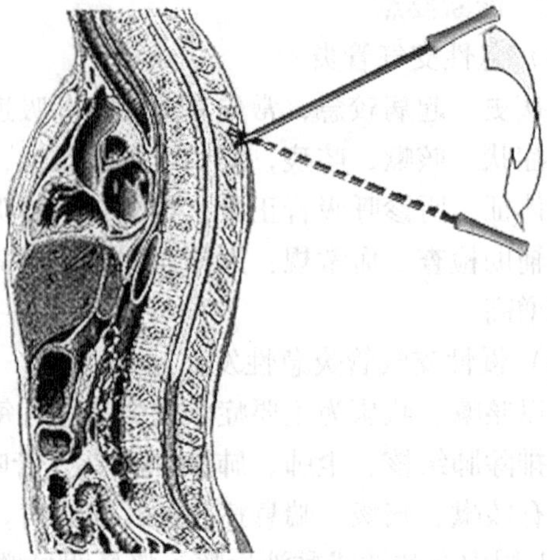
图8-6 胸椎松解针刀刀体角度变化示意图

②凡高热、喘急、声高者针刀均快速横行；凡无热、喘息无力、声音低微者，针刀均慢速纵行。

③如果定位困难，需要在X线透视下定位后再进行针刀手术，不能盲目定点做针刀松解，否则可能引起胸腔内脏器官损伤，造成严重的并发症和后遗症。

4.2.2 第2次针刀松解 $C_7 \sim T_1$、$T_1 \sim T_2$周围的粘连瘢痕

（1）体位 俯卧位，肩关节及髂嵴部置棉垫，以防止呼吸受限。

（2）体表定位 $C_7 \sim T_1$、$T_1 \sim T_2$棘突及周围。

（3）消毒 在施术部位，用活力碘消毒2遍，然后铺无菌洞巾，使治疗点正对洞巾中间。

（4）麻醉 用1%利多卡因局部浸润麻醉，每个治疗点注药1ml。

（5）刀具 Ⅰ型4号直形针刀。

（6）针刀操作（图8-7）

①第1支针刀松解 $C_7 \sim T_1$棘上韧带、棘间韧带及多裂肌止点的粘连瘢痕 在T_1棘突顶点定位，刀口线与人体纵轴一致，针刀体先向头侧倾斜45°，与胸椎棘突呈60°角，按四步操作规程进针刀，针刀经皮肤、皮下组织，直达棘突骨面，纵疏横剥3刀，范围0.5cm，然后将针刀体逐渐向脚侧倾斜与胸椎棘突走行方向一致，先沿棘突骨面分别从棘突左、右侧向椎板方向铲剥3刀，深度达棘突根部，以松解多裂肌止点的粘连瘢痕。再退针刀到棘突表面，调转刀口线90°，从T_1棘突上缘骨面向上沿C_7和T_1棘间方向用提插刀法切割棘间韧带3刀，范围0.5cm。

②第2支针刀松解左侧T_1肋横突关节囊韧带 在$C_7 \sim T_1$棘间上缘旁开2~3cm处定位，刀口线与人体纵轴一致，针刀体与皮肤呈90°角，按四步操作规程进针刀，针刀经皮肤、皮下组织、胸腰筋膜浅层、竖脊肌达横突骨面，沿横突骨面向外到横突尖部，纵疏横剥3刀，范围0.2cm。

③第3支针刀松解右侧T_1肋横突关节囊韧带 针刀松解方法参照第2支针刀松解方法。

$T_1 \sim T_2$周围的粘连瘢痕的针刀松解参照第1次$T_2 \sim T_3$针刀松解方法进行。

术毕，拔出针刀，局部压迫止血3分钟后，创可贴覆盖针眼。

（7）注意事项 与第1次针刀松解的注意事项相同。

4.2.3 第3次针刀松解 $T_4 \sim T_5$、$T_5 \sim T_6$周围的粘连瘢痕

（1）体位 俯卧位，肩关节及髂嵴部置棉垫，以防止呼吸受限。

（2）体表定位 $T_4 \sim T_5$、$T_5 \sim T_6$棘突及周围。

（3）消毒 在施术部位，用活力碘消毒2遍，然后铺无菌洞巾，使治疗点正对洞巾中间。

（4）麻醉 用1%利多卡因局部浸润麻醉，每个治疗点注药1ml。

（5）刀具 Ⅰ型4号直形针刀。

（6）针刀操作（图8-8）

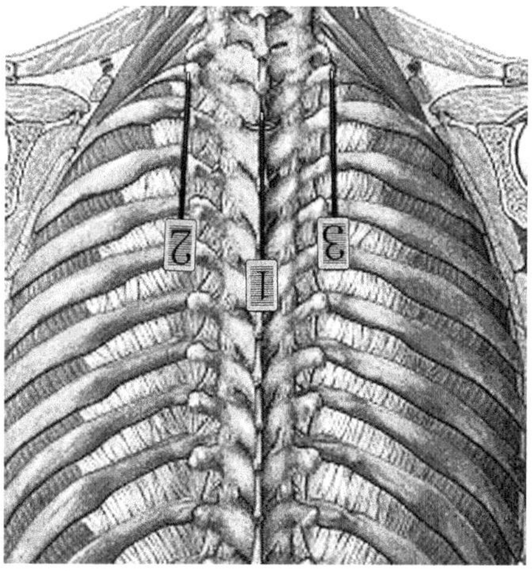

图 8-7　$C_7 \sim T_1$、$T_1 \sim T_2$周围粘连瘢痕针刀松解示意图

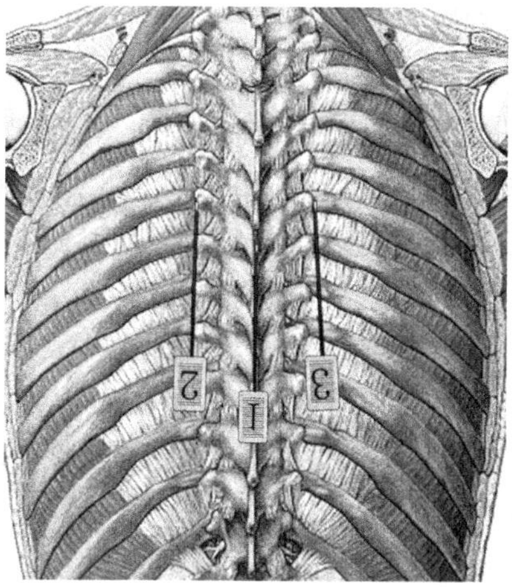

图 8-8　$T_4 \sim T_5$、$T_5 \sim T_6$周围粘连瘢痕针刀松解示意图

①第 1 支针刀松解 $T_4 \sim T_5$棘上韧带、棘间韧带及多裂肌止点的粘连瘢痕　在 T_5棘突顶点定位，刀口线与人体纵轴一致，针刀体先向头侧倾斜 45°，与胸椎棘突呈 60°角，按四步操作规程进针刀，针刀经皮肤、皮下组织，直达棘突骨面，纵疏横剥 3 刀，范围 0.5cm，然后将针刀体逐渐向脚侧倾斜与胸椎棘突走行方向一致，先沿棘突骨面分别从棘突左、右侧向椎板方向铲剥 3 刀，深度达棘突根部，以松解多裂肌和回旋肌止点的粘连瘢痕。再退针刀到棘突表面，调转刀口线 90°，从 T_5棘突上缘骨面向上沿 T_4和 T_5棘间方向用提插刀法切割棘间韧带 3 刀，范围 0.5cm。

②第 2 支针刀松解左侧 T_5肋横突关节囊韧带　在 $T_3 \sim T_4$棘间上缘旁开 2～3cm 处定位，刀口线与人体纵轴一致，针刀体与皮肤呈 90°角，按四步操作规程进针刀，针刀经皮肤、皮下组织、胸腰筋膜浅层、竖脊肌达横突骨面，沿横突骨面向外到横突尖部，纵疏横剥 3 刀，范围 0.2cm。

③第 3 支针刀松解右侧 T_5肋横突关节囊韧带　针刀松解方法参照第 2 支针刀松解方法。

$T_5 \sim T_6$ 周围的粘连瘢痕的针刀松解参照 $T_4 \sim T_5$针刀松解方法进行。

术毕，拔出针刀，局部压迫止血 3 分钟后，创可贴覆盖针眼。

（7）注意事项　与第 1 次针刀松解的注意事项相同。

5 针刀术后手法治疗

针刀术后进行手法治疗，如属于 T_3关节位置变化者，用俯卧推压整复手法进行整复；如属于 T_3上、下、左、右有压痛、结节、条索者，在局部用指揉法按揉 1 分钟即可。

第三节　阵发性心动过速

1 范围

本《规范》规定了阵发性心动过速的诊断和治疗。

本《规范》适用于阵发性心动过速的诊断和治疗。

2 术语和定义

下列术语和定义适用于本规范。

阵发性心动过速（paroxysmal tachycardia）

本病呈一种阵发性、规则而快速的异位性节律，心率一般为 160～220 次/分，有突然发作和突然停止的特点，根据异位起搏点的部位不同可分为房性、交界性和室性 3 种。

3 诊断

3.1 临床表现

心动过速突然发作和突然中止，其诱发因素多为情绪激动、猛然用力、疲劳或饱餐，亦可无明显诱因。发作时主要症状为心悸、胸闷、头颈部发胀、头晕、乏力、出汗及恶心；心室性阵速发作尤其是持续时间较长时，大多有明显血流动力障碍，表现为休克、昏厥、阿－斯综合征发作、急性心力衰竭，甚至猝死，预后严重，应做紧急处理。

3.2 诊断要点

（1）室上性心动过速　心电图表现为心率多在160～220次/分，心律齐，QRS时间在0.10秒以内。如见有P波，P－R＞0.12秒，则为房性心动过速；如每个搏动前或后见到逆行P波，P－R＜0.10秒，则为交界性心动过速。

（2）室性心动过速　心电图表现为心率多在140～180次/分；QRS波群宽大畸形，间期＞0.12秒，T波方向与主波方向相反；如能发现P波，其频率比心室率慢，且彼此无固定关系；如能发现P波传入心室，形成心室夺获（由窦性P波下传引起心室激动，QRS波群为室上性），或室性融合波（分别由窦性P波下传激动心室形成QRS波群前半部，及由异位室性起搏点激动心室，形成QRS波群后半部分所组成），则诊断更为明确。

（3）扑动与颤动　当异位起搏点自律性增高，超过阵发性心动过速频率，便形成扑动或颤动。①心房扑动：频率一般250～350次/分，快速而规则，如房室传导比例恒定，心室律总是规则的，多为2∶1传导或4∶1传导；传导比例发生改变时，则室律不规则，心电图表现为P波消失，代之以250～350次/分、间隔均匀、形状相同、连续的扑动波（f波），形如锯齿状；QRS波呈室上性；心室率随不同房室比例而定，心律可规则或不规则。②心房颤动：较常见，其心电图表现为P波消失，代之以大小不等、形态各异、间隔极不规则的颤动波（f波），频率为350～600次/分，QRS波群间隔极不规则。③心室扑动和心室颤动：心室扑动心电图表现为连续、比较规则的大振幅波动，其频率约250次/分左右，预后严重，且一般迅速转变为心室颤动。心室颤动时，QRS－T波群完全消失，代之以形状不一、大小各异、极不均匀的颤动波，频率为250～350次/分。

4 针刀治疗

4.1 治疗原则

依据人体弓弦力学系统理论及疾病病理构架的网眼理论，阵发性心律失常是由于脊柱弓弦力学系统的力平衡失调后，引起胸段及腰胸结合部脊柱变形，导致膈肌移位，进而引起心包错位最终引起心脏错位而引发临床表现。通过针刀整体松解脊柱周围软组织的粘连和瘢痕，恢复膈肌、心包、心脏的正常位置，从而恢复心脏的正常功能。

4.2 操作方法

4.2.1　第1次松解T_4～T_5、T_5～T_6及T_6～T_7处棘突、棘间、肋横突关节的粘连

（1）体位　俯卧位，肩关节及髂嵴部置棉垫，以防止呼吸受限。

（2）体表定位　T_6～T_7胸椎棘突。

（3）消毒　在施术部位，用活力碘消毒2遍，然后铺无菌洞巾，使治疗点正对洞巾中间。

（4）麻醉　用1%利多卡因局部浸润麻醉，每个治疗点注药1ml。

（5）刀具　Ⅰ型4号直形针刀。

（6）针刀操作（图8－9）

①第1支针刀松解T_6～T_7棘上韧带、棘间韧带及多裂肌止点的粘连瘢痕　在T_7棘突顶点定位，刀口线与人体纵轴一致，针刀体先向头侧倾斜45°，与胸椎棘突呈60°角，按四步操作规程进针刀，针刀经皮肤、皮下组织，直达棘突骨面，纵疏横剥3刀，范围0.5cm，然后将针刀体逐渐向脚侧倾斜与胸椎棘突走行方向一致，先沿棘突骨面分别从棘突左、右侧向椎板方向铲剥3刀，深度达棘突根部，以松解多裂肌止点的粘连瘢痕。再退针刀到棘突表面，调转刀口线90°，从T_7棘突上缘骨面向上沿T_6和T_7棘间方向用提插刀法切割棘间韧带3刀，范围0.5cm。

②第2支针刀松解左侧T_7肋横突关节囊韧带　从T_6～T_7棘间中点旁开2～3cm进针刀，刀口线与人体纵轴一致，针刀体与皮肤呈90°角，按四步操作规程进针刀，针刀经皮肤、皮下组织、胸腰筋膜浅层、竖脊肌达横突骨面，沿横突骨面向外到横突尖部，纵疏横剥3刀，范围0.2cm。

③第3支针刀松解右侧T_7肋横突关节囊韧带　针刀松解方法参照第2支针刀松解方法。

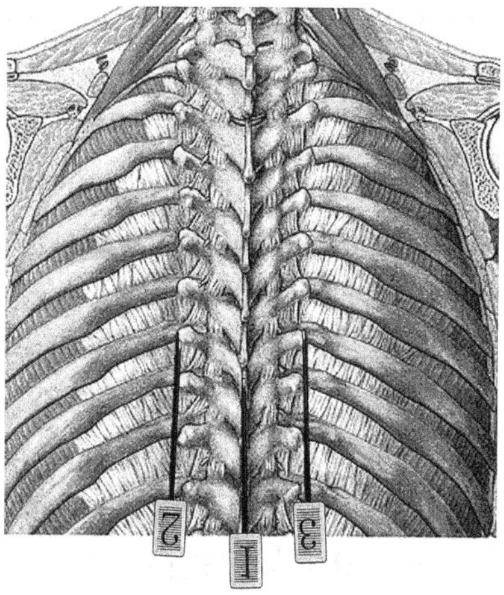

图8－9　T_6～T_7椎间及T_7肋横突关节囊韧带针刀松解示意图

术毕，拔出针刀，局部压迫止血3分钟后，创可贴覆盖针眼。

4.2.2　第2次针刀松解T_5的上、下、左、右的压痛、结节及条索

（1）体位　俯卧位，肩关节及髂嵴部置棉垫，以防止呼吸受限。

（2）体表定位　T_5周围压痛点及痛性结节。

（3）消毒　在施术部位，用活力碘消毒2遍，然后铺无菌洞巾，使治疗点正对洞巾中间。

（4）麻醉　用1%利多卡因局部浸润麻醉，每个治疗点注药1ml。

（5）刀具　Ⅰ型4号直形针刀。

（6）针刀操作　在T_5横突周围的压痛点或结节或条索处定若干点，刀口线均和人体纵轴平行，按四步操作规程进针刀，深度可达肋横突关节骨面，如在横突之间深度也不得超过肋骨的外表面，如在棘突之间深度达椎管外3mm以上，各点针刀达到相应深度后，疼痛的点进行纵行疏通法和横行剥离法即可，有结节和条索者则采用纵行切开法或切开瘢痕法。术毕，贴好创可贴后，按压各点2～5分钟。在治疗期间，一般1周需复诊1次，仔细检查，新发现及上一次经过治疗的各个部位的压痛点、结节、条索，需继续治疗，直至其消失为止。

4.2.3　第3次针刀松解胸腰结合部软组织的粘连和瘢痕

针刀操作方法与腰椎间盘突出症第4次针刀治疗相同。

5　针刀术后手法治疗

如属于T_5关节位置变化者，针刀术后即用有关胸椎整复手法进行整复；如属于T_5上、下、左、右有压痛、结节、条索者，针刀术后即在局部用指揉法按揉1分钟即可。

第四节　贲门失弛缓症

1　范围

本《规范》规定了贲门失弛缓症的诊断和治疗。

本《规范》适用于贲门失弛缓症的诊断和治疗。

2　术语和定义

下列术语和定义适用于本规范。

贲门失弛缓症（achalasia of cardia）

本病又称贲门痉挛、巨食管，是由食管神经肌肉功能障碍所致的疾病。其主要特征是食管缺乏蠕动，食管下端括约肌高压和对吞咽动作的松弛反应减弱。临床表现为咽下困难、食物反流和下端胸骨后不适或疼痛。本病可发生于任何年龄，但最常见于20～39岁的年龄组。该病治疗不及时有潜在发生食管癌的危险。

3　诊断

3.1　临床表现

（1）咽下困难　无痛性咽下困难是本病最常见最早出现的症状，占80%～95%。起病多较缓慢，但

亦可较急，初起可轻微，仅在餐后有饱胀感觉而已。咽下困难多呈间歇性发作，常因情绪波动、发怒、忧虑、惊骇或进食过冷和辛辣等刺激性食物而诱发。病初咽下困难时有时无，时轻时重，后期则转为持续性。

（2）疼痛　占40%～90%，性质不一，可为闷痛、灼痛、针刺痛、割痛或锥痛。疼痛部位多在胸骨后及中上腹；也可在胸背部、右侧胸部、右胸骨缘以及左季肋部。疼痛发作有时酷似心绞痛，甚至舌下含硝酸甘油片后可获缓解。疼痛发生的机理可由于食管平滑肌强烈收缩，或食物滞留性食管炎所致。随着咽下困难的逐渐加剧，梗阻以上食管的进一步扩张，疼痛反可逐渐减轻。

（3）食物反流　发生率可达90%。随着咽下困难的加重，食管的进一步扩张，相当量的内容物可潴留在食管内数小时至数日，而在体位改变时反流出来。从食管反流出来的内容物因未进入胃腔，故无胃内呕吐物的特点，但可混有大量黏液和唾液。在并发食管炎、食管溃疡时，反流物可含有血液。

此外还有体重减轻、出血或贫血等症状。

3.2 诊断要点

（1）咽下困难、食物反流和胸骨后疼痛为本病的典型临床表现。

（2）上消化道钡餐检查：食管扩大并有液平面，下端呈鸟嘴状，出现逆蠕动。如食管高度扩大，可屈曲呈“S”形。

（3）以 T_6～T_8 为中心的X线正侧位片：可见到胸椎骨关节不同情况位移。

4 针刀治疗

4.1 治疗原则

依据人体弓弦力学系统理论及疾病病理构架的网眼理论，贲门失弛缓症是由于胸段及胸腰结合部脊柱弓弦力学系统受力异常后，人体通过粘连、瘢痕、挛缩对异常应力进行代偿，形成网络状的病理构架，引起胸段脊柱的变形，使食道及贲门的位置发生改变，进而引发贲门失弛缓症的临床表现。应用针刀整体松解胸段脊柱、胸腰结合部、颈胸结合部弦的行经路线及弓弦结合部的粘连瘢痕和挛缩，调节脊柱弓弦力学系统，恢复食道及贲门的正常位置和功能。

4.2 操作方法

4.2.1 第1次针刀松解胸腰结合部的粘连和瘢痕

针刀操作方法参照腰椎间盘突出症第4次针刀治疗。

4.2.2 第2次针刀松解 T_4～T_5、T_5～T_6及 T_6～T_7处棘突、棘间、肋横突关节的粘连和瘢痕

针刀操作方法参照阵发性心动过速第1次针刀治疗。

4.2.3 第3次针刀松解 C_7～T_1、T_1～T_2周围的粘连瘢痕

（1）体位　俯卧位，肩关节及髂嵴部置棉垫，以防止呼吸受限。

（2）体表定位　C_7～T_1、T_1～T_2棘突及周围。

（3）消毒　在施术部位，用活力碘消毒2遍，然后铺无菌洞巾，使治疗点正对洞巾中间。

（4）麻醉　用1%利多卡因局部浸润麻醉，每个治疗点注药1ml。

（5）刀具　Ⅰ型4号直形针刀。

（6）针刀操作（图8－10）

①第1支针刀松解 C_7～T_1棘上韧带、棘间韧带及多裂肌止点的粘连瘢痕　在 T_1棘突顶点定位，刀口线与人体纵轴一致，针刀体先向头侧倾斜45°，与胸椎棘突呈60°角，按四步操作规程进针刀，针刀经皮肤、皮下组织，直达棘突骨面，纵疏横剥3刀，范围0.5cm，然后将针刀体逐渐向脚侧倾斜与胸椎棘突走行方向一致，先沿棘突骨面分别从棘突左、右侧向椎板方向铲剥3刀，深度达棘突根部，以松解多裂肌止点的粘连瘢痕。再退针刀到棘突表面，调转刀口线90°，从 T_1棘突上缘骨面向上沿 C_7和 T_1棘间方向用提插刀法切割棘间韧带3刀，范围0.5cm。

②第2支针刀松解 C_7～T_1左侧关节突关节韧带的粘连瘢痕　在 C_7～T_1棘间旁开1.5～1.8cm处定位，刀口线与人体纵轴一致，针刀体与皮肤呈90°角，按四步操作规程进针刀，针刀经皮肤、皮下组织到第1胸椎椎板，沿椎板上缘缓慢进针刀，当针刀有韧性感时，即到达 C_7～T_1左侧关节突关节韧带的粘连瘢痕，提插切割3刀，范围0.2cm。

③第3支针刀松解 $C_7 \sim T_1$ 右侧关节突关节韧带的粘连瘢痕 针刀松解方法与第2支针刀相同。

④第4支针刀松解左侧 T_1 肋横突关节囊韧带 $C_7 \sim T_1$ 棘间旁开2～3cm进针刀，刀口线与人体纵轴一致，针刀体与皮肤呈90°角，按四步操作规程进针刀，针刀经皮肤、皮下组织、胸腰筋膜浅层、竖脊肌达横突骨面，沿横突骨面向外到横突尖部，纵疏横剥3刀，范围0.2cm。

⑤第5支针刀松解右侧 T_1 肋横突关节囊韧带 针刀松解方法参照第2支针刀松解方法。

$T_1 \sim T_2$ 周围的粘连瘢痕的针刀松解参照 $C_7 \sim T_1$ 针刀松解方法进行。

术毕，拔出针刀，局部压迫止血3分钟后，创可贴覆盖针眼。

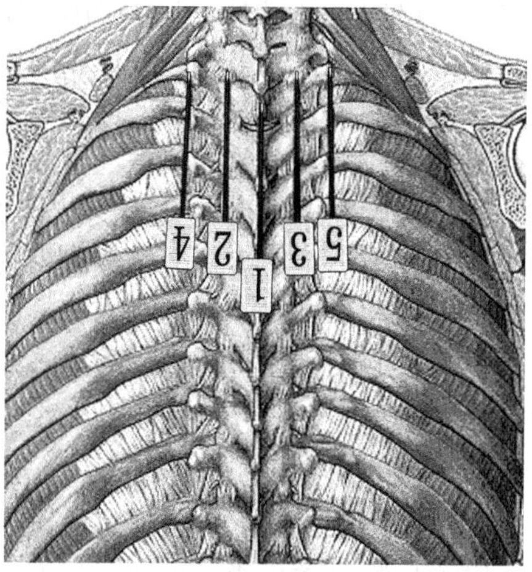

图8-10 $C_7 \sim T_1$ 与 $T_1 \sim T_2$ 周围粘连瘢痕针刀松解示意图

（7）注意事项

①做胸椎针刀松解术，为了避免针刀进入椎管而损伤脊髓，在后正中线上松解棘上韧带和棘间韧带时，应按以下步骤进行操作。进针时，针刀体向头侧倾斜45°，与胸椎棘突呈60°角，针刀直达胸椎棘突顶点骨面；对棘突顶点的病变进行松解，要进入棘间松解棘间韧带，必须退针刀于棘突顶点的上缘，将针刀体逐渐向脚侧倾斜与胸椎棘突走行方向一致，才能进入棘突间，切棘间韧带的范围限制在0.5cm以内，以免切入椎管，否则，针刀的危险性明显加大。

②如果定位困难，需要在X线透视下定位后再进行针刀手术，不能盲目定点做针刀松解，否则可能引起胸腔内脏器官受损，造成严重的并发症和后遗症。

5 针刀术后手法治疗

每次针刀松解术后，均进行颈椎对抗牵引手法。

第五节 慢性胃炎

1 范围

本《规范》规定了慢性胃炎的诊断和治疗。

本《规范》适用于慢性胃炎的诊断和治疗。

2 术语和定义

下列术语和定义适用于本规范。

慢性胃炎（chronic gastritis）

本病系指不同病因引起的胃黏膜的慢性炎症或萎缩性病变，其实质是胃黏膜上皮遭受反复损害后，由于黏膜特异的再生能力，以致黏膜发生改建，且最终导致不可逆的固有胃腺体的萎缩，甚至消失。本病十分常见，占接受胃镜检查患者的80%～90%，男性多于女性，随年龄增长发病率逐渐增高。

3 诊断

3.1 临床表现

慢性胃炎缺乏特异性症状，症状的轻重与胃黏膜的病变程度并非一致。大多数患者常无症状或有程度不同的消化不良症状如上腹隐痛、食欲减退、餐后饱胀、反酸等。萎缩性胃炎患者可有贫血、消瘦、腹泻等，个别患者伴黏膜糜烂者上腹痛较明显，并可有出血。

3.2 诊断要点

（1）本病的诊断主要依赖于胃镜检查和直视下胃黏膜活组织检查。

①浅表性胃炎 黏膜充血、水肿，呈花斑状红白相间的改变，且以红为主，或呈麻疹样表现，有灰

白或黄白色分泌物附着，可有局限性糜烂和出血点。

②萎缩性胃炎　黏膜失去正常的橘红色，可呈淡红色、灰色、灰黄色或灰绿色，重度萎缩呈灰白色，色泽深浅不一，皱襞变细、平坦，黏膜下血管透视如树枝状或网状。有时在萎缩黏膜上见到上皮细胞增生而成的颗粒。萎缩的黏膜脆性增加，易出血，可有糜烂灶。

③慢性糜烂性胃炎　又称疣状胃炎或痘疹状胃炎，常和消化性溃疡、浅表性或萎缩性胃炎等伴发，亦可单独发生。主要表现为胃黏膜出现多个疣状、膨大皱襞状或丘疹样隆起，直径 5~10mm，顶端可见黏膜缺损或脐样凹陷，中心有糜烂，隆起周围多无红晕，但常伴有大小相仿的红斑，以胃窦部多见，可分为持续型及消失型。在慢性胃炎悉尼系统分类中它属于特殊类型胃炎，内镜分型为隆起糜烂型胃炎和扁平糜烂型胃炎。

（2）实验室检查：

①胃酸测定　浅表性胃炎胃酸正常或偏低，萎缩性胃炎则明显降低，甚至缺乏。

②幽门螺杆菌检查　可通过培养、涂片、尿素酶测定等方法检查。

③其他检查　萎缩性胃炎血清中可出现壁细胞抗体、内因子抗体或胃泌素抗体。X 线钡餐检查对慢性胃炎诊断帮助不大，但有助于鉴别诊断。

（3）针刀医学对慢性胃炎的诊断，除了依据西医学检查所提供的胃脏本身的病理变化情况以外，主要在进一步寻求慢性胃炎的根本病因：

①要拍摄上胸段的 X 线正侧位片，看相应节段的胸椎有无位移。

②触压相应胸椎上、下、左、右的软组织有无压痛和结节，其范围在相应棘突的两侧各旁开 3 寸之内。

4 针刀治疗

4.1 治疗原则

依据人体弓弦力学系统理论及疾病病理构架的网眼理论，慢性胃炎是由于胸段及腰段脊柱弓弦力学系统受力异常后，人体通过粘连、瘢痕、挛缩对异常应力进行代偿，形成网络状的病理构架，引起胸段及胸腰段脊柱的变形，使胃的位置发生改变，进而引发胃的功能异常。故应用针刀整体松解胸段脊柱、胸腰结合部弦的行经路线及弓弦结合部的粘连瘢痕和挛缩，调节脊柱弓弦力学系统，恢复胃的正常位置和功能。

4.2 操作方法

4.2.1 第 1 次针刀松解 $T_4 \sim T_5$、$T_5 \sim T_6$及 $T_6 \sim T_7$处棘突、棘间、肋横突关节的粘连和瘢痕

针刀操作方法参照阵发性心动过速第 1 次针刀治疗。

4.2.2 第 2 次针刀松解胸腰结合部的粘连和瘢痕

针刀操作方法参照腰椎间盘突出症第 4 次针刀治疗。

4.2.3 第 3 次针刀松解腹白线的粘连和瘢痕

（1）体位　俯卧位。

（2）体表定位　剑突到耻骨联合连线上。

（3）消毒　在施术部位，用活力碘消毒 2 遍，然后铺无菌洞巾，使治疗点正对洞巾中间。

（4）麻醉　用 1% 利多卡因局部浸润麻醉，每个治疗点注药 1ml。

（5）刀具　Ⅰ型 4 号直形针刀。

（6）针刀操作（图 8-11）

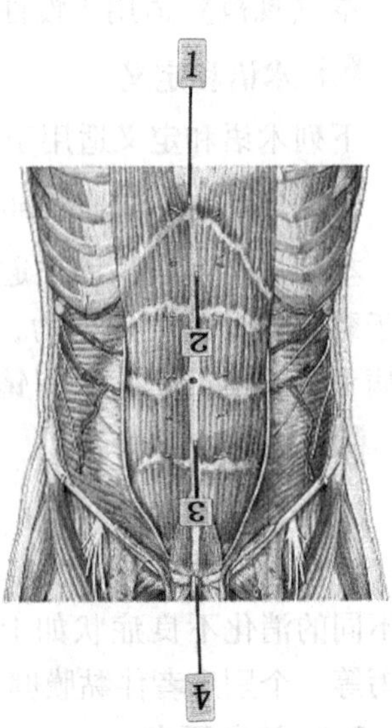

图 8-11　腹白线的粘连和瘢痕针刀松解示意图

①第 1 支针刀松解剑突部腹白线的粘连瘢痕　在剑突顶点定位，刀口线与人体纵轴一致，按四步操作规程进针刀，针刀体与皮肤垂直。针刀经皮肤、皮下组织，直达剑突骨面，纵疏横剥 3 刀，范围 0.5cm，然后调转刀口线 90°角，向下铲剥 3 刀。

②第 2 支针刀松解腹白线中上部的粘连瘢痕　在剑突与脐连线中点定位，刀口线与人体纵轴一致，针刀体与皮肤呈 90°角，针刀经皮肤、皮下组

织，当针刀有韧性感时，即到达白线的粘连瘢痕，提插切割 3 刀，刀下有落空感时停止。

③第 3 支针刀松解腹白线中下部的粘连瘢痕　在脐与耻骨联合连线中点定位，刀口线与人体纵轴一致，针刀体与皮肤呈 90°角，针刀经皮肤、皮下组织，当针刀有韧性感时，即到达白线的粘连瘢痕，提插切割 3 刀，刀下有落空感时停止。

④第 4 支针刀松解耻骨联合部腹白线的粘连瘢痕　在耻骨联合定位，刀口线与人体纵轴一致，按四步操作规程进针刀，针刀体与皮肤垂直。针刀经皮肤、皮下组织，直达耻骨联合软骨骨面，纵疏横剥 3 刀，范围 0.5cm，然后调转刀口线 90°角，向上铲剥 3 刀。

术毕，拔出针刀，局部压迫止血 3 分钟后，创可贴覆盖针眼。

5 针刀术后手法治疗

如属于相关椎体位移，立即进行胸椎整复手法治疗。如属于脊柱区带软组织损伤者，在各个进针点处指压 20 秒钟，以促进局部微循环。

第六节　慢性溃疡性结肠炎

1 范围

本《规范》规定了慢性溃疡性结肠炎的诊断和治疗。

本《规范》适用于慢性溃疡性结肠炎的诊断和治疗。

2 术语和定义

下列术语和定义适用于本规范。

慢性溃疡性结肠炎（chronic ulcerative colitis）

本病又称慢性非特异性溃疡性结肠炎，是一种原因不明的慢性结肠炎，病变主要位于结肠的黏膜层，可累及直肠和结肠远端，甚至遍布整个结肠。主要症状有腹痛、腹泻、脓血便和里急后重，病程漫长，反复发作。

3 诊断

3.1 临床表现

（1）症状　一般起病缓慢，病情轻重不一，易反复发作。发作的诱因有精神刺激、过度疲劳、饮食失调、继发感染因素等，大便量少而黏滞带脓血，大便次数增多或便秘，里急后重，有些患者出现便前左下腹痉挛性疼痛、便后疼痛缓解的规律，其他症状可见上腹饱胀不适、嗳气、恶心。重症患者因长期营养丢失及厌食，可出现体重减轻，体力下降。

（2）体征

①左下腹或全腹有压痛，伴有肠鸣音亢进，常可触及硬管状的乙状结肠和降结肠，提示肠壁增厚。

②肛门指检，可有压痛或带出黏液、脓血。

（3）辅助检查

①血常规检查　贫血属于轻或重度，白细胞计数活动期高，以中性粒细胞增多为主。

②粪便检查　有黏液及不同量的红、白细胞，在急性发作期涂片可见大量的多核巨噬细胞，粪便培养阴性。

③X 线检查　钡灌肠检查肠管边缘模糊，黏膜皱襞失去正常形态；结肠袋消失；铅管状结肠；结肠局部痉挛性狭窄和息肉；还可以见到溃疡引起的锯齿样影像。

④ 纤维内镜检查　对本病的诊断价值最大，除可对病变的范围、分布情况、炎症情况和溃疡等进行直接观察，还可取活体组织进行病理鉴别诊断，并可做细胞化学、培养、生化测定和免疫学研究等项目。注意此检查一般在急重症患者暂缓进行，以免穿孔或引起大量的出血。

3.2 诊断要点

（1）临床上有既往病史或持续、反复发作的腹泻、黏液血便等症状。

（2）手术标本病理、肠黏膜活检组织病理、内镜检查和X线检查，有4种之一即可。

（3）除外肠道特异性感染如寄生虫病、结核病和肠道肿瘤，以及其他肠道炎症性疾病如克罗恩病和免疫异常性疾病等。

4 针刀治疗

4.1 治疗原则

依据人体弓弦力学系统理论及疾病病理构架的网眼理论，慢性溃疡性结肠炎是由于腰段脊柱弓弦力学系统受力异常后，人体通过粘连、瘢痕、挛缩对异常应力进行代偿，形成网络状的病理构架，引起腰段脊柱的变形，使结肠的位置发生改变，进而引发结肠的功能异常。故应用针刀整体松解腰段脊柱、胸腰结合部弦的行经路线及弓弦结合部的粘连瘢痕和挛缩，调节脊柱弓弦力学系统，恢复结肠的正常位置和功能。

4.2 操作方法

4.2.1 第1次针刀松解腰段弓弦结合部的粘连和瘢痕

针刀操作方法参照中风后遗症第3次针刀松解术。

4.2.2 第2次针刀松解髂嵴骨面胸腰筋膜附着点、骶棘肌止点、腰方肌止点、腹外斜肌止点的粘连和瘢痕

（1）体位 俯卧位。

（2）体表定位 双侧髂嵴前、中、后份，共6点。

（3）消毒 在施术部位，用活力碘消毒2遍，然后铺无菌洞巾，使治疗点正对洞巾中间。

（4）麻醉 用1%利多卡因局部浸润麻醉，每个治疗点注药1ml。

（5）刀具 Ⅰ型4号直形针刀。

（6）针刀操作（图8-12）

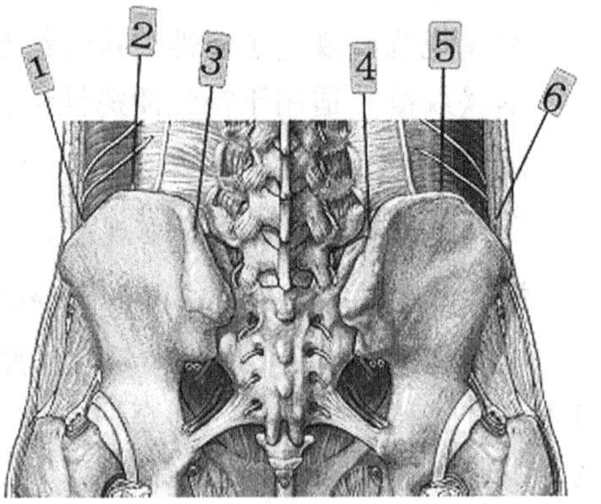

图8-12 慢性溃疡性结肠炎第2次针刀松解示意图

①第1支针刀松解左侧髂嵴前份软组织的粘连和瘢痕 刀口线与人体纵轴一致，按四步操作规程进针刀，针刀体与皮肤垂直。针刀经皮肤、皮下组织，直达髂嵴骨面，纵疏横剥3刀，范围1cm，然后调转刀口线90°角，沿髂嵴骨面铲剥3刀，刀下有落空感时停止。

②第2支针刀松解左侧髂嵴中份软组织的粘连和瘢痕。

③第3支针刀松解左侧髂嵴后1/3交界点软组织的粘连和瘢痕。

④第4支针刀松解右侧髂嵴后份软组织的粘连和瘢痕。

⑤第5支针刀松解右侧髂嵴中1/3交界点软组织的粘连和瘢痕。

⑥第6支针刀松解右侧髂嵴前1/3交界点软组织的粘连和瘢痕。

第2~5支针刀操作方法与第1支针刀相同。

术毕，拔出针刀，局部压迫止血3分钟后，创可贴覆盖针眼。

5 针刀术后手法治疗

脊柱区带有阳性反应物者，出针刀后在进针刀处按压20秒钟。属于椎体有移位者，患者取俯卧位，腰部肌肉放松，双手拉住床头，一助手立于床尾，两手握两踝部牵引，在牵引的基础上，用力上下抖动数下，连续做5遍，术者立于患者躯干一侧，双手重叠放于T_{12}~L_1棘突上，当助手用力牵引时，术者向下弹压1次。此手法可隔2日1次。

第九章　常见妇科疾病

第一节　痛　　经

1 范围

本《规范》规定了痛经的诊断和治疗。

本《规范》适用于痛经的诊断和治疗。

2 术语和定义

下列术语和定义适用于本规范。

痛经（dysmenorrhea）

本病指凡在经期前后或行经期出现下腹疼痛或其他不适，影响工作及生活者。该病分为原发性及继发性两种。前者是指生殖器官无器质性病变者，后者是指由生殖器官器质性病变而致的痛经。本节主要叙述原发性痛经。

3 诊断

3.1　临床表现

下腹疼痛是痛经的主要症状，疼痛常于经前数小时开始，逐渐或迅速加剧，呈阵发性绞痛，持续时间长短不一，多于2～3日后缓解，严重者疼痛可放射到外阴、肛门、腰骶部，并伴有恶心、呕吐、腹痛、腹泻、头痛、烦躁、四肢厥冷、面色苍白等全身症状。

3.2　诊断要点

行经前后或月经期出现下腹疼痛、坠胀，伴腰酸或其他不适，严重影响生活和工作质量，经妇科检查（未婚者行肛诊）及B超检查生殖器官无明显器质性病变者，多发生于月经初潮后2～3年的青春期少女或未生育的年轻妇女。

4 针刀治疗

4.1　治疗原则

依据人体弓弦力学系统理论及疾病病理构架的网眼理论，痛经是由于腰部软组织慢性损伤后引起腰段脊柱弓弦力学系统力平衡失调，形成网络状的病理构架，经期及其前后子宫收缩，引起腰腹部软组织痉挛而引发的疼痛。通过针刀整体松解腰腹部软组织的粘连和瘢痕，解除腰腹部软组织的痉挛。

依据慢性软组织损伤病理构架的网眼理论，在腰部病变关键点进行针刀整体松解有效。本疗法不适用于器质性病变引起的痛经。

4.2　操作方法

4.2.1　第1次针刀整体松解腰段脊柱弓弦力学系统软组织的粘连和瘢痕

针刀手术方法参照中风后遗症第3次针刀松解术。

4.2.2　第2次针刀松解腹白线及腹肌的粘连和瘢痕

（1）体位　仰卧位。

（2）体表定位　剑突顶点，耻骨联合点，双髂嵴中点。

（3）消毒　在施术部位，用活力碘消毒2遍，然后铺无菌洞巾，使治疗点正对洞巾中间。

（4）麻醉　用1%利多卡因局部浸润麻醉，每个治疗点注药1ml。

(5) 刀具　Ⅰ型4号直形针刀。

(6) 针刀操作（图9－1）

①第1支针刀松解剑突部腹白线的粘连瘢痕　在剑突顶点定位，刀口线与人体纵轴一致，按四步操作规程进针刀，针刀体与皮肤垂直。针刀经皮肤、皮下组织，直达剑突骨面，纵疏横剥3刀，范围0.5cm，然后调转刀口线90°角，向下铲剥3刀。

②第2支针刀松解耻骨联合部腹白线的粘连瘢痕　在耻骨联合定位，刀口线与人体纵轴一致，按四步操作规程进针刀，针刀体与皮肤垂直。针刀经皮肤、皮下组织，直达耻骨联合软骨骨面，纵疏横剥3刀，范围0.5cm，然后调转刀口线90°角，向上铲剥3刀。

③第3支针刀松解右侧腹肌在髂嵴中份止点的粘连和瘢痕　在右髂嵴中点定位，刀口线与人体纵轴一致，按四步操作规程进针刀，针刀体与皮肤垂直。针刀经皮肤、皮下组织，直达髂嵴骨面，纵疏横剥3刀，范围0.5cm，然后调转刀口线90°角，沿髂嵴骨面铲剥3刀，刀下有落空感时停止。

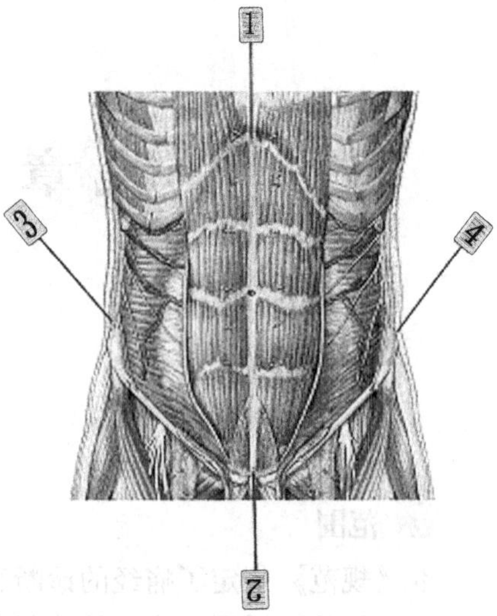

图9－1　痛经针刀松解示意图

④第4支针刀松解左侧腹肌在髂嵴中份止点的粘连和瘢痕　在左髂嵴中点定位，刀口线与人体纵轴一致，按四步操作规程进针刀，针刀体与皮肤垂直。针刀经皮肤、皮下组织，直达髂嵴骨面，纵疏横剥3刀，范围0.5cm，然后调转刀口线90°角，沿髂嵴骨面铲剥3刀，刀下有落空感时停止。

术毕，拔出针刀，局部压迫止血3分钟后，创可贴覆盖针眼。

5 针刀术后手法治疗

主动弯腰伸腰3次。

第二节　原发性闭经

1 范围

本《规范》规定了原发性闭经的诊断和治疗。

本《规范》适用于原发性闭经的诊断和治疗。

2 术语和定义

下列术语和定义适用于本规范。

原发性闭经（primary amenorrhea）

指年龄超过16岁，第二性征已发育，月经还未来潮，或年龄超过14岁，第二性征未发育者。由于近年来月经初潮年龄提前，国外有建议将上述两年龄分别提前1年。

3 诊断

3.1 临床表现

(1) 先天性无子宫或子宫发育不良　外生殖器和第二性征发育良好，无阴道或仅有很浅的隐窝，如已婚，常诉性交困难，妇科检查可扪及偏小的子宫或只有残迹。

(2) 先天性卵巢发育不良　身材矮，蹼颈、桶胸，肘外翻，后发迹低，第二性征不发育，生殖器呈幼稚型，常并发主动脉狭窄与泌尿系统异常。其另一种表现为身材高大，骨骺闭合延迟，阴毛少，乳房小，骨盆狭窄。

(3) 无反应性卵巢综合征　第二性征发育不良，腋毛、阴毛稀少或缺如，外阴及乳房发育较差，其临床表现酷似单纯性卵巢发育不良。

3.2 诊断要点

(1) 以月经停闭为主要症状，表现为逾18周岁尚未初潮。

（2）患者可有因生活条件及营养状况较差而影响生长发育的病史，也有的患者年幼时有结核病史或家族中有同类病史。

（3）经查体和妇科检查可见生长发育较差，第二性征或内生殖器发育不良或有畸形等征象。

4 针刀治疗

4.1 治疗原则

依据人体弓弦力学系统理论及疾病病理构架的网眼理论，闭经是由于腰部软组织慢性损伤后引起腰段脊柱弓弦力学系统力平衡失调，形成网络状的病理构架，导致子宫及附件的位置异常。通过针刀整体松解腰段脊柱弓弦力学系统软组织的粘连和瘢痕，恢复子宫及附件的正常位置及功能。

4.2 操作方法

4.2.1 第1次针刀整体松解腰段脊柱弓弦力学系统软组织的粘连和瘢痕

针刀手术方法参照中风后遗症第3次针刀松解术。

4.2.2 第2次针刀松解髂嵴骨面胸腰筋膜附着点、骶棘肌止点、腰方肌止点、腹外斜肌止点的粘连和瘢痕

针刀手术方法参照慢性溃疡性结肠炎第2次针刀松解术。

5 针刀术后手法治疗

主动弯腰伸腰3次。

第三节　慢性盆腔炎

1 范围

本《规范》规定了慢性盆腔炎的诊断和治疗。

本《规范》适用于慢性盆腔炎的诊断和治疗。

2 术语和定义

下列术语和定义适用于本规范。

慢性盆腔炎（chronic pelvic inflammatory disease）

本病指内生殖器（包括子宫、输卵管和卵巢）及其周围结缔组织、盆腔腹膜的炎症，可局限于某部位，也可涉及整个内生殖器，常因急性期未经彻底治疗而转为慢性。

3 诊断

3.1 临床表现

一般由急性期未经彻底治疗转化而来，大多数患者全身症状不明显，下腹坠胀，疼痛及腰骶部疼痛，在劳累、性生活后和经期加剧，常伴有月经不调，白带增多。子宫活动受限，在子宫及输卵管一侧或双侧可能触及囊状物，并有轻度压痛，盆腔结缔组织炎时，一侧或双侧有结状节增厚、压痛或可扪到包块。

3.2 诊断要点

（1）病史　多有急性盆腔炎病史。

（2）症状　下腹及腰痛，下腹坠胀，腰骶部酸痛，常在劳累、性交后、排便时及月经前后加重。可伴有低热、月经过多和白带增多。

（3）体征　子宫常呈后位，活动受限或粘连固定；输卵管炎时在子宫一侧或两侧可触及条索状物，并有轻度压痛；盆腔结缔组织发炎时，子宫一侧或两侧有片状增厚、压痛，或在子宫一侧或两侧摸到包块。

（4）辅助检查

①血常规　若有炎性肿块形成，可有白细胞或中性粒细胞轻度增高。

②B超检查　可探及附件炎性肿块、输卵管增粗或积液。

4 针刀治疗

4.1 治疗原则

依据人体弓弦力学系统理论及疾病病理构架的网眼理论，慢性盆腔炎是由于腰骶部软组织慢性损伤后引起腰骶段脊柱弓弦力学系统力平衡失调，形成网络状的病理构架，导致子宫、膀胱、直肠失去正常的位置。通过针刀整体松解腰骶段脊柱弓弦力学系统软组织的粘连和瘢痕，恢复子宫、膀胱及直肠的正常位置及功能。

4.2 操作方法

4.2.1 第1次针刀整体松解腰段脊柱弓弦力学系统软组织的粘连和瘢痕

针刀手术方法参照中风后遗症第3次针刀松解术。

4.2.2 第2次针刀松解髂嵴骨面胸腰筋膜附着点、骶棘肌止点、腰方肌止点、腹外斜肌止点的粘连和瘢痕

针刀手术方法参照慢性溃疡性结肠炎第2次针刀松解术。

4.2.3 第3次针刀松解骶髂部软组织的粘连和瘢痕

（1）体位　俯卧位。

（2）体表定位　髂后上棘，骶骨第2棘突结节，尾骨尖上1cm。

（3）消毒　在施术部位，用活力碘消毒2遍，然后铺无菌洞巾，使治疗点正对洞巾中间。

（4）麻醉　用1%利多卡因局部浸润麻醉，每个治疗点注药1ml。

（5）刀具　Ⅰ型4号直形针刀。

（6）针刀操作（图9-2）

①第1支针刀松解左侧骶结节韧带的粘连和瘢痕　在左侧髂后上棘定位，刀口线与脊柱纵轴平行，针刀体与皮肤垂直，针刀经皮肤、皮下组织，直达髂后上棘骨面，纵疏横剥3刀，调转刀口线90°，在骨面上向上铲剥3刀，范围0.5cm。

②第2支针刀松解右侧骶结节韧带的粘连和瘢痕　在右侧髂后上棘定位，刀口线与脊柱纵轴平行，针刀体与皮肤垂直，针刀经皮肤、皮下组织，直达髂后上棘骨面，纵疏横剥3刀，调转刀口线90°，在骨面上向上铲剥3刀，范围0.5cm。

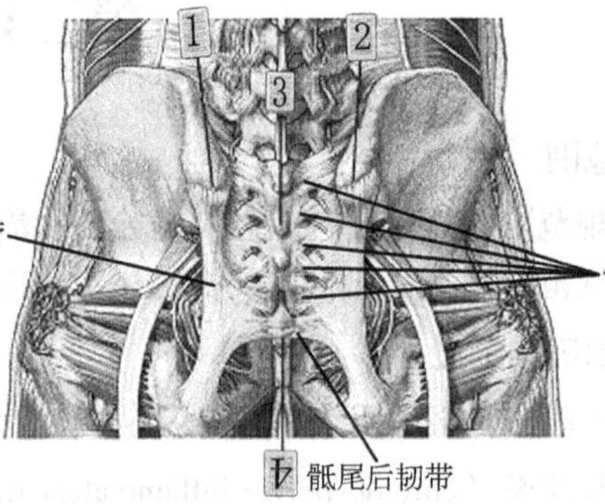

图9-2　骶髂部软组织针刀松解示意图

③第3支针刀松解骶髂后韧带的粘连和瘢痕　在骶骨第2棘突结节定位，刀口线与脊柱纵轴平行，针刀体与皮肤垂直，针刀经皮肤、皮下组织，直达骨面，纵疏横剥3刀，调转刀口线90°，沿棘突结节分别向左右铲剥3刀，范围0.5cm。

④第4支针刀松解骶尾后韧带的粘连和瘢痕　在尾骨尖上1cm处定位，刀口线与脊柱纵轴平行，针刀体与皮肤垂直，针刀经皮肤、皮下组织，直达骨面，纵疏横剥3刀，调转刀口线90°，沿棘突结节分别向左右铲剥3刀，范围0.5cm。

术毕，拔出针刀，局部压迫止血3分钟后，创可贴覆盖针眼。

5 针刀术后手法治疗

（1）如属于相关椎体位移，针刀术后立即进行手法治疗。

（2）如属于脊柱区带软组织损伤者，针刀术后在各个进针点处指压20秒，以促进局部的微循环。

第四节　乳腺囊性增生症

1 范围

本《规范》规定了乳腺囊性增生症的诊断和治疗。

本《规范》适用于乳腺囊性增生症的诊断和治疗。

2 术语和定义

下列术语和定义适用于本规范。

乳腺囊性增生症（cystic hyperplasia of the breast）

本病又称慢性囊性乳腺病（简称乳腺病），是乳腺间质的良性增生。如增生发生于腺管周围，可伴有大小不等的囊肿形成；如增生发生于腺管内，可表现为上皮的乳头样增生，并伴有乳腺管囊性扩张；也可见增生发生于小叶实质者。本病是妇女多发病之一，最常见于25～40岁之间。

3 诊断

3.1 临床表现

（1）症状

①乳房胀痛：具有周期性，常于月经前期发生或加重，少数病人也可无周期性加重。

②乳房肿块：常为多发性，见于一侧或两侧。可较局限，或可分散于整个乳房，月经期后可减少或消失。

③约有15%的患者可见乳头溢液。

（2）体征　查体可见肿块呈结节状，大小不一，质韧而不硬，活动度好，但与周围组织分界不清楚。腋窝淋巴结不肿大。

3.2 诊断要点

（1）症状与体征

①乳房有不同程度的胀痛、刺痛或隐痛，可放射至腋下、肩背部，与月经、情绪变化有相关性，连续3个月或间断疼痛3～6个月不缓解。

②一侧或两侧乳房发生单个或多个大小不等、形态多样的肿块，肿块可分散于整个乳房，与周围组织界限不清，与皮肤或深部组织不粘连，推之可动，可有触痛，可随情绪及月经周期的变化而消长，部分病人可有乳头溢液或瘙痒。

（2）排除标准　排除初潮前小儿乳房发育症、男性乳房发育症以及乳房良恶性肿瘤。

（3）辅助检查　钼靶X线摄片、B超、乳腺纤维导管镜、穿刺细胞学或组织学检查、近红外线扫描。

凡具上述“症状与体征”中之1项加“排除标准”者。根据临床条件应结合“辅助检查”进行诊断。

4 针刀治疗

4.1 治疗原则

依据人体弓弦力学系统理论及疾病病理构架的网眼理论，乳腺囊性增生症是由于乳腺软组织代偿性增生所形成的肿块。针刀闭合性手术治疗将肿块包膜刺破，使肿块内容物进入组织间隙，人体将其作为异物吸收。需要注意的是针刀治疗前，必须对肿块做穿刺活检，以排除乳腺癌。

4.2 操作方法

（1）体位　坐位。

（2）体表定位　乳腺肿块。

（3）消毒　在施术部位，用活力碘消毒2遍，然后铺无菌洞巾，使治疗点正对洞巾中间。

（4）麻醉　用1%利多卡因局部浸润麻醉，每个治疗点注药1ml。

（5）刀具　Ⅰ型4号直形针刀。

（6）针刀操作　针刀刺破乳腺肿块。

①乳腺肿块较小者可用1支针刀以一点三孔方式切破肿块包膜（图9－3）。摸准肿块，用一手固定。针刀于12点定位点进针，刀口线与乳腺管方向一致，针刀体与皮肤呈90°角，按四步操作规程进针刀，通过皮肤达皮下组织，刺破囊壁，即有一落空感，此时，缓慢进针刀，在囊腔中做纵疏横剥3刀，范围0.5cm。当刀下再有一突破感时，即刺破对侧囊壁，退针刀到囊腔中，做扇形提插刀法切割3刀，以刺破对侧囊壁为准。

②对乳腺肿块较大者用4支针刀分别切破肿块四周的包膜（图9－4）。摸准肿块，用一手固定。

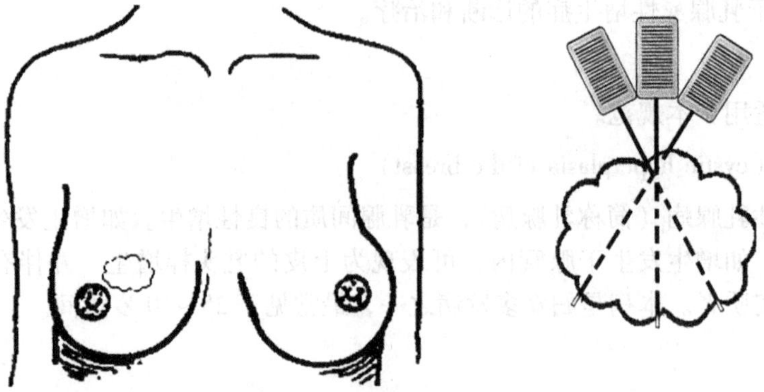

图9-3 一点三孔针刀切割示意图

a. 第1支针刀于12点定位点进针，刀口线与乳腺管方向一致，针刀体与皮肤呈90°角，按四步操作规程进针刀，通过皮肤达皮下组织，刺破囊壁，即有一落空感，此时，缓慢进针刀，在囊腔中纵疏横剥3刀，范围0.5cm。

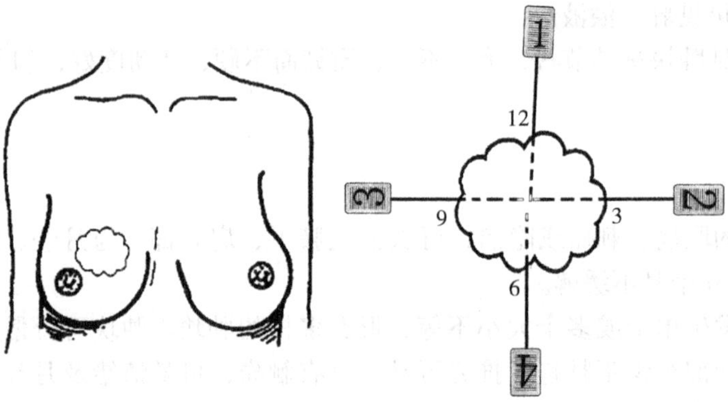

图9-4 针刀切割示意图

b. 第2支针刀于6点定位点进针，刀口线与乳腺管方向一致，针刀体与皮肤呈90°角，按四步操作规程进针刀，通过皮肤达皮下组织，刺破囊壁，即有一落空感，此时，缓慢进针刀，在囊腔中纵疏横剥3刀，范围0.5cm，与第1支针刀会合。

c. 第3支针刀于9点定位点进针，刀口线与乳腺管方向一致，针刀体与皮肤呈90°角，按四步操作规程进针刀，通过皮肤达皮下组织，刺破囊壁，即有一落空感，此时，缓慢进针刀，在囊腔中纵疏横剥3刀，范围0.5cm。

d. 第4支针刀于3点定位点进针，刀口线与乳腺管方向一致，针刀体与皮肤呈90°角，按四步操作规程进针刀，通过皮肤达皮下组织，刺破囊壁，即有一落空感，此时，缓慢进针刀，在囊腔中纵疏横剥3刀，范围0.5cm，与第3支针刀会合。

术毕，拔出针刀，局部压迫止血3分钟后，创可贴覆盖针眼。

5 针刀术后手法治疗

针刀术毕，用拇指揉按针刀治疗点1分钟。

第十章 常见儿科疾病

第一节 小儿先天性斜颈

1 范围

本《规范》规定了小儿先天性斜颈的诊断和治疗。

本《规范》适用于小儿先天性斜颈的诊断和治疗。

2 术语和定义

下列术语和定义适用于本规范。

小儿先天性斜颈（infantile congenital torticollis）

本病是一侧胸锁乳突肌发生纤维性挛缩后形成的畸形。一般认为发病原因是一侧胸锁乳突肌在难产时受伤，发生出血、机化，以致纤维变性后引起该肌挛缩。

3 诊断

3.1 临床表现

婴儿出生后，在一侧胸锁乳突肌内可摸到梭形的肿块，质硬而较固定。3～4 个月后，肿块逐渐消失而发生挛缩，出现斜颈（但亦有部分患儿由于病情较轻，不发生显著挛缩，亦无畸形出现）。到 1 周岁左右，斜颈畸形更为明显，头部向一侧倾斜，下颌转向健侧。如勉强将头摆正，可见胸锁乳突肌紧张而突出于皮下，形如硬索。在发育过程中脸部逐渐不对称，健侧饱满，患侧短小，颈椎侧凸，头部运动受限制。若不及时治疗，畸形可随年龄的增长而加重。

3.2 诊断要点

（1）畸形表现为头颈倾向患侧，而脸转向对侧并后仰。

（2）新生儿胸锁乳突肌挛缩可触及梭形纤维肿块，肿块可在胸锁乳突肌内自行消退，胸锁乳突肌变短并挛缩。随年龄增长上述畸形加重，而且邻近器官产生继发畸形。

（3）头面五官不对称，如双眼不在同一水平，甚至大小不等，患侧颅骨发育扁平而小，颈胸椎出现代偿侧弯，双肩不平等一系列畸形。

（4）先天性肌性斜颈诊断并不困难，但应与其他原因所致的斜颈相鉴别：如应注意排除骨关节疾患或损伤所致的斜颈；通过 X 线片排除先天性颈椎畸形、颈椎半脱位、高肩胛症、颈椎外伤、结核、类风湿性关节炎等；亦应排除肌炎、淋巴结炎、眼病引起的斜颈，某些神经性疾患和痉挛性斜颈以及姿势异常等引起的斜颈。

4 针刀治疗

4.1 治疗原则

依据人体弓弦力学系统理论及疾病病理构架的网眼理论，先天性斜颈一是胸锁乳突肌起止点产生粘连、瘢痕，其肌腹挛缩，二是由于该肌的病变引起其附近的软组织也产生网络状的粘连、瘢痕，且病变侧的粘连、挛缩所引起的拉应力异常，从而形成一个病理构架。故治疗应通过针刀整体松解颈部及胸锁乳突肌的粘连和瘢痕，从而纠正畸形。

4.2 操作方法

4.2.1 第 1 次针刀松解颈部软组织的粘连和瘢痕

参照颈椎病软组织损伤型之“T”形针刀整体松解术方法进行。

4.2.2 第2次针刀整体松解胸锁乳突肌起止点及行经途中的粘连、瘢痕

（1）体位 侧卧位，头偏向对侧。

（2）体表定位 胸锁乳突肌起止点与肌腹部。

（3）消毒 在施术部位，用活力碘消毒2遍，然后铺无菌洞巾，使治疗点正对洞巾中间。

（4）麻醉 用1%利多卡因局部浸润麻醉，每个治疗点注药1ml。

（5）刀具 Ⅰ型4号直形针刀。

（6）针刀操作（图10-1）

①第1支针刀松解胸锁乳突肌胸骨头起点 触压到肌肉起点的压痛点，刀口线与胸锁乳突肌肌纤维方向一致，针刀体与皮肤呈60°角刺入，达胸骨肌肉起点处，调转刀口线90°，与胸锁乳突肌肌纤维方向垂直，在骨面上向内铲剥2刀，范围0.5cm。

②第2支针刀松解胸锁乳突肌锁骨部起点 触压到肌肉锁骨头起点的压痛点，刀口线与胸锁乳突肌肌纤维方向一致，针刀体与皮肤呈90°角刺入，达胸锁乳突肌锁骨起点处，调转刀口线90°，与胸锁乳突肌肌纤维方向垂直，在骨面上向内铲剥2刀，范围0.5cm。

③第3支针刀松解胸锁乳突肌止点 如疼痛、压痛点在肌肉止点，在患侧压痛点处进针刀，针刀体与枕骨面呈90°角刺入达乳突骨面后，调转刀口线90°，在乳突骨面上向乳突尖方向铲剥2刀，范围0.5cm。

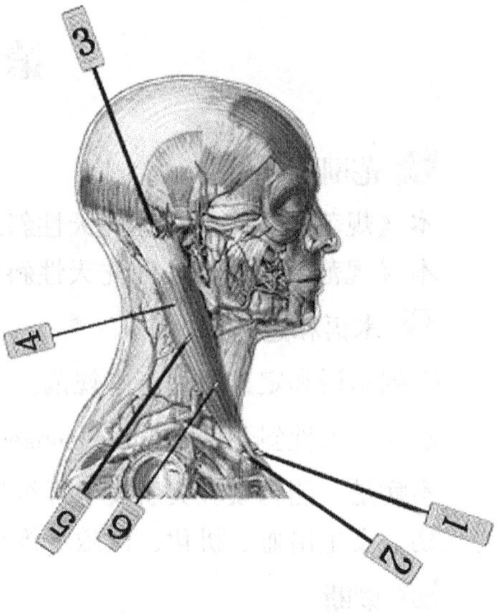

图10-1 小儿先天性斜颈针刀松解示意图

④第4支针刀松解肌腹部上1/3交界点的粘连和瘢痕 在胸锁乳突肌肌腹部上1/3交界点定位，刀口线与胸锁乳突肌肌纤维方向一致，针刀体与皮肤呈90°角刺入，有一落空感，再刺入肌肉内，纵疏横剥2刀，范围0.5cm。

⑤第5支针刀松解肌腹部中点的粘连和瘢痕 在胸锁乳突肌肌腹部中点定位，针刀操作方法与第4支针刀相同。

⑥第6支针刀松解肌腹部下1/3交界点的粘连和瘢痕 在胸锁乳突肌肌腹下1/3交界点定位，针刀操作方法与第4支针刀相同。

术毕，拔出针刀，局部压迫止血3分钟后，创可贴覆盖针眼。

（7）注意事项 在做肌腹部针刀松解时，应注意不要损伤胸锁乳突肌中段后侧的颈外静脉，具体方法是在针刀定位时，用手指按压锁骨上窝，显露颈外静脉在胸锁乳突肌中段后侧的充盈程度，用记号笔标出静脉走行方向，针刀松解时避开血管走行路径即可。

5 针刀术后手法治疗

（1）针刀治疗后即刻手法 主要的方法为分筋、理筋及肌抗阻力牵拉。

（2）针刀间隔期手法 以传统的推拿按摩手法为主，目的是帮助肌肉恢复血液循环，解除硬结，增加弹性。

第二节 小儿膝内翻

1 范围

本《规范》规定了小儿膝内翻的诊断和治疗。

本《规范》适用于小儿膝内翻的诊断和治疗。

2 术语和定义

下列术语和定义适用于本规范。

小儿膝内翻（infantile genu varum）

本病即常说的“O”形腿，是由于婴儿时期缺乏维生素 D，以致骨质缺钙、变软、骨骺发育障碍引起的肢体畸形。近年来，由于营养条件的改善和采取各种预防措施，典型病例已不多见，但在我国贫困山区和农村并不少见。

3 诊断

3.1 临床表现

因 1 岁内小儿可有生理性弯曲，故仅 1 岁以上的小儿才出现明显下肢畸形。膝内翻，双下肢伸直或站立时，两膝之间形成空隙，严重者近似“O”形，又叫“O”形腿。

3.2 诊断要点

（1）双下肢正面观呈“O”形，站立时更明显。行走时下肢不左右摇摆。个别有单侧发病或一侧内翻，另一侧外翻而呈“《”。

（2）一般患儿无自觉症状，或稍大以后感到双腿易疲劳。髋膝踝三关节长期力线不正，成年后可能导致膝踝骨性关节炎而使关节受限。

（3）检查：双腿伸直并拢时两膝股骨内侧髁不能接触，若使其接触则小腿必须交叉。双踝靠拢，两膝之间的距离称为踝间距，测量踝间距越大，膝内翻程度越重。自髂前上棘至足 1、2 趾之间拉一条线，正常时该线通过髌骨正中，若髌骨向外侧偏离中线则视为膝内翻，偏离越远膝内翻越重。此法也可用作双侧内翻程度的比较。

（4）X 线片：包括股骨下段与胫骨全长的正位片，可明确畸形的部位和有助于测量内翻的角度。畸形多在胫骨上干骺端，若在股骨下干骺端者则表现为股骨内侧髁发育小而短。也有在胫骨中下段弯曲者。在干骺端者骨骺线多在凸侧增宽，骨干内侧骨皮质相对增厚。若为佝偻病者，骨骺边缘不清，骺板增厚，临时钙化带模糊，呈毛刷状或杯口状，骨皮质稀疏。

4 针刀治疗

4.1 治疗原则

依据人体弓弦力学系统理论及疾病病理构架的网眼理论，小儿膝内翻是由于膝关节前内侧软组织的粘连、瘢痕所引起的关节畸形。应用针刀将膝关节周围软组织所产生的粘连、瘢痕进行整体松解，使膝部的力学平衡得到恢复，从而矫正畸形。本法适用于年龄在 10 周岁以内的婴幼儿和未患过小儿麻痹症者。

4.2 操作方法

4.2.1 第 1 次针刀松解

参照膝关节骨性关节炎针刀治疗进行。

4.2.2 第 2 次针刀松解胫侧副韧带的粘连和瘢痕

（1）体位　仰卧伸膝位。

（2）体表定位　膝关节内侧副韧带行经路线。

（3）消毒　在施术部位，用活力碘消毒 2 遍，然后铺无菌洞巾，使治疗点正对洞巾中间。

（4）麻醉　用 1% 利多卡因局部浸润麻醉，每个治疗点注药 1ml。

（5）刀具　Ⅱ型直形针刀。

（6）针刀操作（图 10－2）

①第 1 支针刀松解胫侧副韧带行经路线的粘连瘢痕　使用Ⅱ型直形针刀。在膝关节内侧间隙上缘定点，针刀体与皮肤垂直，刀口线与小腿纵轴平行，按四步操作规程进针刀，经皮肤、皮下组织，当刀下有韧性感时，即到达胫侧副韧带，刺入韧带，纵疏横剥 2 刀，范围 0.5cm。

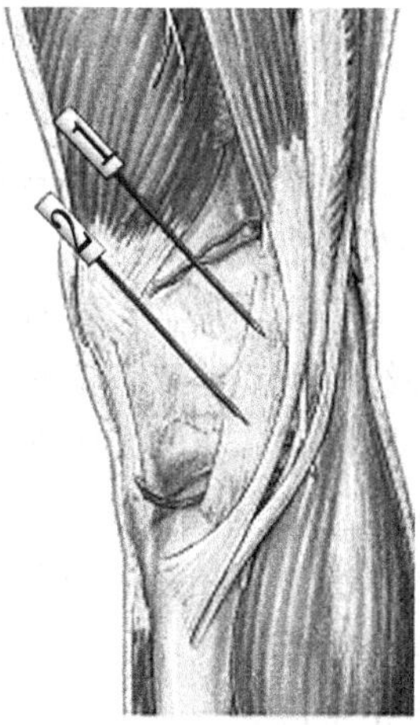

图 10－2　胫侧副韧带针刀松解示意图

②第 2 支针刀松解胫侧副韧带行经路线的粘连瘢痕　使用

Ⅱ型直形针刀。在膝关节内侧间隙下缘定点，针刀体与皮肤垂直，刀口线与小腿纵轴平行，按四步操作规程进针刀，经皮肤、皮下组织，当刀下有韧性感时，即到达胫侧副韧带，刺入韧带，纵疏横剥2刀，范围0.5cm。

术毕，拔出针刀，局部压迫止血3分钟后，创可贴覆盖针眼。

（7）注意事项

①每次针刀术毕，均做短暂膝关节对抗牵引，以进一步拉开粘连和挛缩，但由于儿童在生长期，不能使用暴力牵引，应循序渐进，否则可能造成膝关节骨折等严重并发症。

②对典型的患者，还需配合药物治疗，每日口服维生素D 5000～10000IU，连服1个月后改为预防量，即每日500～1000IU。需大量长期服用维生素D制剂时，宜用纯维生素D制剂而不宜用鱼肝油，以防维生素A中毒。对人工喂养的婴儿，每日服用维生素D 500～1000IU。对早产儿，出生后3个月内，给予较大量的维生素D，可达2000IU。同时应注意环境卫生和足够的阳光照射。

5 针刀术后手法治疗

针刀术毕，做膝关节被动伸屈3次。

第三节　小儿膝外翻

1 范围

本《规范》规定了小儿膝外翻的诊断和治疗。

本《规范》适用于小儿膝外翻的诊断和治疗。

2 术语和定义

下列术语和定义适用于本规范。

小儿膝外翻（infantile genu valgum）

本病即常说的“X”形腿，是膝关节以下向外翻转，股骨下面关节向外倾斜，患儿双膝靠拢后，两侧内踝之间有一距离。其发病机理和病因与“O”形腿相同。

3 诊断

3.1 临床表现

膝外翻，与膝内翻相反，双下肢伸直时，两足内踝分离而不能并拢，严重者近似“X”形，又叫“X”形腿。

3.2 诊断要点

（1）双侧膝外翻者：下肢呈“X”形畸形。走路时步态蹒跚，甚至双膝互相碰撞。站立时双踝不能靠拢。

（2）单侧膝外翻者：又称“K”形腿，患侧自膝关节以下小腿明显向外侧偏斜，跛行明显。

（3）内侧副韧带和前十字韧带被拉长而松弛，致使膝关节不稳，容易疲劳，容易损伤。可能出现疼痛、关节积液、滑膜炎等最终形成骨性关节炎。

（4）膝外翻的测量

①测量负重线　正常人从髂前上棘至足1、2趾之间连一条线，该线通过髌骨正中。若该线通过髌骨外侧半或外缘时则说明膝翻角增大，一般向外偏移达0.5cm时即可诊断为膝外翻畸形。

②测量踝间距　正常人取立正位时，双膝双踝均相互靠拢。若双膝靠拢，两内踝不能相接触，之间距离在3cm以上者则视为膝外翻。踝间距越大，膝外翻畸形越重。

（5）X线检查：摄膝关节正位片，在股骨内外侧踝关节面最低点连一条直线，称膝基线。再于股骨、胫骨分别画一条长轴线。正常股骨、胫骨长轴线外侧与膝基线构成的角度为80°、90°～98°。若膝外翻时二者均小于正常值。

4 针刀治疗

4.1 治疗原则

依据人体弓弦力学系统理论及疾病病理构架的网眼理论，小儿膝外翻是由于膝关节前外侧软组织的粘连、瘢痕所引起的关节畸形。应用针刀将膝关节周围软组织所产生的粘连、瘢痕进行整体松解，使膝部的力学平衡得到恢复，从而矫正畸形。

4.2 操作方法

4.2.1 第1次针刀松解

参照膝关节骨性关节炎针刀治疗进行。

4.2.2 第2次针刀松解髂胫束的粘连和瘢痕

（1）体位　仰卧伸膝位。

（2）体表定位　髂胫束行经路线。

（3）消毒　在施术部位，用活力碘消毒2遍，然后铺无菌洞巾，使治疗点正对洞巾中间。

（4）麻醉　用1%利多卡因局部浸润麻醉，每个治疗点注药1ml。

（5）刀具　Ⅱ型直形和弧形针刀。

（6）针刀操作（图10－3）

①第1支针刀松解髂胫束止点的粘连和瘢痕　在胫骨外侧髁定点，使用Ⅱ型弧形针刀，刀口线与下肢纵轴方向一致，针刀体与皮肤呈90°角，按四步操作规程进针刀，经皮肤、皮下组织、筋膜达骨面，调转刀口线90°，弧形向下，然后向上铲剥2刀，范围0.5cm。

②第2支针刀松解髂胫束行经路线的粘连和瘢痕　在股骨外侧髁定点，使用Ⅱ型直形针刀，刀口线与下肢纵轴方向一致，针刀体与皮肤呈90°角，按四步操作规程进针刀，经皮肤、皮下组织，刀下有韧性感时提插切割2刀，深度0.5cm。

术毕，拔出针刀，局部压迫止血3分钟后，创可贴覆盖针眼。

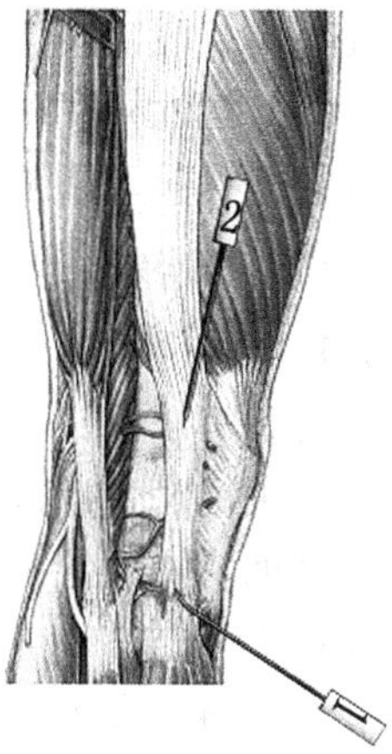

图10－3　髂胫束针刀松解示意图

5 针刀术后手法治疗

每次针刀术毕，均做短暂膝关节对抗牵引，以进一步拉开粘连和挛缩，但由于儿童在生长期，不能使用暴力牵引，应循序渐进，否则可能造成膝关节骨折等严重并发症。

第四节　小儿股骨头骨骺炎

1 范围

本《规范》规定了小儿股骨头骨骺炎的诊断和治疗。

本《规范》适用于小儿股骨头骨骺炎的诊断和治疗。

2 术语和定义

下列术语和定义适用于本规范。

小儿股骨头骨骺炎（infantile epiphysitis of the femoral head）

本病又称幼年畸形性骨软骨炎，临床上又将其称为扁平髋或潘西病。主要是因为股骨头骺的骨化核的缺血坏死，导致股骨头不同程度变形，从而影响髋关节功能活动的一种骨性关节炎。本病多见于儿童，特别是4~7岁的幼童，多以单侧发病为主；在成人，该病则以骨关节炎的形式出现。

3 诊断

3.1 临床表现

在患者步行时，可发现跛行，在快速步行时跛行会表现得更加明显，而远行困难。患者在发病之初，往往会在走路时出现患髋的疼痛，而于休息后减轻。主要表现在腹股沟的内侧处，并常向同侧的髋膝部放射，随病情进展，疼痛可由间歇性逐渐转变为持续性，此时髋关节功能障碍明显。本病开始时会因为疼痛而影响活动以及负重，随病情进展，由于股骨头骨骺的变形会逐渐影响患髋的屈伸与旋转活动，特别是在髋关节外展外旋时，活动受限更加明显，严重时下蹲与盘腿不能，穿裤子也会感到困难。至后期，患髋会出现屈曲、内收挛缩畸形，并伴有肌肉萎缩，以大腿为明显，臀部肌肉也可出现萎缩。

3.2 诊断要点

（1）跛行：可于患者步行时发现，让患者快速步行时，跛行会更加明显，远行则显得更为困难。

（2）疼痛：起初于步行时出现患髋疼痛，休息可缓解，常向同侧髋膝部放射，到后期，可由间歇性疼痛转变为持续性疼痛。

（3）髋关节运动功能障碍。

（4）后期患髋会呈屈曲、内收样挛缩畸形。

（5）肌肉萎缩，以大腿为明显。

（6）X线表现：①早期：髋关节囊阴影会扩大，而关节间隙增宽，干骺端脱钙；股骨头处的骨化核会变小，而密度增高，外形尚可，数周后股骨头可向外侧脱位，半年后骨化核会出现碎裂；②缺血坏死期：此期中，股骨头会变扁；③退行期：病后1～3年内会发生退行性改变，股骨颈变得短而宽，干骺端稀疏，并有囊性样变；④恢复期：股骨头骨骺密度恢复正常，但股骨头则变成宽扁的卵圆形、杯状，从而形成扁平状髋，甚至会出现半脱位。

4 针刀治疗

4.1 治疗原则

针刀治疗依据针刀医学慢性软组织损伤病因病理学理论和病理构架的网眼理论，通过对髋关节周围软组织的关键病变点进行整体松解，再加以针刀术后的手法，彻底松解病变的病理构架，消除髋关节的病变，从而增加股骨头的血液供应，以达到治疗目的。

4.2 操作方法

4.2.1 第1次针刀松解髋关节前侧关节囊及内收肌起点的粘连和瘢痕

针刀手术方法参照股骨头坏死第1次针刀手术方法。

4.2.2 第2次针刀松解髋关节后外侧关节囊及髂股韧带的粘连和瘢痕

（1）体位 俯卧位。

（2）体表定位 髋关节外侧关节穿刺点。

（3）消毒 在施术部位，用活力碘消毒2遍，然后铺无菌洞巾，使治疗点正对洞巾中间。

（4）麻醉 用1%利多卡因局部浸润麻醉，每个治疗点注药1ml。

（5）刀具 Ⅱ型弧形针刀。

（6）针刀操作（图10－4） 松解髋关节外侧关节囊。从髋关节外侧关节穿刺点进针刀，刀口线与下肢纵轴平行，针刀体与皮肤呈130°角，沿股骨颈干角方向进针刀，针刀经皮肤、皮下组织，达股骨大转子尖，调转刀口线90°，弧形向上，提插刀法切割2刀，切开部分臀中肌止点，然后抬起针刀，使针刀体向上与股骨干呈90°角，再向下进针。当针刀有韧性感时即到达髂股韧带，有落空感时即到达关节腔，用提插刀法切割2刀，范围0.5cm。术毕，拔出针刀，局部压迫止血3分钟后，创可贴覆盖针眼。

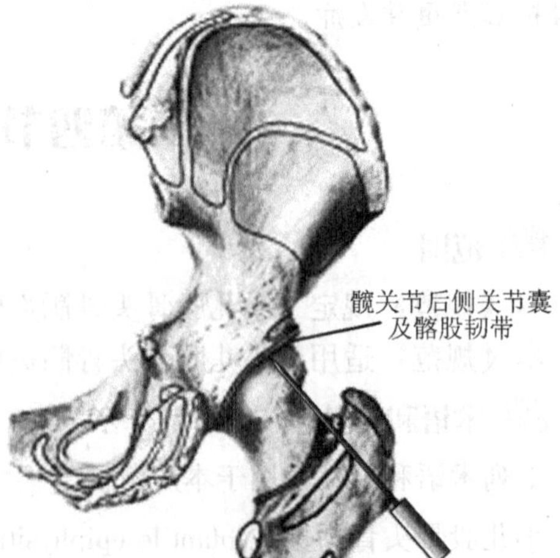

图10－4 髋关节后外侧关节囊针刀松解示意图

5 针刀术后手法治疗

针刀术毕，手法拔伸牵引，旋转髋关节 3 次，在病床上进行间断下肢牵引 6 周，牵引重量 30kg，以使关节间隙增宽，血液微循环得以恢复，有利于软骨的生长发育。

第五节　痉挛性脑瘫

1 范围

本《规范》规定了痉挛性脑瘫的诊断和治疗。

本《规范》适用于痉挛性脑瘫的诊断和治疗。

2 术语和定义

下列术语和定义适用于本规范。

痉挛性脑瘫（spastic cerebral palsy）

本病是指因未成熟大脑在各种原因作用下发育不全而致的非进行性损伤所引起的运动和姿势紊乱。有些发生于锥体交叉以下的上颈髓的病变不符合此病的定义，但仍可按脑瘫来治疗。

3 诊断

3.1 临床表现

痉挛型脑瘫的临床表现主要是肌张力增强、腱反射亢进、踝阵挛和巴氏征阳性。又由于屈肌的张力通常比伸肌群的张力高，而出现屈、伸肌力不平衡，出现特有的姿态与肢体畸形；病人走路的步态也由于屈肌张力增高严重痉挛之故而表现其独特步态。损伤部位主要在大脑皮层运动区和锥体束。

（1）肌张力增强　肌张力过高是脑性瘫痪的重要表现，根据检查时肢体痉挛产生的阻力可分为三级：

①重度痉挛　这类患儿全身肌肉处于高度共同收缩状态，也就是说，躯干和四肢都处于痉挛状态。在重度痉挛的患儿身上可以发现某些典型的痉挛外形，较常见的一种是：上肢完全屈曲，肘、腕和各指关节处呈屈曲状，肩韧带收缩，肩关节内旋、内收，肘部腕尺关节也内旋；下肢呈伸展状态；患儿头部常后仰，并转向一侧。在有些患儿肘关节也可以伸展为主，他们的肩韧带往往是拉长的；下肢的伸展状态表现为髋关节伸展、内旋，膝关节也伸展，踝关节跖屈，脚掌内翻，整个下肢内收，甚至出现剪刀样交叉。当然，每个患儿尚存在着各种个体差异。重度痉挛不仅仅累及上、下肢，它必然还累及躯干。背部肌群的痉挛可导致躯干运动缺乏，由于背部两侧肌群痉挛程度不同，还可引起脊柱侧弯。腰大肌的痉挛不仅仅导致腿部的屈曲，而且还会引起腰椎前突，抑制腰部肌群的活动。

②中度痉挛　患儿在静止的状态下，出现的痉挛状态是中度的。当患儿企图运动时，特别是患儿平衡受到威胁，而做出反应性运动时，他的肌张力会急剧增高。这类患儿的动作往往显得迟缓、笨拙。病理性原始反射可能存在，但不像重度痉挛的患儿那样容易引出。若痉挛状态不能改善，挛缩与畸形可能会逐渐产生，并趋于严重。

③轻度痉挛　患儿在静止状态下或处于各种容易掌握的运动时，肌张力基本正常或轻度增高。当做难度较大的运动时，肌张力会相对增高，并可出现关联运动。做精细动作时，会显得笨拙，动作协调性差。这类患儿常不易引出病理性原始反射，并均能引出一定的自动反应。

（2）姿势异常

①上肢异常姿态　较严重的上肢痉挛性瘫痪时才能出现异常姿态，由于胸大肌、肱二头肌、旋前圆肌、腕屈肌、拇收肌、屈指肌等的张力高于伸肌，使患肢出现肩部外展、肘部屈曲、前臂旋前、屈腕、拇收屈指握拳姿态。

②下肢痉挛　下肢常见痉挛的肌群有小腿三头肌、髋部屈肌群（髂腰肌、股直肌、缝匠肌、阔筋膜张肌）、内收肌群（大收肌、长收肌、短收肌、股薄肌、耻骨肌）。

③站立姿态　严重的双下肢痉挛性脑瘫往往不能独立站立，需要依靠扶持或靠墙站立，此时上身呈前倾、屈髋、屈膝、双足交叉足跟不能着地的典型姿态。根据病情的程度上述畸形或轻或重。

（3）步态异常

①轻度尖足步态　为了缓解挛缩的小腿三头肌，足尖着地后足跟抬起，足趾伸肌收缩，踇趾呈鹅头状行走。开始着地是整个足底、膝关节保持屈曲状态似缓解痉挛，当向前跨越伸膝时足跟立即抬起，用前足支撑移动健肢，重心在跖骨头，在以上过程中踝关节运动极少，只是在着地的前足部做蹬地运动，使身体抬起。

②高度尖足步态　如形成固定性尖足，即不能背屈，足底不再着地，足跟也不再着地。矢状面观：双足支撑时，足的蹬地由足尖进行，急剧离地，从后向前，伸直性痉挛变为失调性收缩，膝强烈过屈，接着足尖再次着地，呈明显的跳跃步态，使垂直方向大幅度运动。此外可以看到患者头部交替向前方探出，有人称其为“鸡样”或“鸽样”步态。

③屈髋、屈膝、尖足步态　在正常步行中，矢状面上主要是髋、膝、踝三大关节反复地进行屈曲和伸展运动，尖足将永久地引起膝与髋的屈曲挛缩，从而丧失了步行中的伸展期。步行时，患者使身体向前倾斜呈一种持续鞠躬姿势，为的是使足从后方迈到前方，呈典型鸡样步态。

④ 痉挛性全身障碍步态　患者基本上是四肢瘫或三肢瘫或以双下肢瘫为主。患者不能用足跟站立，看似轻微尖足，但其在腰椎前凸、屈髋、内收、屈膝状态下走路。

（4）锥体束损害特有反射

①巴宾斯基征阳性　此反射是检查大脑皮质运动区及其皮质脊髓束纤维受损害时的重要依据之一。

② 霍夫曼反射阳性　是判断锥体束损害的依据。

（5）腱反射阵挛　腱反射出现阵挛表现也是锥体束损害类脑性瘫痪的体征之一，通常以踝阵挛出现率最多，其次是髌阵挛，腕阵挛也偶尔见到。

3.2 诊断要点

脑性瘫痪是指出生前至出生后28天内发育时期非进行性脑损伤所致的综合征。主要表现为中枢性运功障碍及姿势异常，如果符合以下几项，即可确诊：

（1）婴儿期出现的中枢性瘫痪。

（2）可伴有智力低下、惊厥、行为异常、感觉障碍及其他异常。

（3）需除外进行性疾病所致的中枢性瘫痪及正常儿一过性运动发育落后。

另外，据2000年9月第六届全国小儿脑性瘫痪学术交流暨国际交流会上重新确定，脑瘫的定义应按照《脑瘫流行病学》（英文版）规定是从出生前至出生后3岁以前，大脑非进行性损伤引起的姿势运功障碍。此外，超早期脑瘫的诊断要点如下：

（1）高危因素。

（2）五大症状：①头后背等姿势异常；②异常哭闹；③少动；④惊厥；⑤哺乳困难。

（3）体检三要素：①肌张力异常（高或低）；②Vojta 姿势反射异常；③原始反射异常（减弱、亢进、不对称）。

（4）CT 或脑干听觉诱发电位异常。

4 针刀治疗

4.1 治疗原则

依据针刀医学关于人体弓弦力学系统及疾病病理构架的网眼理论，痉挛性脑瘫所造成的关节畸形及软组织的紧张挛缩是由于脊柱、脊肢及四肢弓弦力学系统的力平衡失调所致。通过针刀整体松解关节周围软组织的粘连瘢痕，调节关节内张应力、拉应力和压应力平衡，从而有效矫正畸形及软组织的挛缩。

4.2 操作方法

4.2.1 第1次“口”字形针刀整体松解术

参照中风后遗症第3次针刀松解方法进行。

4.2.2 第2次针刀松解胸腰筋膜

参照腰椎间盘突出症第2次针刀松解方法进行。

4.2.3 第3次针刀松解髋关节内收肌起点的粘连和瘢痕

（1）体位　仰卧位。

（2）体表定位　耻骨上支、耻骨下支。

（3）消毒　在施术部位，用活力碘消毒2遍，然后铺无菌洞巾，使治疗点正对洞巾中间。

（4）麻醉　用1%利多卡因局部浸润麻醉，每个治疗点注药1ml。

（5）刀具　Ⅰ型弧形针刀。

（6）针刀操作（图10-5）

①第1支针刀松解耻骨肌起点　在耻骨上支触摸到成条索状的耻骨肌起点处的压痛点，刀口线与耻骨肌纤维方向一致，针刀体与皮肤垂直刺入，达肌肉起点处，调转刀口线90°与耻骨肌肌纤维方向垂直，在耻骨上支骨面上向内铲剥2刀，范围0.5cm。

②第2支针刀松解长收肌起点　在耻骨结节处摸到条索状的长收肌起点处的压痛点，刀口线与该肌肌纤维方向一致，针刀体与皮肤呈90°角刺入，针刀经皮肤、皮下组织，直达骨面，在骨面上向内铲剥2刀，范围0.5cm，以松解肌肉与骨面的粘连和瘢痕。

③第3支针刀松解短收肌和股薄肌起点　在耻骨下支处摸到条索状的短收肌和骨薄肌起点后定位，刀口线与两肌肌纤维方向一致，针刀经皮肤、皮下组织，达骨面，在骨面上向内铲剥2刀，范围0.5cm，以松解肌肉与骨面的粘连和瘢痕。

术毕，拔出针刀，局部压迫止血3分钟后，创可贴覆盖针眼。

4.2.4　第4次针刀松解内收肌止点的粘连和瘢痕

（1）体位　患侧卧位。

（2）体表定位　挛缩的内收肌止点。

（3）消毒　在施术部位，用活力碘消毒2遍，然后铺无菌洞巾，使治疗点正对洞巾中间。

（4）麻醉　用1%利多卡因局部浸润麻醉，每个治疗点注药1ml。

（5）刀具　Ⅰ型4号直形针刀。

（6）针刀操作（图10-6）

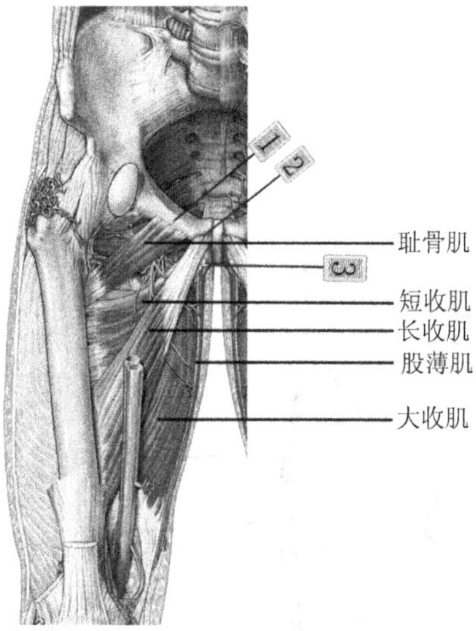

图10-5　股内收肌损伤针刀松解示意图

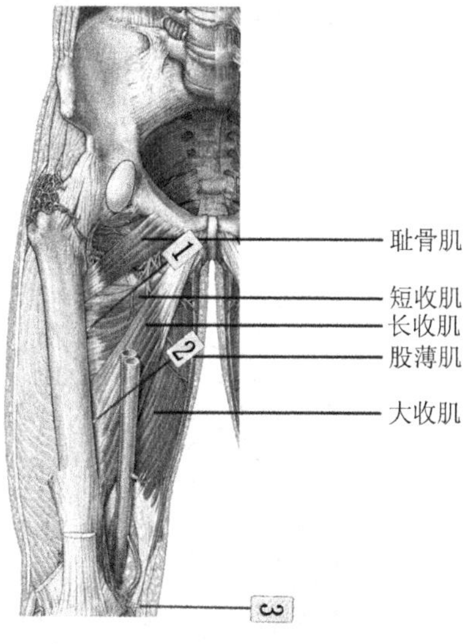

图10-6　短收肌、长收肌、大收肌止点针刀松解示意图

①第1支针刀松解短收肌止点　在大腿中上段内侧触摸到成条索状的短收肌止点处的压痛点，刀口线与下肢纵轴方向一致，针刀体与皮肤垂直刺入，达肌肉在股骨的止点处，贴骨面向内后铲剥2刀，范围0.5cm。

②第2支针刀松解长收肌止点　在大腿中上段内侧触摸到成条索状的长收肌止点处的压痛点，刀口线与下肢纵轴方向一致，针刀体与皮肤垂直刺入，达肌肉在股骨的止点处，贴骨面向内后铲剥2刀，范围0.5cm。

③第3支针刀松解大收肌止点　在大腿中段内侧触摸到成条索状的大收肌止点处的压痛点，刀口线与下肢纵轴方向一致，针刀体与皮肤垂直刺入，达肌肉在股骨的止点处，贴骨面向内后铲剥2刀，范

围0.5cm。

术毕，拔出针刀，局部压迫止血3分钟后，创可贴覆盖针眼。

4.2.5 第5次针刀松解髂胫束浅层附着部的粘连和瘢痕

（1）体位 健侧卧位，患侧在上。

（2）体表定位 髂嵴。

（3）消毒 在施术部位，用活力碘消毒2遍，然后铺无菌洞巾，使治疗点正对洞巾中间。

（4）麻醉 用1%利多卡因局部浸润麻醉，每个治疗点注药1ml。

（5）刀具 Ⅰ型3号直形针刀。

（6）针刀操作（图10-7）

①第1支针刀松解髂胫束浅层附着区前部的粘连和瘢痕 在髂前上棘后2cm处定位。刀口线与髂胫束走行方向一致，针刀体与皮肤垂直，针刀经皮肤、皮下组织，达髂嵴前部髂胫束浅层附着区前部骨面，调转刀口线90°，在髂骨翼骨面上向下铲剥2刀，范围1cm。

②第2支针刀松解髂胫束浅层附着区中部的粘连和瘢痕 在髂嵴最高点定位。刀口线与髂胫束走行方向一致，针刀体与皮肤垂直，针刀经皮肤、皮下组织，达髂嵴髂胫束浅层附着区中部骨面，调转刀口线90°，在髂骨翼骨面上向下铲剥2刀，范围1cm。

③第3支针刀松解髂胫束浅层附着区后部的粘连和瘢痕 在髂嵴最高点向后2cm处定位。刀口线与髂胫束走行方向一致，针刀体与皮肤垂直，针刀经皮肤、皮下组织，达髂嵴髂胫束浅层附着区后部骨面，调转刀口线90°，在髂骨翼骨面上向下铲剥2刀，范围1cm。

术毕，拔出针刀，局部压迫止血3分钟后，创可贴覆盖针眼。

4.2.6 第6次针刀松解髂胫束行经路线的粘连和瘢痕

（1）体位 健侧卧位，患侧在上。

（2）体表定位 髂胫束。

（3）消毒 在施术部位，用活力碘消毒2遍，然后铺无菌洞巾，使治疗点正对洞巾中间。

（4）麻醉 用1%利多卡因局部浸润麻醉，每个治疗点注药1ml。

（5）刀具 Ⅰ型4号直形针刀。

（6）针刀操作（图10-8）

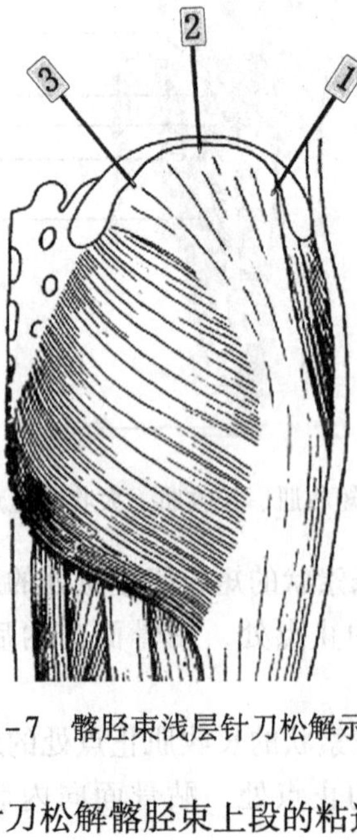

图10-7 髂胫束浅层针刀松解示意图

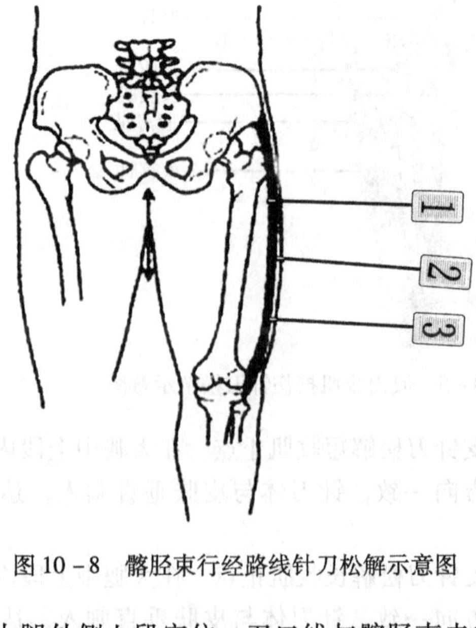

图10-8 髂胫束行经路线针刀松解示意图

①第1支针刀松解髂胫束上段的粘连和瘢痕 在大腿外侧上段定位。刀口线与髂胫束走行方向一致，针刀体与皮肤垂直，针刀经皮肤、皮下组织，当刀下有韧性感时，即到达髂胫束，再向内刺入1cm，纵疏横剥2刀，范围1cm。

②第2支针刀松解髂胫束中段的粘连和瘢痕 在大腿外侧中段定位。刀口线与髂胫束走行方向一致，

针刀体与皮肤垂直，针刀经皮肤、皮下组织，当刀下有韧性感时，即到达髂胫束，再向内刺入1cm，纵疏横剥2刀，范围1cm。

③第3支针刀松解髂胫束下段的粘连和瘢痕　在大腿外侧下段定位。刀口线与髂胫束走行方向一致，针刀体与皮肤垂直，针刀经皮肤、皮下组织，当刀下有韧性感时，即到达髂胫束，再向内刺入1cm，纵疏横剥2刀，范围1cm。

术毕，拔出针刀，局部压迫止血3分钟后，创可贴覆盖针眼。

（7）针刀术后手法治疗　术后患者仰卧位，患侧下肢取最大屈髋屈膝位时，医生将手压在膝关节髌骨外下缘，向对侧肩关节方向弹压2次。

4.2.7　第7次针刀松解腓肠肌与比目鱼肌内外侧缘之间的纵行粘连瘢痕

（1）体位　俯卧位。

（2）体表定位　跟腱周围。

（3）消毒　在施术部位，用活力碘消毒2遍，然后铺无菌洞巾，使治疗点正对洞巾中间。

（4）麻醉　用1%利多卡因局部浸润麻醉，每个治疗点注药1ml。

（5）刀具　Ⅰ型4号直形针刀。

（6）针刀操作（图10－9）

①第1支针刀在跟腱止点上方5cm、跟腱内侧定点，刀口线与下肢纵轴平行，针刀体与皮肤呈90°角，针刀经皮肤、皮下组织，当刀下有阻力感时，即到达跟腱，针刀沿跟腱内缘向内下探寻，当刀下有落空感时，即到达跟腱内缘，向内侧转动针刀体，使针刀体与冠状面平行，针刀刃端从内向外，沿跟腱内侧前缘与比目鱼肌的肌间隙进针刀，一边进针刀，一边纵疏横剥，每次纵疏横剥范围1cm。直至小腿后正中线，准备与第2支针刀会合。

②第2支针刀在跟腱止点上方5cm、跟腱外侧定点，刀口线与下肢纵轴平行，针刀体与皮肤呈90°角，针刀经皮肤、皮下组织，当刀下有阻力感时，即到达跟腱，针刀沿跟腱外缘向外下探寻，当刀下有落空感时，即到达跟腱外缘，向外侧转动针刀体，使针刀体与冠状面平行，针刀刃端从外向内，沿跟腱外侧前缘与比目鱼肌的肌间隙进针刀，一边进针刀，一边纵疏横剥，每次纵疏横剥范围1cm。直至小腿后正中线，与第1支针刀会合。

③第3支针刀在第1支针刀上方2cm、腓肠肌内侧定点，刀口线与下肢纵轴平行，针刀体与皮肤呈90°角，针刀经皮肤、皮下组织，当刀下有阻力感时，即到达腓肠肌，针刀沿腓肠肌内侧向内下探寻，当刀下有落空感时，即到达腓肠肌内缘，向内侧转动针刀体，使针刀体与冠状面平行，针刀刃端从内向外，沿腓肠肌内侧前缘与比目鱼肌的肌间隙进针刀，一边进针刀，一边纵疏横剥，每次纵疏横剥范围1cm。直至小腿后正中线，准备与第2支针刀会合。

④第4支针刀在第2支针刀上方2cm、腓肠肌外侧定点，刀口线与下肢纵轴平行，针刀体与皮肤呈90°角，针刀经皮肤、皮下组织，当刀下有阻力感时，即到达腓肠肌，针刀沿腓肠肌外侧向内下探寻，当刀下有落空感时，即到达腓肠肌外缘，向内侧转动针刀体，使针刀体与冠状面平行，针刀刃端从外向内，沿腓肠肌外侧前缘与比目鱼肌的肌间隙进针刀，一边进针刀，一边纵疏横剥，每次纵疏横剥范围1cm。直至小腿后正中线，准备与第2支针刀会合。

⑤第5支针刀在第3支针刀上方2.5cm、腓肠肌内侧定点，刀口线与下肢纵轴平行，针刀体与皮肤呈90°角，针刀经皮肤、皮下组织，当刀下有阻力感时，即到达腓肠肌，此处的腓肠肌与比目鱼肌的间隙比较模糊，应仔细体会刀下的感觉，针刀沿腓肠肌内侧缓慢向内下探寻，当刀下有落空感时，即到达腓肠肌内缘，向内侧转动针刀体，使针刀体与冠状面平行，针刀刃端从内向外，沿腓肠肌内侧前缘与比目鱼肌的肌间隙进针刀，一边缓慢进针刀，一边纵疏横剥，每次纵疏横剥范围1cm。针刀操作深度2cm。

⑥第6支针刀在第4支针刀上方2.5cm、腓肠肌外侧定点，刀口线与下肢纵轴平行，针刀体与皮肤呈90°角，针刀经皮肤、皮下组织，当刀下有阻力感时，即到达腓肠肌，此处的腓肠肌与比目鱼肌的间隙比较模糊，应仔细体会刀下的感觉，针刀沿腓肠肌外侧缓慢向内下探寻，当刀下有落空感时，即到达腓肠肌外缘，向外侧转动针刀体，使针刀体与冠状面平行，针刀刃端从外向内，沿腓肠肌内侧前缘与比目鱼

肌的肌间隙进针刀，一边缓慢进针刀，一边纵疏横剥，每次纵疏横剥范围1cm。针刀操作深度2cm。

术毕，拔出针刀，局部压迫止血3分钟后，创可贴覆盖针眼。

4.2.8 第8次针刀松解跟腱周围的粘连瘢痕

（1）体位　俯卧位。

（2）体表定位　跟腱周围。

（3）消毒　在施术部位，用活力碘消毒2遍，然后铺无菌洞巾，使治疗点正对洞巾中间。

（4）麻醉　用1%利多卡因局部浸润麻醉，每个治疗点注药1ml。

（5）刀具　Ⅰ型直形针刀。

（6）针刀操作（图10-10）

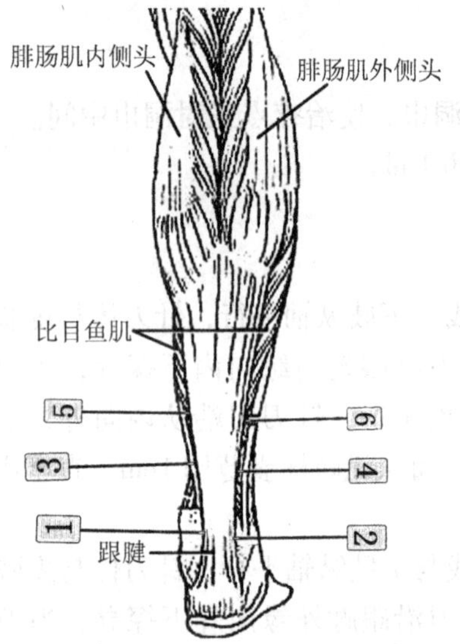

图10-9　针刀松解腓肠肌与比目鱼肌内外侧缘之间的纵行粘连示意图

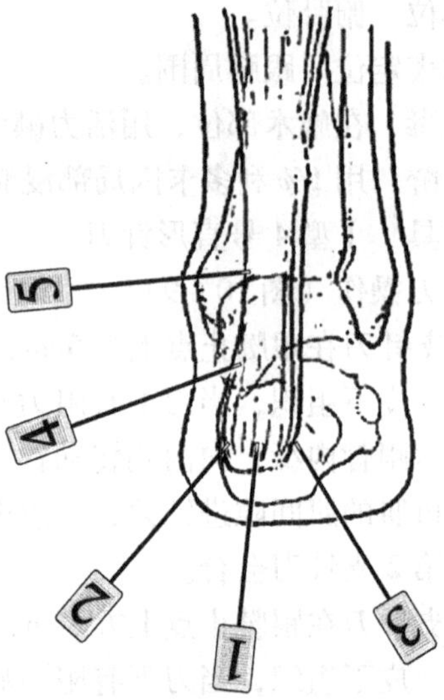

图10-10　针刀松解跟腱周围的粘连示意图

①第1支针刀松解跟腱止点中部的粘连瘢痕　在跟腱止点中点定位。刀口线与下肢纵轴平行，针刀体与皮肤呈90°角，针刀经皮肤、皮下组织，当刀下有阻力感时，即到达跟腱，继续进针刀1cm，纵疏横剥2刀，范围0.5cm，以松解跟腱内部的粘连和瘢痕，然后进针刀达跟骨骨面，调转刀口线90°，在骨面上向上铲剥2刀，范围0.5cm，以松解跟腱止点的粘连和瘢痕。

②第2支针刀松解跟腱止点内侧的粘连瘢痕　在第1支针刀内侧0.5cm处定位。刀口线与下肢纵轴平行，针刀体与皮肤呈90°角，针刀经皮肤、皮下组织，当刀下有阻力感时，即到达跟腱，继续进针刀1cm，纵疏横剥2刀，范围0.5cm，以松解跟腱内部的粘连和瘢痕，然后进针刀达跟骨骨面，调转刀口线90°，在骨面上向上铲剥2刀，范围0.5cm，以松解跟腱止点内侧的粘连和瘢痕。

③第3支针刀松解跟腱止点外侧的粘连瘢痕　在第1支针刀外侧0.5cm处定位。刀口线与下肢纵轴平行，针刀体与皮肤呈90°角，针刀经皮肤、皮下组织，当刀下有阻力感时，即到达跟腱，继续进针刀1cm，纵疏横剥2刀，范围0.5cm，以松解跟腱内部的粘连和瘢痕，然后进针刀达跟骨骨面，调转刀口线90°，在骨面上向上铲剥2刀，范围0.5cm，以松解跟腱止点外侧的粘连和瘢痕。

④第4支针刀松解跟腱与内侧软组织之间的粘连瘢痕　在第2支针刀上面2cm处定位。刀口线与下肢纵轴平行，针刀体与皮肤呈90°角，针刀经皮肤、皮下组织，当刀下有阻力感时，即到达跟腱，针刀沿跟腱内缘向外探寻，当刀下有落空感时，即到达跟腱与内侧软组织的粘连瘢痕处，调转刀口线90°，提插刀法切割跟腱内侧部2刀，然后纵疏横剥2刀，范围0.5cm。

⑤第5支针刀松解跟腱与内侧软组织之间的粘连瘢痕　在第4支针刀上面2cm处定位。刀口线与下肢纵轴平行，针刀体与皮肤呈90°角，针刀经皮肤、皮下组织，当刀下有阻力感时，即到达跟腱，针刀沿跟腱内缘向外探寻，当刀下有落空感时，即到达跟腱与内侧软组织的粘连瘢痕处，调转刀口线90°，提插刀法切割跟腱内侧部2刀，然后纵疏横剥2刀，范围0.5cm。

术毕，拔出针刀，局部压迫止血3分钟后，创可贴覆盖针眼。

4.2.9 第9次针刀松解三角韧带及其周围的粘连瘢痕

（1）体位 俯卧位，踝关节中立位。

（2）体表定位 踝关节内侧。

（3）消毒 在施术部位，用活力碘消毒2遍，然后铺无菌洞巾，使治疗点正对洞巾中间。

（4）麻醉 用1%利多卡因局部浸润麻醉，每个治疗点注药1ml。

（5）刀具 Ⅰ型直形和弧形针刀。

（6）针刀操作（图10－11）

①第1支针刀松解三角韧带的起点 使用专用弧形针刀，从内踝尖部进针刀，刀口线与下肢纵轴平行，针刀体与皮肤呈90°角，按四步操作规程进针刀。针刀经皮肤、皮下组织到达内踝尖骨面，调转刀口线90°，使针刀的弧形面与内踝尖骨面相吻合，贴骨面向下铲剥2刀，范围0.5cm，然后退针刀到皮下，针刀体分别向前向后至内踝尖前部及后部，在骨面上向下铲剥2刀，范围0.5cm，

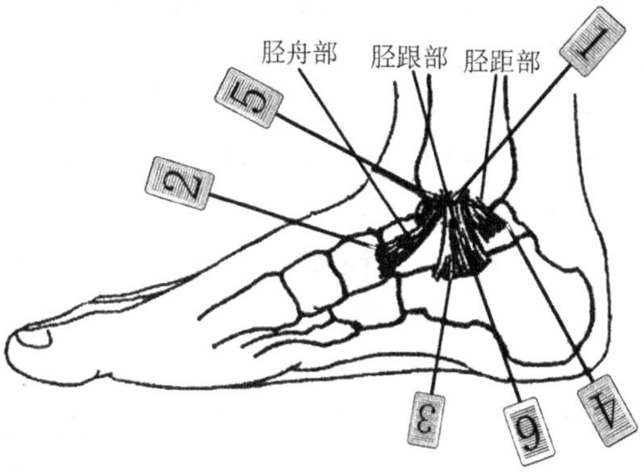

图10－11 踝关节前内侧松解示意图

②第2支针刀松解胫舟韧带 使用专用弧形针刀，在内踝尖部前方2.5cm处，摸清楚距舟关节间隙，从关节间隙进针刀，刀口线与下肢纵轴平行，针刀体与皮肤呈90°角，针刀经皮肤、皮下组织到达舟骨骨面，调转刀口线90°，使弧形面与骨面相吻合，在骨面上向下铲剥2刀，范围0.5cm。

③第3支针刀松解胫跟韧带 使用专用弧形针刀，从内踝尖部下方2.5cm、跟骨内侧进针刀，刀口线与下肢纵轴平行，针刀体与皮肤呈90°角，针刀经皮肤、皮下组织，到达跟骨骨面，调转刀口线90°，使针刀弧形面与跟骨骨面相吻合，在骨面上向上铲剥2刀，范围0.5cm。

④第4支针刀松解胫距后韧带 使用专用弧形针刀，从内踝尖部后下方2.5cm处进针刀，刀口线与下肢纵轴平行，针刀体与皮肤呈90°角，针刀经皮肤、皮下组织到达距骨骨面，调转刀口线90°，使针刀弧形面与距骨骨面相吻合，在骨面上向上铲剥2刀，范围0.5cm。

⑤第5支针刀松解踝关节前方关节囊部 使用Ⅰ型4号直形针刀，触摸足背动脉搏动处，在足背动脉内侧1cm足背侧横纹线上进针刀，刀口线与下肢纵轴平行，针刀体与皮肤呈90°角，针刀经皮肤、皮下组织，当有落空感时即到达关节腔，用提插刀法切割2刀，范围0.5cm。再调转刀口线90°，用提插刀法切割2刀，范围0.5cm。

⑥第6支针刀松解胫跟韧带行经线路 使用Ⅰ型4号直形针刀，从第1支针刀下方1.5cm处进针刀，刀口线与下肢纵轴平行，针刀体与皮肤呈90°角，针刀经皮肤、皮下组织，当刀下有阻力感时，即到达胫跟韧带，再向下进针刀1mm，行纵疏横剥2刀，范围0.5cm。

术毕，拔出针刀，局部压迫止血3分钟后，创可贴覆盖针眼。

4.2.10 第10次针刀松解跗跖关节囊、跗跖韧带及其周围的粘连瘢痕

（1）体位 仰卧位，踝关节中立位。

（2）体表定位 踝关节跗跖关节。

（3）消毒 在施术部位，用活力碘消毒2遍，然后铺无菌洞巾，使治疗点正对洞巾中间。

（4）麻醉 用1%利多卡因局部浸润麻醉，每个治疗点注药1ml。

（5）刀具 Ⅰ型弧形针刀。

（6）针刀操作（图10－12）

①第1支针刀松解距舟关节囊、距舟韧带起点及其周围的粘连瘢痕 使用Ⅰ型弧形针刀，先用记号笔将足背动脉走行路线标记出来，以避免损伤。在胫距关节背侧，足背动脉内侧0.5cm处定位。使用弧形针刀，刀口线与足纵轴平行，针刀体与皮肤呈90°角，按四步操作规程进针刀。针刀经皮肤、皮

下组织到达距骨骨面，调转刀口线90°，使针刀的弧形面与距骨骨面相吻合，贴骨面向前下铲剥2刀，范围0.5cm，然后分别向内、向后外做扇形铲剥，范围0.5cm。

②第2支针刀松解内侧舟楔关节囊、内侧骰舟背侧韧带起点处的粘连瘢痕 使用Ⅰ型弧形针刀，摸清楚内侧舟楔关节间隙，在内侧舟楔关节间隙进针刀，刀口线与下肢纵轴平行，针刀体与皮肤呈90°角，按照四步操作规程进针刀，针刀经皮肤、皮下组织到达舟骨骨面，调转刀口线90°，使弧形面与舟骨面相吻合，在骨面上向舟楔关节间隙铲剥2刀，范围0.5cm。

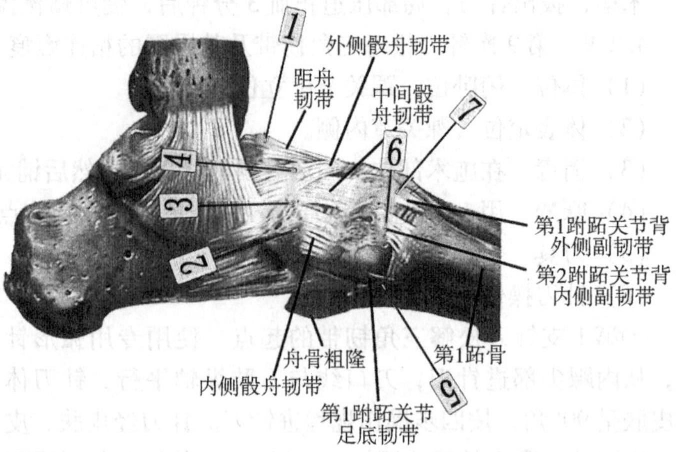

图10－12 针刀松解跗跖关节囊示意图

③第3支针刀松解中间舟楔关节囊、中间骰舟背侧韧带起点处的粘连瘢痕 使用Ⅰ型弧形针刀，摸清楚内侧舟楔关节间隙，在第2支针刀外侧1cm处进针刀，刀口线与下肢纵轴平行，针刀体与皮肤呈90°角，按照四步操作规程进针刀，针刀经皮肤、皮下组织到达舟骨骨面，调转刀口线90°，使弧形面与舟骨骨面相吻合，在骨面上向舟楔关节间隙铲剥2刀，范围0.5cm。

④第4支针刀松解外侧舟楔关节囊、外侧骰舟背侧韧带起点处的粘连瘢痕 使用Ⅰ型弧形针刀，摸清楚内侧舟楔关节间隙，在第3支针刀外侧1cm处进针刀，刀口线与下肢纵轴平行，针刀体与皮肤呈90°角，按照四步操作规程进针刀，针刀经皮肤、皮下组织到达舟骨骨面，调转刀口线90°，使弧形面与舟骨骨面相吻合，在骨面上向舟楔关节间隙铲剥2刀，范围0.5cm。

⑤第5支针刀松解第1跗跖关节足底韧带及第1跗跖关节囊的粘连瘢痕 使用Ⅰ型弧形针刀，摸清楚内侧舟楔关节间隙，从第1跗跖关节内侧进针刀，刀口线与足纵轴平行，针刀体与皮肤呈90°角，按照四步操作规程进针刀，针刀经皮肤、皮下组织到达第1跗跖关节跖骨头，调转刀口线90°，使弧形面与跖骨头骨面相吻合，在骨面上向第1跗跖关节间隙铲剥2刀，范围0.5cm。

⑥第6支针刀松解第1跗跖关节背内侧韧带及第1跗跖关节囊的粘连瘢痕 使用Ⅰ型弧形针刀，摸清楚第1跗跖关节间隙，从第1跗跖关节背内侧进针刀，刀口线与足纵轴平行，针刀体与皮肤呈90°角，按照四步操作规程进针刀，针刀经皮肤、皮下组织到达第1跗跖关节跖骨头，调转刀口线90°，使弧形面与跖骨头骨面相吻合，在骨面上向第1跗跖关节间隙铲剥2刀，范围0.5cm。

⑦第7支针刀松解第1跗跖关节背外侧韧带及第1跗跖关节囊的粘连瘢痕 使用Ⅰ型弧形针刀，摸清楚第1跗跖关节间隙，从第1跗跖关节背外侧进针刀，刀口线与足纵轴平行，针刀体与皮肤呈90°角，按照四步操作规程进针刀，针刀经皮肤、皮下组织到达第1跗跖关节跖骨头，调转刀口线90°，使弧形面与跖骨头骨面相吻合，在骨面上向第1跗跖关节间隙铲剥2刀，范围0.5cm。

术毕，拔出针刀，局部压迫止血3分钟后，创可贴覆盖针眼。

4.2.11 第11次针刀松解踝关节外侧关节囊、相关韧带及其周围的粘连瘢痕

（1）体位 仰卧位，踝关节中立位。

（2）体表定位 踝关节外侧。

（3）消毒 在施术部位，用活力碘消毒2遍，然后铺无菌洞巾，使治疗点正对洞巾中间。

（4）麻醉 用1%利多卡因局部浸润麻醉，每个治疗点注药1ml。

（5）刀具 Ⅰ型弧形针刀。

（6）针刀操作（图10－13、图10－14）

①第1支针刀松解踝关节后侧关节囊、距腓后韧带起点处的粘连瘢痕 在外踝尖后上方1cm处定位。使用Ⅰ型弧形针刀，刀口线与足纵轴平行，针刀体与皮肤呈90°角，按四步操作规程进针刀。针刀经皮肤、皮下组织到达外踝后侧腓骨骨面，调转刀口线90°，使针刀的弧形面与外踝后缘骨面相吻合，贴骨面向后下铲剥2刀，当刀下有落空感时停止，然后分别向上、向下做扇形铲剥，范围0.5cm。

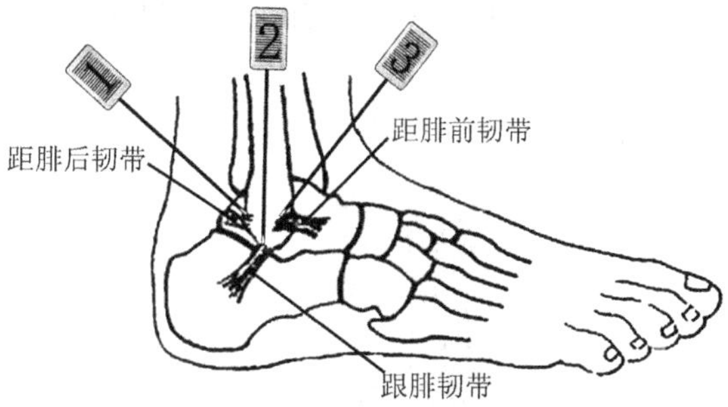

图 10－13　针刀松解踝关节外侧关节囊示意图

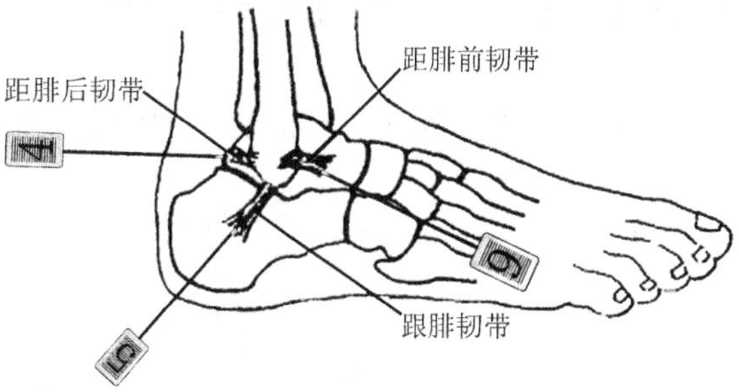

图 10－14　针刀松解外踝周围韧带示意图

②第 2 支针刀松解踝关节外侧关节囊、跟腓韧带起点的粘连瘢痕　在外踝尖定位。使用Ⅰ型弧形针刀，刀口线与足纵轴平行，针刀体与皮肤呈 90°角，按四步操作规程进针刀。针刀经皮肤、皮下组织到达外踝尖骨面，调转刀口线 90°，使针刀的弧形面与外踝尖骨面相吻合，贴骨面向后下铲剥 2 刀，当刀下有落空感时停止，然后分别向前、向后外做扇形铲剥，范围 0.5cm。

③第 3 支针刀松解踝关节前侧关节囊、距腓前韧带起点的粘连瘢痕　在外踝尖前上方 1cm 处定位。使用Ⅰ型弧形针刀，刀口线与足纵轴平行，针刀体与皮肤呈 90°角，按四步操作规程进针刀。针刀经皮肤、皮下组织到达外踝前侧腓骨骨面，调转刀口线 90°，使针刀的弧形面与外踝前缘骨面相吻合，贴骨面向前下铲剥 2 刀，当刀下有落空感时停止，然后分别向上、向下做扇形铲剥，范围 0.5cm。

④第 4 支针刀松解距腓后韧带止点的粘连瘢痕　在第 1 支针刀后方 2cm 处定位。使用Ⅰ型弧形针刀，刀口线与足纵轴平行，针刀体与皮肤呈 90°角，按四步操作规程进针刀。针刀经皮肤、皮下组织到达距骨骨面，调转刀口线 90°，使针刀的弧形面与距骨面相吻合，贴骨面向前下铲剥 2 刀，范围 0.5cm，然后分别向上、向下做扇形铲剥，范围 0.5cm。

⑤第 5 支针刀松解跟腓韧带止点的粘连瘢痕　在外踝尖下后方 2.5cm 处定位。使用Ⅰ型弧形针刀，刀口线与足纵轴平行，针刀体与皮肤呈 90°角，按四步操作规程进针刀。针刀经皮肤、皮下组织到达外跟骨骨面，调转刀口线 90°，贴骨面向上铲剥 2 刀，然后分别向前、向后外做扇形铲剥，范围 0.5cm。

⑥第 6 支针刀松解距腓前韧带止点的粘连瘢痕　在第 3 支针刀前下方 2.5cm 处定位。使用Ⅰ型弧形针刀，刀口线与足纵轴平行，针刀体与皮肤呈 90°角，按四步操作规程进针刀。针刀经皮肤、皮下组织到达距骨骨面，调转刀口线 90°，使针刀的弧形面与距骨面相吻合，贴骨面向后铲剥 2 刀，范围 0.5cm，然后分别向内、向外做扇形铲剥，范围 0.5cm。

术毕，拔出针刀，局部压迫止血 3 分钟后，创可贴覆盖针眼。

（7）针刀术后手法治疗　针刀术毕，先做踝关节对抗牵引 3 分钟，然后做踝关节外翻、外旋运动 3 次。

4.2.12　第 12 次针刀松解腓骨长、短肌之间的粘连瘢痕

（1）体位　仰卧位。

（2）体表定位　以腓骨为骨性标志选择性定点。

（3）消毒　在施术部位，用活力碘消毒 2 遍，然后铺无菌洞巾，使治疗点正对洞巾中间。

（4）麻醉　用 1% 利多卡因局部浸润麻醉，每个治疗点注药 1ml。

（5）刀具　Ⅰ型 4 号直形针刀。

（6）针刀操作（图 10－15、图 10－16）

①第 1 支针刀松解腓骨长肌起点处的粘连瘢痕　在腓骨头外下 3cm 处定点，针刀体与皮肤垂直，刀口线与小腿纵轴平行，按照四步操作规程进针刀，针刀经皮肤、皮下组织达腓骨面，纵疏横剥 2 刀，范围 1cm。

②第 2 支针刀松解腓骨长、短肌腱的粘连瘢痕　在外踝后方扪到腓骨长短肌腱硬结处定点，针刀体与皮肤垂直，刀口线与小腿纵轴平行，按照四步操作规程进针刀，针刀经皮肤、皮下组织，仔细寻找到腓骨长短肌腱之间的间隙后，纵疏横剥 2 刀，范围 1cm。

③第 3 支针刀松解腓骨短肌起点处的粘连瘢痕　在腓骨中下 1/3 外侧定点，针刀体与皮肤垂直，刀口

线与小腿纵轴平行，按照四步操作规程进针刀，针刀经皮肤、皮下组织达腓骨面，纵疏横剥2刀，范围1cm。

术毕，拔出针刀，局部压迫止血3分钟后，创可贴覆盖针眼。

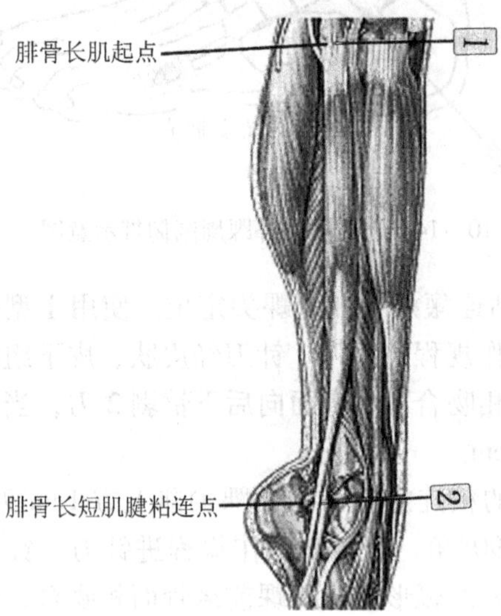

图10－15　腓骨长、短肌腱粘连瘢痕针刀松解示意图

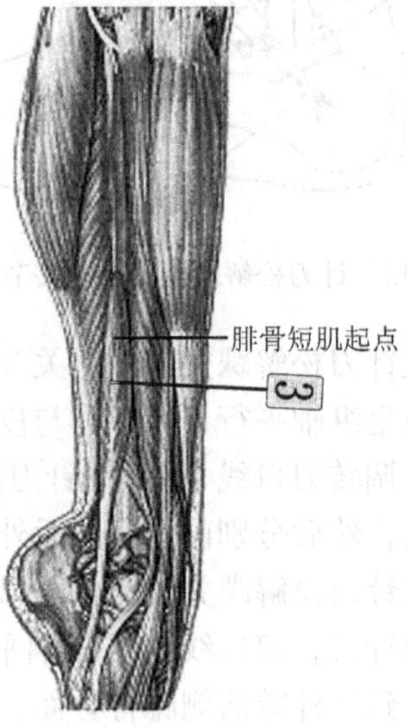

图10－16　腓骨短肌起点处粘连瘢痕针刀松解示意图

（7）注意事项　第2支针刀松解腓骨长短肌腱的粘连瘢痕时，需注意当针刀不同程度刺入皮肤、皮下组织后，针刀刃端向前后摆动，寻找两肌腱的间隙，再进行针刀操作，不能做提插切割刀法，否则可能切断肌腱，引起医疗事故。

5 针刀术后手法治疗

针刀术后做踝关节内外翻被动活动。

第十一章　常见五官科疾病

第一节　颈性失明

1 范围

本《规范》规定了颈性失明的诊断和治疗。

本《规范》适用于颈性失明的诊断和治疗。

2 术语和定义

下列术语和定义适用于本规范。

颈性失明（cervical blindness）

本病是一段时间内视力极度下降甚至全盲，眼科检查无特殊病理性改变的慢性眼部疾病。该病在颈椎 X 线平片见到寰椎、枢椎有移位现象。

3 诊断

3.1　临床表现

（1）眼部无任何器质性改变，表现为单纯性视力极度下降甚至全盲。

（2）体格检查示颈部后群肌肉、软组织紧张；触诊第 1 颈椎横突双侧位置不对称。

（3）用针刀医学影像学诊断读片法发现颈椎 X 线平片寰椎、枢椎有明显移位。

3.2　诊断要点

根据临床表现、针刀影像学诊断读片法可见颈椎 X 线平片寰椎、枢椎有移位并排除其他致盲疾病，即可诊断为颈性失明。

4 针刀治疗

4.1　治疗原则

依据针刀医学关于人体弓弦力学系统及疾病病理构架的网眼理论，颈性失明是由于颈段弓弦力学系统力平衡失调引起椎动脉供血不足，使眼部供血减少所致，通过针刀整体松解颈段弓弦力学系统软组织的粘连瘢痕，恢复眼部的血液供应。

4.2　操作方法

4.2.1　第 1 次针刀松解上段颈部的慢性软组织损伤

参照颈椎病软组织损伤型“T”形针刀整体松解术进行。

4.2.2　第 2 次针刀松解寰椎横突头上斜肌起点和头下斜肌止点的粘连和瘢痕

（1）体位　俯卧低头位。

（2）体表定位（图 11－1）　以乳突为参照点，在乳突后下方摸到的骨突部即为寰椎横突。

（3）消毒　在施术部位，用活力碘消毒 2 遍，然后铺无菌洞巾，使治疗点正对洞巾中间。

（4）麻醉　用 1% 利多卡因局部浸润麻醉，每个治疗点注药 1ml。

（5）刀具　Ⅰ型 4 号直形针刀。

（6）针刀操作（图 11－2）　以左侧为例，先摸到左侧乳突，在乳突的后下方摸到的骨突部就是寰椎横突。刀口线与人体纵轴一致，针刀体先向头侧倾斜 45°，与寰椎横突呈 60°角，针刀从正侧面乳突下进针，针刀经过皮肤、皮下组织、头最长肌、胸锁乳突肌后部直达寰椎横突尖骨面，然后针刀体逐渐向脚侧倾斜与寰椎横突平行，在骨面上铲剥3刀，范围0.5cm。右侧寰椎横突针刀松解与左侧相同。术毕，拔出针刀，局部压迫止血3分钟后，创可贴覆盖针眼。

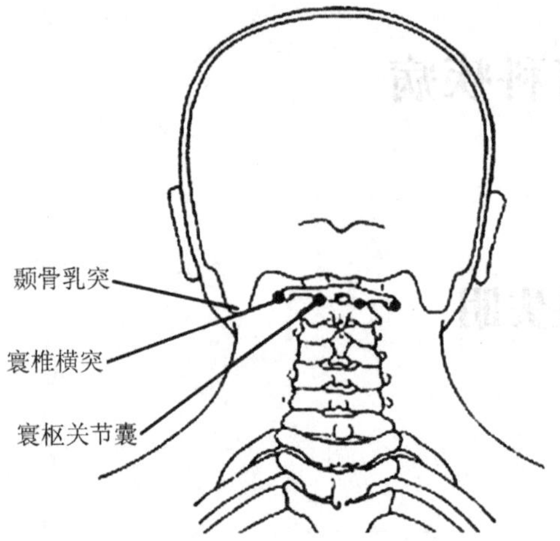

图11－1 针刀松解寰枢椎软组织附着点的体表定位

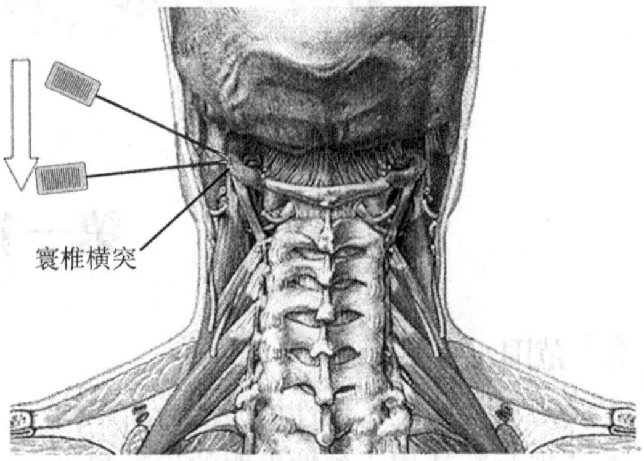

图11－2 寰椎横突针刀松解示意图

（7）注意事项 此部位的针刀操作，针刀进针时，针刀体先向头侧倾斜45°，到达骨面，针刀不会进入椎管和横突孔，但此时针刀刀法无法施行，所以，在有骨面作参照物的情况下，将针刀体逐渐向脚侧倾斜与寰椎横突平行，就可以进行针刀的铲剥了。横突尖到横突孔的距离在0.2cm以上，所以，范围不超过0.1cm，不会进入横突孔。

5 针刀术后手法治疗

针刀术后，嘱患者俯卧位，一助手牵拉肩部，术者正对患者头项，右肘关节屈曲并托住患者下颌，左手前臂尺侧压在患者枕骨上，随颈部的活动施按揉法。用力不能过大，以免造成新的损伤。最后，提拿两侧肩部，并从患者肩至前臂反复揉搓3次。

第二节 眉棱骨痛

1 范围

本《规范》规定了眉棱骨痛的诊断和治疗。

本《规范》适用于眉棱骨痛的诊断和治疗。

2 术语和定义

下列术语和定义适用于本规范。

眉棱骨痛（pain in the supra－orbital bone）

本病是指位于两眉上缘骨突即眉弓处，无明显诱因的持续性或间歇性疼痛。眉棱骨痛是农村常见病，多发于老年妇女。

3 诊断

3.1 临床表现

多数患者慢性起病，主要表现为眼眶上缘隐痛，单侧、双侧表现不一，受凉或天气变化时加重，保暖或局部按摩后可稍缓解。局部有或无明显压痛，无放射痛；局部皮肤温度不高，一般皮下组织无明显结节样改变，常伴有眼眶胀痛或流泪等症状。

3.2 诊断要点

（1）有颈椎病史、眼眶周围外伤史。

（2）眉棱骨疼痛，单侧、双侧表现不一。

（3）X线、CT等影像学检查及实验室检查排除颅脑疾病、全身性疾病、肿瘤及癔症性头痛等病因。

4 针刀治疗

4.1 治疗原则

依据针刀医学关于人体弓弦力学系统及疾病病理构架的网眼理论，眉棱骨痛实质是由于眶上神经或滑车上神经受到卡压，应用针刀松解局部的神经卡压粘连。

4.2 操作方法

（1）体位　仰卧位。

（2）体表定位　眶上缘正中压痛点为眶上神经卡压点，此点向内 1～2cm 为滑车上神经卡压点。

（3）刀具　Ⅰ型 4 号直形针刀。

（4）消毒　在施术部位，用活力碘消毒 2 遍，然后铺无菌洞巾，使治疗点正对洞巾中间。

（5）麻醉　用1%利多卡因局部浸润麻醉，每个治疗点注药 1ml。

（6）针刀操作（图 11－3）

①第 1 支针刀松解眶上神经卡压点的粘连瘢痕　从定点处进针刀，刀口线与人体纵轴一致，针刀体与皮肤垂直，严格按四步操作规程进针刀，针刀经皮肤、皮肤组织筋膜达骨面，纵疏横剥 3 刀，然后分别向上向下铲剥 3 刀，范围 0.5cm。

②第 2 支针刀松解滑车上神经卡压点的粘连瘢痕　从定点处进针刀，刀口线与人体纵轴一致，针刀体与皮肤垂直，严格按四步操作规程进针刀，针刀经皮肤、皮肤组织筋膜达骨面，纵疏横剥 3 刀，然后分别向上向下铲剥 3 刀，范围 0.5cm。

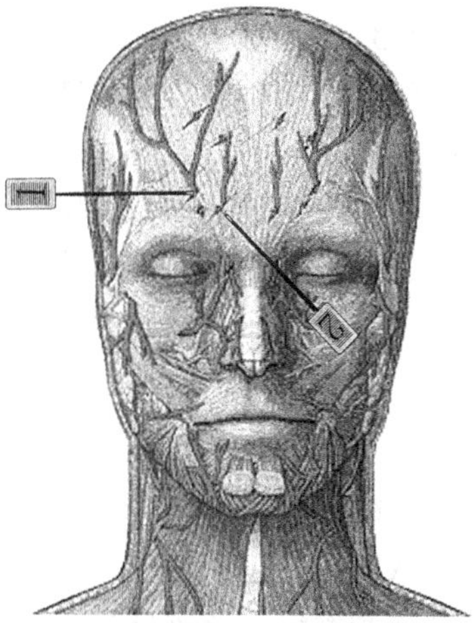

图 11－3　针刀松解眶上神经、滑车上神经卡压点示意图

术毕，拔出针刀，局部压迫止血 3 分钟后，创可贴覆盖针眼。

5 针刀术后手法治疗

针刀术毕，行局部指压分拨手法。

第三节　过敏性鼻炎

1 范围

本《规范》规定了过敏性鼻炎的诊断和治疗。

本《规范》适用于过敏性鼻炎的诊断和治疗。

2 术语和定义

下列术语和定义适用于本规范。

过敏性鼻炎（allergic rhinitis）

本病是以鼻痒、打喷嚏、流清涕等为主要症状的疾病。患者往往有明显的过敏体质，在疾病发作时尚可伴结膜、上腭及外耳道等处的瘙痒。大部分患者起病于儿童期，发病有明显的季节性，其发病期大都与周围环境特异性过敏原的消长有密切关系。

3 诊断

3.1 临床表现

发病时鼻痒、连续打喷嚏、流大量水样性清涕，有时尚伴有眼结膜、上腭部甚至外耳道部的奇痒等为本病的临床特征。由于鼻黏膜肿胀，患者常有鼻塞和嗅觉减退现象。症状通常早、晚加重，日间及运动后好转。患者通常全身症状不明显，但如并发鼻窦炎后可有发热、面颊部胀痛、乏力和纳滞等症状。

患者得病后常常伴有鼻黏膜的高敏状态，发病季节内对任何强烈的气味、污染的空气，乃至气候温度的变化都会有症状的反复，本病的后期患者常可发展成对多种抗原与刺激因素过敏而呈一种终年易鼻塞、流涕的状态。

患者在发作期常呈一种张口呼吸的面容（儿童尤其明显），由于经常因鼻痒而搓揉，可见鼻梁部皮肤的横纹，鼻翼部分肥大，伴过敏性眼结膜炎者尚可见结膜的轻度充血与水肿。窥鼻镜检查可见本症患者鼻黏膜多苍白水肿，分泌物甚多，大都呈水样，镜下检查可见有大量嗜酸性粒细胞。

3.2 辅助检查

实验室检查方面，患者对相应的抗原皮肤试验常呈阳性速发型反应（反应常在10~15分钟内发生）。在体外用放射性过敏原吸附试验（RAST）或酶联免疫吸附测定（ELISA），也能自患者血清内检出特异性IgE的存在。

本症患者中仅30%~40%有总IgE的升高，血象内嗜酸性粒细胞仅稍增高或不增高。

3.3 诊断要点

（1）有明确吸入物致敏原线索，有个人或家族过敏性疾病史，发作期有典型的症状和体征，各记1分，共3分。

（2）变应原皮肤试验阳性反应，且至少有一种为（++）或（++）以上，记2分。

（3）变应原鼻激发试验阳性，且与皮肤试验疾病史符合，记2分。

（4）鼻分泌物涂片嗜酸性粒细胞阳性，记1分。

（5）得分6~8分可诊断为常年性变应性鼻炎；3~5分为可疑变应性鼻炎。

4 针刀治疗

4.1 治疗原则

依据针刀医学关于人体弓弦力学系统及疾病病理构架的网眼理论，过敏性鼻炎是由于鼻腔内软组织的粘连和瘢痕，导致鼻腔功能异常，应用针刀松解局部的粘连。

4.2 操作方法

（1）体位　仰卧位。

（2）体表定位　鼻腔黏膜。

（3）消毒　在施术部位，用活力碘消毒2遍，然后铺无菌洞巾，使治疗点正对洞巾中间。

（4）麻醉　用1%利多卡因局部浸润麻醉，每个治疗点注药1ml。

（5）刀具　Ⅰ型4号直形针刀。

（6）针刀操作（图11-4）

①针刀由一侧鼻孔进入，沿鼻腔内侧壁刺穿黏膜，紧贴鼻中隔软骨做黏膜下纵疏横剥3刀，范围0.5cm。松解对侧鼻腔内侧壁，方法相同。

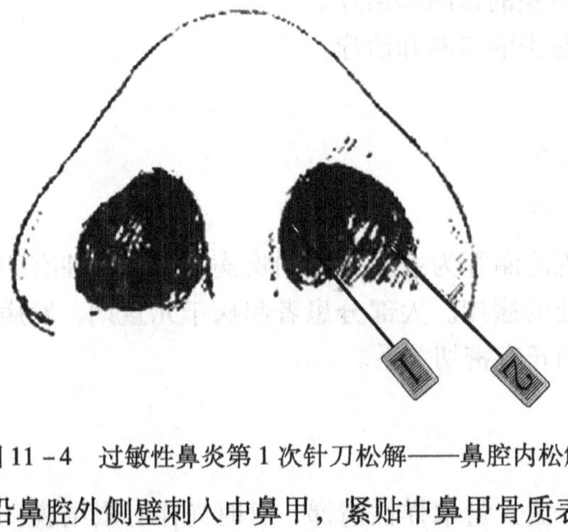

图11-4　过敏性鼻炎第1次针刀松解——鼻腔内松解

②针刀由一侧鼻孔进入，沿鼻腔外侧壁刺入中鼻甲，紧贴中鼻甲骨质表面做黏膜下纵疏横剥3刀，范围0.5cm。松解对侧鼻腔外侧壁，方法相同。

术毕，拔出针刀，局部压迫止血3分钟后，创可贴覆盖针眼。

5 针刀术后手法治疗

局部治疗术后用手在鼻腔外侧按压1分钟。

第四节　慢性咽炎

1 范围

本《规范》规定了慢性咽炎的诊断和治疗。

本《规范》适用于慢性咽炎的诊断和治疗。

2 术语和定义

下列术语和定义适用于本规范。

慢性咽炎（chronic pharyngitis）

本病为咽部黏膜、黏膜下及淋巴组织的弥漫性炎症，常为上呼吸道炎症的一部分。本病为常见病，多发于成年人。

3 诊断

3.1 临床表现

（1）症状　咽部可有各种不适感觉，如灼热、干燥、微痛、异物感、痰黏感，习惯以咳嗽清除分泌物，常在晨起用力清除分泌物时，有作呕不适。通过咳嗽，清除出稠厚的分泌物后症状缓解。上述症状因人而异，轻重不一，一般全身症状多不明显。

（2）体征

①慢性单纯性咽炎　检查时，咽部反射亢进，易引起恶心，咽黏膜弥漫性充血，色暗红，咽后壁有散在的淋巴滤泡增生，其周围有扩张的血管网，且常附有少量黏稠分泌物。

②慢性肥厚性咽炎　咽黏膜增厚，弥漫充血，色深红，小血管扩张，咽后壁淋巴滤泡增生、充血、肿胀隆起呈点状分布或相互融合成块状，或可见1~2个淋巴滤泡顶部有黄白色小点，严重者两侧咽侧索、咽腭弓等处有充血肥厚（实际就是咽部软组织损伤后的增生）。

③萎缩性咽炎　检查时咽部感觉及反射减退，可见咽黏膜菲薄、干燥；萎缩较重者，黏膜薄如发光的蜡纸，咽部吞咽运动时黏膜出现皱纹，咽后壁隐约可见颈椎体轮廓；萎缩更重者，黏膜表面常附有片状深灰色或棕褐色干痂（实际就是咽部软组织损伤后的变性挛缩）。

3.2 诊断要点

（1）本病呈慢性发作，病程长，咽部有干、痒、隐痛、异物感等症状。

（2）检查有咽黏膜慢性充血、肥厚，淋巴滤泡肿大，或咽黏膜萎缩变薄等局部体征。但慢性咽炎有时仅为继发病变，或与慢性咽炎相似的症状，常是许多全身疾病的局部表现，故须详问病史，重视对鼻腔、鼻窦、喉腔、下呼吸道、消化道以及全身疾病的检查，找出病源，以便进行去因治疗。本病尤其要注意与咽部梅毒、麻风、结核、狼疮、肿瘤、咽神经官能症、食道癌、丙种球蛋白缺乏症、茎突过长症等进行鉴别。

（3）颈椎X线显示：颈椎关节有旋转移位。

4 针刀治疗

4.1 治疗原则

依据针刀医学关于人体弓弦力学系统及疾病病理构架的网眼理论，慢性咽炎是由于颈段弓弦力学系统受损所引起的咽喉功能异常，应用针刀整体松解颈段弓弦力学系统及咽部软组织的粘连和瘢痕。

4.2 操作方法

4.2.1　第1次针刀松解上段颈部软组织的粘连和瘢痕

参照颈椎病软组织损伤型“T”形针刀整体松解术进行。

4.2.2　第2次针刀松解咽部软组织粘连瘢痕

（1）体位　仰卧仰头位，闭口。

（2）体表体位　舌骨。

（3）消毒　在施术部位，用活力碘消毒2遍，然后铺无菌洞巾，使治疗点正对洞巾中间。

（4）麻醉　用1%利多卡因局部浸润麻醉，每个治疗点注药1ml。

（5）刀具　Ⅰ型4号直形针刀。

（6）针刀操作（图11－5）

①第1支针刀松解茎突舌骨肌弓弦结合部的粘连瘢痕　在舌骨体与舌骨大角拐弯处进针刀，刀口线与人体纵轴一致，针刀体与皮肤垂直，严格按四步操作规程进针刀，针刀经皮肤、皮下组织筋膜达舌骨面，纵疏横剥3刀，然后贴舌骨骨面向下铲剥3刀，范围0.5cm。

②第2支针刀松解颏舌骨肌弓弦结合部的粘连瘢痕　在第1支针刀内侧0.5cm处定点进针刀，刀口线与人体纵轴一致，针刀体与皮肤垂直，严格按四步操作规程进针刀，针刀经皮肤、皮下组织筋膜达舌骨面，纵疏横剥3刀，然后贴舌骨骨面向上铲剥3刀，范围0.5cm。

③第3支针刀松解胸骨舌骨肌弓弦结合部的粘连瘢痕　在第2支针刀内侧0.5cm处定点进针刀，刀口线与人体纵轴一致，针刀体与皮肤垂直，严格按四步操作规程进针刀，针刀经皮肤、皮下组织筋膜达舌骨面，纵疏横剥3刀，然后贴舌骨骨面向下铲剥3刀，范围0.5cm。

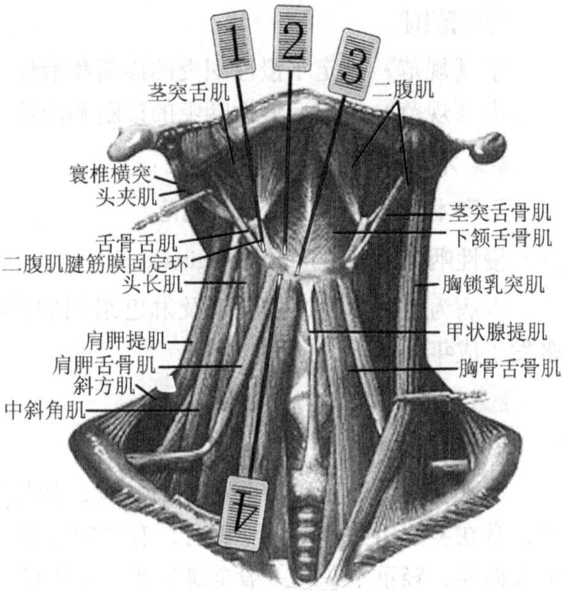

图11－5　针刀松解咽部软组织粘连瘢痕示意图

④第4支针刀松解肩胛舌骨肌弓弦结合部的粘连瘢痕　在第2支针刀下0.5cm处定点进针刀，刀口线与人体纵轴一致，针刀体与皮肤垂直，严格按四步操作规程进针刀，针刀经皮肤、皮下组织筋膜达舌骨面，纵疏横剥3刀，然后贴舌骨骨面向下铲剥3刀，范围0.5cm。

术毕，拔出针刀，局部压迫止血3分钟后，创可贴覆盖针眼。

4.2.3　第3次针刀松解颈部筋膜

（1）体位　仰卧位，闭口。

（2）体表定位　喉结平面。

（3）消毒　在施术部位，用活力碘消毒2遍，然后铺无菌洞巾，使治疗点正对洞巾中间。

（4）麻醉　用1%利多卡因局部浸润麻醉，每个治疗点注药1ml。

（5）刀具　Ⅰ型4号直形针刀。

（6）针刀操作（图11－6、图11－7）　术者在第7颈椎平面，用押手拇指钝性分开内脏鞘（甲状腺、气管、食管）与颈血管神经鞘间隙，刺手持针刀，贴押手拇指背面，从内脏鞘（甲状腺、气管、食管）与颈血管神经鞘间隙进针刀，刀口线和人体纵轴一致，加压分离，到达内脏鞘（甲状腺、气管、食管）与颈血管神经鞘间隙后，一边进针刀，一边纵疏横剥3刀，达椎前筋膜。术毕，拔出针刀，局部压迫止血3分钟后，创可贴覆盖针眼。

（7）注意事项　初学者或者对颈部生理解剖不熟悉的医生，不能做此处的针刀松解，以防止损伤重要神经血管。针刀手术过程中，要缓慢进针刀，控制进针刀速度，如纵疏横剥过程中患者出现剧痛，可能是针刀刺伤了颈部血管，应立即停止针刀操作，退针刀1cm后，稍调整方向继续进针刀，纵疏横剥的范围不能超过0.5cm。

5 针刀术后手法治疗

嘱患者俯卧位，一助手牵拉肩部，术者正对患者头项，右肘关节屈曲并托住患者下颌，左手前臂尺侧压在患者枕骨上，随颈部的活动施按揉法。用力不能过大，以免造成新的损伤。最后，提拿两侧肩部，并从患者肩至前臂反复揉搓3次。

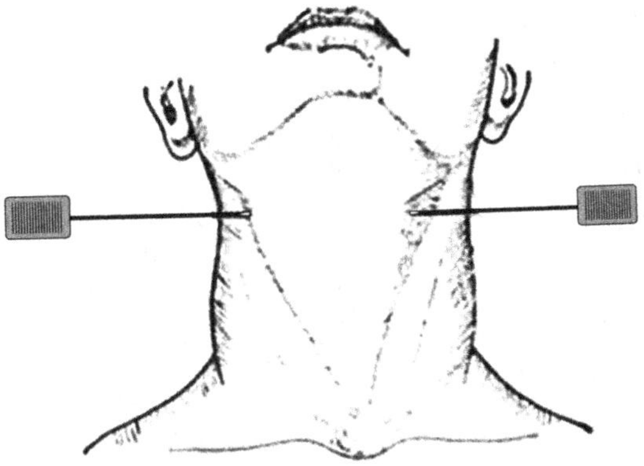

图 11－6　针刀进针点示意图

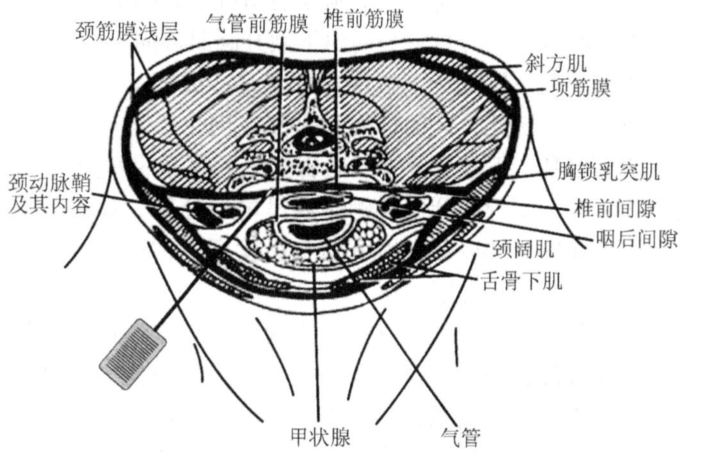

图 11－7　第 7 颈椎平面断面解剖针刀松解示意图

第五节　颞下颌关节紊乱

1 范围

本《规范》规定了颞下颌关节紊乱的诊断和治疗。

本《规范》适用于颞下颌关节紊乱的诊断和治疗。

2 术语和定义

下列术语和定义适用于本规范。

颞下颌关节紊乱（disorders of temporomandibular joint）

本病是指因器质性病变导致长期开口困难或完全不能开口者。临床上可分为两类：第一类是由于一侧或两侧关节内发生病变，最后造成关节内纤维性或骨性粘连，称为关节内紊乱，简称关节紊乱，也有人称之为真性关节紊乱；第二类病变发生在关节外上下颌间皮肤、黏膜或深层组织，称为颌间挛缩或关节外紊乱，也有人称之为假性关节紊乱。

3 诊断

3.1 临床表现

（1）关节内紊乱

①开口困难　关节内强直的主要症状是进行性开口困难或完全不能开口，病史较长，一般在数年以上。开口困难的程度因强直的性质而变化。如属纤维性强直一般可有一定的开口度；而完全骨性强直则完全不能开口。有时骨性强直的患者，尤其是儿童，用力开口时，下颌骨仍可有数毫米的活动度，但这并非关节的活动，而是下颌体的弹性及颅颌连接处不全骨化的结果。开口困难造成进食困难，通常只能由磨牙后间隙处缓慢吸入流汁或半流汁，或从牙间隙用手指塞入小块软食。

②面下部发育障碍畸形　多发生在儿童。由于咀嚼功能的减弱和下颌的主要生长中心髁状突被破坏所致。下颌畸形一般随年龄的增长而日益明显，表现为面容两侧不对称，颏部偏向患侧。患侧下颌体、下颌升支短小，相应面部反而丰满；健侧下颌由于生长发育正常，相应面部反而扁平、狭长，因而常常容易误诊。双侧强直者，由于整个下颌发育障碍，下颌内缩、后退，而正常上颌却向前突，形成特殊的下颌畸形面容（图 11－8）。发病年龄愈小，颜面下部发育障碍畸形愈严重。尤其是幼儿，由于下颌发育受阻，形成下颌畸形和下颌后缩，使下颌骨及其相应的组织，特别是舌和舌骨均处于后缩位置，即与咽后壁间的距离缩小，造成上呼吸道狭窄，以致引起阻塞性睡眠呼吸暂停综合征。这种综合征在入睡后，发生严重鼾声，并有呼吸暂停，而频繁的呼吸暂停和缺氧可引起一系列心肺功能障碍，有的伴有精神障碍，甚至可危及生命。

除有下颌发育障碍外，下颌角前切迹明显凹陷，下颌角显著向下突出。发生角前切迹的一般解释是：由于患者经常力图开口，长期地下颌升颌肌群向上牵引与下颌体上的降颌肌群向下牵拉而形成。

③咬颌关系错乱　下颌骨发育障碍造成面下部垂直距离变短，牙弓变小而狭窄。因此，牙的排列和垂直方向生长均受阻碍，结果造成咬颌关系明显错乱。下颌磨牙常倾向舌侧，下颌牙的颊尖咬于上颌牙的舌尖，甚至无接触；下颌切牙向唇侧倾斜呈扇形分离。如果关节强直发病于成年人或青春发育期以后，因下颌骨已发育正常或基本正常，则面部无明显畸形，仅有开口受限。

④髁状突活动减弱或消失　用两手小指末端放在两侧外耳道内，拇指放在颧骨部做固定，请患者做开闭口运动和侧方运动，此时通过外耳道前壁，不仅能查明髁状突有无活动度，并且可对比两侧髁状突运动的差别，以便确定诊断。关节内强直侧没有活动或者活动度极小（纤维性强直），而健侧则活动明显。

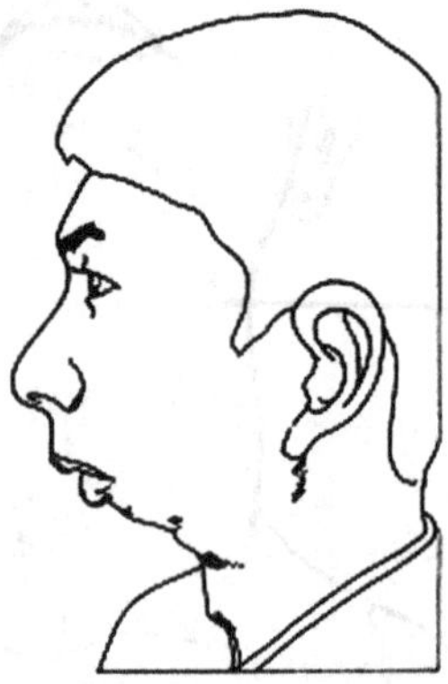

图 11－8　双侧颞下颌关节强直的下颌畸形面容示意图

⑤X 线检查　在关节侧位 X 线片上，可见 3 种类型：第 1 种类型正常关节解剖形态消失，关节间隙模糊，关节窝及髁状突骨密质有不规则破坏，临床上可有轻度开口运动，此种类型多属纤维性强直。第 2 种类型可见关节间隙消失，髁状突和关节窝融合成很大的致密团块，呈骨球状。第 3 种类型可见致密的骨性团块波及乙状切迹，使正常喙突、颧弓乙状切迹影像消失，在下颌升支侧位 X 线片上，下颌升支和颧弓甚至可完全融合呈“T”型。

（2）关节外紊乱

①开口困难　关节外强直的主要症状也是开口困难或完全不能开口。在询问病史时，常有因坏疽性口炎引起的口腔溃烂史，或上下颌骨损伤史，或放射治疗等病史。开口困难的程度因关节外瘢痕粘连的程度而有所不同。由于病理变化发生在关节外部，而不侵及下颌骨的主要生长发育中心，因此，即使在生长发育期前患病，一般患者面下部发育障碍畸形和咬颌关系错乱均较关节内强直为轻。

②口腔或颌面部瘢痕挛缩或缺损畸形　颌间挛缩常使患侧口腔龈颊沟变浅或消失，并可触到范围不等的条索状瘢痕区，但当瘢痕发生在下颌磨牙后区以后的部位时，则不易被查到。由坏疽性口炎引起者，常伴有软组织缺损畸形，牙排列错乱。由于损伤或灼伤引起的颌间瘢痕或缺损畸形，诊断比较容易。

③髁状突活动减弱或消失　与关节内强直比较，多数挛缩的瘢痕较关节内强直的骨性粘连有伸缩性，所以开颌运动时，患侧髁状突尚可有轻微活动，尤其是在侧方运动时，活动更为明显；但如颌间瘢痕已骨化，呈骨性强直时，则髁状突的活动也可以消失。

④X 线检查　在关节侧位 X 线片上，髁状突、关节窝和关节间隙清楚可见。在下颌骨或颧骨后前位片上，有些病例可见到上颌与下颌升支之间的颌间间隙变窄，密度增高。有时可见大小不等的骨化灶，甚至上、下颌骨之间或下颌与颧骨、颧弓之间形成骨性粘连，这时可称为骨性颌间挛缩。

（3）混合性紊乱　临床上可见关节内和关节外强直同时存在的病例，其症状为二者症状的综合，称为混合型强直。

3.2　诊断要点

（1）关节内紊乱

①开口困难：关节内强直的主要症状是进行性开口困难或完全不能开口，病史较长，一般在数年以上。属纤维性强直一般可有一定的开口度；而完全骨性强直则完全不能开口。

②下颌畸形面容。

③咬颌关系错乱。

④X 线检查可明确分型。

（2）关节外紊乱

①开口困难：关节外强直的主要症状也是开口困难或完全不能开口。

②口腔或颌面部瘢痕挛缩或缺损畸形。

③髁状突活动减弱或消失。

④X线检查可明确诊断。

（3）混合性紊乱　关节内和关节外强直同时存在。

4 针刀治疗

4.1 治疗原则

依据针刀医学关于人体弓弦力学系统及疾病病理构架的网眼理论，颞下颌关节紊乱是由于颞下颌关节弓弦力学系统受损所引起的关节功能异常，应用针刀整体松解颞下颌关节弓弦力学系统软组织的粘连和瘢痕。

4.2 操作方法

4.2.1　第1次针刀松解两侧咬肌的粘连瘢痕和挛缩

（1）体位　仰卧仰头位，闭口。

（2）体表定位　两侧咬肌起止点及硬结条索，以右侧为例，介绍针刀手术方法。

（3）消毒　在施术部位，用活力碘消毒2遍，然后铺无菌洞巾，使治疗点正对洞巾中间。

（4）麻醉　用1%利多卡因局部浸润麻醉，每个治疗点注药1ml。

（5）刀具　Ⅱ型4号弧形针刀。

（6）针刀操作（图11－9）

①第1支针刀松解右侧咬肌起点的粘连和瘢痕　在颧弓咬肌起点处定点，刀口线与人体纵轴方向平行，针刀体与皮肤垂直，严格按四步操作规程进针刀，针刀经皮肤、皮下组织，直达骨面，纵疏横剥3刀，范围0.5cm，然后，调转刀口线90°，沿骨面向下铲剥3刀，范围0.5cm。

②第2支针刀松解右侧咬肌止点的粘连和瘢痕　在下颌角咬肌止点处定点，刀口线与人体纵轴方向平行，针刀体与皮肤垂直，严格按四步操作规程进针刀，针刀经皮肤、皮下组织，直达骨面，纵疏横剥3刀，范围0.5cm，然后，调转刀口线90°，沿骨面向上铲剥3刀，范围0.5cm。

③第3支针刀松解右侧咬肌行经路线的粘连和瘢痕　在咬肌表面硬结和条索处定点，刀口线与咬肌肌纤维方向平行，针刀体与皮肤垂直，严格按四步操作规程进针刀，针刀经皮肤、皮下组织，刀下有韧性感时，即到达病变处，再进针刀0.5cm，纵疏横剥3刀，范围0.5cm。

术毕，拔出针刀，局部压迫止血3分钟后，创可贴覆盖针眼。

4.2.2　第2次针刀松解两侧颞下颌关节关节囊及韧带的粘连瘢痕和挛缩

（1）体位　仰卧仰头位，闭口。

（2）体表定位　张口触摸到颞下颌关节凹陷两侧的骨突定点，以右侧为例，介绍针刀手术方法。

（3）消毒　在施术部位，用活力碘消毒2遍，然后铺无菌洞巾，使治疗点正对洞巾中间。

（4）麻醉　用1%利多卡因局部浸润麻醉，每个治疗点注药1ml。

（5）刀具　Ⅱ型4号弧形针刀。

（6）针刀操作（图11－10）

①第1支针刀松解右侧颞下颌关节关节囊颞骨起点处的粘连和瘢痕　张口触摸到颞下颌关节凹陷上缘颞骨关节窝定点，刀口线与人体纵轴方向平行，针刀体与皮肤垂直，严格按四步操作规程进针刀，针刀经皮肤、皮下组织，直达颞骨骨面，纵疏横剥3刀，范围0.5cm，然后，调转刀口线90°，沿骨面向下铲剥3刀，范围0.5cm。

②第2支针刀松解右侧颞下颌关节关节囊颞骨止点处的粘连和瘢痕　张口触摸到颞下颌关节凹陷下缘下颌骨髁头突定点，刀口线与人体纵轴方向平行，针刀体与皮肤垂直，严格按四步操作规程进针刀，针刀经皮肤、皮下组织，直达颞骨骨面，纵疏横剥3刀，范围0.5cm，然后，调转刀口线90°，沿骨面向上铲剥3刀，范围0.5cm。

③第3支针刀松解右侧颞下颌外侧韧带起点的粘连和瘢痕　在第1支针刀前0.8cm处定点，刀口线与人体纵轴方向平行，针刀体与皮肤垂直，严格按四步操作规程进针刀，针刀经皮肤、皮下组织，直达颞骨骨面，纵疏横剥3刀，范围0.5cm，然后，调转刀口线90°，沿骨面向下铲剥3刀，范围0.5cm。

术毕，拔出针刀，局部压迫止血3分钟后，创可贴覆盖针眼。

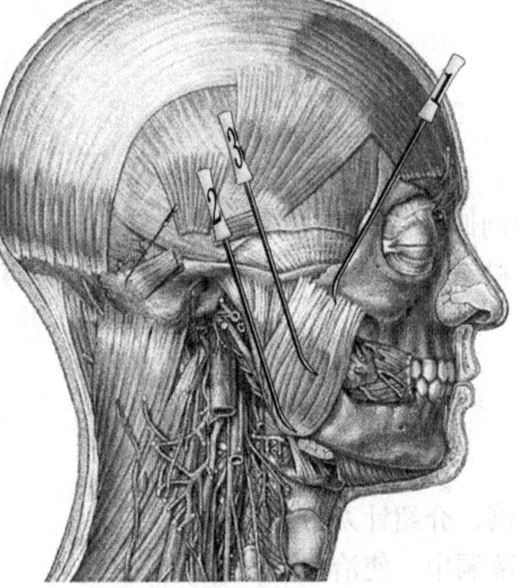

图 11 - 9 针刀松解两侧咬肌示意图（1）

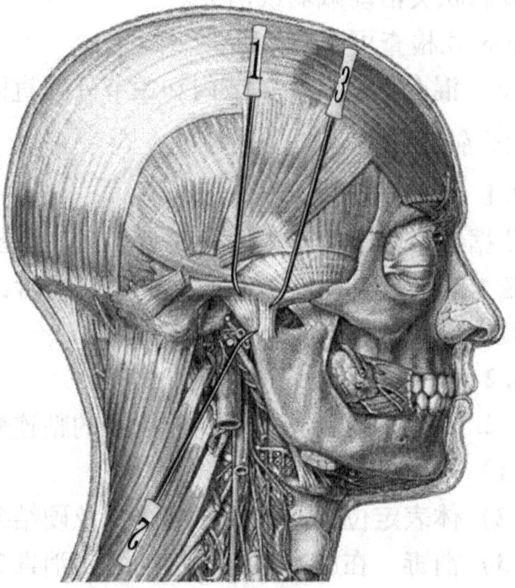

图 11 - 10 针刀松解两侧咬肌示意图（2）

5 针刀术后手法治疗

针刀术毕，做颞下颌关节推压放松手法。

患者正坐位，术者立于患者后侧，将患者的头部紧贴术者的胸壁，双手四指托住下颌体，双拇指顶在两侧下颌角，拇指先用力向前推压颞下颌关节，然后其余四指用力向后推压颞下颌关节，达到进一步松解病变部位残余的粘连和瘢痕的目的。反复推压 3 次。

第十二章　常见肛肠疾病

第一节　痔　　疮

1 范围

本《规范》规定了痔疮的诊断和治疗。
本《规范》适用于痔疮的诊断和治疗。

2 术语和定义

下列术语和定义适用于本规范。

痔疮（haemorrhoids）

本病又称痔，是一种常见病，随年龄增长而发病率增高，是齿线两侧直肠上、下静脉丛曲张而成的静脉团块。常因反复机械性损伤而出血、栓塞或团块脱出。

3 诊断

3.1 临床表现

（1）排便时出血　内痔或混合痔最常见的症状是血便，其特点是便时无痛、血色鲜红，且为间歇性。出血量一般不大，但有时也可较大，呈喷射状，以致患者严重贫血，但便后血止。便秘、粪便干硬、大便次数增多、饮酒及进食刺激性食物等是痔出血的诱因。

（2）痔块脱出　内痔或混合痔发展到一定程度（第 2、3 期）即可脱出肛门外。痔块脱出会影响劳动。

（3）疼痛　单纯性内痔无疼痛感，而外痔和混合痔则有疼痛感。痔常因表浅黏膜或皮肤受损后感染或血栓形成，或脱出后嵌顿引起水肿、感染和坏死，而出现疼痛症状。局部疼痛是血栓性外痔的特点。

（4）瘙痒　由于痔块脱出及括约肌松弛，黏液流出肛门外而刺激周围皮肤，引起瘙痒甚至皮肤湿疹。

内痔或混合痔脱出时，可在肛门周围见到痔块。血栓性外痔可在肛门周围见一突出的暗紫色长圆形肿块，有时可见出血点。不脱出的痔块需借助指检和肛镜检查方可查到。另外，指检不但可以排除其他病变，且可用来判断肛镜检查是否可以进行。

3.2 诊断要点

（1）内痔是肛垫（肛管血管垫）的支持结构、血管丛及动静脉吻合支发生的病理性改变。

（2）外痔是直肠下静脉属支在齿状线远侧表皮下静脉丛的病理性扩张和血栓形成。

（3）混合痔是内痔通过丰富的静脉丛吻合支和相应部位的外痔静脉丛相互融合。

（4）内痔的临床表现和分度：内痔的主要临床表现是出血和脱出，可伴发血栓、绞窄、嵌顿以及排便困难。

内痔的分度：

Ⅰ度：便时带血、滴血或喷射状出血，便后出血可自行停止，无痔脱出。

Ⅱ度：常有便血，排便时有痔脱出，便后可自行还纳。

Ⅲ度：偶有便血，排便或久站、咳嗽、劳累、负重时痔脱出，需用手还纳。

Ⅳ度：偶有便血，痔脱出不能还纳。

（5）外痔的主要临床表现是肛门不适、潮湿不洁、异物感，如发生血栓及皮下血肿有剧痛。

（6）混合痔的主要临床表现是内痔和外痔的症状可同时存在，严重时表现为环状痔脱出。

4 针刀治疗

4.1 治疗原则

依据人体弓弦力学系统理论及疾病病理构架的网眼理论，痔疮是由于腰骶部软组织慢性损伤后引起腰骶段脊柱弓弦力学系统力平衡失调，形成网络状病理构架，导致直肠静脉回流障碍所致，通过针刀整体松解腰骶段脊柱弓弦力学系统软组织的粘连和瘢痕及病变静脉团。

4.2 操作方法

4.2.1 第1次针刀松解腰骶段脊柱弓弦力学系统软组织的粘连和瘢痕

针刀手术方法参照中风后遗症第3次针刀治疗。

4.2.2 第2次针刀松解痔疮部位

（1）体位 膝胸卧位。

（2）体表定位 痔核。

（3）消毒 在施术部位，用活力碘消毒2遍，然后铺无菌洞巾，使治疗点正对洞巾中间。

（4）麻醉 用1%利多卡因局部浸润麻醉，每个治疗点注药1ml。

（5）刀具 Ⅰ型4号直形针刀。

（6）针刀操作（图12－1） 刀口线与直肠纵轴一致，针刀体与皮肤垂直，严格按四步操作规程进针刀，针刀经痔核部皮肤、皮下组织，在痔核基底部行通透剥离3刀。如痔核大或脱出者，应进行局部治疗。用针刀在痔核基底部行通透剥离，痔核会自行枯萎、脱落。

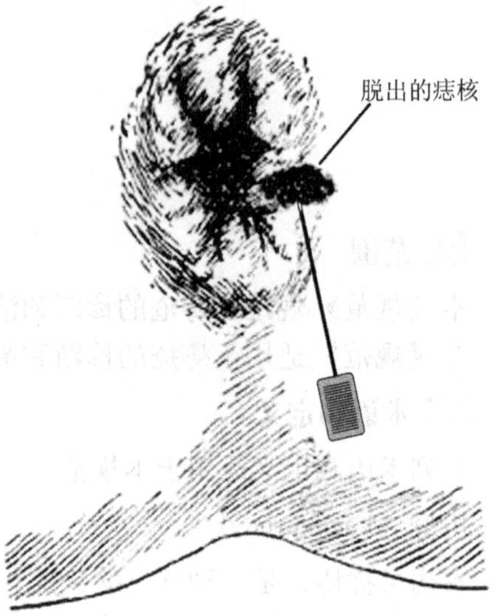

图12－1 痔疮针刀松解示意图

5 针刀术后手法治疗

针刀术毕，做腰部斜扳手法。

第二节 肛 裂

1 范围

本《规范》规定了肛裂的诊断和治疗。

本《规范》适用于肛裂的诊断和治疗。

2 术语和定义

下列术语和定义适用于本规范。

肛裂（anal fissure）

肛裂是肛管上皮的破裂，在齿线与肛缘间形成梭形溃疡。特点是肛管括约肌痉挛，便时疼痛及便血，裂口久不愈合，逐渐演变成慢性溃疡，可继发前哨痔、息肉、肛周脓肿及肛瘘。

3 诊断

3.1 临床表现

肛门裂初起时，仅在肛管皮肤上形成一个小的裂隙，裂口表浅，颜色鲜红。继之发展，可以裂到皮下组织，甚或一直裂到肛门括约肌。

（1）疼痛 疼痛的轻重，和肛门裂的大小、深浅，患病时间长短以及因为个人的敏感性不同而有所不同。经常因为排便，而引起阵发性疼痛。

（2）出血 只在排便以后，有几滴鲜血滴出，或者在粪便上、便纸上染有少许血液，有时血与黏液混杂在一起。

（3）便秘 患者因为恐惧排便时的疼痛不敢大小便而致便秘，又因为便秘使得肛门裂加重，从而形成恶性循环。

（4）瘙痒　因为肛门裂有分泌物，刺激肛门部皮肤所致。

3.2　诊断要点

（1）大便时阵发性肛门疼痛。

（2）大便时出血。

（3）可伴有便秘。

4 针刀治疗

4.1　治疗原则

依据人体弓弦力学系统理论肛裂是腰骶段弓弦力学系统力平衡失调，导致内脏弓弦力学系统失去平衡所致。依据疾病病理构架的网眼理论，通过针刀整体松解腰骶段弓弦力学系统相关软组织，同时松解局部病变的粘连瘢痕和挛缩，治愈该病。

4.2　操作方法

4.2.1　第1次针刀松解——“口”字形针刀整体松解术

参见中风后遗症第3次针刀松解方法进行。

4.2.2　第2次针刀松解肛门局部的粘连、瘢痕和挛缩

（1）体位　截石位。

（2）体表定位　距肛裂下方1cm。

（3）消毒　在施术部位，用活力碘消毒2遍，然后铺无菌洞巾，使治疗点正对洞巾中间。

（4）麻醉　1%利多卡因局部麻醉。

（5）刀具　Ⅰ型4号直形针刀。

（6）针刀操作（图12－2）　在定点处进针刀，刀口线方向和直肠纵轴平行，针刀体和皮肤呈90°角，按四步操作规程进针刀，针刀经皮肤、皮下组织，当刀下有韧性感时提插切割3刀，范围1cm。

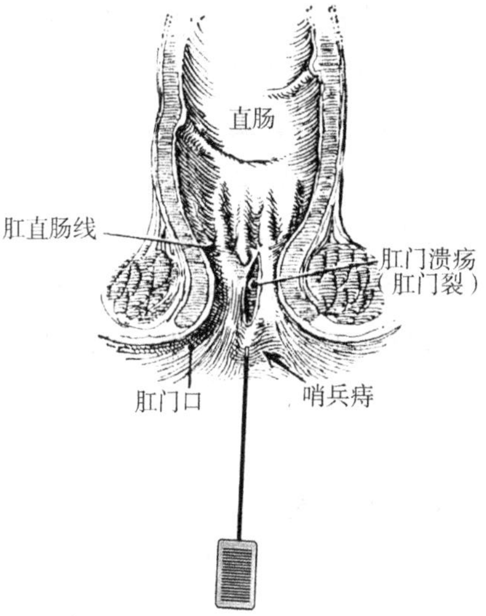

图12－2　肛裂针刀松解术示意图

术毕，拔出针刀，局部压迫止血3分钟后，创可贴覆盖针眼。

（7）注意事项　针刀操作在局部粘连和瘢痕组织中进行，不能穿过肠壁，进入肛管，以免引起局部感染。

5 术后药物治疗

每天用1∶5000高锰酸钾液坐浴3次。大便前后再分别增加坐浴1次。

第十三章 常见周围神经疾病

第一节 面肌痉挛

1 范围

本《规范》规定了面肌痉挛的诊断和治疗。

本《规范》适用于面肌痉挛的诊断和治疗。

2 术语和定义

下列术语和定义适用于本规范。

面肌痉挛（facial spasm）

本病又称面肌抽搐，为一种半侧面部不自主抽搐的病症。本病多在中年后发生，常见于女性。抽搐呈阵发性且不规则，程度不等，可因疲倦、精神紧张及自主运动等加重。起病多从眼轮匝肌开始，然后涉及整个面部。

3 诊断

3.1 临床表现

痉挛常自一侧眼轮匝肌起始，后渐扩展到同侧诸表情肌，唯额肌较少受累。抽搐呈间歇性不规则发作，不能自控。疲劳、情绪激动、谈笑瞬目等可诱发或使之加重。多数患者抽搐时面部无疼痛。频繁发作可影响视力、言语与咀嚼功能。偶见患侧面部血管舒缩功能紊乱。镫骨肌受累可致耳鸣和听觉过敏。长期持续痉挛可致面部联动与肌无力。本病罕有自然恢复者，如不治疗终将发生强直痉挛与面瘫。

3.2 诊断要点

根据临床表现，无其他神经系统体征，肌电图显示有纤维震颤而无失神经支配等确诊不难。X线颞骨断层、CT、MRI，有助于排除面神经鞘膜瘤、听神经瘤等引起的面肌阵挛。此外尚需与特发性眼睑痉挛、局灶性癫痫、面神经错位再生、面部肌束的轻微颤动（肌颤搐）及儿童面肌习惯性跳动区别。

4 针刀治疗

4.1 治疗原则

依据人体弓弦力学系统理论及疾病病理构架的网眼理论，面肌痉挛是面部弓弦力学系统力平衡失调，形成网络状的病理构架，导致面肌功能异常所致。通过针刀整体松解面部弓弦力学系统软组织的粘连和瘢痕，收到良好疗效。

4.2 操作方法

4.2.1 第1次调节眼轮匝肌颞肌的应力集中点

（1）体位　仰卧位。

（2）体表定位　眼轮匝肌，颞肌。

（3）消毒　在施术部位，用活力碘消毒2遍，然后铺无菌洞巾，使治疗点正对洞巾中间。

（4）麻醉　用1%利多卡因局部定点麻醉，每个治疗点注药1ml。

（5）刀具　Ⅰ型弧形针刀。

（6）针刀操作（图13－1）

①第 1 支针刀定在右眉的正中点或眶上缘中点正对瞳孔处，刀口线与眼轮匝肌肌纤维平行，刺入后调转刀口线，向眉两旁垂直切断部分肌纤维。

②第 2 支针刀在右眶下孔凹陷处松解。眶下孔凹陷处（四白穴）为进针刀点（此为眶下神经起始部），刀口线与身体横轴平行，针刀体与针刀刺入点皮肤平面垂直，直达骨面，铲剥 3 刀，范围 0.5cm。

③第 3、4 支针刀分别松解左侧眼轮匝肌的粘连和瘢痕，针刀操作方法与第 1、2 支针刀操作方法相同。

④第 5 支针刀松解左侧颞肌的粘连和瘢痕，在右外眼角上 2cm 再向外 2cm 处定点进针刀，刀口线与身体横轴平行，针刀体与针刀刺入点皮肤平面垂直，针刀经皮肤、皮下组织、筋膜直达骨面，铲剥 3 刀，范围 0.5cm。

⑤第 6 支针刀松解右侧颞肌的粘连和瘢痕，针刀操作方法与第 5 支针刀操作方法相同。

术毕，拔出针刀，局部压迫止血 3 分钟后，创可贴覆盖针眼。

4.2.2 第 2 次调节口轮匝肌及降眉间肌的应力集中点

（1）体位　仰卧位。

（2）体表定位　口轮匝肌及降眉间肌。

（3）消毒　在施术部位，用活力碘消毒 2 遍，然后铺无菌洞巾，使治疗点正对洞巾中间。

（4）麻醉　用 1% 利多卡因局部浸润麻醉，每个治疗点注药 1ml。

（5）刀具　Ⅰ型弧形针刀。

（6）针刀操作（图 13－2）

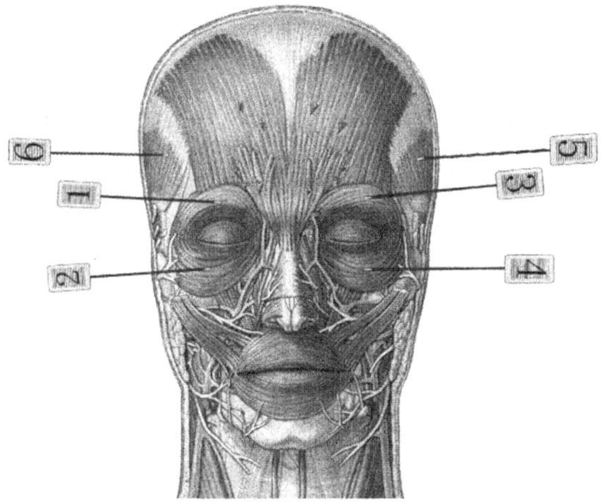

图 13－1　面肌痉挛第 1 次针刀松解术示意图

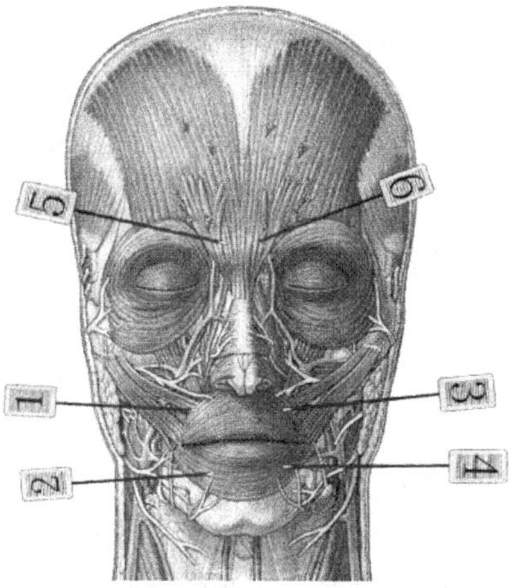

图 13－2　面肌痉挛第 2 次针刀松解术示意图

①在与右侧鼻翼外缘中点平齐的鼻唇沟向内侧定一点，刀口线与鼻翼线平行，针刀向内下刺入达骨面，铲剥 3 刀，范围 0.5cm。

②在一侧下颌部，下唇的侧方，颏唇沟中央的凹陷处旁开 1cm 处，刀口线与口轮匝肌的肌纤维平行，针刀向内下刺入达骨面，铲剥 3 刀，范围 0.5cm。

③第 3、4 支针刀分别松解左侧口轮匝肌的粘连和瘢痕，针刀操作方法与第 1、2 支针刀操作方法相同。

④第 5 支针刀松解右侧降眉间肌的粘连和瘢痕，在印堂穴向右旁开 0.5cm 处定点进针刀，刀口线与身体横轴平行，针刀体与针刀刺入点皮肤平面垂直，针刀经皮肤、皮下组织、筋膜直达骨面，向下铲剥 3 刀，范围 0.5cm。

⑤第 6 支针刀松解左侧降眉间肌的粘连和瘢痕，针刀操作方法与第 5 支针刀操作方法相同。

术毕，拔出针刀，局部压迫止血 3 分钟后，创可贴覆盖针眼。

第二节　带状疱疹性后遗症

1 范围

本《规范》规定了带状疱疹性后遗症的诊断和治疗。

本《规范》适用于带状疱疹性后遗症的诊断和治疗。

2 术语和定义

下列术语和定义适用于本规范。

带状疱疹性后遗症（sequelae of herpes zoster）

本病是由水痘－带状疱疹病毒感染引起的一种病毒性皮肤病，沿周围神经分布有群集疱疹，并以神经痛为特征。

3 诊断

3.1 临床表现

本病好发于皮肤与黏膜交界处，特别是口角、唇缘、鼻孔周围。患处往往先有感觉过敏和神经痛，随后出现潮红斑，继而变化为成簇而不融合的粟粒至黄豆大水疱，疱液澄清或混浊。陆续发疹，常依次沿神经呈带状分布，各簇水疱群之间皮肤正常。数日后水疱干涸、结痂，愈后遗留暂时性淡红斑或色素沉着。全程2～3周。皮损常发生在身体的一侧，沿某一周围神经分布区排列，一般不超过中线。多见于肋间神经或三叉神经第1分支区，亦可见于腰腹部、四肢及耳部等。

3.2 诊断要点

根据簇集性水疱、带状排列、单侧分布及伴有明显的神经痛等特点，不难诊断。有时需与单纯疱疹相鉴别，后者好发于皮肤、黏膜交界处，疼痛不著，且有反复发作倾向。

4 针刀治疗

4.1 治疗原则

依据人体弓弦力学系统理论及疾病病理构架的网眼理论，带状疱疹性后遗症是由于病毒引起的肋间神经卡压所致。通过针刀准确松解卡压，治愈该病。

4.2 操作方法

4.2.1 第1次针刀松解肋间神经周围的粘连、瘢痕、挛缩和堵塞（以第9肋间神经病变为例）

（1）体位　根据病变部位取仰卧或俯卧位。

（2）体表定位　沿病变肋间神经行经路线。

（3）消毒　在施术部位，用活力碘消毒2遍，然后铺无菌洞巾，使治疗点正对洞巾中间。

（4）麻醉　用1%利多卡因局部浸润麻醉，每个治疗点注药1ml。

（5）刀具　Ⅰ型4号直形针刀。

（6）针刀操作（图13－3）

①第1支针刀松解肋角部肋间神经的卡压　在第9肋肋角部定点，刀口线与肋骨平行，针刀体与皮肤呈90°，按四步操作规程进针刀，针刀经皮肤、皮下组织达肋骨面，针刀沿肋骨面向下至肋骨下缘，贴骨面纵行疏通3刀，范围0.5cm。

②第2支针刀松解第9肋骨中部肋间神经的卡压　在同一肋骨上，距第1支针刀向外3cm，刀口线与肋骨平行，针刀体与皮肤呈90°，按四步操作规程进针刀，针刀经皮肤、皮下组织达肋骨面，针刀沿肋骨面向下至肋骨下缘，贴骨面纵行疏通3刀，范围0.5cm。

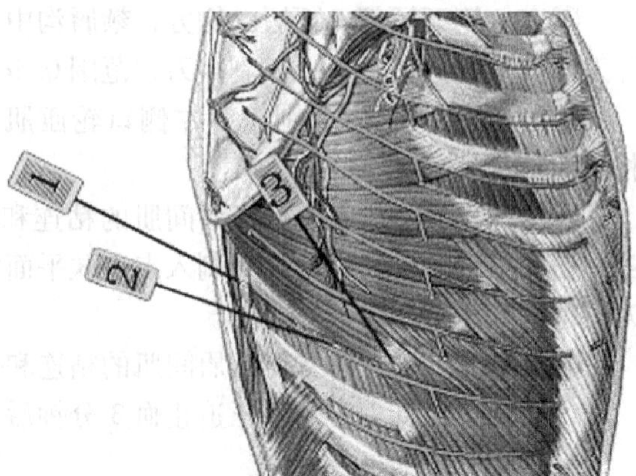

图13－3　第9肋间神经病变针刀松解示意图

③第3支针刀松解第9肋骨中后部肋间神经的卡压　在同一肋骨上，距第2支针刀向外3cm，刀口线与肋骨平行，针刀体与皮肤呈90°，按四步操作规程进针刀，针刀经皮肤、皮下组织达肋骨面，针刀沿肋骨面向下至肋骨下缘，贴骨面纵行疏通3刀，范围0.5cm。

术毕，拔出针刀，局部压迫止血3分钟后，创可贴覆盖针眼。

4.2.2　第2次针刀松解各痛性结节、条索的粘连、瘢痕、挛缩和堵塞

（1）体位　根据病变部位取侧卧、仰卧或俯卧位。

（2）体表定位　痛性结节、条索部。

（3）消毒　在施术部位，用活力碘消毒2遍，然后铺无菌洞巾，使治疗点正对洞巾中间。

（4）麻醉　用1%利多卡因局部浸润麻醉，每个治疗点注药1ml。

（5）刀具　Ⅰ型4号直形针刀。

（6）针刀操作　在痛性结节部定点，刀口线与人体主要神经血管走行方向一致，针刀体与皮肤呈90°，按四步操作规程进针刀，针刀经皮肤、皮下组织达结节条索部，纵行疏通3刀，范围0.5cm。术毕，拔出针刀，局部压迫止血3分钟后，创可贴覆盖针眼。

5　针刀术后手法治疗

（1）如属于颈、胸、腰椎骨关节位置变化者，针刀术后即用颈、胸、腰椎整复手法。

（2）如属于脊椎区带软组织损伤者，针刀术后立即在局部用指揉法按揉1分钟即可。

第三节　神经卡压综合征

一、枕大神经卡压综合征

1　范围

本《规范》规定了枕大神经卡压综合征的诊断和治疗。

本《规范》适用于枕大神经卡压综合征的诊断和治疗。

2　术语和定义

下列术语和定义适用于本规范。

枕大神经卡压综合征（greater occipital nerve entrapment syndrome）

本病是由于外伤、劳损或炎性刺激等原因导致局部软组织渗出、粘连和痉挛，刺激、卡压或牵拉枕大神经，引起以头枕顶放射痛为主要表现的一种临床常见病。

3　诊断

3.1　临床表现

（1）症状　以枕大神经痛为突出的症状，多呈自发性疼痛，常因头部运动而诱发，其疼痛为针刺样、刀割样，头部疼痛或咳嗽用力均可诱发疼痛。疼痛发作时常伴有局部肌肉痉挛，偶见枕大神经支配区有感觉障碍。

（2）体征　检查头颈呈强迫性体位，头略向后侧方倾斜，在枕外隆凸与乳突连线的内1/3处（即枕大神经穿出皮下处）及第2颈椎棘突与乳突连线中点有深压痛。在其上的上项线处有浅压痛。各压痛点可向枕颈放射，有时在枕大神经分布区尚有感觉过敏或感觉减退（图13－4）。

3.2　诊断要点

（1）头枕顶部呈放射状、针刺样疼痛。

（2）在枕外隆凸与乳突连线的内1/3处及第2颈椎棘突与乳突连线中点有深压痛。

4　针刀治疗

4.1　治疗原则

依据人体弓弦力学系统理论，枕大神经卡压是由于神经周围软组织卡压神经所致。依据疾病病理构

架的网眼理论，一侧神经受到卡压，另一侧软组织也会挛缩和粘连，通过针刀准确松解，解除卡压。

4.2 操作方法

（1）体位　俯卧位。

（2）体表定位　枕大神经穿出皮下处。

（3）消毒　在施术部位，用活力碘消毒2遍，然后铺无菌洞巾，使治疗点正对洞巾中间。

（4）麻醉　用1%利多卡因局部浸润麻醉，每个治疗点注药1ml。

（5）刀具　Ⅰ型4号直形针刀。

（6）针刀操作（图13-5）

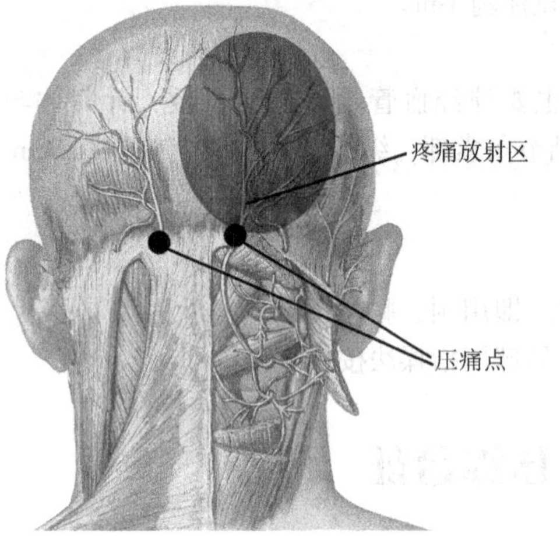

图13-4　枕大神经的压痛点及其疼痛放射区示意图

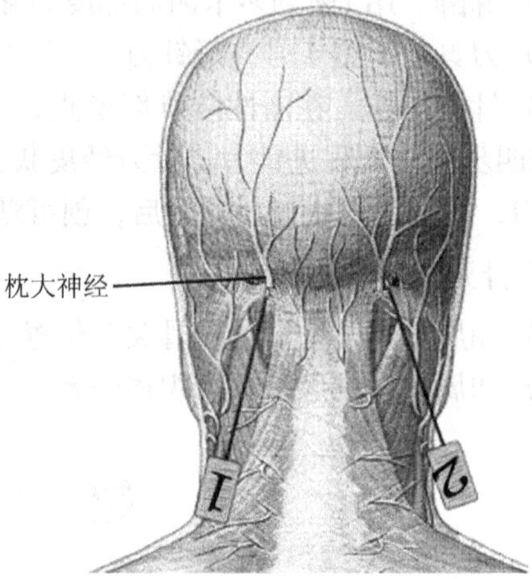

图13-5　枕大神经卡压针刀松解示意图

①第1支针刀松解左侧枕大神经穿出皮下处的卡压　在枕外隆凸与左侧乳突连线的内1/3处（即枕大神经穿出皮下处）定位。刀口线与人体纵轴一致，针刀体向脚侧倾斜45°，与枕骨垂直，押手拇指贴在上项线进针刀点上，从押手拇指的背侧进针刀，针刀到达上项线骨面后，调转刀口线90°，铲剥3刀，范围0.5cm。

②第2支针刀松解右侧枕大神经穿出皮下处的卡压　针刀松解方法参照第1支针刀松解操作。

术毕，拔出针刀，局部压迫止血3分钟后，创可贴覆盖针眼。

（7）注意事项（图13-6）　在做针刀松解时，针刀体应向脚侧倾斜，与纵轴呈45°角，与枕骨面垂直，不能与纵轴垂直，否则有损伤椎管的危险。

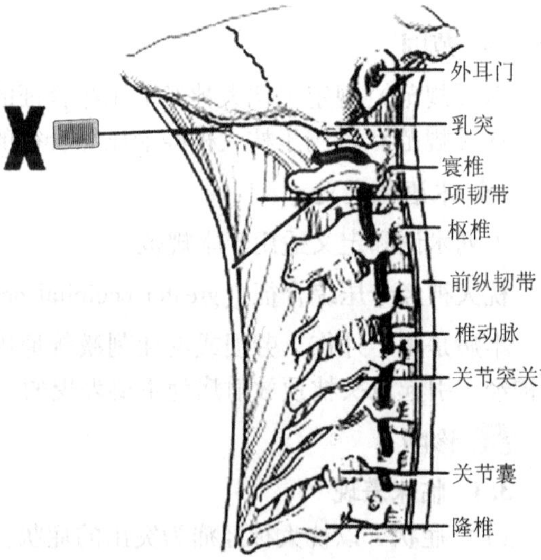

图13-6　枕大神经卡压针刀松解危险操作示意图

5 针刀术后手法治疗

患者俯卧位，一助手牵拉双侧肩部，术者正对患者头项，右肘关节屈曲并托住患者下颌，左手前臂尺侧压在患者枕骨上，随颈部的活动施按揉法。用力不能过大，以免造成新的损伤。最后，提拿两侧肩部，并从患者肩至前臂反复揉搓3次。

二、肩胛上神经卡压综合征

1 范围

本《规范》规定了肩胛上神经卡压综合征的诊断和治疗。

本《规范》适用于肩胛上神经卡压综合征的诊断和治疗。

2 术语和定义

下列术语和定义适用于本规范。

肩胛上神经卡压综合征（suprascapular nerve entrapment syndrome）

本病是由于肩胛上神经在肩胛切迹处受到压迫而产生的一系列临床症状。它是肩部疼痛最常见的原因之一。

3 诊断

3.1 临床表现

（1）病史　患者通常有创伤或劳损史，以优势手多见，男性多于女性。

（2）症状　患者多有颈肩部不适，呈酸胀钝痛，患者常不能明确指出疼痛部位。有夜间痛醒史，疼痛可沿肩肱后放射至手部，亦可向肩胛下部放射。疼痛和肩部主动活动有关，被动活动多不产生疼痛，颈部活动对疼痛无明显影响，逐渐出现肩外展无力、上举受限。

（3）体征

①冈上肌、冈下肌萎缩。

②肩外展无力，特别是开始30°左右的肩外展肌力明显较健侧减弱。

③肩外旋肌力明显下降，甚至不能。

④肩部相当于肩胛切迹处压痛明显。

3.2 诊断要点

肩胛上神经卡压综合征的诊断需通过仔细地询问病史、完整的物理检查及肌电检查来确诊。以下辅助检查有助于该征的诊断：

（1）上臂交叉试验　即双臂前屈90°，在胸前交叉，肩部疼痛加重。

（2）肩胛骨牵拉试验　令患者将患侧手放置于对侧肩部，并使肘部处于水平位，患侧肘部向健侧牵拉，可刺激卡压的肩胛上神经，诱发肩部疼痛。

（3）利多卡因注射试验　对临床表现不典型的病例，可于肩胛上切迹压痛点注射1%利多卡因。如果症状迅速缓解，可倾向于肩胛上神经卡压综合征的诊断。

（4）肌电检查　肩胛上神经运动传导速度明显减慢，冈上肌、冈下肌均有纤颤电位，腋神经及三角肌正常。

（5）X线检查　肩胛骨前后位片向骶尾部倾斜15°～30°投照，以检查肩胛上切迹的形态，有助于诊断。

4 针刀治疗

4.1 治疗原则

依据人体弓弦力学系统理论及疾病病理构架的网眼理论，肩胛上神经卡压是由于神经周围软组织卡压神经所致，通过针刀准确松解卡压。

4.2 操作方法

（1）体位　俯卧位。

（2）体表定位　肩胛冈中点上方1cm，肩胛冈中、外1/3下方。

（3）消毒　在施术部位，用活力碘消毒2遍，然后铺无菌洞巾，使治疗点正对洞巾中间。

（4）麻醉　用1%利多卡因局部浸润麻醉，每个治疗点注药1ml。

（5）刀具　Ⅰ型4号直形针刀。

（6）针刀操作（图13－7）

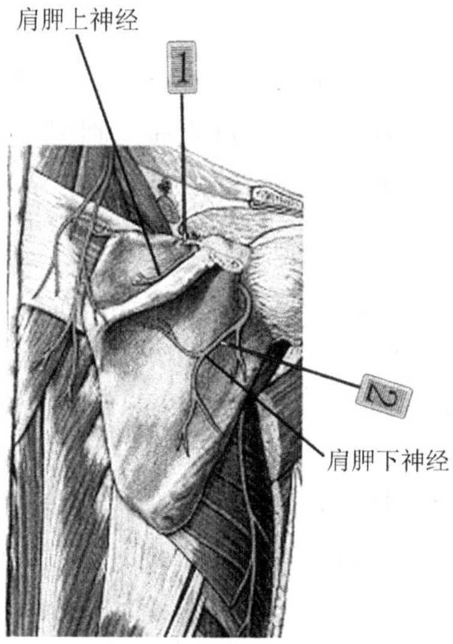

图13－7　肩胛上神经卡压针刀松解示意图

①第1支针刀松解肩胛上横韧带　在肩胛冈中点上方1cm，针刀体与皮肤垂直，刀口线与冈上肌肌纤维方向垂直，按四步操作规程进针刀，直达肩胛骨冈上窝

骨面，然后针刀向上探寻，当有落空感时到达肩胛骨的肩胛上切迹，退针刀0.5cm，到骨面上，提插刀法沿肩胛上切迹向前切割3刀，范围0.5cm。

②第2支针刀松解肩胛下横韧带　在肩胛冈中、外1/3下方酸、麻、胀痛明显处定位，针刀体与皮肤垂直，刀口线与冈下肌肌纤维方向一致，按四步操作规程进针刀，直达肩胛骨冈下窝骨面，在骨面上纵疏横剥3刀，范围0.5cm。

术毕，拔出针刀，局部压迫止血3分钟后，创可贴覆盖针眼。

（7）注意事项　在做肩胛上横韧带针刀松解时，针刀沿肩胛骨冈上窝的骨面向上去寻找肩胛上切迹，此法安全，无危险性。

5 针刀术后手法治疗

针刀松解术毕，患者坐位，主动耸肩2次。应用阻抗抬肩手法：患者端坐位，医生用手掌压住患肘关节，嘱患者用力抬肩，当抬到最大位置时，医生突然放开按压的手掌，使冈下肌最大限度地收缩，1次即可。

三、肩胛背神经卡压综合征

1 范围

本《规范》规定了肩胛背神经卡压综合征的诊断和治疗。

本《规范》适用于肩胛背神经卡压综合征的诊断和治疗。

2 术语和定义

下列术语和定义适用于本规范。

肩胛背神经卡压综合征（dorsal scapular nerve entrapment syndrome）

本病表现为颈、肩、背腋、侧胸壁的酸痛和不适。肩胛背神经是来自颈5神经根与胸长神经合干的神经。

3 诊断

3.1 临床表现

（1）病史及症状　本病常见于中青年女性。全部患者均以颈肩背部不适、酸痛为主要症状。颈部不适与天气有关，于阴雨天、冬天可加重，劳累后也可加重。上臂上举受限，颈肩背部酸痛，常不能入睡。肩部无力，偶有手麻，主要为前臂及手桡侧半发麻。

（2）体征　部分患者可有前臂感觉减退，少数患者上肢肌力特别是肩外展肌力下降。局部压痛点明显，多数位于患侧背部3、4胸椎棘突旁3cm及胸锁乳突肌后缘中点。

3.2 诊断要点

可根据临床特点进行诊断，如颈肩部疼痛、不适，沿肩胛背神经行经有压痛，特别是按压3、4胸椎棘突旁可诱发同侧上肢麻痛，则可明确诊断为该病。

4 针刀治疗

4.1 治疗原则

依据人体弓弦力学系统理论及疾病病理构架的网眼理论，肩胛背神经卡压是由于神经周围软组织卡压神经所致，通过针刀准确松解卡压即可。

4.2 操作方法

（1）体位　坐位。

（2）体表定位　肩胛骨内上角与C_6棘突连线的中点。

（3）消毒　在施术部位，用活力碘消毒2遍，然后铺无菌洞巾，使治疗点正对洞巾中间。

（4）麻醉　用1%利多卡因局部浸润麻醉，每个治疗点注药1ml。

（5）刀具　Ⅰ型4号直形针刀。

（6）针刀操作（图13-8）　针刀松解肩胛背神经在菱形肌上缘的粘连和瘢痕。在肩胛骨内上角与C_6连线的中点明显压痛点处进针刀，针刀体与皮肤垂直，刀口线与足底纵轴一致，按四步操作规程进针刀，经皮肤、皮下组织，刀下有坚韧感，患者有局部酸麻痛感时，即到达肩胛背神经在菱形肌上缘的粘连和瘢痕，以提插刀法切割3刀，范围0.5cm，然后再纵疏横剥3刀，范围0.5cm。术毕，拔出针刀，局部压迫止血3分钟后，创可贴覆盖针眼。

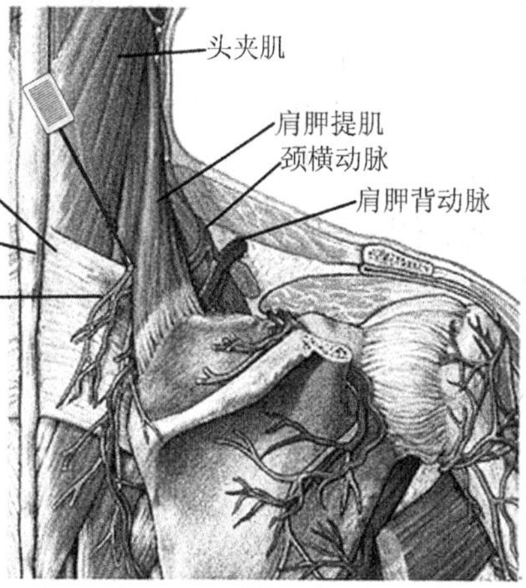

图13-8　肩胛背神经卡压松解示意图

5 针刀术后手法治疗

针刀术后，患者坐位，嘱患者做拥抱动作4次，以进一步拉开局部的粘连。

四、肋间神经卡压综合征

1 范围

本《规范》规定了肋间神经卡压综合征的诊断和治疗。

本《规范》适用于肋间神经卡压综合征的诊断和治疗。

2 术语和定义

下列术语和定义适用于本规范。

肋间神经卡压综合征（intercostal nerve entrapment syndrome）

本病是由外伤、劳损、带状疱疹及胸外科开放性手术后瘢痕粘连等引起的肋间神经卡压，此处卡压患者疼痛剧烈。

3 诊断

3.1 临床表现

侧胸疼痛，呈持续性隐痛、阵发性加剧，老年患者可因为胸痛不敢咳嗽，造成排痰困难，呼吸道分泌物堵塞，引起肺不张等严重并发症。检查：卡压部位的Tinel征（+）。

3.2 诊断要点

（1）侧胸持续性隐痛，有阵发性加重，严重者不能咳嗽。

（2）神经卡压部位Tinel征（+）

（3）排除其他疾病。

4 针刀治疗

4.1 治疗原则

依据人体弓弦力学系统理论及疾病病理构架的网眼理论，肋间神经卡压是由于神经周围软组织卡压神经所致，通过针刀准确松解卡压即可。

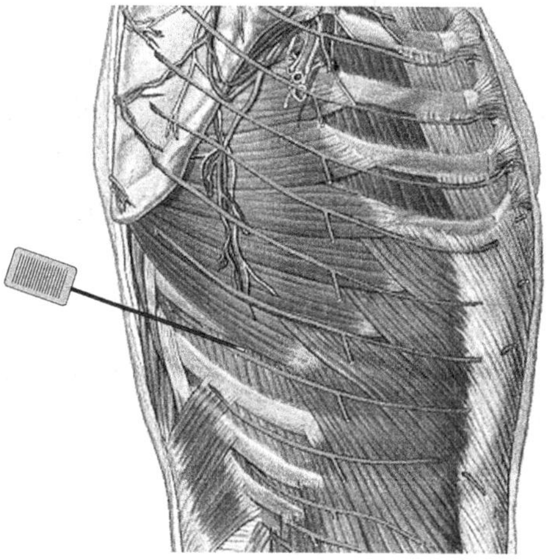

图13-9　肋间神经卡压针刀松解示意图

4.2 操作方法

（1）体位　健侧卧位。

（2）体表定位　肋间神经卡压点。

（3）消毒　在施术部位，用活力碘消毒2遍，然后铺无菌洞巾，使治疗点正对洞巾中间。

（4）麻醉　用1%利多卡因局部浸润麻醉，每个治疗点注药1ml。

（5）刀具　Ⅰ型4号直形针刀。

（6）针刀操作（图13-9）　在Tinel征阳性点定位，针刀体与皮肤垂直，刀口线与肋弓方向一致，按四步操作规程进针刀，针刀经皮肤、皮下组织、筋膜，直达肋骨骨面，然后针刀向下探寻，当有落空感时已到肋骨下缘，针刀沿肋骨下缘向下铲剥3刀，范围0.5cm。术毕，拔出针刀，局部压迫止血3分钟后，创可贴覆盖针眼。

(7) 注意事项　在做针刀松解时，针刀先到达肋骨骨面，沿骨面向下找到肋骨下缘，针刀松解一定在肋骨骨面上操作，不可超过肋骨下缘，否则可能刺破胸膜引起创伤性气胸。

5 针刀术后手法治疗

针刀术毕，用拇指揉按针刀治疗点1分钟。

五、四边孔综合征

1 范围

本《规范》规定了四边孔综合征的诊断和治疗。

本《规范》适用于四边孔综合征的诊断和治疗。

2 术语和定义

下列术语和定义适用于本规范。

四边孔综合征（quadrilateral foramen syndrome）

本病即旋肱后动脉和腋神经的一个主要分支在四边孔处受压后所引起的一系列临床证候群。其主要表现是腋神经支配的肩臂外侧的感觉障碍和三角肌功能及肩外展受限。

3 诊断

3.1 临床表现

(1) 病史　本病以青壮年多见，以优势手为主，可发生于双侧肢体，可能有肩部外伤史。

(2) 症状　患肢呈间隙性疼痛或麻痛，可播散到上臂、前臂和手部，部分患者可有肩沉加重、肩部无力的感觉，一些病例有夜间疼痛史，症状在不知不觉中加重，在就诊时已有肩外展障碍。

(3) 体征

①肩关节前屈、外展、外旋时症状加重。

②肩外展肌力下降，或肩外展受限。

③可有三角肌萎缩的现象。

④从后方按压四边孔有明显的局限性压痛。

⑤将肩关节置外旋位1分钟可诱发疼痛。

3.2 诊断要点

诊断主要依靠体检结果，即肩部疼痛，肩外展肌力下降，三角肌萎缩，四边孔处局限性压痛，肩和上臂外侧麻木及肩外展无力或受限。以下辅助检查有助于诊断：

(1) 肌电图　三角肌可有纤颤电位，腋神经传导速度减慢。

(2) 血管造影　旋肱后动脉闭塞，常可提示腋神经受压。

4 针刀治疗

4.1 治疗原则

依据人体弓弦力学系统理论及疾病病理构架的网眼理论，四边孔综合征是由于腋神经受到周围软组织卡压所致，通过针刀准确松解神经卡压处。

4.2 操作方法

(1) 体位　坐位。

(2) 体表定位　四边孔。

(3) 消毒　在施术部位，用活力碘消毒2遍，然后铺无菌洞巾，使治疗点正对洞巾中间。

(4) 麻醉　用1%利多卡因局部浸润麻醉，每个治疗点注药1ml。

(5) 刀具　Ⅰ型4号直形针刀。

(6) 针刀操作（图13-10）　针刀切开部分四边孔粘连筋膜和瘢痕。在四边孔Tinel征阳性点定位，针刀体与皮肤垂直，刀口线与足底纵轴一致。按四步操作规程进针刀，经皮肤、皮下组织，当刀下有坚韧感时即到达四边孔，以提插刀法切割3刀，范围0.5cm，然后再纵疏横剥3刀，范围0.5cm。

术毕，拔出针刀，局部压迫止血3分钟后，创可贴覆盖针眼。

（7）注意事项　进针刀要缓慢，如果在进针刀过程中患者有剧痛或肩关节有电麻感，可能为针刀刺伤了旋肱后动脉或者腋神经，应退针刀于皮下，稍调整针刀体角度再进针刀，即可避开血管神经。

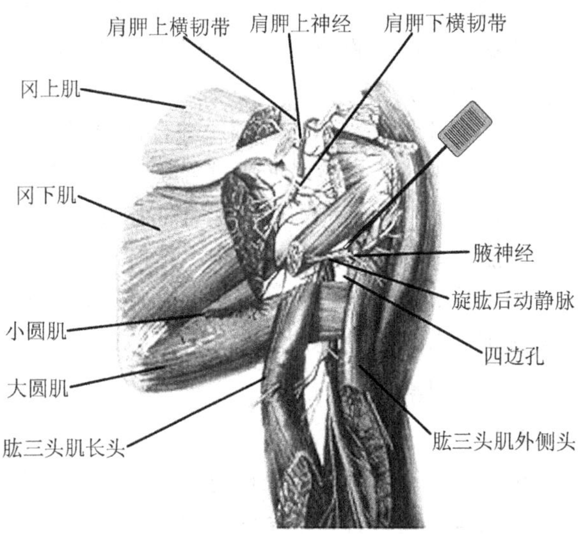

图13－10　四边孔松解示意图

5 针刀术后手法治疗

针刀术后，患者坐位，嘱患者做拥抱动作4次，以进一步拉开四边孔的粘连。

六、旋前圆肌综合征

1 范围

本《规范》规定了旋前圆肌综合征的诊断和治疗。

本《规范》适用于旋前圆肌综合征的诊断和治疗。

2 术语和定义

下列术语和定义适用于本规范。

旋前圆肌综合征（pronator syndrome）

本病是前臂正中神经主干由于各种因素作用受到卡压，表现为正中神经主干受损后运动及感觉障碍的一种综合征。

3 诊断

3.1　临床表现

旋前圆肌综合征发病年龄多在50岁左右，女性多于男性，为男性患者的4倍以上。

（1）症状

①前臂近端疼痛　以旋前圆肌区疼痛为主，抗阻力旋前时疼痛加剧，可向肘部、上臂放射，也可向颈部和腕部放射。一般无夜间疼痛史。该特点可与腕臂综合征进行鉴别。

②感觉障碍　手掌桡侧和桡侧3个半手指麻木，但感觉减退比较轻，反复旋前运动可使感觉减退加重。

③肌肉萎缩　手指不灵活，拇食指捏力减弱，以拇食指对指时拇指的掌指关节、食指的近指关节过屈，而远节关节过伸为特征，鱼际肌有轻度萎缩。

（2）体征

①感觉检查　正中神经分布区（包括手掌侧基底部、正中神经掌皮支的支配区域）感觉减退或过敏，前臂近侧压痛。

②运动检查　手指屈曲，大鱼际对掌、对指肌力减弱。

3.2　诊断要点

根据病史、症状、体征多可对本病进行诊断。辅助检查有助于旋前圆肌综合征的诊断。

（1）物理检查

①Tinel征　肘部附近、旋前圆肌深面Tinel征阳性，阳性率约50%。向前臂、桡侧3个半指或肘部近侧放射，另称McMamy征。

②旋前圆肌激发试验　屈肘、抗阻力前臂旋前检查多为阳性。

③指浅屈肌腱弓激发试验　中指抗阻力屈曲诱发桡侧3个半指麻木，为指浅屈肌腱弓激发试验阳性。

④肱二头肌腱膜激发试验　前臂屈肘120°，抗阻力旋前，诱发正中神经感觉异常，为肱二头肌腱膜激发试验阳性。

（2）肌电图检查　旋前圆肌综合征患者可出现运动或感觉传导速度减慢。应用电极针对卡压区正中神经支配肌群进行电诊断，通过判断肌肉、神经失电位的变化，有助于诊断和鉴别诊断。

旋前圆肌综合征应与腕管综合征相鉴别。两者临床表现相似，主要相同点：①腕部和前臂痛；②大鱼际肌肌力减弱；③桡侧3个半手指麻木或感觉异常。但旋前圆肌综合征无夜间痛，腕部Tinel征阴性，腕部神经传导速度正常，掌皮支区感觉减退。旋前圆肌综合征需与胸廓出口综合征、臂丛神经炎、神经根型颈椎病等病症相鉴别。

4 针刀治疗

4.1 治疗原则

依据人体弓弦力学系统理论及疾病病理构架的网眼理论，旋前圆肌综合征是由于正中神经周围软组织卡压所致，通过针刀准确松解神经卡压处。

4.2 操作方法

（1）体位　坐位。肩关节外展90°，前臂置于手术台上。

（2）体表定位　肱二头肌腱止点，旋前圆肌肌腹部，指浅屈肌所形成的腱弓。

（3）消毒　在施术部位，用活力碘消毒2遍，然后铺无菌洞巾，使治疗点正对洞巾中间。

（4）麻醉　用1%利多卡因局部浸润麻醉，每个治疗点注药1ml。

（5）刀具　Ⅰ型4号直形针刀。

（6）针刀操作

①第1支针刀松解正中神经在肱二头肌止点腱膜处的卡压点（图13-11）　在肱二头肌腱止点处，以Tinel征阳性点定位，针刀体与皮肤垂直，刀口线与上肢纵轴一致，按四步操作规程进针刀，从定位处刺入，针刀经皮肤、皮下组织、浅筋膜，当刀下有坚韧感，患者有酸、麻、胀感时，即到达肱二头肌止点腱膜处的卡压点，在此纵疏横剥3刀，范围0.5cm。

②第2支针刀松解正中神经在旋前圆肌肌腹部的卡压点（图13-12）　在前臂前侧上1/3部，以Tinel征阳性点定位，针刀体与皮肤垂直，刀口线与上肢纵轴一致，按四步操作规程进针刀，从定位处刺入，针刀经皮肤、皮下组织、浅筋膜，当刀下有坚韧感，患者有酸、麻、胀感时，即到达旋前圆肌肌腹部的卡压点，在此纵疏横剥3刀，范围0.5cm。

术毕，拔出针刀，局部压迫止血3分钟后，创可贴覆盖针眼。

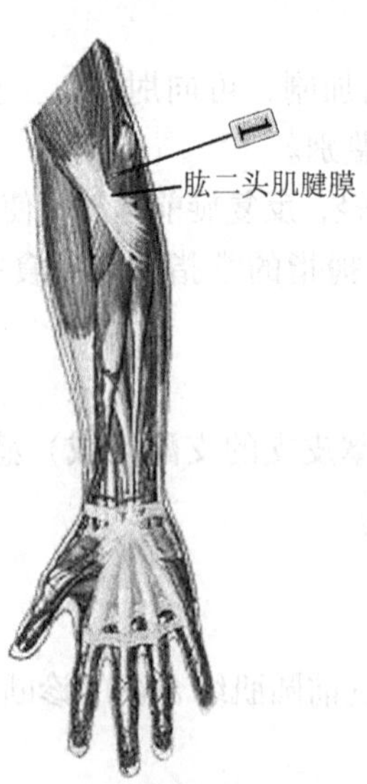

图13-11　肱二头肌止点腱膜处卡压点松解示意图

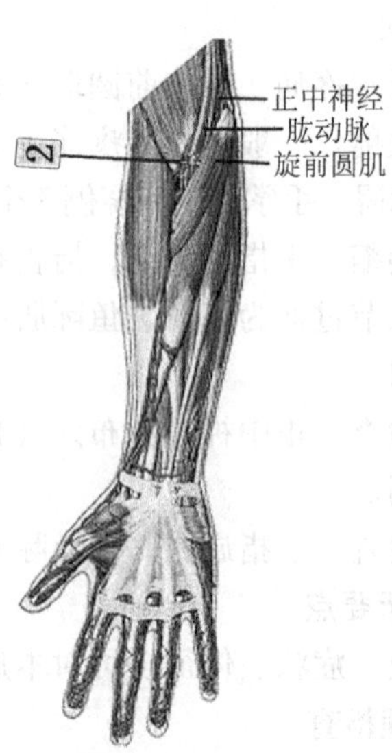

图13-12　旋前圆肌肌腹部卡压点松解示意图

5 针刀术后手法治疗

针刀术后，患者坐位，做肘关节伸屈旋转及过伸动作3次。

七、肘管综合征

1 范围

本《规范》规定了肘管综合征的诊断和治疗。

本《规范》适用于肘管综合征的诊断和治疗。

2 术语和定义

下列术语和定义适用于本规范。

肘管综合征（cubital tunnel syndrome）

本病又称创伤性尺神经炎、迟发性尺神经炎、肘部尺神经卡压等，是临床上最常见的尺神经卡压病变，也是最常见的上肢神经卡压征之一。

3 诊断

3.1 临床表现

（1）症状　肘部尺神经卡压常见于中年男性，以体力劳动者多见。患者最常见的症状是环指、小指麻木和刺痛感。轻度患者可能只有症状的存在；中、重度患者可有感觉的减退和消失。患者在肘内侧可有酸痛不适感，并可向远侧或近侧放射。夜间可因麻木而醒。患者还可有手部乏力、握力减退、肌肉萎缩、活动笨拙、不灵活、抓不紧东西等主诉。常常在用手工作时，特别是做屈肘活动时症状会加重。

（2）体征

①尺神经支配区感觉障碍　包括刺痛、过敏或感觉缺失。除尺侧1个半手指出现感觉障碍外，手背尺侧也出现感觉障碍。

②肌肉萎缩、肌力减退　病程不同，手部肌萎缩程度也不同。早期可出现手部肌无力现象，晚期可出现爪形手畸形。肌力减退最突出的表现是小指处于外展位，内收不能，握力、捏力减弱。重度患者肌肉完全麻痹，有时尺侧腕屈肌和指深屈肌受累而肌力减弱。

③肘部尺神经滑脱、增粗　尺神经随着肘关节的屈伸运动，在肱骨内上髁上方会出现异常滑动。有时可摸到肘部一端尺神经增粗或有梭形肿大，并有压痛。

④肘外翻畸形　肘部有骨折史者可出现肘外翻畸形。

⑤屈肘试验阳性　屈肘时可加剧尺侧1个半手指的麻木或异常感。

⑥肘部Tinel征阳性

（3）分类　Dellon等于1988年对本病提出了新的分类标准。

Ⅰ轻度

①感觉　间歇性感觉异常，振动觉增高。

②运动　自觉（主观）衰弱无力，笨拙或失去协调。

③试验　屈肘试验和（或）Tinel征（+）。

Ⅱ中度

①感觉　间歇性感觉异常，振动觉正常或增高。

②运动　衰弱的程度较明显，有夹、握力减弱。

③试验　屈肘试验和（或）Tinel征（+）。

Ⅲ重度

①感觉　感觉异常持续存在，振动觉减低，两点辨别觉异常。

②运动　夹、握力减弱及肌力萎缩。

③试验　屈肘试验和（或）Tinel征（+），爪形手畸形。

3.2 诊断要点

根据病史和临床表现、特殊检查及肌电检查，对典型病倒不难做出诊断，但早期诊断有一定的困难。

（1）感觉功能检查　感觉功能检查对诊断肘管综合征具有重要意义。肘管综合征尺侧皮肤感觉变化的特点是：手部尺侧1个半手指、小鱼际及尺侧手背部感觉障碍。

（2）屈肘试验　屈肘试验对于肘管综合征的诊断具有一定的特异性。检查方法：患者上肢自然下垂位，屈肘120°，持续约3分钟，出现手部尺侧感觉异常者为阳性。

（3）X线平片　X线检查可发现肘部骨性结构的异常。

（4）肌电图　电生理检查对肘管综合征的诊断与鉴别诊断，特别是一些复杂病例的诊断，有一定的参考价值。

4 针刀治疗

4.1 治疗原则

依据人体弓弦力学系统理论及疾病病理构架的网眼理论，肘管综合征是由于尺神经周围软组织卡压所致，通过针刀准确松解卡压即可。

4.2 操作方法

（1）体位　坐位，患侧肩关节外展90°，肘关节屈曲90°。

（2）体表定位　肱骨内上髁、尺骨鹰嘴。

（3）消毒　在施术部位，用活力碘消毒2遍，然后铺无菌洞巾，使治疗点正对洞巾中间。

（4）麻醉　用1%利多卡因局部浸润麻醉，每个治疗点注药1ml。

（5）刀具　Ⅰ型4号直形针刀。

（6）针刀操作（图13－13）

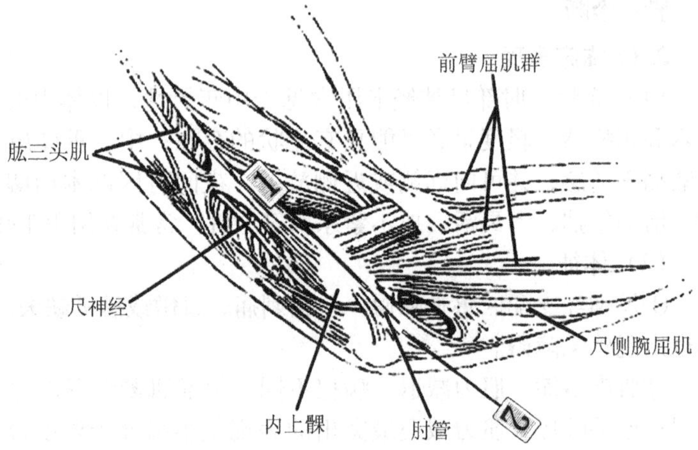

图13－13　肘管针刀松解示意图

①第1支针刀松解肘管弓状韧带起点　在肱骨内上髁定位。针刀体与皮肤垂直，刀口线与尺侧腕屈肌纤维方向一致，按四步操作规程进针刀，从定位处刺入，针刀经皮肤、皮下组织，直达肱骨内上髁骨面，针刀沿骨面向后，提插刀法切割3刀，范围0.5cm。

②第2支针刀松解肘管弓状韧带止点　在尺骨鹰嘴内缘定位。针刀体与皮肤垂直，刀口线与尺侧腕屈肌纤维方向一致，按四步操作规程进针刀，从定位处贴鹰嘴内缘进针刀，针刀经皮肤、皮下组织，直达尺骨鹰嘴骨面，针刀沿骨面向后，提插刀法切割3刀，范围0.5cm。

术毕，拔出针刀，局部压迫止血3分钟后，创可贴覆盖针眼。

（7）注意事项　在做针刀松解时，如患者出现沿尺神经方向窜麻感，系因针刀碰到尺神经的缘故，退针刀于皮下，严格按照上述针刀松解方法再进针刀即可。

5 针刀术后手法治疗

针刀松解术毕，患者坐位，主动伸屈肘关节2次。

八、桡管综合征

1 范围

本《规范》规定了桡管综合征的诊断和治疗。

本《规范》适用于桡管综合征的诊断和治疗。

2 术语和定义

下列术语和定义适用于本规范。

桡管综合征（radial tunnel syndrome）

本病是由于前臂及腕关节过度频繁活动，使组成桡神经管的肌肉组织产生损伤或劳损性病变，由于组织肿胀和纤维化、瘢痕化，使该神经在通道内受到嵌压而产生症状。临床表现为前臂背侧肌张力下降，患侧桡侧腕短伸肌起点处之筋膜紧张，桡骨小头处明显压痛并向上臂、前臂放射等。

3 诊断

3.1 临床表现

（1）病史和症状　本病以中年男性为多见，可能有长期的“网球肘”病史。最主要的临床表现是肘外侧痛，以钝痛为主，可向近端沿桡神经放射，也可向远端沿骨间后神经放射，患者常不能明确指出疼痛点。前臂及肘部活动后疼痛加剧，夜间痛比较明显。

（2）体征

①压痛点　在肘外侧沿桡神经的行经部位进行触压会出现不适、酸痛，肱骨外上髁亦有压痛，但最显著压痛点位于肱骨外上髁下方，偏内侧2～3cm。

②中指试验　抗阻力伸中指均可诱发肘外侧疼痛。

③感觉检查　手背桡侧、前臂外侧，可能有轻度的感觉减退。

3.2 诊断要点

肘外侧疼痛，肘外侧压痛广泛，最显著压痛点位于肱骨外上髁下内方2.5cm处，无功能障碍及感觉障碍，应考虑为桡管综合征。

4 针刀治疗

4.1 治疗原则

依据人体弓弦力学系统理论及疾病病理构架的网眼理论，桡管综合征是由于桡神经周围软组织卡压所致，通过针刀准确松解卡压。

4.2 操作方法

（1）体位　坐位。肩关节外展90°，前臂置于手术台上。

（2）体表定位　桡骨小头水平卡压点、桡骨颈水平卡压点、桡侧伸腕短肌近端内侧神经卡压点、Frohse弓卡压点。

（3）消毒　在施术部位，用活力碘消毒2遍，然后铺无菌洞巾，使治疗点正对洞巾中间。

（4）麻醉　用1%利多卡因局部浸润麻醉，每个治疗点注药1ml。

（5）刀具　Ⅰ型4号直形针刀。

（6）针刀操作

①第1支针刀松解肱肌和肱桡肌之间的卡压点（图13－14）　在上臂外侧下1/3，以Tinel征阳性点定位，针刀体与皮肤垂直，刀口线与上肢纵轴一致，按四步操作规程进针刀，从定位处刺入，针刀经皮肤、皮下组织、浅筋膜，当刀下有坚韧感，患者有酸、麻、胀感时，即到达肱肌和肱桡肌之间的筋膜束带或两肌之间的组织粘连瘢痕点，在此纵疏横剥3刀，范围0.5cm。

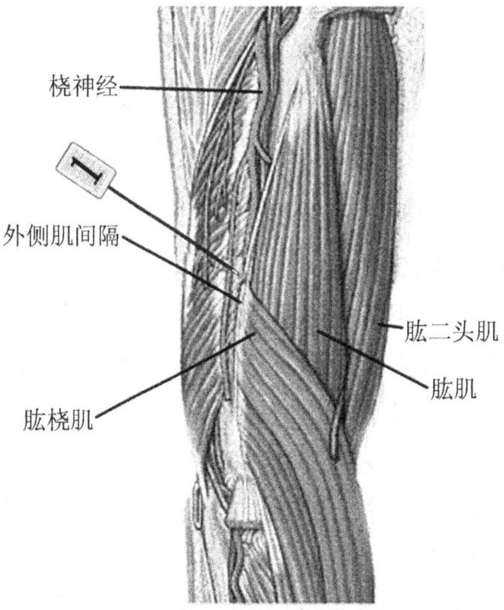

图13－14　桡神经桡骨小头水平卡压点松解示意图

②第2支针刀松解桡骨颈水平卡压点（图13－15）　在桡骨颈前外侧水平，以Tinel征阳性点定位，针刀体与皮肤垂直，刀口线与上肢纵轴一致，按四步操作规程进针刀，从定位处刺入，针刀经皮肤、皮下组织、浅筋膜，达桡骨颈骨面，患者有酸、麻、胀感，在骨面上铲剥3刀，范围0.5cm。

③第3支针刀松解桡侧伸腕短肌近端内侧引起的神经卡压点（图13－16）　在肱骨外上髁定位，针刀体与皮肤垂直，刀口线与上肢纵轴一致，按四步操作规程进针刀，从定位处刺入，针刀经皮肤、皮下组织、浅筋膜，达肱骨外上髁骨面，在外上髁前缘贴骨向前铲剥3刀，范围0.5cm。

④第4支针刀松解Frohse弓卡压点　参见骨间后神经卡压综合征的针刀治疗。

术毕，拔出针刀，局部压迫止血3分钟后，创可贴覆盖针眼。

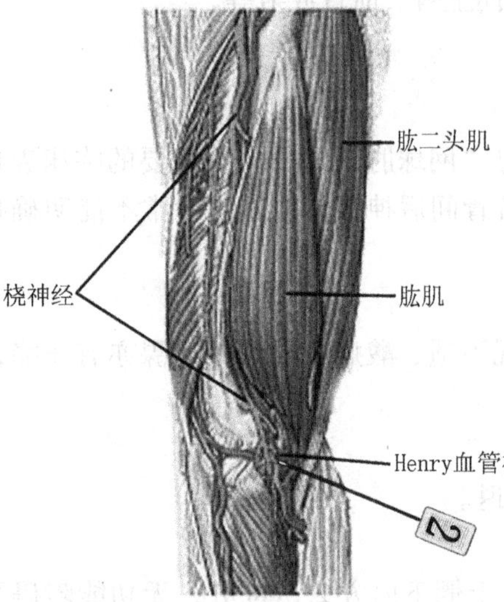

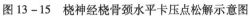

图13-15　桡神经桡骨颈水平卡压点松解示意图

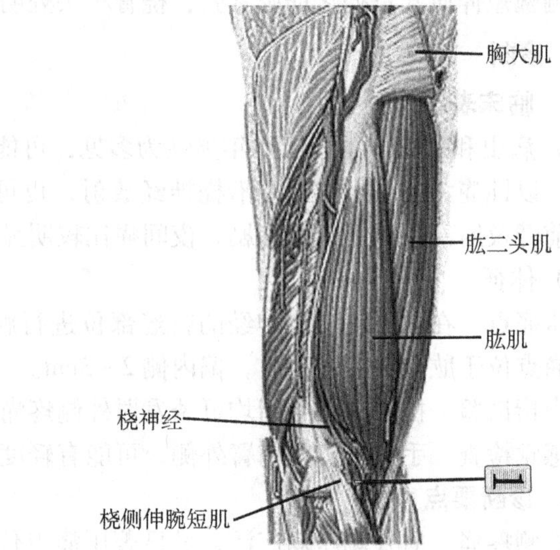

图13-16　桡侧伸腕短肌近端神经卡压点松解示意图

5 针刀术后手法治疗

针刀术后，患者坐位，做肘关节伸屈、旋转动作3次。

九、腕管综合征

1 范围

本《规范》规定了腕管综合征的诊断和治疗。

本《规范》适用于腕管综合征的诊断和治疗。

2 术语和定义

下列术语和定义适用于本规范。

腕管综合征（carpal tunnel syndrome）

本病是周围神经卡压中最常见的一种，多以重复性手部运动特别是抓握性手部运动者多见，如用充气钻的工人、木工、铁匠等。中年人多发，女性多于男性。

3 诊断

3.1 临床表现

（1）分型　根据网眼理论，将腕管综合征分为腕管入口卡压和腕管出口卡压。正中神经进入腕管时受到的卡压为入口卡压，正中神经出腕管时受到的卡压为出口卡压。临床上绝大部分正中神经有腕管的卡压都是出口卡压（图13-17）。

（2）临床表现　腕管综合征好发于中年女性，多为40~60岁，其临床表现为：

①桡侧3个半指麻木、疼痛和感觉异常。这些症状也可在环指、小指或腕管近端出现。掌部桡侧近端无感觉异常。

②常有夜间痛及反复屈伸腕关节后症状加重。患者常以腕痛、指无力、捏握物品障碍及物品不自主从手中掉下为主诉。

③病变严重者可发生大鱼际肌萎缩，拇对掌功能受限。腕部的不适可向前臂、肘部甚至肩部放射；当症状进一步加重时，出现精细动作受限，如拿硬币、系纽扣困难。

3.2 诊断要点

患者出现桡侧3个半指疼痛、麻木，感觉减退和鱼际肌萎缩三大症状中的1个或2个症状时要考虑该病，尤其伴有夜间因麻木而醒者更应高度怀疑该病。物理检查及其他辅助检查具有重要诊断价值。

（1）两点辨别觉　用钝头分规纵向检查（ >6mm 为阳性）。可作为评价腕管综合征的一项指标。

（2）单丝检查　用单丝垂直触压皮肤。检查中，患者视野应离开检查手。该项检查灵敏度、特异度均较高。

（3）振感检查　用256Hz 频率的音叉击打坚硬物后，用音叉的尖端置于检查指指尖，并双手同指对照，观察感觉变化。

（4）Phalen 试验　双前臂垂直，双手尽量屈曲，持续 60 秒手部正中神经支配区出现麻木和感觉障碍为阳性。30 秒出现阳性表明病变较重。该检查灵敏度为75% ~88%，特异性为47%，与单丝检查合用灵敏度增加 82%，特异性增至 86%。

（5）止血带试验　将血压表置于腕部，充气使气压达 20kPa（150mmHg），持续 30 秒，出现麻木为阳性。该检查灵敏度、特异度较高。

（6）腕部叩击试验　腕部正中神经部叩击，灵敏度为 67%。

（7）肌电图、X 线、CT 和 MRI 检查　对腕管综合征的辅助诊断和鉴别诊断具有重要价值。

4 针刀治疗

4.1 治疗原则

依据人体弓弦力学系统理论及疾病病理构架的网眼理论，腕管损伤后引起瘢痕和挛缩，使腕管容积变小，管腔狭窄而产生上述临床表现。在慢性期急性发作时，病变组织有水肿渗出刺激神经末梢，使上述临床表现加剧。用针刀将腕横韧带切开松解，使腕部的力学平衡得到恢复，此病就得到治愈。

4.2 操作方法

（1）体位　坐位。

（2）体表定位　腕横韧带 Tinel 征阳性点。

（3）消毒　在施术部位，用活力碘消毒 2 遍，然后铺无菌洞巾，使治疗点正对洞巾中间。

（4）麻醉　用 1% 利多卡因局部浸润麻醉，每个治疗点注药 1ml。

（5）刀具　Ⅱ型 4 号斜刃针刀。

（6）针刀操作　刀口线先与前臂纵轴平行，针刀体与皮肤垂直，按四步操作规程进针刀，针刀斜面刀刃向上，针刀经皮肤、皮下组织，刀下有坚韧感时即到达腕横韧带近端，然后针刀向近端探寻，当有落空感时到达腕横韧带近端，此时将针刀体向前臂近端倾斜 90°，与腕横韧带平行，向上挑切腕横韧带，范围 0.5cm，以切开部分腕管远端的腕横韧带（图 13 - 18）。术毕，拔出针刀，局部压迫止血 3 分钟后，创可贴覆盖针眼。

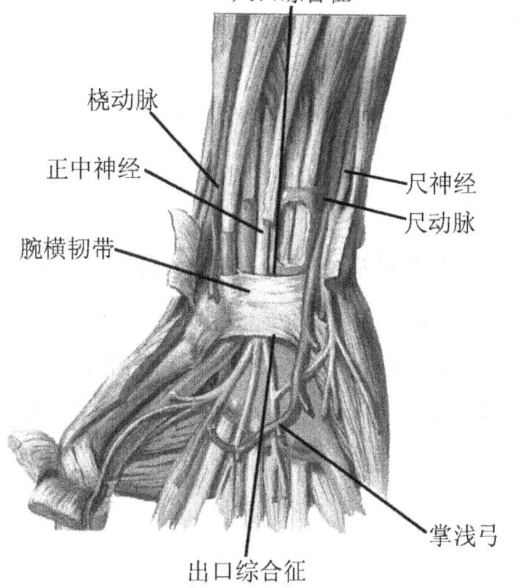

图 13 - 17　腕管综合征分型示意图

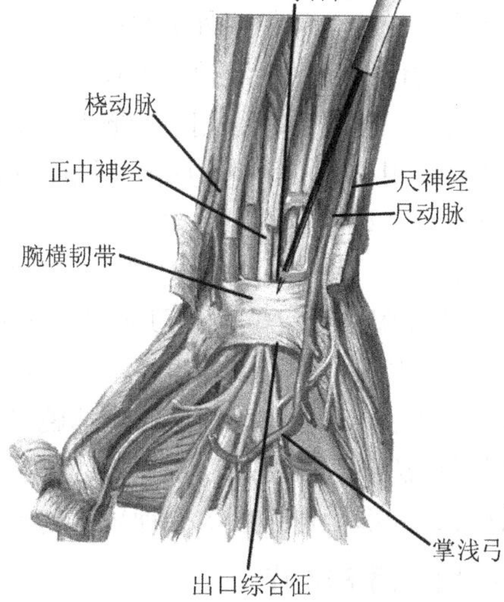

图 13 - 18　腕管出口卡压松解示意图

（7）注意事项　在做出口针刀松解时，注意针刀始终在有坚韧感的腕横韧带上切割，不能在其他部位切割，否则可能引起正中神经的医源性损伤。

5 针刀术后手法治疗

针刀松解术毕，患者坐位，将腕关节过度背伸2次。

十、正中神经返支卡压综合征

1 范围

本《规范》规定了正中神经返支卡压综合征的诊断和治疗。

本《规范》适用于正中神经返支卡压综合征的诊断和治疗。

2 术语和定义

下列术语和定义适用于本规范。

正中神经返支卡压综合征（Recurrent branch of median nerve entrapment syndrome）

本病是由于拇短屈肌尺侧缘腱纤维束压迫正中神经返支所致，其临床特征为拇指对掌功能受限，大鱼际肌萎缩，但手部感觉无障碍。

3 诊断

3.1 临床表现

临床以拇对掌、对指功能受限为主，疼痛不明显，表现为大鱼际肌萎缩，但无感觉异常。一旦确诊应尽早行神经松解术。

3.2 诊断要点

（1）拇对掌、对指功能受限。

（2）大鱼际肌萎缩。

（3）神经卡压部位Tinel征（+）。

（4）排除其他疾病。

4 针刀治疗

4.1 治疗原则

依据人体弓弦力学系统理论及疾病病理构架的网眼理论，正中神经返支卡压是由于正中神经返支周围软组织卡压神经所致，通过针刀准确松解卡压即可。

4.2 操作方法

（1）体位　坐位。肩关节外展90°，前臂旋前位，置于手术台上。

（2）体表定位　正中神经返支卡压点。

（3）消毒　在施术部位，用活力碘消毒2遍，然后铺无菌洞巾，使治疗点正对洞巾中间。

（4）麻醉　用1%利多卡因局部浸润麻醉，每个治疗点注药1ml。

（5）刀具　Ⅰ型4号斜刃针刀。

（6）针刀操作　针刀松解正中神经返支卡压点。在远侧腕掌横纹远端约2.5cm，腕关节掌侧正中偏外侧，以Tinel征阳性点定位，针刀体与皮肤垂直，刀口线与上肢纵轴一致，按四步操作规程进针刀，针刀经皮肤、皮下组织、浅筋膜，当刀下有坚韧感，患者有酸、麻、胀感时，即到达正中神经返支卡压点，然后针刀向远端探寻，当有落空感时到达腕横韧带远端，此时将针刀体向前臂远端倾斜90°，与腕横韧带平行，以提插切法向近端切割韧带3刀，范围0.5cm，以切开部分腕管远端的腕横韧带（图13－19）。术毕，拔出针刀，局部压迫止血3分钟后，创可贴覆盖针眼。

5 针刀术后手法治疗

针刀术后，患者坐位，做腕关节过度背伸活动3次。

十一、臀上皮神经卡压综合征

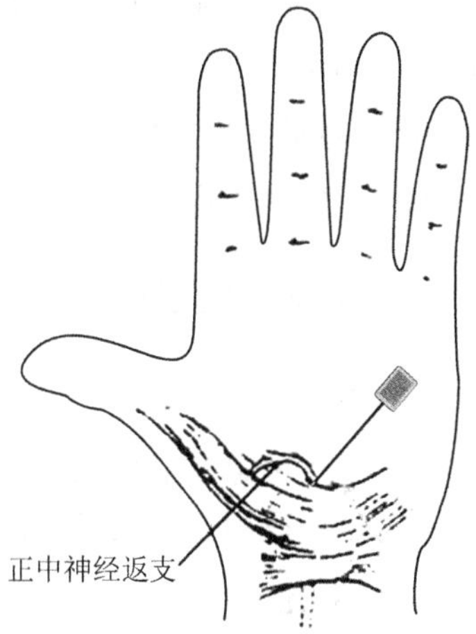

图 13－19　正中神经返支卡压示意图

1 范围

本《规范》规定了臀上皮神经卡压综合征的诊断和治疗。

本《规范》适用于臀上皮神经卡压综合征的诊断和治疗。

2 术语和定义

下列术语和定义适用于本规范。

臀上皮神经卡压综合征（superior clunial nerves entrapment syndrome）

本病是指臀上皮神经经过髂嵴骨纤维管处由各种原因造成卡压或嵌顿等损伤而引起的疼痛。臀上皮神经由 T_{12} ~ L_1 脊神经后外侧支组成，其大部分行走在软组织中，在行程中出孔点、横突点、入臀点均为骨纤维管是易损伤的部位。

3 诊断

3.1　临床表现

主要表现为患侧腰臀部尤其是臀部的疼痛，呈刺痛、酸痛或撕裂样疼痛，而且疼痛常常是持续发生的，很少有间断发生。一般疼痛的部位较深，区域模糊，没有明确的界限。急性期疼痛较剧烈，并可向大腿后侧放散，但常不超过膝关节。患侧臀部可有麻木感，但无下肢麻木；患者常诉起坐困难，弯腰时疼痛加重。

3.2　诊断要点

多数患者可以检查到固定的压痛点，一般在 L_3 横突和髂嵴中点及其下方压痛，按压时可有胀痛或麻木感，并向同侧大腿后方放射，一般放射痛不超过膝关节。直腿抬高试验多为阴性，但有 10% 的患者可出现直腿抬高试验阳性，腱反射正常。

4 针刀治疗

4.1　治疗原则

依据人体弓弦力学系统理论及疾病病理构架的网眼理论，臀上皮神经卡压综合征是由于臀上皮神经周围软组织卡压所致，通过针刀准确松解卡压。

4.2　操作方法

（1）体位　俯卧位。

（2）体表定位　第 3 腰椎横突点，髂嵴中后部。

（3）消毒　在施术部位，用活力碘消毒 2 遍，然后铺无菌洞巾，使治疗点正对洞巾中间。

（4）麻醉　用 1% 利多卡因局部浸润麻醉，每个治疗点注药 1ml。

（5）刀具　Ⅰ型 3 号直形针刀。

（6）针刀操作（图 13－20）

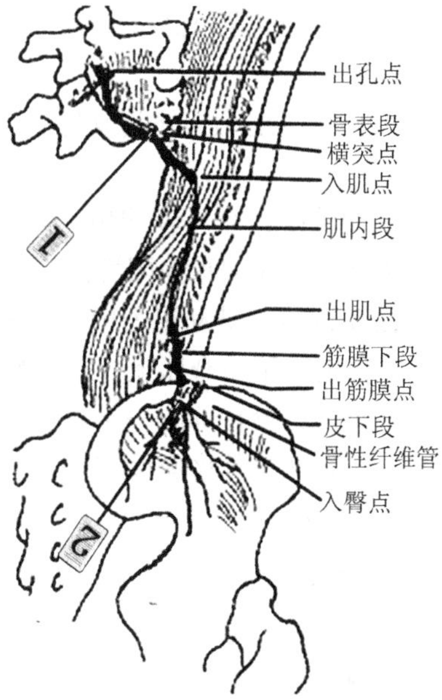

图 13－20　臀上皮神经卡压针刀松解示意图

①第 1 支针刀松解 L_3 横突点的粘连瘢痕　从 L_3 棘突上缘顶点旁开 3cm，在此定位。刀口线与脊柱纵轴平行，针刀经皮肤、皮下组织，直达横突骨面，针刀体向外移动，当有落空感时即到 L_3 横突尖，在此用提插刀法切割横突尖的粘连瘢痕 3 刀，深度 0.5cm，以松解臀上皮神经在横突尖部的粘连和瘢痕。

②第 2 支针刀松解臀上皮神经入臀点的粘连和瘢痕　在髂嵴中后部压痛点定位。刀口线与脊柱纵轴平行，针刀经皮肤、皮下组织，直达髂骨骨面，针刀体向上移动当有落空感时，即到髂嵴上缘臀上皮神经

的入臀点，在此纵疏横剥3刀，深度0.5cm，以松解臀上皮神经入臀点的粘连和瘢痕。

术毕，拔出针刀，局部压迫止血3分钟后，创可贴覆盖针眼。

5 针刀术后手法治疗

针刀松解术毕，患者仰卧位，屈膝屈髋2次。

十二、梨状肌综合征

1 范围

本《规范》规定了梨状肌综合征的诊断和治疗。

本《规范》适用于梨状肌综合征的诊断和治疗。

2 术语和定义

下列术语和定义适用于本规范。

梨状肌综合征（pyriformis syndrome）

本病是坐骨神经在通过梨状肌出口时受到卡压或慢性损伤引起的一组临床证候群。本病多见于青壮年，男性多于女性，近2∶1，可有臀部外伤史、劳累、受寒湿等诱因。主要症状为臀中部相当于梨状肌投影部位疼痛，并向股外侧、股后侧、小腿外侧放射。大部分患者有间歇性跛行和下肢痛，蹲位休息片刻可缓解，极少有腰痛症状；亦可有臀部、股部等肌肉萎缩表现。

3 诊断

3.1 临床表现

坐骨神经除发出至髋关节囊后部的关节支与大腿后屈肌群的肌支外，主要以其两大终末支，即胫神经与腓总神经支配膝关节以下的运动功能及部分感觉功能。患者主诉大腿后侧至小腿外侧或足底有放射性疼痛及麻木感，患肢无力，但腰痛常不明显。检查患肢股后肌群，小腿前、后及足部肌力减弱，重者踝、趾关节活动完全丧失，出现足下垂；小腿外侧及足部感觉减退或消失。可发现梨状肌有痉挛呈条索状或腊肠状，梨状肌有压痛，并向下放射，一般腰椎棘突旁无压痛，脊柱前屈时下肢疼痛加重，后伸时疼痛减轻或缓解。直腿抬高试验多为阳性，端坐屈头无腿痛。将足内旋疼痛出现，并向下放射。

3.2 诊断要点

（1）大腿后侧至小腿外侧或足底有放射痛及麻木感。梨状肌呈条索状，直腿抬高试验阳性，加强试验阴性。

（2）主动试验：令患者伸髋、伸膝时做髋关节外旋动作，同时在患者足部予以对抗。患者出现臀中部及坐骨神经疼痛或加重为阳性。

（3）被动试验：被动用力内旋、屈曲、内收髋关节，引起疼痛或疼痛加重者为阳性。臀部压痛点加强试验：患者俯卧于检查床上，按压臀区痛点后，嘱患者支撑起上肢，使脊柱过伸，继而嘱患者跪俯床上使脊柱屈曲。比较臀部同一压痛点伸屈两种姿势的疼痛程度，如脊柱过伸时压痛减轻，而脊柱屈曲时压痛加重，称为椎管外疼痛反应。

4 针刀治疗

4.1 治疗原则

依据人体弓弦力学系统理论及疾病病理构架的网眼理论，梨状肌综合征是由于坐骨神经在梨状肌出口处受到周围软组织的卡压所致，通过针刀准确松解卡压即可。

4.2 操作方法

（1）体位　俯卧位。

（2）体表定位　坐骨神经在梨状肌下孔的体表投影，即髂后上棘与尾骨尖连线的中点与股骨大转子连线的中内1/3交点处。

（3）消毒　在施术部位，用活力碘消毒2遍，然后铺无菌洞巾，使治疗点正对洞巾中间。

（4）麻醉　用1%利多卡因局部浸润麻醉，每个治疗点注药1ml。

（5）刀具　Ⅰ型3号直形针刀。

（6）针刀操作（图13－21）　针刀松解坐骨神经在梨状肌下孔的卡压点。在定位处进针刀，针刀体与皮肤垂直，刀口线与下肢纵轴一致，按四步操作规程进针刀，针刀经皮肤、皮下组织、浅筋膜、肌肉，当患者有麻木感时，已到坐骨神经在梨状肌下孔的部位，退针刀2cm，针刀体向内或者向外倾斜10°～15°，再进针刀，刀下有坚韧感时，即到坐骨神经在梨状肌下孔的卡压点，以提插刀法向下切割3刀，范围0.5cm。术毕，拔出针刀，局部压迫止血3分钟后，创可贴覆盖针眼。

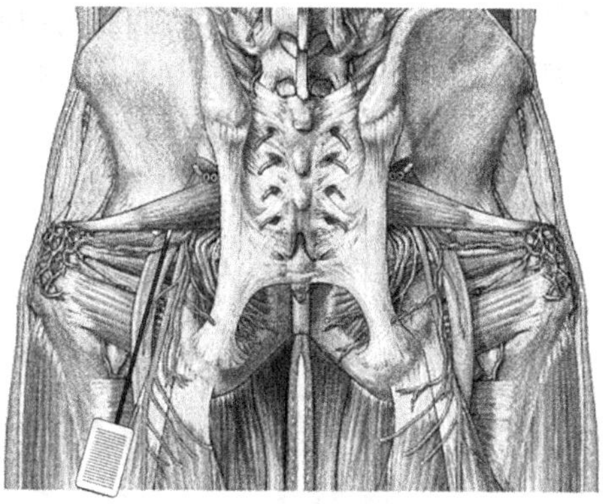

图13－21　梨状肌卡压松解示意图

5 针刀术后手法治疗

针刀术后，进行手法治疗，俯卧位，做直腿抬高3次。

十三、股神经卡压综合征

1 范围

本《规范》规定了股神经卡压综合征的诊断和治疗。

本《规范》适用于股神经卡压综合征的诊断和治疗。

2 术语和定义

下列术语和定义适用于本规范。

股神经卡压综合征（femoral nerve entrapment syndrome）

本病是由于股神经途经的鞘管发生狭窄而使股神经受压所引起的一系列症状，如处理不及时，往往引起不易恢复的股四头肌麻痹。

3 诊断

3.1 临床表现

外伤后发病者，常为突发而渐加重。病情的进程与髂腰肌出血的缓急有关。患者首先主诉患侧髂窝部疼痛，患髋不能伸直，呈外展、外旋位。此常为髂腰肌内张力增高，引起肌肉痉挛所致，这时，患侧髂窝部可触及肿块或有饱满感。

3.2 诊断要点

在腹股沟韧带上方有明显压痛，下腹部也有压痛。先有大腿前内侧至膝及小腿前内侧的麻木，而后伸膝力弱，膝腱反射由弱到消失，股四头肌逐渐无力而麻痹，肌肉出现萎缩。本征可同时并发股外侧皮神经卡压征，出现股外侧皮肤感觉障碍。

4 针刀治疗

4.1 治疗原则

依据人体弓弦力学系统理论及疾病病理构架的网眼理论，股神经卡压综合征是由于股神经周围软组织卡压神经所致，通过针刀准确松解卡压即可。

4.2 操作方法

（1）体位　仰卧位。

（2）体表定位　腹股沟韧带中点外下2cm，Tinel阳性点。

（3）消毒　在施术部位，用活力碘消毒2遍，然后铺无菌洞巾，使治疗点正对洞巾中间。

（4）麻醉　用1%利多卡因局部浸润麻醉，每个治疗点注药1ml。

（5）刀具　Ⅰ型4号直形针刀。

（6）针刀操作（图13－22、图13－23）　针刀松解股神经在腹股沟韧带处的卡压点。在定位处进针刀，针刀体与皮肤垂直，刀口线与下肢纵轴一致，按四步操作规程进针刀，针刀经皮肤、皮下组织、浅筋膜，当患者有麻感时，已到达股神经在腹股沟韧带处卡压点的部位，退针刀2cm，针刀体向外侧倾斜10°～15°，以提插刀法向下切割3刀，范围0.5cm。术毕，拔出针刀，局部压迫止血3分钟后，创可贴覆盖针眼。

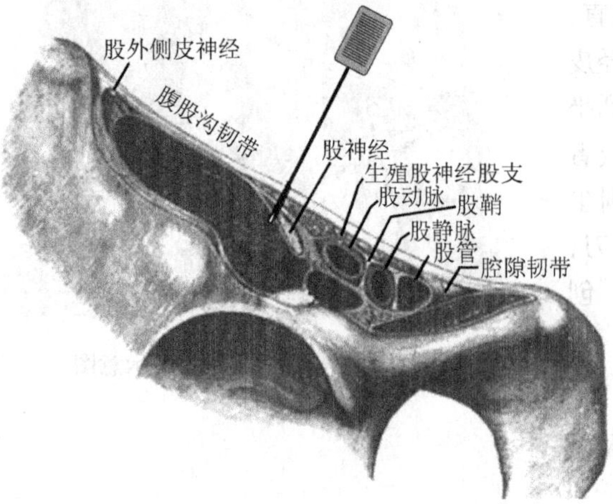

图13－22 股神经卡压松解上面观

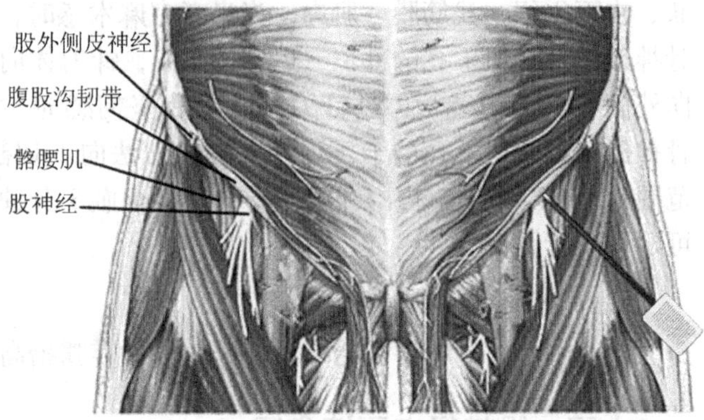

图13－23 股神经卡压松解前面观

十四、股前外侧皮神经卡压综合征

1 范围

本《规范》规定了股前外侧皮神经卡压综合征的诊断和治疗。

本《规范》适用于股前外侧皮神经卡压综合征的诊断和治疗。

2 术语和定义

下列术语和定义适用于本规范。

股前外侧皮神经卡压综合征（lateral femoral cutaneous nerve entrapment syndrome）

本病是股前外侧皮神经在途经之处因某种致压因素卡压引起的神经功能障碍，从而引起大腿部麻痛等一系列症状。

3 诊断

3.1 临床表现

患者主诉股前外侧麻木，有针刺或灼样疼痛，但不超过膝关节，患侧臀部可有麻木感，无下肢麻木，有些患者还伴有股四头肌萎缩，行走时疼痛加重，卧床休息症状可缓解。

3.2 诊断要点

髂前上棘内下方有压痛，该处Tinel征阳性，股前外侧感觉减退或过敏。后伸髋关节、牵拉股外侧皮神经时，症状加重。为了明确诊断，了解致压原因，应进一步用X线检查腰椎、骨盆及髋部有无骨性病变，或采用其他诊断技术排除肿瘤、结核、炎症或出血导致的股外侧皮神经受压等。

4 针刀治疗

4.1 治疗原则

依据人体弓弦力学系统理论及疾病病理构架的网眼理论，股前外侧皮神经卡压综合征是由于股前外侧皮神经周围软组织卡压所致，通过针刀准确松解卡压。

4.2 操作方法

（1）体位 仰卧位。

（2）体表定位 髂前上棘压痛点。

（3）消毒 在施术部位，用活力碘消毒2遍，然后铺无菌洞巾，使治疗点正对洞巾中间。

（4）麻醉 用1%利多卡因局部浸润麻醉，每个治疗点注药1ml。

（5）刀具 Ⅰ型4号直形针刀。

（6）针刀操作（图13－24）　针刀松解股前外侧皮神经髂前上棘卡压点。在髂前上棘压痛点定位，针刀体与皮肤垂直，刀口线与下肢纵轴一致，按四步操作规程进针刀，针刀经皮肤、皮下组织、筋膜，直达髂前上棘内侧骨面，针刀在骨面上向下铲剥3刀，范围0.5cm。术毕，拔出针刀，局部压迫止血3分钟后，创可贴覆盖针眼。

（7）注意事项　在做针刀松解时，针刀松解一定在骨面上操作，不可脱离骨面，否则可能刺破腹壁，损伤腹腔内脏器官。

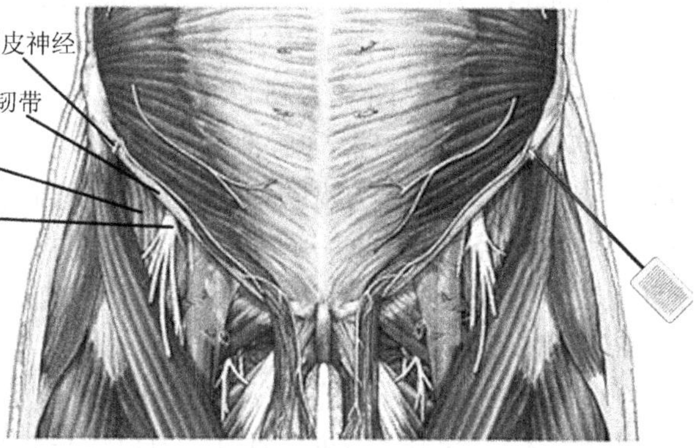

图13－24　针刀松解前面观示意图

十五、腓总神经卡压综合征

1 范围

本《规范》规定了腓总神经卡压综合征的诊断和治疗。

本《规范》适用于腓总神经卡压综合征的诊断和治疗。

2 术语和定义

下列术语和定义适用于本规范。

腓总神经卡压综合征（common peroneal nerve entrapment syndrome）

本病是下肢较常见的一种周围神经卡压症。腓总神经与腓骨小头相邻，各种原因引起的腓骨小头的变形或增大，以及解剖的变异，均可引起腓总神经卡压综合征的发生。

3 诊断

3.1 临床表现

多有膝关节外伤史、不良体位等诱因或有占位性病变。患者常有小腿酸软无力、前外侧麻木，或足下垂等临床表现。

3.2 诊断要点

（1）患者有明确的膝关节外伤史、不良体位等诱因或有占位性病变。

（2）患侧胫前肌、趾长伸肌、跗长伸肌、腓骨长肌肌力减弱，小腿外侧及足背部皮肤感觉减退。

（3）有时患侧局部可扪及肿块，腓骨颈部Tinel征呈阳性。

（4）症状严重，出现足下垂者，需高抬膝、髋关节，足向上甩。

（5）对于腓深神经卡压程度的检测，可通过检测胫前肌的背伸踝关节功能和跗长伸肌、跗伸和2～4趾的伸趾功能改变来判断。跗伸功能往往表现微弱和不完全麻痹，这时可以通过双侧对比来确定。肌电图检查可见无随意活动电位，刺激诱发电位可正常。

（6）X线检查可对本病辅助诊断，并排除膝关节其他病变。

4 针刀治疗

4.1 治疗原则

依据人体弓弦力学系统理论及疾病病理构架的网眼理论，腓总神经卡压综合征是由于腓总神经在行经腓骨小头后缘时，受到周围软组织的卡压所致，通过针刀准确松解卡压即可。

4.2 操作方法

（1）体位　仰卧位，患膝屈曲60°。

（2）体表定位　腓管前部与后部卡压点。

（3）消毒　在施术部位，用活力碘消毒2遍，然后铺无菌洞巾，使治疗点正对洞巾中间。

（4）麻醉　用1%利多卡因局部浸润麻醉，每个治疗点注药1ml。

（5）刀具　Ⅰ型4号直形针刀。

（6）针刀操作（图13－25）

①第1支针刀切开腓管后部的卡压点　在腓骨头颈交界的后方点定位，针刀体与皮肤垂直，刀口线与腓骨纵轴呈45°角，与腓总神经走行方向一致，按四步操作规程进针刀，经皮肤、皮下组织、筋膜直达腓骨头颈交界骨面，针刀向前下方纵疏横剥3刀，范围0.5cm。

②第2支针刀切开腓管前部的卡压点　在腓骨头颈交界的前方点定位，针刀体与皮肤垂直，刀口线与腓骨纵轴呈45°角，与腓总神经走行方向一致，按四步操作规程进针刀，经皮肤、皮下组织、筋膜直达腓骨头颈交界骨面，针刀向前下方纵疏横剥3刀，范围0.5cm。

术毕，拔出针刀，局部压迫止血3分钟后，创可贴覆盖针眼。

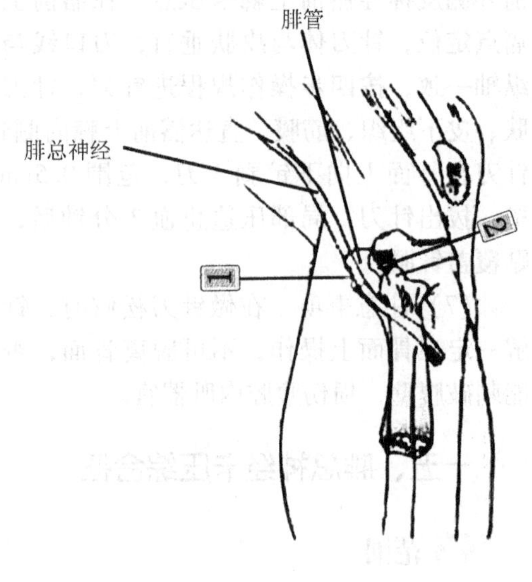

图13－25　腓管松解示意图

（7）注意事项　在做针刀松解时，针刀先到达腓骨骨面，刀口线方向必须与腓总神经保持一致，针刀松解一定在腓骨骨面上操作，否则可能损伤腓总神经。

5 针刀术后手法治疗

针刀松解术毕，伸屈膝关节2次。

十六、腓浅神经卡压综合征

1 范围

本《规范》规定了腓浅神经卡压综合征的诊断和治疗。

本《规范》适用于腓浅神经卡压综合征的诊断和治疗。

2 术语和定义

下列术语和定义适用于本规范。

腓浅神经卡压综合征（superficial peroneal nerve entrapment syndrome）

本病比较少见，常发生于慢性劳损性骨筋膜室高压或胫腓骨骨折及筋膜室内出血等因素所致的急性骨筋膜室高压，此时膨大的肌肉引起腓浅神经在穿出筋膜部受压，引发一系列临床表现。

3 诊断

3.1 临床表现

该病在临床上较少见，小腿、足背及踝前疼痛是该综合征的主要特征（图13－26）。疼痛与站立有关，站立抬高患肢时，疼痛可缓解，故又可称为“站立性”疼痛。患者可有怕走远路等主诉。体检时，可发现小腿外侧有固定压痛点或Tinel征阳性。X线摄片检查无异常，肌电图检查可有腓浅神经感觉传导速度减慢，潜伏期改变。

3.2 诊断要点

依据临床表现及相关检查，可对本病做出准确的诊断。

4 针刀治疗

4.1 治疗原则

依据人体弓弦力学系统理论及疾病病理构架的网眼理论，腓浅神经卡压综合征是由于腓浅神经周围软组织卡压所致，通过针刀准确松解卡压即可。

4.2 操作方法

（1）体位　仰卧位。

（2）体表定位　小腿外侧中下1/3，Tinel征阳性点（图13－27）。

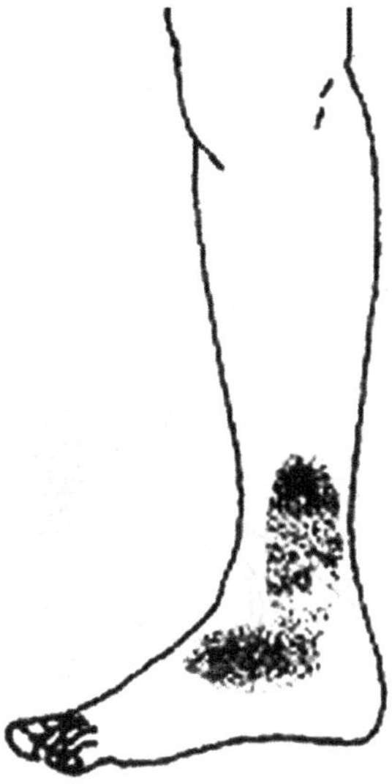

图13－26　疼痛分布示意图

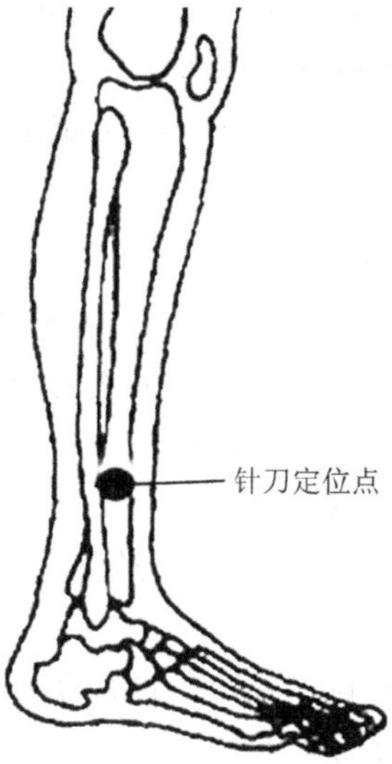

图13－27　体表定位示意图

（3）消毒　在施术部位，用活力碘消毒2遍，然后铺无菌洞巾，使治疗点正对洞巾中间。

（4）麻醉　用1%利多卡因局部浸润麻醉，每个治疗点注药1ml。

（5）刀具　Ⅰ型4号直形针刀。

（6）针刀操作（图13－28）　针刀松解腓浅神经出筋膜处的卡压点。在腓浅神经出筋膜处的卡压点定位。针刀体与皮肤垂直，刀口线与下肢纵轴一致，按四步操作规程进针刀，经皮肤、皮下组织，当刀下有坚韧感，患者有酸、麻、胀感时，已到达腓浅神经出筋膜处的卡压点，纵疏横剥3刀，范围0.5cm。术毕，拔出针刀，局部压迫止血3分钟后，创可贴覆盖针眼。

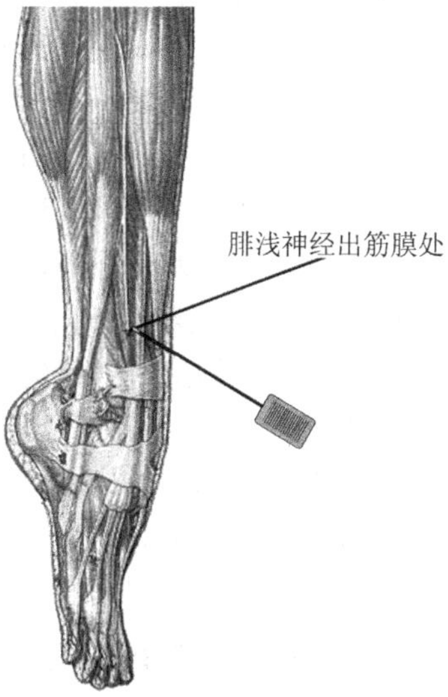

图13－28　针刀松解示意图

5　针刀术后手法治疗

针刀术后，仰卧位，做踝关节内翻、外翻动作3次。

十七、跖管综合征

1　范围

本《规范》规定了跖管综合征的诊断和治疗。

本《规范》适用于跖管综合征的诊断和治疗。

2　术语和定义

下列术语和定义适用于本规范。

跖管综合征（metatarsal tunnel syndrome）

本病又称踝管综合征，多发于老年人。踝关节反复扭伤容易发病，它与跖管所在的位置和本身结构有很大关系。

3　诊断

3.1　临床表现

初期主要表现为在走路多、久立或劳累后出现内踝后部不适，休息后改善。持续日久，则出现跟骨内侧和足底麻木或有蚁行感。重者可出现足趾皮肤干燥、发亮，汗毛脱落及足部内在肌肉萎缩，走路跛行。

3.2 诊断要点

①痛麻区域局限于跟骨内侧和足底。

②叩击内踝后方，足部针刺感可加剧。

③做足部极度背伸时，症状加剧。

4 针刀治疗

4.1 治疗原则

依据人体弓弦力学系统理论及疾病病理构架的网眼理论，跖管综合征是由于胫后神经受到周围软组织的卡压所致，通过针刀准确松解卡压。

4.2 操作方法

（1）体位　患侧卧位。患侧在下，将患足内踝朝上，沙袋垫平稳。

（2）体表定位　在内踝后缘与足跟骨之间画一直线，分别在内踝与跟骨内侧定位。

（3）消毒　在施术部位，用活力碘消毒2遍，然后铺无菌洞巾，使治疗点正对洞巾中间。

（4）麻醉　用1%利多卡因局部浸润麻醉，每个治疗点注药1ml。

（5）刀具　Ⅰ型4号直形针刀。

（6）针刀操作（图13－29）

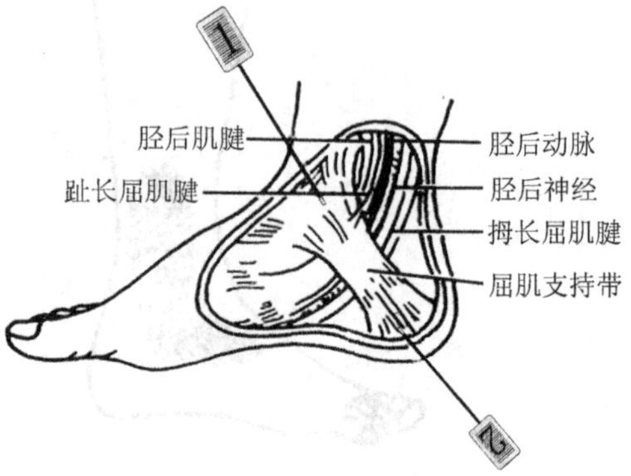

图13－29　跖管针刀松解示意图

①第1支针刀切开分裂韧带内踝部的起点　在内踝后缘定位，针刀体与皮肤垂直，刀口线与腓骨纵轴呈45°角，按四步操作规程进针刀，针刀经皮肤、皮下组织、筋膜，直达内踝后缘骨面，沿骨面向下探寻，刀下有坚韧感时，即到达分裂韧带的起点，以提插刀法切割3刀，范围0.5cm。

②第2支针刀切开分裂韧带跟骨内侧的止点　在跟骨内侧面定位，针刀体与皮肤垂直，刀口线与下肢纵轴呈45°角，按四步操作规程进针刀，针刀经皮肤、皮下组织、筋膜，直达跟骨内侧骨面，沿骨面探寻，刀下有坚韧感时，即到达分裂韧带的止点，向上下各铲剥切割3刀，范围0.5cm。

术毕，拔出针刀，局部压迫止血3分钟后，创可贴覆盖针眼。

5 针刀术后手法治疗

针刀术后，患者仰卧，患肢外旋，医生以一指禅推法或揉法于小腿内后侧，由上而下推至踝部，重点在跖管局部，沿与跖管纵向肌纤维垂直的方向推、揉5分钟，以通经活血，使跖管压力降低，同时在局部配合弹拨法疏理经筋，最后顺肌腱方向用擦法。

第十四章　常见美容与整形外科疾病

第一节　黄 褐 斑

1 范围

本《规范》规定了黄褐斑的诊断和治疗。

本《规范》适用于黄褐斑的诊断和治疗。

2 术语和定义

下列术语和定义适用于本规范。

黄褐斑（moth patch）

本病亦称肝斑、蝴蝶斑，是一种常见的发生于颜面部的局限性淡褐色到深褐色的色素沉着性皮肤病。多见于中青年妇女。一般认为与内分泌激素代谢异常有关。

3 诊断

3.1 临床表现

皮损为淡褐色或黄褐色斑，边界较清，形状不规则，对称分布于眼眶附近、额部、眉弓、鼻部、两颊、唇及口周等处，无自觉症状及全身不适。在夏天强烈阳光照晒后、月经行经期、孕期时，色素斑色素加深变黑；分娩后或停用避孕药后部分患者色素斑可以减退，甚至消失。但大多数患者病程难以确定，可持续数月或数年而不退。

3.2 诊断要点

本病是一种比较常见的色素性皮肤病，不难诊断。好发于女性面颊部、鼻梁、口唇周围，其为褐色或淡黑色的斑，形状、大小不等，表面光滑，不痛不痒，呈对称性分布，状如蝴蝶。

4 针刀治疗

4.1 治疗原则

依据人体弓弦力学系统理论及疾病病理构架的网眼理论，黄褐斑是由于面部弓弦力学系统力平衡失调所致，用针刀调节面部的弓弦力学的异常应力，恢复面部皮肤等软组织的营养，使其恢复正常，斑痕消失。

4.2 操作方法

4.2.1 第1次针刀松解面部动静态弓弦力学系统的粘连、瘢痕和挛缩

（1）体位　仰卧位。

（2）体表定位　面部皮肤、皮下及弓弦结合部。

（3）消毒　在施术部位，用活力碘消毒2遍，然后铺无菌洞巾，使治疗点正对洞巾中间。

（4）麻醉　用1%利多卡因局部浸润麻醉，每个治疗点注药1ml。

（5）刀具　Ⅰ型4号弧形针刀。

（6）针刀操作（图14－1）

①第1支针刀松解额中部软组织的粘连瘢痕　刀口线与人体纵轴一致，针刀体与皮肤垂直，严格按四步操作规程进针刀，针刀经皮肤、皮肤组织筋膜达额骨面，纵疏横剥3刀，然后调转刀口线90°，铲剥3刀，范围0.5cm。

②第 2 支针刀松解右侧额部软组织的粘连瘢痕　刀口线与人体纵轴一致，针刀体与皮肤垂直，严格按四步操作规程进针刀，针刀经皮肤、皮下组织筋膜达额骨面，纵疏横剥 3 刀，然后调转刀口线 90°，铲剥 3 刀，范围 0.5cm。然后提针刀于真皮内，针刀体与皮肤平行，向左提插切割 3 刀，范围 0.5cm，以松解真皮层内的粘连和瘢痕。

③第 3 支针刀松解右侧颧部软组织的粘连瘢痕　刀口线与人体纵轴一致，针刀体与皮肤垂直，严格按四步操作规程进针刀，针刀经皮肤、皮下组织筋膜达颧骨面，纵疏横剥 3 刀，然后调转刀口线 90°，沿颧骨骨面上下铲剥 3 刀，范围 0.5cm。然后提针刀于真皮内，针刀体与皮肤平行，向左提插切割 3 刀，范围 0.5cm，以松解真皮层内的粘连和瘢痕。

④第 4、5 支针刀松解左侧额、颧部软组织的粘连瘢痕　针刀操作方法与第 2、3 支针刀的操作方法相同。

⑤第 6 支针刀松解左侧颌部软组织的粘连瘢痕　刀口线与人体纵轴一致，针刀体与皮肤垂直，严格按四步操作规程进针刀，针刀经皮肤、皮肤组织筋膜达下颌角骨面，纵疏横剥 3 刀，然后调转刀口线 90°，向下铲剥 3 刀，当刀下有落空感时停止进针刀，一般铲剥的范围为 0.5cm。然后提针刀于真皮内，针刀体与皮肤平行，向左提插切割 3 刀，范围 0.5cm，以松解真皮层内的粘连和瘢痕。

⑥第 7 支针刀松解右侧颌部软组织的粘连瘢痕　针刀操作方法与第 6 支针刀的操作方法相同。

术毕，拔出针刀，局部压迫止血 3 分钟后，创可贴覆盖针眼。

4.2.2　第 2 次针刀松解眼眶附近、额部、眉弓、鼻部、两颊、唇及口周等处皮下硬结及条索

（1）体位　仰卧位。

（2）体表定位　眼眶附近、额部、眉弓、鼻部、两颊、唇及口周等处皮下硬结及条索。

（3）消毒　在施术部位，用活力碘消毒 2 遍，然后铺无菌洞巾，使治疗点正对洞巾中间。

（4）麻醉　用 1% 利多卡因局部浸润麻醉，每个治疗点注药 1ml。

（5）刀具　Ⅰ型 4 号弧形针刀。

（6）针刀操作（图 14－2）

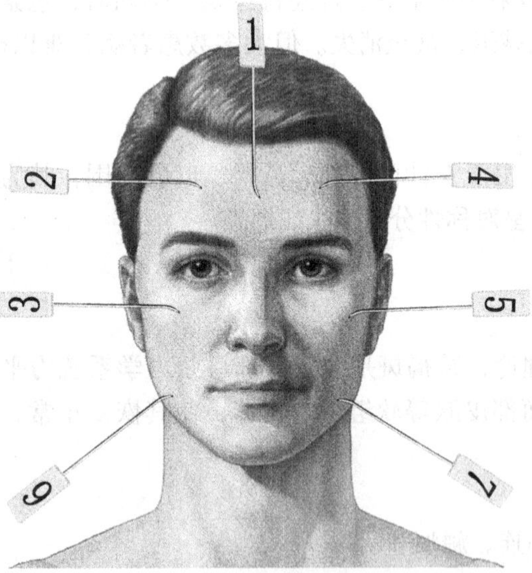

图 14－1　黄褐斑针刀松解示意图

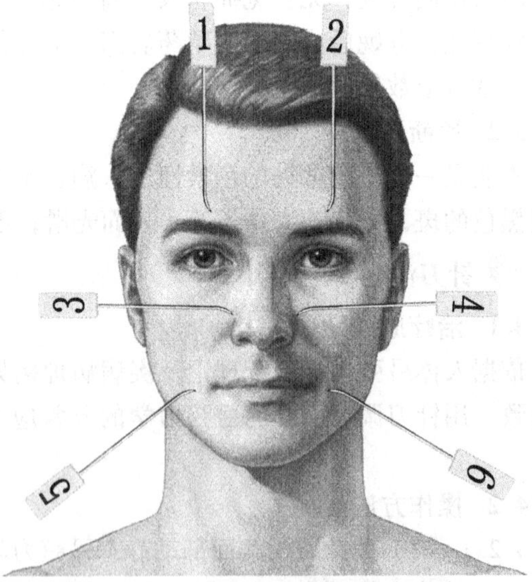

图 14－2　黄褐斑第 2 次针刀松解示意图

①第 1 支针刀松解右侧眉部皮肤、皮下的硬结和条索　从硬结和条索处进针刀，刀口线与人体纵轴一致，针刀体与皮肤垂直，严格按四步操作规程进针刀，针刀经皮肤、皮下组织筋膜达硬结条索，纵疏横剥 3 刀，然后提插切割 3 刀。

②第 2 支针刀松解左侧眉部皮肤、皮下的硬结和条索　针刀操作方法与第 1 支针刀的操作方法相同。

③第 3 支针刀松解右侧鼻翼部的硬结和条索　从硬结和条索处进针刀，刀口线与人体纵轴一致，针刀体与皮肤垂直，严格按四步操作规程进针刀，针刀经皮肤、皮下组织筋膜达硬结条索，纵疏横剥 3 刀，然后提插切割 3 刀。

④第4支针刀松解左侧眉部皮肤、皮下的硬结和条索　针刀操作方法与第3支针刀的操作方法相同。

⑤第5支针刀松解右侧口角轴的硬结和条索　从硬结和条索处进针刀，刀口线与人体纵轴一致，针刀体与皮肤垂直，严格按四步操作规程进针刀，针刀经皮肤、皮下组织筋膜达硬结条索，纵疏横剥3刀，然后提插切割3刀。

⑥第6支针刀松解左侧口角轴的硬结和条索　针刀操作方法与第5支针刀的操作方法相同。

术毕，拔出针刀，局部压迫止血3分钟后，创可贴覆盖针眼。

第二节　乳头内陷

1 范围

本《规范》规定了乳头内陷的诊断和治疗。

本《规范》适用于乳头内陷的诊断和治疗。

2 术语和定义

下列术语和定义适用于本规范。

乳头内陷（inverted nipple）

本病是指女性乳头不突出于乳晕的表面，甚至凹陷沉没于皮面，局部如同火山口状。不仅外观不雅，严重内陷则使婴儿难以吸吮乳汁，给患者带来生活上不便及心理的压抑。

3 诊断

3.1 临床表现

乳头内陷的程度有所差别，有的仅表现为乳头的退缩，重者表现为乳头凹入甚至翻转。

3.2 诊断要点

临床表现可将乳头内陷分为3型：

Ⅰ型：乳头部分内陷，乳头颈存在，能轻易用手使内陷乳头挤出，挤出后乳头大小与常人相似。

Ⅱ型：乳头全部凹陷在乳晕之中，但可用手挤出乳头，乳头较正常为小，多半没有乳头颈部。

Ⅲ型：乳头完全埋在乳晕下方，无法使内陷乳头挤出。

4 针刀治疗

4.1 治疗原则

依据人体弓弦力学系统理论及疾病病理构架的网眼理论，乳头内陷是由于乳头周围软组织的粘连和瘢痕牵拉乳头所致，应用针刀准确松解粘连和瘢痕，恢复乳头的正常位置。

4.2 操作方法

（1）体位　仰卧位。

（2）体表定位　以乳头为中心，向上、下、内、外各1cm处定点（图14－3）。

（3）消毒　在施术部位，用活力碘消毒2遍，然后铺无菌洞巾，使治疗点正对洞巾中间。

（4）麻醉　用1%利多卡因局部浸润麻醉，每个治疗点注药1ml。

（5）刀具　Ⅰ型4号直形针刀。

（6）针刀操作（图14－4）

①第1支针刀从乳头上部定位点进针刀，刀口线与人体纵轴平行，针刀体与皮肤平面呈90°角，针刀经皮肤、皮下组织，当刀下有韧性感时，提插切割3刀，然后将针刀体向上倾斜，使刀刃向乳头方向，纵疏横剥3刀，以松解乳头悬韧带的粘连和瘢痕。最后将针刀刺入达乳头下方中心点位置。

②第2支针刀从乳头下部定位点进针刀，刀口线与人体纵轴平行，针刀体与皮肤平面呈90°角，针刀经皮肤、皮下组织，当刀下有韧性感时，提插切割3刀，然后将针刀体向下倾斜，使刀刃向乳头方向，纵疏横剥3刀，以松解乳头悬韧带的粘连和瘢痕。最后将针刀刺入达乳头下方中心点位置，与第1支针刀相接。

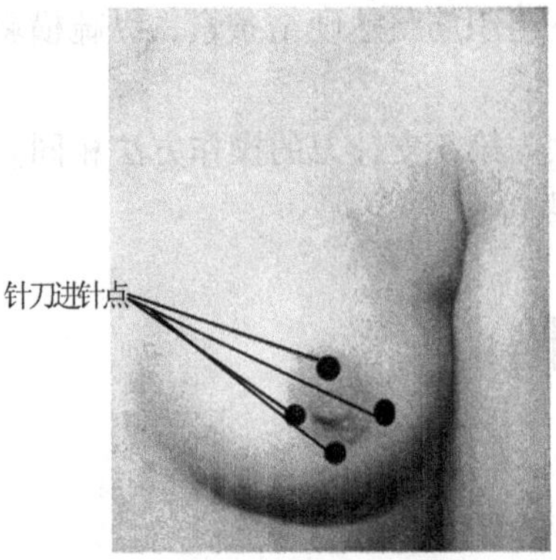

图 14－3　乳头内陷针刀体表定位

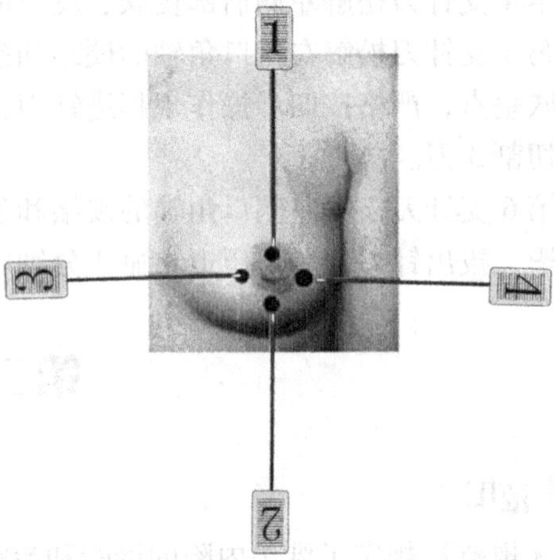

图 14－4　乳头内陷针刀松解示意图

③第 3 支针刀从乳头内侧定位点进针刀，刀口线与人体纵轴垂直，针刀体与皮肤平面呈 90°角，针刀经皮肤、皮下组织，当刀下有韧性感时，提插切割 3 刀，然后将针刀体向内侧倾斜，使刀刃向乳头方向，纵疏横剥 3 刀，以松解乳头悬韧带的粘连和瘢痕。最后将针刀刺入达乳头下方中心点位置。

④第 4 支针刀从乳头外侧定位点进针刀，刀口线与人体纵轴垂直，针刀体与皮肤平面呈 90°角，针刀经皮肤、皮下组织，当刀下有韧性感时，提插切割 3 刀，然后将针刀体向外侧倾斜，使刀刃向乳头方向，纵疏横剥 3 刀，以松解乳头悬韧带的粘连和瘢痕。最后将针刀刺入达乳头下方中心点位置，与第 3 支针刀相接。

术毕，拔出针刀，局部压迫止血 3 分钟后，创可贴覆盖针眼。

第三节　足踇外翻

1 范围

本《规范》规定了足踇外翻的诊断和治疗。

本《规范》适用于足踇外翻的诊断和治疗。

2 术语和定义

下列术语和定义适用于本规范。

足踇外翻（hallux valgus）

本病是常见的足部畸形。第 1 跖骨内收、踇趾外翻畸形，引起局部疼痛和穿鞋障碍，称为踇外翻。女性多见，男女比例可达 1∶40。

3 诊断

3.1 临床表现

（1）第 1 跖趾关节向内突起和行走痛是这类患者最重要主诉，穿鞋后有压痛，于关节内突部分常有胼胝和红肿。

（2）关节背、内方有踇囊炎发生，有压痛。

（3）踇趾外翻，压于第 2 趾背，则第 2 趾常伴有锤状趾。

（4）第 1 跖趾关节跖面负重痛、触痛和胼胝，平跖足多见。

3.2 辅助检查

X 线检查　除上述踇外翻特征外，还有：①第 1 跖趾关节附近骨质增生，尤以跖骨头内侧为著；②籽骨移位或分离；③关节半脱位或脱位。

3.3 诊断要点

根据上述临床表现、X 线检查及测量踇外翻角度大于 20°，可做出诊断。

4 针刀治疗

4.1 治疗原则

依据人体弓弦力学系统理论及疾病病理构架的网眼理论，踇外翻是由于穿鞋紧，足纵弓前部长期劳损，第1跖趾关节弓弦力学系统紊乱，破坏了第1跖趾关节局部的力学平衡，导致第1跖趾关节的关节囊、韧带及踇收肌的粘连瘢痕和挛缩所引起的畸形。应用针刀整体松解、剥离、铲除粘连、挛缩及瘢痕组织，配合手法治疗，纠正畸形，恢复关节的正常功能。

4.2 操作方法

4.2.1 第1次针刀松解第1跖趾关节内侧的粘连瘢痕

（1）体位　仰卧位。

（2）体表定位　踝关节中立位，在第1跖趾关节内侧。

（3）消毒　在施术部位，用活力碘消毒2遍，然后铺无菌洞巾，使治疗点正对洞巾中间。

（4）麻醉　用1%利多卡因局部浸润麻醉，每个治疗点注药1ml。

（5）刀具　Ⅰ型4号直形针刀和Ⅰ型弧形针刀。

（6）针刀操作（图14－5）

①第1支针刀松解跖趾关节关节囊跖骨头内侧附着处的粘连瘢痕　在第1跖趾关节跖骨头内侧定位。使用专用弧形针刀，刀口线与足趾纵轴方向一致，针刀体与皮肤呈90°角，按四步操作规程进针刀，从定位处刺入，向下直刺到第1跖骨头，然后调转刀口线90°，针刀体向跖骨侧倾斜60°，沿跖骨头弧度，向关节方向铲剥3刀，范围0.5cm。

②第2支针刀松解跖趾关节内侧关节囊行经线路的粘连瘢痕　在第1跖趾关节间隙内侧定位。使用Ⅰ型4号直形针刀，刀口线与足趾纵轴方向一致，针刀体与皮肤呈90°角，按四步操作规程进针刀，从定位处刺入，针刀经皮肤、皮下组织，刀下有韧性感时，即达到增厚的跖趾关节关节囊，继续进针刀1mm，提插刀法切割3刀，然后再行纵疏横剥3刀，范围0.5cm。

③第3支针刀松解跖趾关节关节囊趾骨头内侧附着处的粘连瘢痕　在第1跖趾关节趾骨底内侧定位。使用专用弧形针刀，刀口线与足趾纵轴方向一致，针刀体与皮肤呈90°角，按四步操作规程进针刀，从定位处刺入，向下直刺到第1趾骨底，然后调转刀口线90°，针刀体向趾骨侧倾斜60°，沿趾骨底弧度，向关节方向铲剥3刀，范围0.5cm。

术毕，拔出针刀，局部压迫止血3分钟后，创可贴覆盖针眼。

4.2.2 第2次针刀松解第1跖趾关节外侧的粘连瘢痕

（1）体位　仰卧位。

（2）体表定位　踝关节中立位，在第1跖趾关节外侧。

（3）消毒　在施术部位，用活力碘消毒2遍，然后铺无菌洞巾，使治疗点正对洞巾中间。

（4）麻醉　用1%利多卡因局部浸润麻醉，每个治疗点注药1ml。

（5）刀具　Ⅰ型4号直形针刀和Ⅰ型弧形针刀。

（6）针刀操作（图14－6）

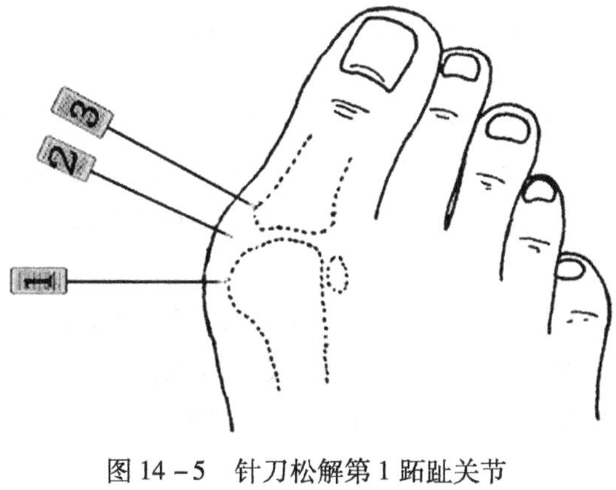

图14－5　针刀松解第1跖趾关节内侧的粘连瘢痕示意图

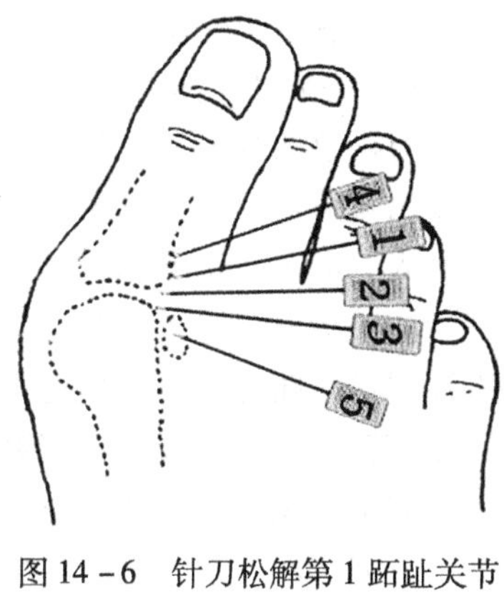

图14－6　针刀松解第1跖趾关节外侧的粘连瘢痕示意图

①第1支针刀松解跖趾关节关节囊跖骨头内侧附着处的粘连瘢痕　在第1跖趾关节跖骨头内侧定位。使用专用弧形针刀，刀口线与足趾纵轴方向一致，针刀体与皮肤呈90°角，按四步操作规程进针刀，从定位处刺入，向下直刺到第1跖骨头，然后调转刀口线90°，针刀体向跖骨侧倾斜60°，沿跖骨头弧度，向关节方向铲剥3刀，范围0.5cm。

②第2支针刀松解跖趾关节内侧关节囊行经线路的粘连瘢痕　在第1跖趾关节间隙内侧定位，使用Ⅰ型4号直形针刀，刀口线与足趾纵轴方向一致，针刀体与皮肤呈90°角，按四步操作规程进针刀，从定位处刺入，针刀经皮肤、皮下组织，刀下有韧性感时，即到达增厚的跖趾关节关节囊，继续进针刀1mm，提插刀法切割3刀，然后再行纵疏横剥3刀，范围0.5cm。

③第3支针刀松解跖趾关节关节囊趾骨头内侧附着处的粘连瘢痕　在第1跖趾关节趾骨底内侧定位。使用专用弧形针刀，刀口线与足趾纵轴方向一致，针刀体与皮肤呈90°角，按四步操作规程进针刀，从定位处刺入，向下直刺到第1趾骨底，然后调转刀口线90°，针刀体向趾骨侧倾斜60°，沿趾骨底弧度，向关节方向铲剥3刀，范围0.5cm。

④第4支针刀松解踇收肌附着处的粘连瘢痕　在第1支针刀远端0.5cm处定位，使用Ⅰ型4号直形针刀，刀口线与足趾纵轴方向一致，针刀体与皮肤呈90°角，按四步操作规程进针刀，从定位处刺入，针刀经皮肤、皮下组织，刀下有韧性感时，即到达踇收肌附着处，应用提插刀法切割3刀，刀下有落空感时停止。然后再行纵疏横剥3刀，范围0.5cm。

⑤第5支针刀松解外侧籽骨软组织附着处的粘连瘢痕　在第3支针刀近端0.5cm、籽骨处定位，如定位困难，可以在电视透视下定位。使用专用弧形针刀，刀口线与足趾纵轴方向一致，针刀体与皮肤呈90°角，按四步操作规程进针刀，从定位处刺入，向下直刺到外侧籽骨，然后沿籽骨四周边缘分别用提插刀法切割3刀。

术毕，拔出针刀，局部压迫止血3分钟后，创可贴覆盖针眼。

4.2.3　第3次针刀松解第1跖趾关节背侧的粘连瘢痕

（1）体位　仰卧位。

（2）体表定位　踝关节中立位，在第1跖趾关节背侧。

（3）消毒　在施术部位，用活力碘消毒2遍，然后铺无菌洞巾，使治疗点正对洞巾中间。

（4）麻醉　用1%利多卡因局部浸润麻醉，每个治疗点注药1ml。

（5）刀具　Ⅰ型4号直形针刀和Ⅰ型弧形针刀。

（6）针刀操作（图14－7）

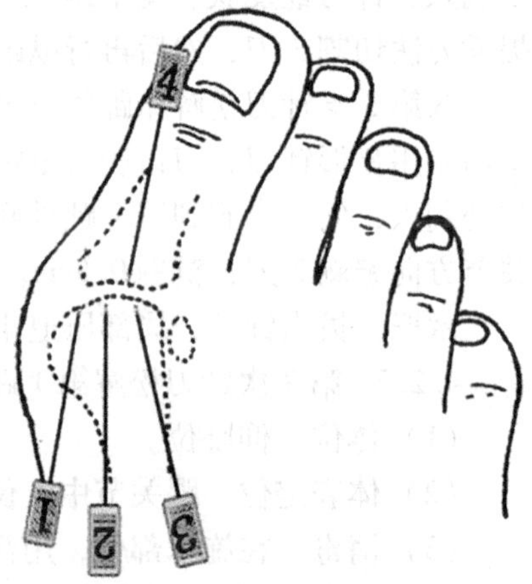

图14－7　针刀松解第1跖趾关节背侧的粘连瘢痕示意图

①第1支针刀松解跖趾关节关节囊跖骨头背内侧附着处的粘连瘢痕　在第1跖趾关节跖骨头背内侧定位。使用专用弧形针刀，刀口线与足趾纵轴方向一致，针刀体与皮肤呈90°角，按四步操作规程进针刀，从定位处刺入，向下直刺到第1跖骨头背内侧，然后调转刀口线90°，针刀体向跖骨侧倾斜60°，沿跖骨头弧度，向关节方向铲剥3刀，范围0.5cm。

②第2支针刀松解跖趾关节关节囊跖骨头背侧中部附着处的粘连瘢痕　在第1跖趾关节跖骨头背侧中部定位。使用专用弧形针刀，刀口线与足趾纵轴方向一致，针刀体与皮肤呈90°角，按四步操作规程进针刀，从定位处刺入，向下直刺到第1跖骨头背侧中部，然后调转刀口线90°，针刀体向跖骨侧倾斜60°，沿跖骨头弧度，向关节方向铲剥3刀，范围0.5cm。

③第3支针刀松解跖趾关节关节囊跖骨头背外侧附着处的粘连瘢痕　在第1跖趾关节跖骨头背外侧定位。使用专用弧形针刀，刀口线与足趾纵轴方向一致，针刀体与皮肤呈90°角，按四步操作规程进针刀，从定位处刺入，向下直刺到第1跖骨头背外侧，然后调转刀口线90°，针刀体向跖骨侧倾斜60°，沿跖骨头弧度，向关节方向铲剥3刀，范围0.5cm。

④第4支针刀松解跖趾关节背侧关节囊行经线路的粘连瘢痕　在第1跖趾关节背侧间隙定位，使用Ⅰ

型4号直形针刀，刀口线与足趾纵轴方向一致，针刀体与皮肤呈90°角，按四步操作规程进针刀，从定位处刺入，针刀经皮肤、皮下组织，刀下有韧性感时，即到达增厚的跖趾关节关节囊，继续进针刀1mm，提插刀法切割3刀，然后再行纵疏横剥3刀，范围0.5cm。

术毕，拔出针刀，局部压迫止血3分钟后，创可贴覆盖针眼。

5 针刀术后手法治疗

每次针刀术后被动牵拉踇趾做环转运动。

第十五章 常见皮肤科疾病

第一节 痤 疮

1 范围

本《规范》规定了痤疮的诊断和治疗。

本《规范》适用于痤疮的诊断和治疗。

2 术语和定义

下列术语和定义适用于本规范。

痤疮（acne）

本病俗称青春痘、粉刺、暗疮。中医称面疮、酒刺。多发于头面部、颈部前胸后背等皮脂腺丰富的部位，是皮肤科常见病、多发病。

3 诊断

3.1 临床表现

痤疮基本表现为毛囊性丘疹，中央有一黑点，称黑头粉刺；周围色红，挤压有米粒样白色脂栓排出，另有无黑头、成灰白色的小丘疹，称白头粉刺。若发生炎症，粉刺发红，顶部产生小脓疱，此时可影响容貌。破溃痊愈后，可遗留暂时色素沉着或有轻度凹陷的瘢痕，有的形成结节、脓肿、囊肿及瘢痕等多种形态的伤害，甚至破溃后形成多个窦道和瘢痕，严重者呈橘皮脸。临床上常以一两种损害较为明显，往往同时存在油性皮脂溢出而并发头面部脂溢性皮炎，此时面部油腻发亮，还可发生成片的红斑，且覆盖上油性痂皮，常年不愈。发病人群以 15～30 岁为主，因为随着皮肤油脂的减少，青春痘的程度自然减轻。当年龄增长时，皮肤会慢慢由油转干，这也是为什么年纪越大越少长青春痘的原因。发病部位以颜面为多，亦可见于胸背上部及肩胛处，胸前、颈后、臀部等处。可自觉稍有瘙痒或疼痛，病程缠绵，往往此起彼伏，新疹不断继发，有的可迁延数年或 10 余年。

3.2 诊断要点

本病是一种皮肤科常见病、多发病，不难诊断。为毛囊性丘疹，好发于面颊、额部和鼻唇沟，其次是胸部、背部，眶周皮肤从不累及。开始时患者差不多都有黑头粉刺及油性皮脂溢出，还常有丘疹、结节脓疱、脓肿、窦道或瘢痕，各种损害的大小深浅不等，往往以其中一两种损害为主。病程长，多无自觉症状，如炎症明显时，则可引起疼痛和触疼症状时轻时重。

4 针刀治疗

4.1 治疗原则

根据针刀医学对痤疮病因病理的分析，根据慢性软组织损伤病理构架的网眼理论，用针刀调节面、颈部的弓弦力学系统的异常应力，同时对痤疮部的损伤进行直接松解，恢复面部皮肤等软组织的营养，使皮肤恢复正常功能。

4.2 操作方法

4.2.1 第 1、2 次针刀松解

参见黄褐斑第 1、2 次针刀治疗。

4.2.2 第 3 次针刀治疗

（1）体位　仰卧位。

（2）体表定位　面部痤疮。

（3）消毒　在施术部位，用活力碘消毒2遍，然后铺无菌洞巾，使治疗点正对洞巾中间。

（4）麻醉　用1%利多卡因局部浸润麻醉，每个治疗点注药1ml。

（5）刀具　Ⅰ型弧形针刀。

（6）针刀操作（图15－1）

①第1支针刀松解痤疮上部　从痤疮上缘进针刀，刀口线与人体纵轴一致，针刀体与皮肤垂直，严格按四步操作规程进针刀，经皮肤、皮下组织达痤疮，纵疏横剥3刀，再提插切割3刀，应切穿痤疮部的硬结组织，然后调转针刀体90°，使针刀与皮肤平行，向下提插切割痤疮。

②第2支针刀松解痤疮下部　从痤疮下缘进针刀，刀口线与人体纵轴一致，针刀体与皮肤垂直，严格按四步操作规程进针刀，经皮肤、皮下组织达痤疮，纵疏横剥3刀，再提插切割3刀，应切穿痤疮部的硬结组织，然后调转针刀体90°，使针刀与皮肤平行，向上提插切割痤疮，与第1支针刀相接。

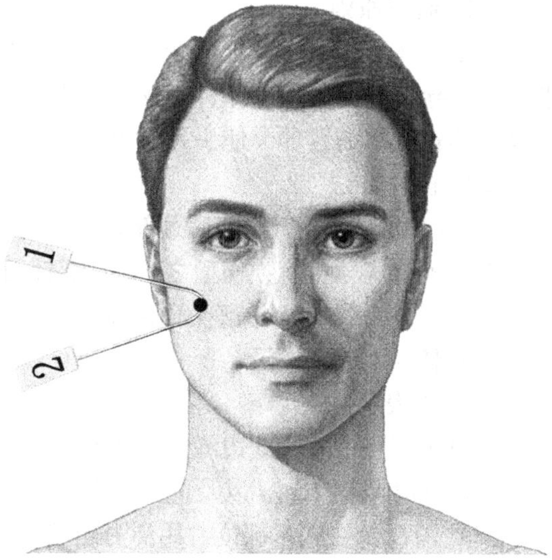

图15－1　痤疮第3次针刀松解示意图

术毕，拔出针刀，局部压迫止血3分钟后，创可贴覆盖针眼。

其他痤疮的针刀治疗与第3次针刀治疗方法相同。

第二节　斑　　秃

1　范围

本《规范》规定了斑秃的诊断和治疗。

本《规范》适用于斑秃的诊断和治疗。

2　术语和定义

下列术语和定义适用于本规范。

斑秃（alopecia areata）

本病俗称“鬼剃头”，是一种骤然发生的局限性斑片状的脱发性毛发病。其病变处头皮正常，无炎症及自觉症状。本病病程经过缓慢，可自行缓解和复发。若整个头皮毛发全部脱落，称全秃；若全身所有毛发均脱落者，称普秃。

3　诊断

3.1　临床表现

斑秃可发生在从婴儿到老人的任何年龄，但以中年人较多，性别差异不明显。本病常于无意中发现或被他人发现，无自觉症状，少数病例在发病初期患处可有轻度异常感觉。初起为1个或数个边界清楚的圆形或椭圆形脱发区，直径1～2cm。脱发区的边缘处常有一些松而易脱的头发，有的已经折断，近侧端的毛发往往萎缩。如将该毛发拔出，可以看到该毛发上粗下细，且下部的毛发色素脱失。这种现象是进展期的征象。脱发现象继续增多，可互相融合形成不规则形，如继续进展可以全秃。脱发的头皮正常、光滑，无炎症现象，有时看上去较薄稍凹，这是由于头发和发根消失之故，而非真正头皮变薄。

3.2　诊断要点

突然发生圆形或椭圆形脱发，脱发区头皮正常。

4 针刀治疗

4.1 治疗原则

依据人体弓弦力学系统理论及疾病病理构架的网眼理论，斑秃是由于颈段及头面部弓弦力学系统力平衡失调导致头皮的血供和神经支配障碍所致，用针刀调节颈段及头面部弓弦力学软组织的粘连和瘢痕，恢复头部软组织的营养，使头发再生。

4.2 操作方法

4.2.1 第1次针刀松解后颈部软组织的粘连和瘢痕

参照颈椎病软组织损伤型之“T”形针刀整体松解术进行。

4.2.2 第2次针刀松解头面部软组织的粘连和瘢痕

（1）体位　坐位。

（2）体表定位

①前额部正中发际线边缘，以及此点向左右旁开3cm，共3点。

②枕外隆凸上2cm，以及此点向左右旁开3cm，共3点。

（3）消毒　在施术部位，用活力碘消毒2遍，然后铺无菌洞巾，使治疗点正对洞巾中间。

（4）麻醉　用1%利多卡因局部浸润麻醉，每个治疗点注药1ml。

（5）刀具　Ⅰ型弧形针刀。

（6）针刀操作

①第1支针刀从前额部正中上缘定点处进针刀，刀口线与脊柱纵轴平行，针刀经皮肤、皮下组织，直达额骨骨面，先纵疏横剥3刀，范围0.5cm，然后调转刀口线90°，贴骨面向头顶方向铲剥，深度0.5cm（图15－2）。

②第2支针刀从第1支针刀向右旁开3cm进针刀，刀口线与脊柱纵轴平行，针刀经皮肤、皮下组织，直达额骨骨面，先纵疏横剥3刀，范围0.5cm，然后调转刀口线90°，贴骨面向头顶方向铲剥，深度0.5cm。

③第3支针刀从第1支针刀向左旁开3cm进针刀，刀口线与脊柱纵轴平行，针刀经皮肤、皮下组织，直达额骨骨面，先纵疏横剥3刀，范围0.5cm，然后调转刀口线90°，贴骨面向头顶方向铲剥，深度0.5cm。

④第4支针刀从枕外隆凸上2cm定点处进针刀，刀口线与脊柱纵轴平行，针刀经皮肤、皮下组织，直达枕骨骨面，先纵疏横剥3刀，范围0.5cm，然后调转刀口线90°，贴骨面向头顶方向铲剥，深度0.5cm（图15－3）。

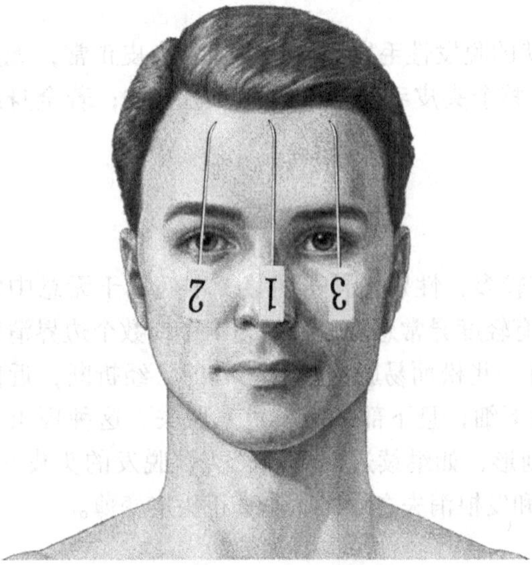

图15－2　斑秃第2次针刀松解示意图（1）

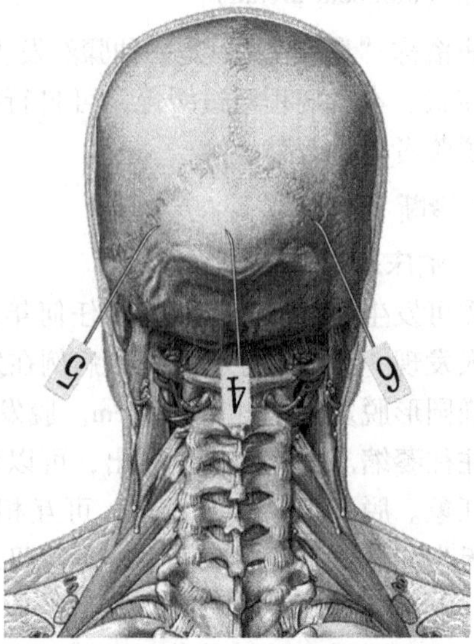

图15－3　斑秃第2次针刀松解示意图（2）

⑤第 5 支针刀从枕外隆凸上 2cm 向左 3cm 处进针刀，刀口线与脊柱纵轴平行，针刀经皮肤、皮下组织，直达枕骨骨面，先纵疏横剥 3 刀，范围 0.5cm，然后调转刀口线 90°，贴骨面向头顶方向铲剥，深度 0.5cm。

⑥第 6 支针刀从枕外隆凸上 2cm 向右 3cm 处进针刀，刀口线与脊柱纵轴平行，针刀经皮肤、皮下组织，直达枕骨骨面，先纵疏横剥 3 刀，范围 0.5cm，然后调转刀口线 90°，贴骨面向头顶方向铲剥，深度 0.5cm。

术毕，拔出针刀，局部压迫止血 3 分钟后，创可贴覆盖针眼。

第三节　酒糟鼻

1 范围

本《规范》规定了酒糟鼻的诊断和治疗。

本《规范》适用于酒糟鼻的诊断和治疗。

2 术语和定义

下列术语和定义适用于本规范。

酒糟鼻（brandy nose）

本病俗称“红鼻子”或“红鼻头”，是发生在面部的一种慢性炎症性皮肤病。常发于颜面中部、鼻尖和鼻翼部，还可延及两颊、颌部和额部。轻度者只有毛细血管扩张，局部皮肤潮红，油脂多；重度的患者可出现红色小丘疹、脓疱，严重者鼻端肥大形成鼻赘。

3 诊断

3.1 临床表现

本病多见于中年人，表现为鼻子潮红，表面油腻发亮，持续存在，伴有瘙痒、灼热和疼痛感。早期鼻部出现红色的小丘疹、丘疱疹和脓疱，鼻部毛细血管充血严重，肉眼可见明显树枝状的毛细血管分支，最终鼻子上出现大小不等的结节和凹凸不平的增生，鼻子肥大不适。

3.2 诊断要点

鼻子潮红，表面光亮，鼻部表面毛细血管充血，并出现结节样增生。

4 针刀治疗

4.1 治疗原则

依据人体弓弦力学系统理论及疾病病理构架的网眼理论，酒糟鼻是由于鼻部慢性感染以后人体代偿所形成的粘连、瘢痕、挛缩和堵塞，应用针刀松解鼻部弓弦结合部及弦的应力异常点的粘连和瘢痕，人体通过自我代偿，增厚的皮肤变薄，肿大的鼻子逐渐恢复正常。

4.2 操作方法

（1）体位　仰卧位，头尽量后仰。

（2）体表定位　鼻肿大、硬结部。

（3）消毒　在施术部位，用活力碘消毒 2 遍，然后铺无菌洞巾，使治疗点正对洞巾中间。

（4）麻醉　用 1% 利多卡因局部浸润麻醉，每个治疗点注药 1ml。

（5）刀具　Ⅰ型直形针刀。

（6）针刀操作（图 15－4、图 15－5）

①第 1 支针刀松解鼻尖、鼻翼部的硬结、粘连　刀口线与人体纵轴垂直，从鼻尖进针刀，纵疏横剥 3 刀，遇硬结切 3 刀，然后，退针刀至皮下，针刀体分别向左右倾斜 45°，提插刀法切割 2 刀，以切开鼻翼部位的粘连和硬结，遇硬结切 3 刀。

②第 2 支针刀松解鼻背部硬结　刀口线与人体长轴一致，从鼻尖进针刀到皮下组织，沿鼻背方向提插刀法切割 3 刀，切割深度 0.2cm，遇硬结和条索状物，再切 3 刀。

术毕，拔出针刀，局部压迫止血 3 分钟后，创可贴覆盖针眼。

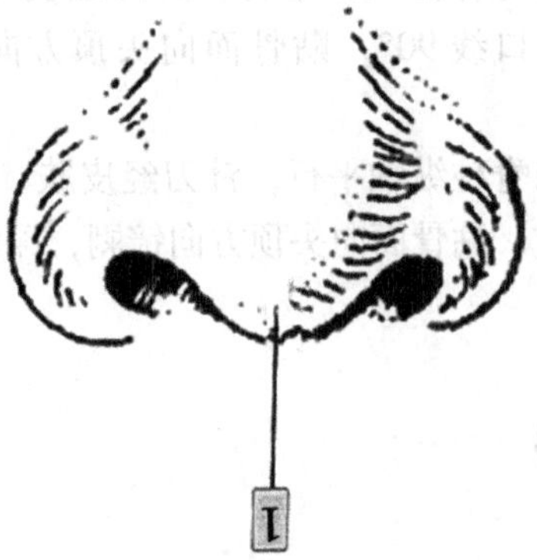

图 15-4 第 1 支针刀松解鼻尖、鼻翼部的硬结、粘连

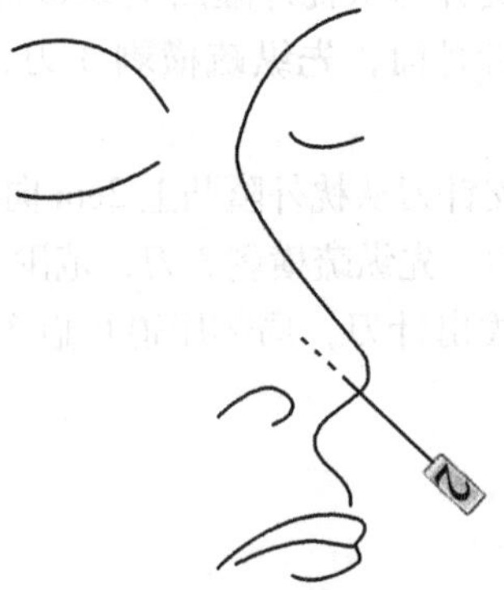

图 15-5 第 2 支针刀松解鼻背部硬结

（7）注意事项

①进针刀时，应避开表面扩大的毛细血管，针刀始终在皮下进行操作，不可进入鼻腔鼻孔内。

②根据病情，逐次松解。

③如果有螨虫感染，可以选择使用一些杀螨药物，如硫黄软膏和新肤螨灵霜等。

第四节 腋 臭

1 范围

本《规范》规定了腋臭的诊断和治疗。

本《规范》适用于腋臭的诊断和治疗。

2 术语和定义

下列术语和定义适用于本规范。

腋臭（bromhidrosis）

本病俗称狐臭，是身体大汗腺分泌物中含有一种特殊气味的丁异酸戊酯而引起的病症。

3 诊断

3.1 临床表现

腋窝的大汗腺分泌的汗液臭味明显，其汗液可呈黄、绿、红或黑色。

3.2 诊断要点

（1）主要发生于腋下，出汗多且有臭味。

（2）多有遗传性，夏季加重。

（3）青春期症状加重。

4 针刀治疗

4.1 治疗原则

依据人体弓弦力学系统理论及疾病病理构架的网眼理论，腋臭是由于腋部的皮肤汗腺分泌异常物质所致，通过针刀准确松解腋区软组织的粘连和瘢痕，破坏大汗腺的基底部，调节汗腺的分泌功能，达到治疗目的。

4.2 操作方法

4.2.1 第 1 次针刀操作——“十”字针刀松解术

（1）体位 仰卧位，肩关节外展 90°。

（2）体表定位 腋窝部“十”字定位。

（3）消毒 在施术部位，用活力碘消毒 2 遍，然后铺无菌洞巾，使治疗点正对洞巾中间。

（4）麻醉 用 1% 利多卡因局部浸润麻醉，每个治疗点注药 1ml。

（5）刀具　Ⅰ型4号直形针刀。

（6）针刀操作（图15－6）

①第1支针刀从腋窝前侧进针刀　针刀体与皮肤平面呈90°角，按四步操作规程进针刀，经皮肤，达真皮层，调转针刀体，使针刀体与汗腺集中部的皮肤平行，针刀向汗腺集中部真皮层方向切割到病变中央。

②第2支针刀从腋窝后侧进针刀　针刀体与皮肤平面呈90°角，按四步操作规程进针刀，经皮肤，达真皮层，调转针刀体，使针刀体与汗腺集中部的皮肤平行，针刀向前侧（即汗腺集中部）真皮层方向切割到病变中央。与第1支针刀相接。

③第3支针刀从腋窝远端进针刀　针刀体与皮肤平面呈90°角，按四步操作规程进针刀，经皮肤，达真皮层，调转针刀体，使针刀体与汗腺集中部的皮肤平行，针刀向汗腺集中部真皮层方向切割到病变中央。

④第4支针刀从腋窝近端进针刀　针刀体与皮肤平面呈90°角，按四步操作规程进针刀，经皮肤，达真皮层，调转针刀体，使针刀体与汗腺集中部的皮肤平行，针刀向远端（即汗腺集中部）真皮层方向切割到病变中央。与第3支针刀相接。

术毕，拔出针刀，局部压迫止血3分钟后，创可贴覆盖针眼。

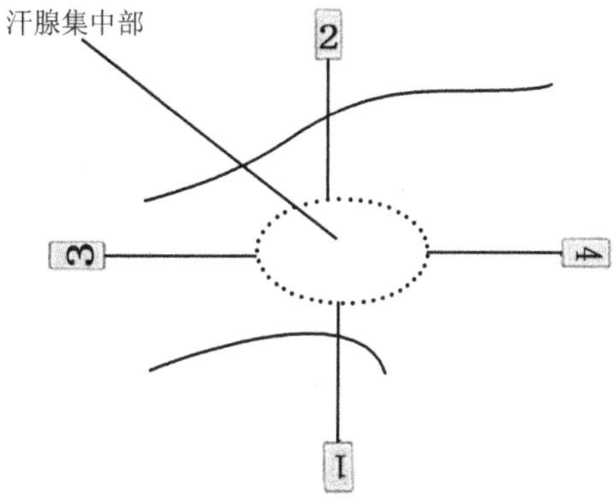

图15－6　“十”字形针刀松解术

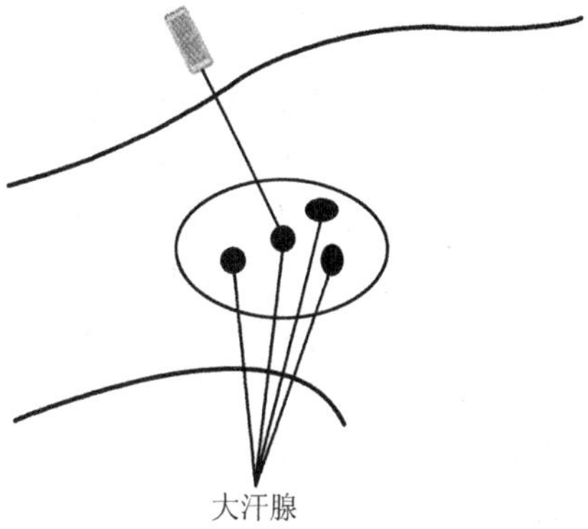

图15－7　大汗腺针刀松解示意图

4.2.2　第2次针刀操作——大汗腺松解术

（1）体位　仰卧位，肩关节外展90°。

（2）体表定位　腋窝汗腺区内找到比正常毛囊大、色素沉着的毛囊孔，一次3～4个治疗点。

（3）消毒　在施术部位，用活力碘消毒2遍，然后铺无菌洞巾，使治疗点正对洞巾中间。

（4）麻醉　用1%利多卡因局部浸润麻醉，每个治疗点注药1ml。

（5）刀具　Ⅰ型4号直形针刀。

（6）针刀操作（图15－7）　在定点处进针刀，按四步操作规程进针刀，经扩大的毛囊孔刺入，达真皮层，提插刀法切割3刀，然后在真皮下做扇形提插刀法切割，范围0.5cm。术毕，拔出针刀，局部压迫止血3分钟后，创可贴覆盖针眼。

第五节　寻常疣

1 范围

本《规范》规定了寻常疣的诊断和治疗。

本《规范》适用于寻常疣的诊断和治疗。

2 术语和定义

下列术语和定义适用于本规范。

寻常疣（verruca vulgaris）

本病是一种常见的病毒性皮肤病，在皮肤表面形成了结节状病理产物，好发于手背、手指、足、甲缘等处。病程缓慢，有时可自愈。

3 诊断

3.1 临床表现

皮损为针头至豌豆大，呈半圆形或多角形隆起，灰褐色或正常肤色，顶端可呈乳头样增生，周围无炎症。初发时多为单个，可因自身接种而增多至数个或数十个。一般无自觉症状，偶有压痛，摩擦或撞击时易出血。好发于手背、手指、足、甲缘等处。病程缓慢，有时可自愈。

3.2 诊断要点

（1）皮损为针头至豌豆大，呈半圆形或多角形隆起，灰褐色或正常肤色，顶端可呈乳头样增生，周围无炎症。

（2）初发时多为单个，可因自身接种而增多至数个或数十个。

4 针刀治疗

4.1 治疗原则

依据人体弓弦力学系统理论及疾病病理构架的网眼理论，寻常疣是由于皮肤血供及神经支配功能障碍所致，应用针刀调节皮肤的血液供应，使病变组织枯萎、吸收。

4.2 操作方法

（1）体位　坐位，患肢置于手术台上。

（2）体表定位　寻常疣。

（3）消毒　在施术部位，用活力碘消毒2遍，然后铺无菌洞巾，使治疗点正对洞巾中间。

（4）麻醉　用1%利多卡因局部浸润麻醉，每个治疗点注药1ml。

（5）刀具　Ⅰ型4号直形针刀。

（6）针刀操作（图15－8）

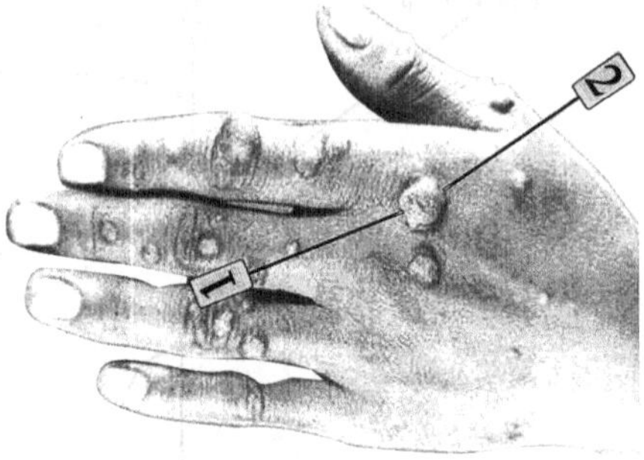

图15－8　寻常疣"十字"针刀松解术示意图

①第1支针刀从寻常疣的一侧进针刀，针刀体与皮肤平面呈90°角，针刀经皮肤、皮下组织，沿疣的根部纵疏横剥3刀后至疣体中央。

②第2支针刀从寻常疣的对侧进针刀，针刀体与皮肤平面呈90°角，针刀经皮肤、皮下组织，沿疣的根部纵疏横剥3刀后至疣体中央，与第1支针刀相接。

③寻常疣单独1个的，按上法针刀手术治疗，多个群生的只手术治疗大的"母疣"，其余的子疣一般在"母疣"术后1个月内自行干枯脱落，如有个别不脱落者再行手术治疗1次。

术毕，拔出针刀，局部压迫止血3分钟后，创可贴覆盖针眼。

第六节　胼　胝

1 范围

本《规范》规定了胼胝的诊断和治疗。

本《规范》适用于胼胝的诊断和治疗。

2 术语和定义

下列术语和定义适用于本规范。

胼胝（callosity）

本病是手掌、足底皮肤角质层长期受压迫和摩擦而引起的局限性片状增厚，中医学也称"胼底"。

3 诊断

3.1 临床表现

手足掌面较大面积受到长时间的机械性挤压摩擦，引起该处皮肤过度角化，角质增生、增厚形成皮肤硬板块，俗称"老茧子"，中心较厚边缘较薄，坚硬的中心皮肤发亮，皮纹消失，边缘皮纹清楚。胼胝与周围界限不清，皮面呈黄色，去除角质后其下皮肤正常不出血。常有疼痛不适感，如在脚掌，走路和跑跳都受限。大多数发生在长期走路而受挤压的前脚掌部位。

3.2　诊断要点

发生于足跖，蜡黄色、扁平或稍微隆起的局限性角质肥厚性斑块，质硬而稍透明，边界不清，中央较厚，边缘较薄。常对称发生，与职业有关者可见于受压部位。严重时可有压痛。

4 针刀治疗

4.1　治疗原则

依据人体弓弦力学系统理论及疾病病理构架的网眼理论，胼胝是由于局部皮肤应力集中所产生的皮肤增厚挛缩现象，应用针刀切开挛缩，疏通微循环。

4.2　操作方法

（1）体位　仰卧位。

（2）体表定位　胼胝。

（3）消毒　在施术部位，用活力碘消毒2遍，然后铺无菌洞巾，使治疗点正对洞巾中间。

（4）麻醉　用1%利多卡因局部浸润麻醉，每个治疗点注药1ml。

（5）刀具　Ⅰ型4号直形针刀。

（6）针刀操作（图15－9）

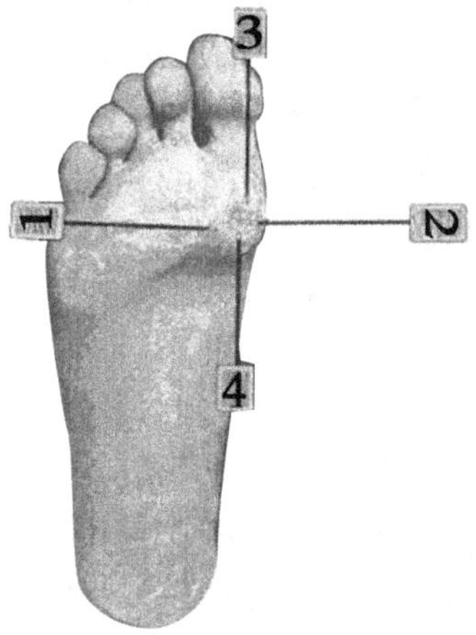

图15－9　胼胝“十”字形针刀松解术示意图

①第1支针刀从胼胝的一侧进针刀，针刀体与皮肤平面呈90°角，针刀经皮肤、皮下组织，沿胼胝的根部纵疏横剥3刀后至胼胝中央。

②第2支针刀从胼胝的对侧进针刀，针刀体与皮肤平面呈90°角，针刀经皮肤、皮下组织，沿胼胝的根部纵疏横剥3刀后至胼胝中央，与第1支针刀相接。

③第3支针刀与第1支针刀呈90°角进针刀，针刀体与皮肤平面呈90°角，针刀经皮肤、皮下组织，沿胼胝的根部纵疏横剥3刀后至胼胝中央。

④第4支针刀在第3支针刀的对侧进针刀，针刀体与皮肤平面呈90°角，针刀经皮肤、皮下组织，沿胼胝的根部纵疏横剥3刀后至胼胝中央，与第3支针刀相接。

术毕，拔出针刀，局部压迫止血3分钟后，创可贴覆盖针眼。

第七节　鸡　　眼

1 范围

本《规范》规定了鸡眼的诊断和治疗。

本《规范》适用于鸡眼的诊断和治疗。

2 术语和定义

下列术语和定义适用于本规范。

鸡眼（clavus）

本病是由于足部长期受挤压或摩擦而发生的角质增生性疾病，好发于手掌及足跖。发于足者，多见于小趾外侧或趾间，为扁平的圆形角质硬物。病变部位皮肤角质层楔状增生变厚，其根深陷，形如鸡眼。

3 诊断

3.1　临床表现

鸡眼一般为针头至蚕豆大小、散在皮肉的倒圆锥状角质栓，表面光滑，平皮肤表面或稍隆起，境界清楚，呈淡黄或深黄色，嵌入真皮。由于其尖端压迫神经末梢，故行走时引起疼痛。鸡眼多见于足跖前中部、小趾外侧或踇趾内侧缘，也见于趾背。发生于4～5趾间的鸡眼，受汗浸渍，呈灰白色浸软角层，称为软鸡眼。

3.2 诊断要点

根据足跖、足趾等受压迫处发生圆锥形的角质栓，并伴压痛，容易诊断。注意与胼胝、跖疣的鉴别诊断。胼胝为扁平片状角质增厚，范围较广，一般不痛。跖疣可散发于足跖各处，不限于受压部位，可多发，损害如黄豆大小，表面角质增厚，用刀削去表面角质层，可见自真皮乳头血管渗出血细胞凝成的小黑点的角质软芯。

4 针刀治疗

4.1 治疗原则

依据人体弓弦力学系统理论及疾病病理构架的网眼理论，鸡眼是由于局部皮肤应力集中所产生的皮肤增厚挛缩现象，应用针刀切开挛缩，疏通微循环。

4.2 操作方法

（1）体位 仰卧位。

（2）体表定位 鸡眼。

（3）消毒 在施术部位，用活力碘消毒2遍，然后铺无菌洞巾，使治疗点正对洞巾中间。

（4）麻醉 用1%利多卡因局部浸润麻醉，每个治疗点注药1ml。

（5）刀具 Ⅰ型4号直形针刀。

（6）针刀操作（图15－10）

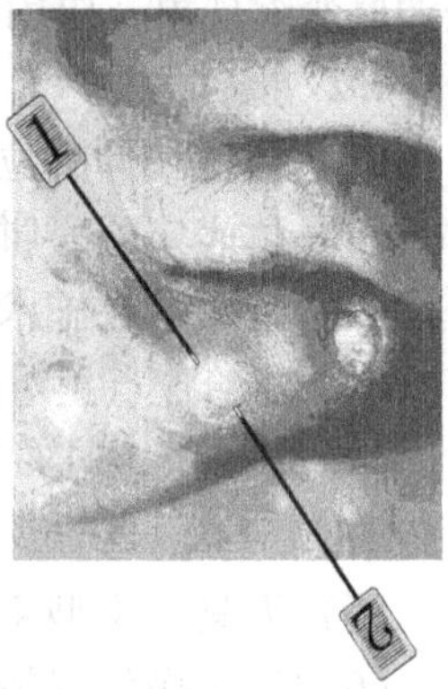

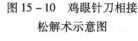

图15－10 鸡眼针刀相接松解术示意图

①第1支针刀从鸡眼的一侧进针刀，针刀体与皮肤平面呈90°角，针刀经皮肤、皮下组织，沿鸡眼的根部纵疏横剥3刀后至鸡眼中央。

②第2支针刀从鸡眼的对侧进针刀，针刀体与皮肤平面呈90°角，针刀经皮肤、皮下组织，沿鸡眼的根部纵疏横剥3刀后至鸡眼中央，与第1支针刀相接。

③不必把鸡眼剔出，压迫止血，包扎。1周左右鸡眼自行修平脱落。大多1次治愈。个别7日不愈者，再做1次而自愈。

术毕，拔出针刀，局部压迫止血3分钟后，创可贴覆盖针眼。

第八节 条索状瘢痕挛缩

1 范围

本《规范》规定了条索状瘢痕挛缩的诊断和治疗。

本《规范》适用于条索状瘢痕挛缩的诊断和治疗。

2 术语和定义

下列术语和定义适用于本规范。

条索状瘢痕挛缩（streaky cicatricial contracture）

本病是整形外科临床中的常见病，外科手术治疗可以矫正瘢痕挛缩，但手术本身所遗留瘢痕痕迹或损伤皮肤造成血供不良而导致坏死等却是外科手术不能解决的问题。

3 诊断

3.1 临床表现

随着条索状瘢痕所在的部位不同，条索状瘢痕挛缩的临床表现各异。如在颈部或关节部位，可造成明显的牵拉畸形，伸屈活动受限，跨过发育期的时间长的条索状瘢痕挛缩还可以造成面部和四肢关节的继发性骨发育不良、形态畸形和功能障碍。

表皮的瘢痕呈条索状或片状，让患者伸屈关节，使瘢痕处于紧张状态。垂直于瘢痕长轴可自由横行推动瘢痕，或是使瘢痕处于松弛状态。沿瘢痕长轴可自由推动瘢痕，说明该瘢痕与深部组织无粘连，中间有脂肪层。

患者的自觉症状是：条索状瘢痕所在的部位有牵拉、紧张感，晨起时尤其明显，活动后缓解。

3.2 诊断要点

（1）病史　有烧伤史、外伤史、手术史。

（2）患者的自觉症状　一般都可以用手指指出最紧张不适的部位。

（3）触诊　判断瘢痕的厚薄，紧张度，可移动性，与深部组织的关系，粘连与否，瘢痕挛缩的范围。

4 针刀治疗

4.1 治疗原则

依据人体弓弦力学系统理论及疾病病理构架的网眼理论，条索状瘢痕挛缩的本质是真皮组织的缺损与挛缩，而瘢痕挛缩是条索状瘢痕内真皮组织的纵向内应力过度增高造成的，其载体是瘢痕内的真皮组织纤维，所以只要用针刀分段切开松解，同时保持表皮的完整和连续性即可。

4.2 操作方法

（1）体位　根据瘢痕位置，选用不同的体位，肌肉放松。

（2）体表定位（图 15－11）　与瘢痕纵轴平行左右旁开 1cm，瘢痕纵轴两端旁开 1cm。

（3）消毒　在施术部位，用活力碘消毒 2 遍，然后铺无菌洞巾，使治疗点正对洞巾中间。

（4）麻醉　用1%利多卡因局部浸润麻醉，每个治疗点注药 1ml。

（5）刀具　Ⅰ型 4 号直形针刀。

（6）针刀操作（图 15－12）

①第 1 支针刀松解瘢痕左侧粘连点　刀口线与重要神经血管平行，针刀体与瘢痕呈 45°角，从体表定位点进针刀，针刀经刺入表皮后，向瘢痕方向进针刀，用提插刀法切开瘢痕真皮层。

②第 2 支针刀松解瘢痕右侧粘连点　针刀操作参照第 1 支针刀松解方法。

③第 3 支针刀松解瘢痕顶端粘连点　刀口线与重要神经血管平行，针刀体与瘢痕呈 45°角，从体表定位点进针刀，针刀经刺入表皮后，沿瘢痕纵轴方向进针刀，用提插刀法切开瘢痕真皮层。

④第 4 支针刀松解瘢痕另一端粘连点　针刀操作参照第 3 支针刀松解方法。

术毕，拔出针刀，局部压迫止血 3 分钟后，创可贴覆盖针眼。

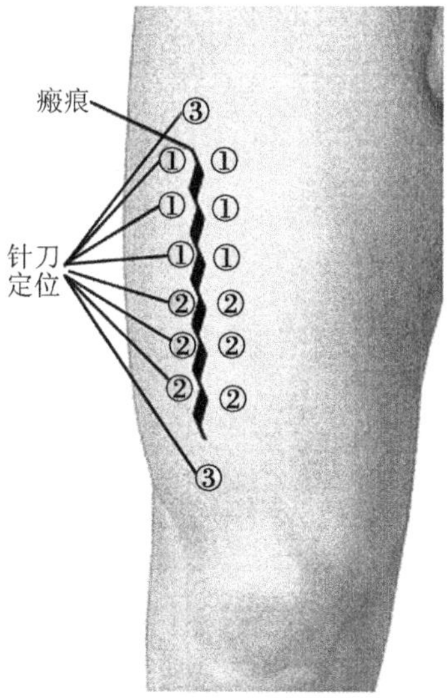

图 15－11　瘢痕体表定位示意图

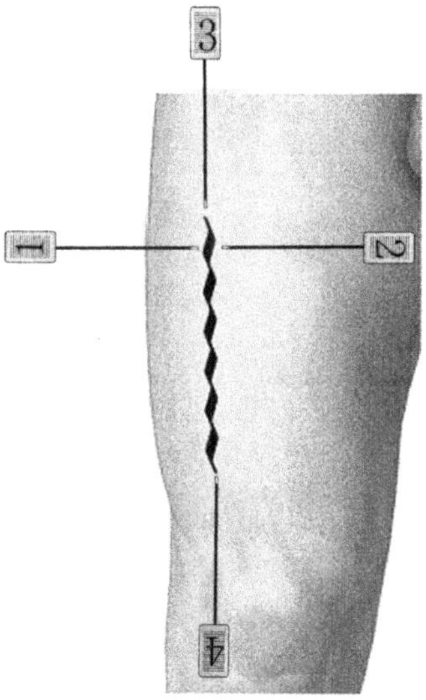

图 15－12　针刀松解示意图

（7）注意事项

①针刀松解时，注意保护表皮层，不可刺开表皮。

②根据瘢痕长短及瘢痕的轻重程度，相距 7 日后做第 2 次松解术。第 2 次松解重复第 1 次的操作，只是松解的位置不同。

③对关节周围的瘢痕，如影响了关节功能，针刀松解参照创伤性关节炎关节强直的针刀治疗。

声　明

由我会组织全国针刀专家编写的《针刀医学临床诊疗与操作规范》一书，其知识产权和著作权归属于中国针灸学会微创针刀专业委员会编写组，书中所有图片是我们精心绘制的，其诊疗、操作程序和具体操作方法均是我会针刀专家的经验结晶。书中所有文字和图片，其他任何学会组织与个人不得盗用和转载。我会诚聘湖北诚明律师事务所主任律师马颖、律师吴友芳作为我会的常年法律顾问，若有侵犯本书的知识产权和著作权行为，将追究其法律责任。

特此声明

中国针灸学会微创针刀专业委员会

2012 年 1 月